药学理论与临床应用

主编 张含波　郭阿莉　周幸文　刘莎莎　项　磊　冯　丹

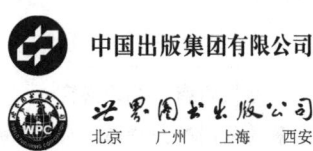

中国出版集团有限公司

世界图书出版公司

北京　广州　上海　西安

图书在版编目（CIP）数据

药学理论与临床应用 / 张含波等主编. -- 北京 ：
世界图书出版有限公司北京分公司, 2024. 12. -- ISBN
978-7-5232-2047-4

Ⅰ. R285.6

中国国家版本馆CIP数据核字第2025X5X214号

书　　名　药学理论与临床应用
　　　　　YAOXUE LILUN YU LINCHUANG YINGYONG

主　　编　张含波　郭阿莉　周幸文　刘莎莎　项　磊　冯　丹

责任编辑　刘梦娜
特约编辑　李辉芳　郑家麟
封面设计　石家庄健康之路文化传播有限公司

出版发行　世界图书出版有限公司北京分公司
地　　址　北京市东城区朝内大街 137 号
邮　　编　100010
电　　话　010-64038355（发行）　　64033507（总编室）
网　　址　http://www.wpcbj.com.cn
邮　　箱　wpcbjst@vip.163.com
印　　刷　中煤（北京）印务有限公司
开　　本　787 mm×1092 mm　1/16
印　　张　21.75
字　　数　540 千字
版　　次　2024 年 12 月第 1 版
印　　次　2024 年 12 月第 1 次印刷
书　　号　ISBN 978-7-5232-2047-4
定　　价　100.00 元

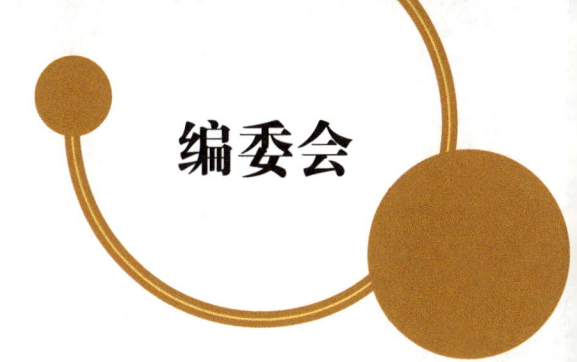

编委会

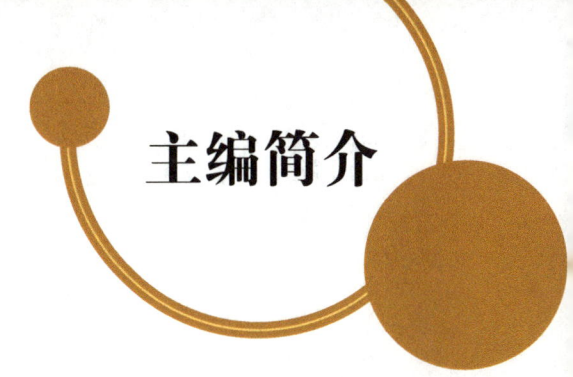

主编简介

张含波，男，高级实习指导教师，现就职于山东医药技师学院，毕业于山东中医药大学，本科学历。参加工作 20 余年来，主要从事中药学、中药炮制学、药店零售技术和药品储存与养护技术等专业课程的理论及实践教学工作。2019 年参加山东省"技能兴鲁"职业技能大赛，获得中药炮制工（职工组）三等奖。先后发表专业学术论文 10 余篇，参与编写专业著作 5 篇。

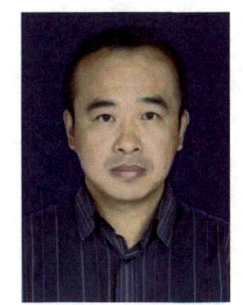

郭阿莉，女，副主任药师，现就职于山西中医药大学附属医院药剂科，毕业于山西中医学院，从事中药工作 30 年。主持第四次全国中药资源普查（山西省太原市阳曲县、运城市平陆县）中药资源普查工作。在专业杂志上发表学术论文数篇。

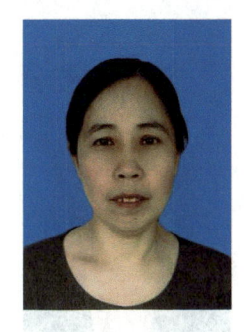

周幸文，男，主管药师，现就职于兰州大学第一医院药剂科，毕业于兰州大学药物化学专业，研究生学历。担任甘肃省药学会儿科药学专业委员会副主任委员。在南京医科大学附属苏州医院临床药师培训基地取得小儿用药专业临床药师资格，主要从事儿科常见病、多发病及危重症患儿的药物治疗管理；参与儿童治疗药物监测，指导个体化用药。参编专著 1 部，主持课题 2 项，参与国家自然科学基金等课题 6 项，发表论文 6 篇。参与编写专著《药物转运体基础与应用》（科学出版社，2017）。

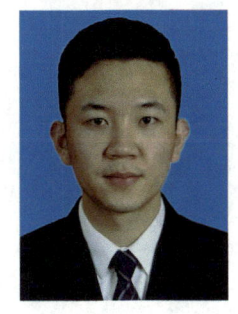

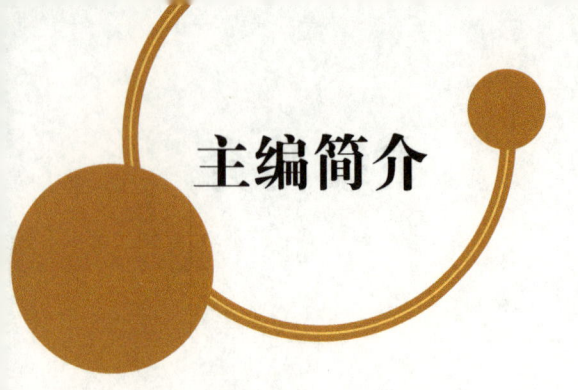

主编简介

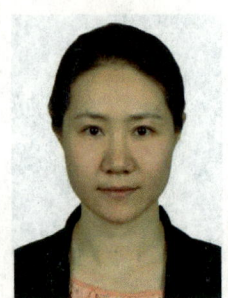

刘莎莎，女，主管中药师，现就职于新疆医科大学第八附属医院，毕业于天津中医药大学，本科学历。从事药师、临床药师工作10余年，在中药饮片及临床中药学方面，积累了丰富的工作经验，尤其在中药饮片、中成药及中西药联合使用方面有独到见解，曾在新疆医科大学第五附属医院、新疆医科大学附属中医医院进修学习，荣获2023年度第一届新疆维吾尔自治区中药调剂竞赛乌鲁木齐市分赛区个人优秀奖。参与省部共建中亚高发病成因与防治国家重点实验室联合基金项目1项、中国药学会科普研究重点项目1项、院级课题1项。

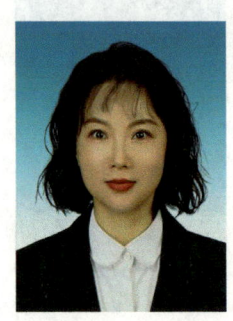

项磊，女，副主任药师，住院药房主任，现就职于赤峰学院附属医院。从事药学工作20年，曾就职于医务部、临床药学、药学部并在医院的附属大学参与带教工作，有丰富的专业知识和管理经验，能熟练解决药品调剂、药品合理使用、质量改进、用药检测、制度修订等工作。担任内蒙古药师协会理事、中国教育协会内分泌临床分会委员。发表核心期刊1篇，国家级论文若干，专利3项。

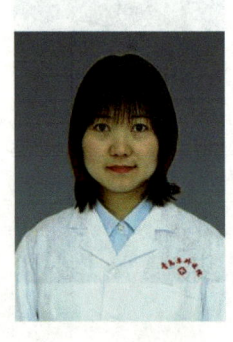

冯丹，女，主管药师，毕业于哈尔滨医科大学药理学专业，硕士学历。现就职于青岛心血管病医院药学部，从事临床药学工作近10年，拥有丰富的药学专业知识和多年的药品管理经验，始终秉持严谨、负责的态度，致力于确保药品的安全、有效使用，并为患者提供专业的药学服务。现任青岛市医院协会药事管理专业委员会委员，目前主要从事合理用药、药事管理等方面工作，以第一作者发表SCI期刊1篇。

前　言

中药学作为中国传统医学的重要组成部分，历经数千年发展，形成了独特的理论体系和实践方法。《药学理论与临床应用》一书旨在深入解析中药理论与实践，为读者提供系统的中药知识与西药临床应用的结合。全书内容全面，涵盖中药的治病原理、药物性能、炮制方法及常见中西药物的临床应用，既适合初学者了解中药基础理论，也为临床实践提供科学指导。第一部分聚焦中药理论，系统介绍了中药治病的基本原理，包括辨证论治、调节阴阳平衡、调和气血、清除病邪和扶正固本等。通过这些理论，中医强调整体观念和个体化治疗，使药物应用更加精准、灵活。同时，书中阐述了中医诊断原则，介绍了四诊合参、辨病与辨证相结合等关键诊断方法，有助于读者深入理解中医的整体调理思路。

在中药性能方面，书中详细描述了中药的四气五味理论，分别解释了寒、热、温、凉等药性，以及辛、甘、酸、苦、咸五味的具体功能。这些理论帮助读者理解不同药物的治疗特点及适用症状。此外，书中还探讨了中药的归经理论、升降沉浮规律，为临床应用提供了实用参考。中药炮制是药物应用中的重要环节，书中第二部分详细介绍了炮制的原理与方法，包括减毒增效、调和脾胃、增强疗效等关键炮制原理。通过对药物进行适当的加工处理，不仅能提升药物的吸收与利用率，还能有效减少其不良反应，为临床应用提供了安全保障。

此外，第三部分对常见中药与方剂进行了归纳总结，系统介绍了解表药、清热药、泻下药、祛湿药等常用中药的功效与应用方法。通过对药物功能的深入解析，书中为读者提供了方剂组成、加减变化及使用禁忌等临床应用的详细指导。

最后一部分，涉及西药的理论与临床应用。书中对常见的心血管、呼吸系统、消化系统等疾病的西药治疗方案进行了分析，结合中医药的理论，为读者提供了中西药结合治疗的指导。尤其是书中对药物剂型、用量、配伍禁忌等临床细节的强调，帮助医师在临床实践中规避风险，提升疗效。

《药学理论与临床应用》不仅是一部中药理论的经典参考书，同时也是中西医结合临床实践的重要指南。通过本书，读者可以在中医药的理论框架下，灵活运用中药与西药，提高临床治疗的有效性与安全性。希望本书能为广大中医药学者、临床医生及药学专业人员提供有益的参考与帮助，能为中医临床与教学工作者了解信息、汲取经验、开阔思路提供有益的借鉴。

本书的编写受到时间、编写人员能力及水平的限制，对书中的不足之处，恳请广大读者、同行专家给予批评指正。

目　　录

第三篇　常用中药与方剂

第四篇　西药理论与临床应用

第一篇
中药理论

第一章　中药的基础知识

第一节　中药治病的原理

中药治病的原理基于中医理论体系的整体观念和辨证论治原则。中医认为人体是一个有机整体，内外环境相互关联，各个脏腑器官之间通过经络、气血等协调运作，以维持生理平衡。疾病的发生被视为人体内外环境失衡的结果，可能由外感六淫（风、寒、暑、湿、燥、火）、内伤七情（喜、怒、忧、思、悲、恐、惊）等多种因素引起。中药治疗的核心在于恢复机体的平衡状态，促进自我调节和修复。

1. 辨证论治

中药治疗注重辨证论治，即根据患者的具体症状和体质特点，结合中医的阴阳、五行、气血津液等理论，进行症候辨识，确立治法和方药。辨证包括对病位、病性和病势的全面判断，通过辨别"表里""寒热""虚实"等病机状态，确定最适合的治疗方案。

2. 调节阴阳平衡

中医理论认为，人体健康状态是阴阳平衡的表现。中药通过"补虚泻实""温阳散寒""清热泻火""滋阴润燥"等方法，调节体内的阴阳失衡。例如，对于阴虚内热的患者，可通过滋阴降火的药物如生地、玄参等平衡过盛的阳气；而阳虚怕冷的患者，则使用温阳散寒的药物如附子、干姜等补充不足的阳气。

3. 调和气血

中药通过调和气血的功能来维持和恢复机体正常的生理功能。气和血是人体内最重要的物质基础，气主推动，血主濡养，两者之间密切关联，气为血之帅，血为气之母。若气机阻滞、血行不畅，便可能出现疼痛、肿胀等症状。中药通过行气、活血、补气、养血等作用，如当归、川芎、白芍、党参等，达到疏通经络、改善循环的效果。

4. 清除病邪

中药的另一核心治疗作用在于清除病邪，包括风、寒、湿、热、燥、火等外感邪气。通过"清热解毒""祛风散寒""利湿化痰"等治法，中药能够驱散外邪、调和脏腑、祛除病因。例如，金银花、连翘等具有清热解毒的功效，常用于治疗外感热邪引起的发热、咽痛等症状；麻黄、桂枝等药物则通过发散风寒，缓解感冒的症状。

5. 扶正固本

中药治疗不仅在于祛除病邪，更强调"扶正固本"，即通过增强机体的抗病能力，达到预防和康复的目的。所谓"正气存内，邪不可干"，中药通过补益脾胃、强壮体质的药物，如黄芪、人参、茯苓等，提升患者的免疫功能，增强对疾病的抵御能力。

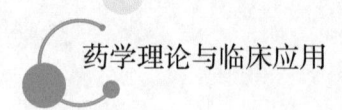

第二节　中医诊断的原则

中医诊断的原则以整体观念和辨证论治为核心，强调对患者整体状态的综合评估及对病因、病机、病位和病势的全面分析。中医诊断通过四诊（望、闻、问、切）获取信息，以辨证作为确定治疗方案的基础。以下为中医诊断的主要原则。

1. 整体观念

中医强调人体的整体性，认为人体是一个有机的整体，脏腑、经络、气血津液等相互联系、相互制约，并与自然环境相适应。因此，在诊断过程中，中医不仅关注局部症状，还重视全身状态和精神情志的变化，考量内外环境因素的综合影响。通过整体观念的指导，中医能够根据患者的具体体质特点及生活环境，进行全面的健康评估和疾病诊断。

2. 辨证论治

辨证论治是中医诊断的核心原则，体现了对疾病个性化诊断的思路。辨证，即通过四诊合参，分析病因、病位、病性及病机，进而总结出具有特定症候特征的证候；论治，即根据辨证结果，制定相应的治疗策略。辨证论治注重根据患者的个体差异，灵活调整治疗方案，以达到最佳疗效。该原则使中医在治疗同一疾病时，能够根据不同患者的表现，采取不同的治疗方法。

3. 四诊合参

（1）望诊：望诊是中医诊断的重要方法之一。医者通过对患者整体形象的观察，包括其神态、面色、舌苔、形体、肤色及舌象等方面，能够初步洞察患者的体质和病情特点。患者的神态可以反映其精神状态，如精神萎靡可能暗示着正气不足；面色的变化往往是内在病情的外在表现，如面色萎黄可能提示脾胃虚弱，而面色通红可能与热证相关。舌苔的厚薄、颜色和润燥程度也具有重要的诊断意义，厚腻苔常与湿浊内蕴有关。观察患者的形体胖瘦、肤色明暗等同样有助于诊断，胖人多痰湿、瘦人多阴虚等都是望诊积累的经验。舌象更是望诊中的关键内容，舌体的大小、颜色，舌质的润燥及舌边的齿痕等都能为病情判断提供线索。望诊能够迅速捕捉到直观可见的病象，为后续的诊断提供重要依据。

（2）闻诊：闻诊在中医诊断中不可或缺。医者通过聆听患者的声音和呼吸，并嗅其体味来辅助判断病情。在声音方面，嗓音的嘶哑、清脆，气息的强弱，咳嗽声的轻重和性质等都对判断肺系疾病有重要意义。例如，咳嗽声重浊、咳痰清稀往往提示风寒袭肺；而咳嗽声高亢、咳痰黄稠则多与风热犯肺相关。此外，通过闻患者的体味也可了解其消化系统状况。例如，口中散发酸腐气味可能是食积于胃，消化不良所致。闻诊从听觉和嗅觉角度为诊断提供了有价值的线索。

（3）问诊：问诊是四诊中的重要环节。医者通过详细询问患者的病史、症状表现、饮食起居、情志状态及病程长短等，能够挖掘出更多有关内在病机的信息。询问病史可以了解患者既往疾病对当前病情的影响；了解症状表现，如疼痛的部位、性质、程度等有助于准确判断疾病所在；饮食起居情况，如是否有暴饮暴食、睡眠质量如何等对了解脾胃功能和整体健康状况十分重要；情志状态的询问能够发现情志因素在疾病发生、发展中的作用；病程长短则有助于判断病情的轻重缓急和预后。通过全面的问诊，医者能够更加全面地把握病情。

（4）切诊：切诊包括脉诊和按诊，是了解内在脏腑功能和气血运行状态的重要手段。脉诊作为中医特有的诊断方法，具有独特的诊断价值。通过切按患者的脉象，医者能够辨别气血的盛衰、阴阳的平衡、寒热的偏向及虚实的情况等。例如，脉象浮数多提示外感风热之邪，脉象沉迟则常与里寒证相关。按诊则是通过按压身体的某些部位，如腹部、四肢等，来感知有无肿块、压痛等异常情况，进而辅助判断脏腑的病变。切诊从内部气血脏腑角度为中医诊断提供了关键依据。

4. 辨病与辨证相结合

中医在诊断过程中强调辨病与辨证相结合，既重视对疾病本身的认识，也关注患者的个体化表现。辨病是对疾病的分类，如诊断为感冒、胃炎等；而辨证则是根据患者的具体表现进行的更细致的分析，如风寒感冒、风热感冒等。通过辨病与辨证结合，中医能够在明确疾病的基础上，进一步细化治疗方案，以更精准地施治。

5. 八纲辨证

八纲辨证是中医最基本的辨证方法，包括阴阳、表里、寒热、虚实四对纲领。通过对这些要素的分析，可以从整体上把握疾病的性质、病位、病势。例如，通过辨别寒热可判断病变的性质（寒证、热证），通过辨别虚实可确定病情的轻重和发展方向。八纲辨证为中医诊断提供了理论依据，使医生能够从整体上判断病情。

第三节　中医辨证的方法

中医辨证的方法是根据患者的症状、体征及四诊（望、闻、问、切）所得的信息，分析病因、病位、病性和病机，确定相应的证候类型。辨证是中医治疗的核心步骤，通过对疾病的系统分析，使医生能够选择适当的治法和方药。以下是中医辨证的主要方法。

1. 八纲辨证

（1）概述：八纲辨证作为中医最基础的辨证方法，由阴阳、表里、寒热、虚实四对纲领构成。这四对纲领相互关联、相互补充，能够全面且系统地概括病情的性质、部位及轻重变化。八纲辨证是中医临床辨证的基石，为后续的辨证论治提供了基本框架。

（2）阴阳辨证：阴阳是八纲辨证中的总纲，中医认为阴阳平衡是维持人体健康的关键，阴阳失衡则是疾病发生的根本病机。阴证通常体现出虚、寒、静的特点。例如，患者面色苍白或晦暗，精神萎靡，身寒肢冷，喜暖恶寒，语声低微，呼吸微弱，大便稀溏，小便清长等。阳证与之相反，多呈现实、热、动的表现，如面色潮红、烦躁不安、身热喜凉、口渴欲饮、语声高亢、呼吸气粗、大便干结、小便短赤等。

（3）表里辨证：表里辨证主要用于确定疾病的部位和病情的深浅程度。表证通常意味着疾病处于体表或浅层，多由外感六淫之邪引起，常见于感冒等疾病初期。如外感风寒时，患者会出现恶寒、发热、头痛、身痛、鼻塞、流涕、咳嗽、舌苔薄白、脉浮等症状。里证则表示疾病已深入到脏腑，是脏腑功能失调的表现，其症状取决于具体受损的脏腑，如脾胃虚寒的患者可能有胃脘隐痛、喜温喜按、食欲下降、神疲乏力、大便溏薄等表现。

（4）寒热辨证：寒热辨证用于判别疾病的性质。寒证的产生多因人体阳气不足或感受寒邪所致，患者常表现为畏寒怕冷、四肢不温、喜暖、口淡不渴，或渴喜热饮、面色苍白、大便稀溏、小便清长、舌淡苔白、脉迟或紧等。热证则多因外感火热之邪或体内阳气过盛、常见发热、面红目赤、口渴喜冷饮、烦躁不安、大便干结、小便短赤、舌红苔黄、脉数等症状。

（5）虚实辨证：虚实辨证有助于判断病情的轻重、病程的长短及正邪双方力量的对比。虚证往往是由于人体正气虚弱，包括先天禀赋不足、后天调养失宜、久病体虚等原因导致气血、阴阳、津液等亏损。如气虚者常见神疲乏力、少气懒言、自汗、头晕目眩、面色淡白或萎黄、舌淡苔白、脉虚无力等表现。实证多因外邪入侵或体内病理产物积聚，导致邪气亢盛。如食积导致的实证，可见脘腹胀满疼痛、拒按，嗳腐吞酸，大便秘结或泻下不爽，舌苔厚腻，脉实有力等症状。

2. 气血津液辨证

（1）气血辨证：气血是维持人体生命活动的重要物质基础。在气血辨证中，气虚是指气的推动、温煦、防御等功能减弱。患者常表现为疲乏无力，身体感到极度疲倦，缺乏活力进行日常活动；气短懒言，呼吸短促，说话无力。气滞是气的运行不畅，阻滞于局部。表现为胀满，如腹部、胸部等部位出现胀闷不适的感觉；疼痛，因气机阻滞不通而产生疼痛。气逆则是气的上升运动太过或下降不及。常见咳嗽，肺气上逆所致；呕吐，胃气上逆的表现。

（2）血证辨证：血对人体起着濡养和化神的作用。血虚是血液不足，不能充分滋养身体。表现为面色苍白，血液不能上荣于面；头晕心悸，因血不养头目、心失所养。血瘀是血液运行不畅，瘀滞于局部。常有疼痛，刺痛感明显，因瘀血阻滞气血运行；肿块，瘀血积聚可形成肿块；肌肤暗沉，瘀血阻滞脉络，气血不能濡养肌肤。血热是热邪入血，迫血妄行。表现为出血，如鼻出血、牙龈出血等；皮肤斑疹，热邪灼伤血络，血溢于皮肤。

（3）津液辨证：津液在人体内起着滋润和濡养的作用。津液亏虚时，体内津液不足。表现为口干，口腔缺乏津液滋润而干燥；咽燥，咽喉部也感到干燥不适。痰饮是津液代谢失常，凝聚而成。多表现为痰多，痰液增多且黏稠；咳嗽，痰饮刺激呼吸道引起咳嗽。水湿停滞是津液输布障碍，积聚于体内。可见浮肿，水液泛溢于肌肤；尿少，水液代谢失常，排尿减少。通过对气血津液的辨证，可以准确把握人体的病理状态，为制定合理的治疗方案提供依据。

3. 脏腑辨证

（1）概述：脏腑辨证依据五脏六腑的生理功能及其病理变化，通过症状分析来判断疾病所涉及的脏腑及其失调类型。每个脏腑的病变均有特定的表现。

（2）心脏辨证：心气虚主要是心脏功能减退所致，患者除心悸、胸闷外，常伴有气短，活动后加重，精神疲倦，自汗等表现，这是因为心气不足，无力推动血液运行。心血虚多因血液化生不足或失血过多，常见心悸、失眠、多梦，还会有头晕眼花、面色淡白或萎黄、唇舌色淡等症状，是心血不能濡养心神和心体的体现。心阳虚在心气虚基础上发展而来，表现为心悸怔忡更甚，胸闷且心痛，畏寒肢冷，这是心阳不振，温煦功能失常，导致寒象明显。心火亢盛时，除舌红外，还会有舌尖红赤生疮，心烦失眠，面赤口渴，小便短赤，甚至狂躁谵语等表现，此乃火热内扰心神，心之阴液受损所致。

（3）肺脏辨证：肺气虚患者除咳嗽、气喘外，往往咳痰无力，声低懒言，气短自汗，易感冒，这是肺气虚弱，宣发肃降功能失调。肺阴虚则有干咳无痰，或痰少而黏，咽喉干燥伴有声音嘶哑、午后潮热、盗汗、五心烦热等表现，是肺阴亏耗，虚热内生。风寒束肺时，有恶寒重、发热轻，鼻塞流清涕，咳嗽痰稀色白，头痛身痛等症状，这是风寒之邪侵袭肺卫。风热犯肺表现为发热重、恶寒轻，有汗，咳嗽痰稠色黄，咽喉肿痛，鼻流黄涕等，是风热之邪犯肺，肺失清肃。

（4）脾胃辨证：脾气虚表现为食欲下降，腹胀，食后尤甚，大便溏薄，肢体倦怠，少气懒言，这是脾的运化功能失常。脾阳虚在脾气虚基础上，有腹痛喜温喜按，畏寒肢冷，面白无华等表现，是脾阳不足，失于温煦。胃热时可见胃脘灼痛，吞酸嘈杂，渴喜冷饮，消谷善饥，口臭，牙龈肿痛，大便秘结等症状，是胃火炽盛，腐熟功能亢进。胃寒则胃脘冷痛，得温痛减，呕吐清水，口淡不渴，这是寒邪客胃，胃阳受损。

（5）肝脏辨证：肝气郁结表现为情志抑郁，闷闷不乐，善太息，胸胁或少腹胀闷窜痛，妇女可见月经不调，乳房胀痛等，是肝失疏泄，气机瘀滞。肝火上炎除眩晕、目赤、口苦外，还会有头痛剧烈，耳鸣耳聋，急躁易怒，胁肋灼痛等表现，是肝经气火上逆。肝血虚有头晕目眩，视力减退，爪甲不荣，肢体麻木，月经量少、色淡、延期甚至闭经等症状，是肝血不足，不能濡养头目、筋脉。肝阳上亢则眩晕耳鸣，头目胀痛，面红目赤，急躁易怒，腰膝酸软，头重脚轻等，是肝肾阴虚，肝阳偏亢。

（6）肾脏辨证：如肾阳虚、肾阴虚、肾精不足，表现为腰膝酸软、畏寒、夜尿频多、耳鸣等。

4. 六经辨证

（1）概述：六经辨证是中医经典《伤寒论》中重要的辨证方法，专注于外感热病的诊断与分析。六经，即太阳、阳明、少阳、太阴、少阴、厥阴，各自代表了外感病发展过程中的不同阶段。这种辨证体系通过细致观察病邪在不同阶段所呈现出的临床症状，能够精准地判断病情的深浅程度以及疾病的发展趋势，为临床治疗提供有力依据。

（2）太阳病：太阳病以表证为主要特征，这是外感病的初期阶段。当人体受到外邪侵袭时，正气奋起抗邪，正邪交争于体表，从而出现恶寒、发热这一典型表现。恶寒是因卫阳被遏，肌表失于温煦；发热则是正气抗邪的反映。同时，还伴有头痛，这是因为外邪侵犯太阳经脉，经气运行不畅所致。脉浮也是太阳病的重要脉象，表明病邪在表，正气向外抗邪。

（3）阳明病：阳明病属于里实热证，是外感病发展过程中邪气入里化热，且与肠中糟粕相搏结的阶段。高热是阳明经热盛或腑实热结的体现；口渴是由于里热炽盛，耗伤津液；汗出是因为热迫津外泄；便秘则是因为邪热与糟粕互结，腑气不通。

（4）少阳病：少阳病处于半表半里的特殊位置。寒热往来是其标志性症状，这是因为正邪交争于半表半里，邪胜则寒，正胜则热。胸胁苦满反映了少阳经气不利，口苦则是胆火上炎的表现。

（5）太阴病：太阴病体现为典型的里虚寒证。其发病根源主要在于中焦脾胃的阳气虚弱且逐渐衰微，进而导致脾胃的运化功能出现严重失职。腹胀与腹痛是太阴病常见的症状，这是因为脾阳不振，无法正常运化水湿，寒湿之邪便在体内停滞积聚，阻滞了气机的正常运行。而呕吐与便溏症状的出现，则是由于脾胃的升降功能失常。脾胃作为人体消化的关键脏腑，正常情况下负责对水谷进行消化和运化，然而在太阴病中，脾胃无法完成这一过程，致使水谷不能被正常消化吸收，从而出现呕吐和便溏的现象，反映出脾胃功能的严重受损。

（6）少阴病：少阴病分为虚寒和虚热两种证型。虚寒证中，四肢厥冷和下利清谷是较为突出的表现。这是因为心肾阳气极度虚衰，无法抵御阴寒之邪，导致阴寒之气在体内大量积聚，从而出现四肢冰冷及腹泻且粪便清稀如同谷粒未化的症状。而虚热证方面，心烦不眠是主要表现之一，这是由于肾阴不足，无法制约心火，导致心火亢盛，进而引发心烦难以入眠的情况。

（7）厥阴病：厥阴病具有鲜明的寒热错杂特征。手足厥冷是其典型症状之一，这是因为阳气被阻滞，无法顺畅地到达四肢末端。此外，呕吐、烦躁、下利等症状同时出现，这充分反映了上热下寒的病理状态，意味着人体阴阳之气失去了相互顺接与平衡，导致了这种复杂的病证表现。

第二章　中药性能

第一节　中药的四气

一、四气概述

中药的四气是指药物在发挥治疗作用时所呈现的寒、热、温、凉四种性质，是中药药性理论的核心内容之一。四气的概念反映了中药对人体寒热病理状态的调节作用，是指导中医临床辨证用药的重要原则。

1. 寒

（1）性质及作用：中医理论体系中，寒性药物的性质特点鲜明。其清热作用主要是针对体内热邪过盛的情况。当人体受到外邪侵袭或内生火热之邪时，会出现一系列发热症状，如体温升高、面红目赤等，寒性药物能够清除这些热邪，恢复身体的正常体温。解毒功效则体现在对热毒的清除上，热毒可引发多种病证，如痈肿疮毒等皮肤病变，或者因毒邪内蕴导致的脏腑功能失调。泻火是寒性药物的重要特性之一，对于心火、胃火、肝火等各种脏腑之火均有克制作用。例如，当胃火炽盛时，患者会出现口臭、牙龈肿痛、胃脘灼痛等症状，寒性药物可以直折火势，缓解这些不适。凉血作用主要是针对血热妄行的情况，血液受热邪影响而溢出脉外，出现吐血、衄血、尿血等出血症状，寒性药物能使血液恢复清凉之性，防止血液过度妄行。

中医认为，人体处于"热证"状态时，是体内火热之邪导致的病理状态。这些热证的外在表现丰富多样，发热是常见症状之一，可能是高热不退，也可能是低热缠绵；口渴是因为热邪灼伤津液，导致体内津液亏乏，人体发出需要补充水分的信号；便秘多是由于热邪伤津，肠道失润，同时热邪还会导致大肠传导功能失常；咽喉肿痛则是热邪上攻咽喉部位，致使局部气血壅滞、经络不通。如黄连、石膏、知母等常见的寒性药物，在治疗热证中发挥着关键作用。黄连擅长清心火、胃火，对于心烦失眠、口舌生疮及胃脘灼热疼痛等症状有很好的疗效；石膏能清热泻火，尤其对于高热、大汗、口渴等阳明经热盛的情况效果显著；知母既能清热泻火，又能滋阴润燥，对于阴虚内热伴有燥热之象的病证是一味良药。

（2）临床应用：寒性药物在临床治疗中的应用广泛且针对性强。在治疗高热病证时，其清热解毒的作用可以有效地降低体温，减轻患者的发热症状。例如，在治疗外感温热病的过程中，当患者出现高热、神昏、谵语等热入心包的症状时，使用安宫牛黄丸（主要成分含有寒性药物）等药物可以起到清热解毒、开窍醒神的作用。对于炎症性疾病，如肺炎、扁桃体炎等，炎症多是由热毒或肺热等因素引起，寒性药物能够清除肺中的热毒，减轻炎

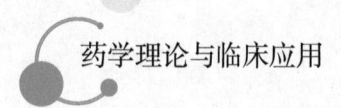

症反应。在出血性疾病方面，对于因血热妄行导致的鼻出血、牙龈出血等，寒性药物可以凉血止血，控制出血症状。以紫癜为例，若因血热引起，运用凉血止血的寒性药物能够改善血液的状态，减少紫癜的发生。

2. 热

（1）性质及作用：热性药物的性质主要体现在温阳散寒、补虚助阳、行气活血等方面。温阳散寒是针对体内寒邪过盛的情况，寒邪凝滞，易使人体阳气受损，出现畏寒怕冷的症状。热性药物能够振奋阳气，驱散寒邪，使人体恢复温暖。

补虚助阳主要是对于阳气虚弱的患者，人体阳气不足时，会出现各种机能衰退的症状，如腰膝酸软、精神萎靡等，热性药物可以补充和扶助阳气，增强机体的活力。行气活血作用是因为寒邪易导致气血凝滞，热性药物可以温通气血，使气血运行通畅。

当人体处于"寒证"状态时，是由体内寒邪所致的病理状态。例如，畏寒是人体阳气被寒邪遏制，不能正常发挥温煦作用的表现，患者会感觉寒冷，即使处于温暖环境也难以缓解；四肢冰冷是因为寒邪侵袭四肢，气血不能正常温养肢体；腹泻多是由于寒邪损伤脾胃阳气，导致脾胃运化失常，水谷精微不能正常吸收，水湿下注肠道而引起。

附子、干姜、肉桂等热性药物是治疗寒证的常用药。附子大辛大热，能回阳救逆，对于阳虚欲脱、四肢厥冷等危急病证有显著疗效；干姜善于温中散寒，对于脾胃虚寒所致的胃脘冷痛、呕吐泄泻等症状有很好的缓解作用；肉桂能补火助阳、散寒止痛，对于肾阳不足、寒凝血滞等病证是一味重要的药物。

（2）临床应用：在临床应用中，热性药物对于虚寒腹痛的治疗效果显著。虚寒腹痛多是由于脾胃虚寒或肾阳不足引起，患者腹部疼痛绵绵，喜温喜按。通过使用热性药物，可以温中散寒，缓解腹痛症状。对于寒湿痹痛，寒湿之邪侵袭人体经络关节，导致气血痹阻，关节疼痛、屈伸不利。热性药物能够温经散寒、祛湿通络，改善关节的气血运行，减轻疼痛。如在治疗类风湿关节炎属于寒湿痹证的患者时，运用热性药物制成的方剂可以有效缓解关节的疼痛和肿胀。

3. 温

（1）性质及作用：温性药物的性质介于热与寒之间，适中的性质使其在临床应用中具有独特的优势。其主要用于温补脾胃，脾胃为后天之本，当脾胃受到寒邪侵袭或者本身处于虚寒状态时，温性药物能够温和地补充脾胃阳气，促进脾胃的运化功能。散寒通络是温性药物的另一个重要作用，对于寒邪凝滞经络导致的肢体麻木、疼痛等症状，温性药物可以温散寒邪，使经络通畅。温性药物有助于促进体内的气血运行，因为气血的运行需要阳气的推动，温性药物能够温和地提升阳气，从而推动气血在脉管中的循环。

对于轻度寒证或者寒热错杂的症状，温性药物是比较合适的选择。轻度寒证患者可能只是稍微感觉怕冷、腹部稍有不适等，温性药物可以在不引起过热反应的情况下，有效地改善这些症状。在寒热错杂的情况下，如患者既有寒象，如胃脘冷痛，又有热象，如口苦、咽干等，温性药物可以起到调和的作用，既散寒又不会加重热象。生姜、紫苏、桂枝等是常见的温性药物。生姜能温中止呕，对于胃寒呕吐有很好的疗效；紫苏可以解表散寒，对于外感风寒初期的症状，如恶寒、发热、头痛等有缓解作用；桂枝能温通经脉、助阳化气，对于寒凝血滞的月经不调、痛经等病证及阳气不足引起的水肿等有治疗作用。

（2）临床应用：在治疗由寒邪引起的表证方面，如感冒初期的恶寒发热，温性药物可以解表散寒，使人体微微出汗，驱散寒邪，缓解恶寒发热的症状。对于虚寒性疾病，如脾胃虚寒导致的消化不良，温性药物能够温补脾胃阳气，增强脾胃的消化功能。例如，对于脾胃虚寒引起的食欲下降、腹胀、便溏等症状，运用温性药物制成的方剂可以改善脾胃的运化，促进食物的消化吸收。在温中散寒、活血通络方面，温性药物对于因寒邪导致的经络不通、气血瘀滞的病证有广泛的应用。例如，对于寒凝气滞型的冠心病患者，温性药物可以温通心脉，改善心肌的血液供应，缓解心绞痛症状。

4. 凉

（1）性质及作用：凉性药物与温性药物相对，其性质稍凉，主要用于清热解毒、凉血止痒。清热解毒作用与寒性药物类似，但程度稍缓。在治疗热证时，凉性药物能够清除体内的热毒，对于热毒引起的病证，如咽喉肿痛、目赤肿痛等有缓解作用。凉血止痒主要是针对血热引起的皮肤瘙痒等症状，当血液中有热邪时，会出现皮肤瘙痒、红疹等，凉性药物可以凉血清热，减轻瘙痒症状。凉性药物虽然比寒性药物的性质缓和，但同样适合治疗热证和热性病变，尤其适用于病情相对较轻或者体质较弱不宜使用大寒药物的患者。薄荷、菊花、桑叶等是常见的凉性药物。薄荷能疏散风热、清利头目、利咽透疹，对于外感风热引起的头痛、咽痛、麻疹不透等症状有很好的疗效；菊花能清肝明目、清热解毒，对于肝火上炎引起的目赤肿痛及热毒疮疡等有治疗作用；桑叶能疏散风热、清肺润燥、凉血止血，对于外感风热、肺热咳嗽及血热吐衄等病证有一定的作用。

（2）临床应用：凉性药物在治疗温热病和外感风热证方面应用广泛。在治疗流感时，流感多是由外感风热之邪引起，患者出现发热、头痛、咳嗽等症状，凉性药物可以疏散风热，减轻发热和头痛症状，同时对于咳嗽也有一定的缓解作用。对于咳嗽病证，尤其是风热犯肺引起的咳嗽，凉性药物可以清肺止咳。在治疗头痛方面，当头痛是由外感风热或内热上扰引起时，凉性药物可以通过清热散风来缓解头痛。例如，对于因肝阳上亢引起的头痛，菊花等凉性药物可以清肝泻火、平肝潜阳，从而减轻头痛症状。通过这些作用，凉性药物能够有效地缓解患者的热性病证，恢复身体的健康。

二、气的应用原则

中药的四气是根据药物在人体中的作用效果和临床症状的寒热属性相对应用的。在治疗时，遵循"热者寒之，寒者热之"的原则，即热证用寒凉药，寒证用温热药。此外，还需要结合辨证论治，根据病情的变化、病程的发展及患者的体质特点灵活选用药物的四气。在实际临床中，单一药物的寒热性往往不足以调节复杂的病情，因此常将不同四气的药物进行合理配伍，以达到平衡药性的效果。例如，治疗寒热错杂的疾病时，可以将寒性药物和温性药物配合使用，既能清热解毒，又能温中散寒。

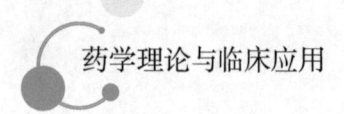

第二节　中药的五味

一、五味概述

中药的"五味"是指中药材在应用过程中所表现出的辛、甘、酸、苦、咸五种基本味道，代表了药物不同的药性和作用特点。五味理论不仅与药物的感官特征相关，还体现了药物在机体中发挥的特定治疗作用。中医通过辨识药物的五味，结合药物的四气、归经等因素，以指导临床的辨证论治和药物选用。

1. 辛（发散、行气、活血）

（1）性质及作用：辛味药物在中医理论中占有重要地位，其发散、行气、行血的作用是基于其独特的性味特点。发散作用是辛味药最显著的特性之一。人体在遭受外邪侵袭，如外感风寒或风热时，肌表的卫气与邪气相互抗争。辛味药能够开启腠理，使邪气有外出之路。就像打开一扇窗户，让屋内的浊气排出一样，辛味药促使人体的汗液排出，从而带走外邪。这种发散作用有助于恢复肌表的正常功能，解除外邪对人体的束缚。

行气作用主要是针对人体气机不畅的情况。气在人体的脏腑经络中运行，维持着各种生理功能的正常运转。当情志不舒、饮食积滞等因素导致气机阻滞时，辛味药就像一把钥匙，能够疏通被堵塞的气机通道。辛味药通过调节气的运行，使气滞的状态得到缓解，如肝郁气滞导致的胁肋胀痛，辛味药可以帮助舒畅肝气，减轻疼痛。

行血作用则是因为气血相互依存，气行则血行。辛味药物能够推动血液在经络中的流动。在瘀血阻滞的情况下，如跌打损伤后局部的瘀血肿痛，或者女性因寒凝、气滞等原因导致的月经不调、痛经等，辛味药可以促进血液的运行，消散瘀血，改善血液循环。同时，辛味药还具有散寒解表的功效。寒邪束表时，人体会出现恶寒、发热、无汗等症状，辛味药能够驱散寒邪，恢复体表的阳气流通，使肌表恢复正常的温煦和防御功能。

常见的辛味药物各有特点。麻黄是典型的辛温发散药物，善于发汗解表、宣肺平喘，对于外感风寒表实证，能通过其强大的发散力量，使人体汗出而解除寒邪对肌表的束缚，同时恢复肺气的宣畅，缓解咳嗽气喘等症状。生姜也是辛温之品，除了能解表散寒外，还具有温中止呕的作用，对于胃寒呕吐有很好的疗效。薄荷则是辛凉发散的代表，主要用于外感风热，能疏散风热、清利头目，缓解发热、头痛、咽喉肿痛等风热表证。川芎是行血的辛味药物，有活血行气、祛风止痛的功效，常用于治疗血瘀气滞导致的头痛、痛经等各种疼痛症状。

（2）临床应用：在临床治疗中，辛味药物发挥着不可或缺的作用。对于感冒，无论是风寒还是风热引起的，辛味药物都是初期治疗的关键。在风寒感冒初期，以麻黄、桂枝等辛温药物为主组成的方剂，能够通过发汗解表，使寒邪随汗而解。风热感冒时，薄荷、牛蒡子等辛凉药物则可疏散风热，减轻发热、头痛等症状。对于咳嗽症状，辛味药物可以根据不同的病因进行治疗。如果是寒邪束肺导致的咳嗽，使用具有发散和温肺作用的辛味药可以驱散寒邪，恢复肺气的宣降功能；若是风热犯肺引起的咳嗽，辛味药则可清热解表、宣肺止咳。

在寒邪束表的情况下，辛味药物通过其发散作用，使人体微微出汗，从而解除寒邪对体表的束缚，恢复人体的正常体温调节和防御功能。对于气滞血瘀病证，辛味药物的行气、行血作用尤为重要。如在治疗冠心病心绞痛时，川芎等辛味药物可以通过行气活血，改善心肌的血液供应，缓解心绞痛。在跌打损伤后的瘀血肿痛治疗中，使用活血化瘀的辛味药物可以促进局部瘀血的消散，减轻肿胀和疼痛。

2. 甘（补益、调和、缓急）

（1）性质及作用：甘味药物的性质和作用主要体现在补益、和中、调和药性等方面。补益作用是甘味药的一大特点，能够滋补人体的脏腑。人体的脏腑功能正常运转需要充足的气血、津液等物质基础。甘味药物就像给脏腑补充营养的"能量剂"，例如，人参能够大补元气，对于气虚欲脱等严重气虚症状有很好的治疗效果；大枣能补中益气、养血安神，对脾胃虚弱和血虚的患者是很好的滋补品。

和中作用主要是针对脾胃而言。脾胃是人体的后天之本，负责运化水谷精微。当脾胃功能失调，出现脾胃不和时，甘味药物可以起到调和脾胃的作用。甘味药物能够促进脾胃对食物的消化和吸收，使脾胃恢复正常的运化功能，维持人体的营养供应。

调和药性是甘味药物在方剂配伍中的重要作用。在一个复方中，不同性味的药物相互配合，甘味药物可以缓和其他药物的峻烈之性，使整个方剂的药性更加平和。例如，在一些含有大寒、大热或有毒药物的方剂中，加入甘草等甘味药物，可以减轻药物的毒性和烈性，防止药物对人体产生过度的刺激。

同时，甘味药物还具有缓解痉挛的作用。当人体出现肌肉痉挛、疼痛时，甘味药物可以通过舒缓肌肉的紧张状态来减轻疼痛。这是因为甘味药物能够调节人体的神经系统和肌肉的应激反应，使痉挛的肌肉得到放松。

（2）临床应用：甘味药物在临床应用范围广泛。在补虚益气方面，对于体质虚弱、气血不足的患者，甘味药物是主要的治疗药物。例如，对于久病体虚、面色苍白、气短乏力的患者，使用人参、黄芪等甘味药物组成的方剂，可以补充人体的正气，增强机体的抵抗力，促进身体的恢复。在缓解疼痛方面，如胃脘痛，多是由于脾胃虚寒或肝郁犯胃等原因引起的。甘草是常用的甘味药物，能够缓急止痛，通过调节脾胃的功能和舒缓胃部肌肉的痉挛来减轻疼痛。

在调和其他药物的药性方面，甘味药物的应用也很重要。在一些峻下逐水的方剂中，为了防止药物对胃肠道的过度刺激，常加入甘草等甘味药物。在解毒方面，甘草还具有一定的解毒作用，对于药物中毒或食物中毒等情况，可以使用甘草来减轻毒性。此外，在一些滋补方剂中，大枣、蜂蜜等甘味药物还可以增加方剂的口感，提高患者的依从性。

3. 酸（收敛、固涩）

（1）性质及作用：酸味药物的收敛固涩作用是其核心特性。固精作用主要是针对肾失封藏导致的遗精、滑精等症状。肾主藏精，当肾的功能失常，不能固摄精液时，酸味药物可以通过收敛作用，帮助肾恢复封藏精液的功能，防止精液的过度流失。止汗作用是因为人体的汗液排泄需要保持一个适度的平衡。在自汗（不因劳累、炎热等因素而自然出汗）和盗汗（入睡后出汗，醒后汗止）的情况下，酸味药物能够收敛汗液，调节汗液的分泌。

收敛止泻作用则是在脾胃虚弱或肠道滑脱等情况下发挥作用。当脾胃虚弱，不能正常运化水谷，或者大肠传导功能失常，出现久泻不止时，酸味药物可以增强肠道的固涩能力，使大便成形，减少腹泻次数。止血作用是因为酸味药物能够收缩血管，减少血液的外流。在一些出血性疾病，如鼻出血、便血等情况下，酸味药物可以帮助止血。

山楂、乌梅、五味子、覆盆子等是常见的酸味药物。山楂除了具有收敛作用外，还能消食化积；乌梅有敛肺止咳、涩肠止泻、生津止渴的功效；五味子能敛肺滋肾、生津敛汗、涩精止泻；覆盆子主要用于固精缩尿、益肝肾。

（2）临床应用：酸味药物在临床治疗虚汗方面应用较多。例如，对于气虚自汗的患者，使用五味子等酸味药物可以收敛汗液，同时配合补气药物，增强机体的固摄功能。在治疗久泻时，对于脾胃虚寒引起的慢性腹泻，乌梅、石榴皮等酸味药物可以与温中止泻的药物配合使用，增强肠道的收敛能力，改善腹泻症状。对于遗精等男科疾病，覆盆子、山茱萸等酸味药物可以固精止遗，对于肾阴虚或肾阳虚引起的遗精都有一定的治疗效果。

在某些情况下，酸味药物还可用于生津止渴。当人体体液不足，出现口渴症状时，如乌梅等酸味药物可以刺激唾液腺分泌唾液，缓解口渴。同时，在一些方剂中，酸味药物还可以与其他药物配伍，起到酸涩收敛的作用，增强方剂的整体疗效。

4. 苦（清热、燥湿、泻下、坚阴）

（1）性质及作用：苦味药物的清热作用是其重要特性之一。在人体受到热邪侵袭，出现发热、口渴、咽喉肿痛等热证时，苦味药物能够清除体内的热邪。这是因为苦味药物具有寒凉的性质，能够中和体内的热邪，使热证得到缓解。例如，黄连、黄芩等苦味药物对于热毒炽盛导致的高热、烦躁、口疮等症状有很好的清热解毒作用。

燥湿作用主要是针对体内的湿邪。湿邪常与热邪相结合，形成湿热之邪，导致人体出现口苦、舌苔黄腻、大便黏腻等症状。苦味药物的苦燥之性能够去除体内的湿气，使湿邪通过小便或大便排出体外。苦参是典型的燥湿药物，对于湿热下注引起的带下病、湿疹等有很好的治疗效果。

泻下通便作用是苦味药物的又一特性。当人体出现便秘，尤其是实热便秘时，苦味药物可以通过刺激肠道蠕动，增加肠道的排泄功能，使大便通畅。大黄是泻下作用较强的苦味药物，能泻下攻积，对于热结便秘有很好的治疗效果。

坚阴作用主要是在阴虚有热的情况下发挥作用。阴虚则热，当人体肾阴不足，出现虚热症状时，苦味药物可以通过泻火存阴的方式，清除虚热，保护阴液，使肾阴得以保存。

（2）临床应用：苦味药物在清热解毒方面应用广泛。在治疗温热病的过程中，对于热入气分、营分、血分等不同阶段的热证，都可以使用苦味药物进行治疗。例如，在治疗热入气分的高热、大汗、口渴等症状时，黄芩、石膏等苦味药物可以清热泻火；在治疗热入营分的心烦、失眠、斑疹隐隐等症状时，黄连、水牛角等苦味药物可以清营解毒。

在治疗湿热病证方面，苦味药物是主要的药物选择。对于湿热痢疾，即肠道感染湿热之邪引起的痢疾，黄连、黄柏等苦味药物可以清热燥湿、解毒止痢。对于湿疹，苦参、白鲜皮等苦味药物可以通过燥湿止痒，改善皮肤的湿热状态，减轻瘙痒和皮疹。在泻下通便方面，对于便秘患者，尤其是实热便秘，大黄、番泻叶等苦味药物可以通过泻下作用，帮助患者排出体内的宿便，缓解便秘症状。此外，苦味药物的坚阴作用在治疗肾阴虚引起的潮热、盗汗、遗精等症状时也有应用，通过清除虚热，保护肾阴，改善患者的阴虚症状。

5. 咸（软坚散结、泻下通便）

（1）性质及作用：咸味药物的软坚散结作用是其独特的性质。在人体内部，当出现痰核（皮下肿起如核的结块，多由湿痰流聚而成）、瘰疬（颈部淋巴结结核）、瘿瘤（甲状腺肿大等颈部肿块）等疾病时，这些肿块多是由于痰瘀凝滞所致。咸味药物能够软化这些坚硬的肿块，使其逐渐消散。这是因为咸味药物可以调节人体的津液代谢，使积聚的痰液和瘀血得以化开。

泻下通便作用主要是针对便秘和体内积聚的湿热邪气。咸味药物可以增加肠道的润滑性，促进大便的排出。同时，咸味药物还可以通过泻下作用，帮助排出体内的湿热邪气，恢复肠道的正常功能。

海藻、昆布、芒硝等是常见的咸味药物。海藻和昆布主要用于治疗瘿瘤、痰核等疾病，能够软坚化痰，使肿块逐渐缩小。芒硝是一种常用的泻下药物，能软坚泻下，对于实热积滞、大便燥结等症状有很好的治疗效果。

（2）临床应用：在临床治疗痰结、瘿瘤等疾病方面，咸味药物是重要的治疗药物。对于甲状腺肿大等瘿瘤疾病，海藻、昆布等咸味药物可以与化痰散结、活血化瘀的药物配合使用，从根本上改善甲状腺的肿大和结节情况。对于痰核、淋巴结结核等疾病，咸味药物可以软化肿块，促进痰液的消散，减轻局部的肿胀和疼痛。

在治疗便秘方面，咸味药物通过其泻下通便的作用，可以帮助患者排出体内的宿便。尤其是对于实热便秘，芒硝等咸味药物可以与大黄等苦味药物配合使用，增强泻下的力量，使大便通畅。同时，在排出宿便的过程中，咸味药物还可以帮助清除体内积聚的湿热邪气，改善患者的整体体质，预防便秘等相关疾病的复发。

二、味的应用原则

中药的五味不仅代表了药物的味道，还体现了药物对人体功能的作用方向。治疗时，中医常通过辨证结合五味，选取与患者病情相对应的药物。例如，治疗寒证常选辛味和温性药物以发散寒邪；治疗热证则多选苦味和寒性药物以清热降火。此外，五味药物的配伍使用也是中医处方中的一大特色，通过不同药物的相互作用，实现治疗效果的增强。

第三节 中药的归经

中药的"归经"理论是指药物在发挥治疗作用时，具有选择性地作用于人体特定脏腑、经络或器官的特性。这一理论基于中医对人体生理、病理和经络系统的整体理解，通过归经的指导，可以更精确地选用药物，使其直接作用于病变部位，增强治疗效果。归经与中药的四气五味相结合，是中医辨证论治和药物应用的核心内容之一。

1. 归经的概念

中药的归经特性反映了药物对特定脏腑经络的选择性作用，决定了药物的治疗方向和

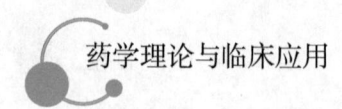

具体的治疗效果。药物的归经属性是通过临床经验积累和长期实践观察总结而来。归经的理论使得中医在临床用药时能够"对症下药"，即根据病变所在的脏腑或经络，选择与之相应归经的药物，以达到精准治疗的效果。

归经强调药物作用的定向性，即药物的作用并非广泛无差别地影响全身，而是集中于病变部位或相关脏腑系统。这一特性使得中医能够根据患者的症状、病因和病位，有针对性地选择最适合的治疗药物。

2. 归经的分类

（1）脏腑归经：药物可以作用于人体的十二脏腑系统，如心、肝、脾、肺、肾、胃、胆、大小肠、膀胱等。例如，桂枝归心、肺经，具有发汗解表的作用；当归归肝、脾经，具有补血活血的功效。

（2）经络归经：除了直接作用于脏腑系统，药物还可以作用于相应的经络。如川芎归肝、胆经，具有活血通络的作用；独活归膀胱经，能够祛风除湿，缓解经络阻滞引起的疼痛。

3. 归经的机理

（1）气血传导：中药的归经特性通过调节人体的气血运行，达到对特定脏腑经络的选择性作用。中药的四气五味对人体气血的调节，最终通过归经机制，使药物的作用集中于特定部位，发挥有效的治疗效果。

（2）病理相应性：中医认为人体的疾病多由气血、阴阳失调引起，归经使得中药能够对症选药，调整相应脏腑和经络的气机和血液运行。例如，风寒束表引起的感冒则选用归肺经的辛温解表药，如麻黄、生姜；气滞血瘀引起的痛经则选用归肝经的行气活血药，如柴胡、当归。

第四节　中药的升降沉浮

中药的"升降沉浮"理论是中药药性理论的重要组成部分，描述了药物在体内运行时的方向性特征。中医认为，人体的健康状态依赖于气血的正常升降出入，维持脏腑经络的功能协调。中药通过升、降、浮、沉的作用，调节机体气机的升降出入，从而恢复机体的生理平衡。升降沉浮的特性不仅决定了药物的作用方向，也在临床用药中为辨证施治提供了重要的指导。

1. 升

（1）概念及作用：升性药物在中医药中具有独特的地位和重要作用。升性药物指的是能够引导机体气机上升的药物。这类药物具有升举阳气、发散外邪、提升内脏器官功能的强大作用。在治疗气陷、阳虚下陷等证候时，升性药物能够发挥关键作用。当人体出现气陷的情况，阳气不能正常升举，会导致一系列症状，如内脏下垂、乏力、气短等。升性药物通过其升举阳气的功效，能够提升人体的阳气，恢复气机的正常运行，从而缓解这些症状。此外，在外感风寒初期的表证中，升性药物可以发散外邪，帮助人体抵御风寒之邪的侵袭。

（2）临床应用：升性药物在临床应用中广泛用于脾气下陷、内脏下垂等病证。例如，当脾胃虚弱，气陷无力时，会出现胃下垂、子宫脱垂等内脏下垂的症状。此时，升麻和柴胡等升性药物就派上了用场。升麻具有升举阳气、清热解毒的功效，柴胡则能升阳益气、疏肝解郁。它们通过升举作用，帮助恢复内脏的正常位置和功能。同时，在治疗这些病证时，还常与其他补气健脾的药物配合使用，以增强疗效。此外，辛温解表药如麻黄、生姜等也具有发散外邪、升提气机的作用。在外感风寒初期，人体的气机受到寒邪的束缚，不能正常宣发。麻黄能够发汗解表、宣肺平喘，生姜则可以温中散寒、解表止呕。它们通过升提气机的作用，帮助人体驱散寒邪，恢复气机的正常运行。

（3）代表性药物：升麻、柴胡、麻黄、生姜是常见的升性药物代表。升麻和柴胡在升举阳气方面表现出色，常用于治疗气陷证。麻黄和生姜则在发散外邪、升提气机方面发挥重要作用，适用于外感风寒初期的表证。这些药物在临床应用中，根据不同的病情和证候进行合理搭配，能够发挥出更好的治疗效果。

2. 降

（1）概念及作用：降性药物在中医药中同样具有重要的地位。降性药物能引导气机向下行走，具有平喘、止咳、和胃降逆、泻下通便等作用。中医认为，人体的生理功能需要保持升降的动态平衡。当人体出现气逆、胃气上逆、肺气上逆等病证时，降性药物就能够发挥其独特的治疗作用。通过引导气机向下，降性药物可以缓解气逆引起的各种不适症状。

（2）临床应用：降性药物常用于治疗胃气上逆引起的恶心、呕吐，以及肺气上逆导致的咳嗽、气喘。例如，半夏具有燥湿化痰、降逆止呕的作用，陈皮则能理气健脾、燥湿化痰、降逆止呕。它们对于缓解恶心、呕吐、嗳气等症状有显著效果。在治疗这些病证时，常常与其他健脾和胃、理气化痰的药物配合使用。枳实和厚朴可消积导滞，用于治疗食积腹胀、便秘等病证。它们通过引导气机向下，促进胃肠蠕动，帮助消化，从而缓解食积腹胀的症状。同时，对于便秘患者，枳实和厚朴也能够起到泻下通便的作用。

（3）代表性药物：半夏、陈皮、枳实、厚朴是降性药物的典型代表。半夏和陈皮在和胃降逆方面疗效显著，枳实和厚朴则在消积导滞、泻下通便方面发挥重要作用。这些药物在临床应用中，根据不同的病情和证候进行合理配伍，能够有效地治疗气逆等病证，恢复人体的生理平衡。

3. 浮

（1）概念及作用：浮性药物具有独特的特性和重要的作用。其作用方向是向外、向上散发，这使得浮性药物具备了发汗解表、宣肺通窍的强大功效。在外感表证的治疗中，浮性药物能够发挥关键作用。当人体遭受外邪侵袭，出现感冒、咳嗽、发热等症状时，浮性药物通过发散外邪、开宣肺气，帮助体表病邪的外出排散，从而缓解症状。

（2）临床应用：浮性药物在治疗外感风寒、风热引起的感冒、咳嗽、发热等症状时广泛应用。例如，薄荷具有疏散风热、清利头目、利咽透疹的作用，在风热感冒中，通过其辛凉之性，发汗解表、散风驱寒，迅速缓解发热、头痛、咽痛等症状。苏叶能解表散寒、行气和胃，在风寒感冒初期，帮助发散风寒之邪。桂枝温阳散寒，用于风寒表证的发汗解表，

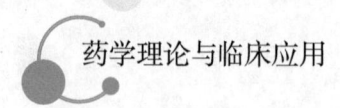

可使寒邪从体表而解。荆芥则能解表散风、透疹止血，对外感表证也有良好的治疗效果。

（3）代表性药物：薄荷、桂枝、苏叶、荆芥是浮性药物的典型代表。它们在临床应用中，根据不同的病情和证候进行合理搭配，能够有效地治疗外感表证，帮助人体恢复健康。

4. 沉

（1）概念及作用：沉性药物的作用方向是向内、向下，具有收敛固涩、镇静安神、泻下通便等重要作用。对于病邪内陷、气机紊乱等病证，沉性药物能够发挥独特的疗效。通过镇静、安神、消积导滞等作用，沉性药物可以恢复气机的正常流通，缓解病情。

（2）临床应用：沉性药物常用于气血上逆、阴虚火旺等病证。如失眠、多梦、心悸、焦虑等症状，龙骨、牡蛎等药物具有镇静安神的作用，能够稳定情绪、缓解焦躁。它们通过收敛心气、镇惊安神，使人体的精神状态得到调整。同时，沉性药物还包括能通便导滞的药物，如大黄可通过泻下作用，帮助消除体内积聚的湿热、积滞，对于便秘、腹胀等症状有显著疗效。黄连则具有清热燥湿、泻火解毒的作用，在一些热证中发挥重要作用。

（3）代表性药物：龙骨、牡蛎、大黄、黄连是沉性药物的代表。它们在临床应用中，针对不同的病证进行合理配伍，能够有效地治疗病邪内陷、气机紊乱等病证，为患者带来康复的希望。

5. 升降沉浮的应用原则

（1）调节气机的平衡：人体健康的关键在于气机的正常升降。中医治疗疾病时，常通过药物的升降沉浮调节气机，使其恢复正常。例如，治疗气虚下陷（如内脏下垂）时，使用升性药物升举；治疗气机上逆（如咳嗽、呕吐）时，则使用降性药物降逆平喘。

（2）配伍使用：在实际临床应用中，单一药物的升降沉浮效果可能不够，需要通过不同药物的配伍达到更为显著的效果。例如，治疗气机升降失调时，可以将升性和降性药物合理搭配使用，达到既升提又降逆的效果，恢复气机的和谐。

第三章 中药常识

第一节 中药方剂的组成原则

中药方剂的组成原则是中医药学根据辨证论治理论，为达到治疗目的而制定的药物配伍规则。方剂的合理组成不仅决定了药物疗效的发挥，还体现了中医"君臣佐使"体系的科学性和系统性。中药方剂的配伍原则强调药物间的协同作用，通过合理搭配达到整体治疗效果。以下是中药方剂的主要组成原则。

1. 君臣佐使配伍原则

君臣佐使是中药方剂的基本配伍模式，体现了中医辨证施治的核心理念。这一原则强调方剂中各药物的不同作用及其配合，以增强治疗效果、降低药物的毒性反应。

（1）君药：君药在方剂中居于核心地位，是针对疾病主要病因或症状的关键药物。其用量相对较大，因为它承担着方剂发挥主要疗效的重任。例如，在清热解毒的方剂中，若病情表现为高热，石膏常被作为君药。这是由于石膏具有清热泻火、除烦止渴的功效，能直接针对高热这一主要症状进行治疗。君药的选择通常基于对疾病本质的准确把握，其作用如同军队中的主帅，引领方剂的整体治疗方向。

（2）臣药：臣药作为君药的重要辅助，一方面增强君药的疗效，另一方面针对次要症状进行治疗。在麻黄汤中，桂枝作为臣药辅助麻黄发汗解表。桂枝辛温，能温通经脉，助麻黄发散风寒之力更强。臣药的存在使得方剂的治疗更加全面，既强化了对主要症状的治疗力度，又兼顾了其他相关症状，与君药协同发挥作用，如同主帅的得力助手。

（3）佐药：佐药分为佐助和佐制两类。佐助药主要协助君、臣药加强治疗效果。例如，在一些方剂中，为了增强活血化瘀的功效，可以加入具有辅助活血作用的药物作为佐助药。佐制药则用于缓解君药、臣药的毒性反应。如甘草，在许多方剂中常作为佐制药，它具有缓和药性的作用，能减轻其他药物的烈性，降低毒性。佐药的作用在于改善方剂的整体平衡，确保方剂在发挥疗效的同时，减少不良反应的发生。

（4）使药：使药在方剂中起到引导药物直达病所或调和诸药的作用。在温中散寒方剂中，生姜常作为使药，引导其他药物发挥暖胃祛寒的效果。使药就像军队中的向导，能够使方剂中的药物准确地到达病变部位，提高治疗的针对性和有效性。同时，使药还能调和诸药的性能，使不同药物之间相互协调，共同发挥作用，确保方剂的整体功能得以充分发挥。

2. 配伍相须与相使

（1）相须：是指两种药物配伍使用时，能够相互增强治疗效果，发挥协同作用。这种配伍关系基于药物之间的互补性，使得它们在共同作用于疾病时产生更强大的疗效。例

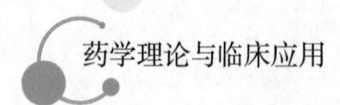

如，石膏与知母合用能够清热泻火，治疗热病的高热症状。石膏性寒，具有清热泻火、除烦止渴的功效；知母性寒，能清热泻火、滋阴润燥。两者配伍，协同发挥清热泻火的作用，对于高热等热病证状的治疗效果明显优于单一药物的使用。这种相须配伍在方剂中常能够提高治疗的针对性和有效性，为疾病的治疗提供更有力的手段。

（2）相使：是指一种药物为主，另一种药物为辅，使主药的作用得到增强。在这种配伍关系中，辅药能够辅助主药更好地发挥疗效，扩大治疗范围。典型的如黄芩与黄连配伍，黄芩主要清肺热，黄连主要清肠胃热，两者合用能更全面地清热燥湿。黄芩性寒，善清上焦肺热；黄连性寒，善清中焦肠胃之热。它们的配伍使得清热燥湿的作用更加广泛，不仅可以治疗肺热引起的咳嗽、气喘等症状，还可以治疗肠胃湿热引起的腹泻、痢疾等症状。相使配伍体现了中医方剂配伍的灵活性和针对性，能够根据疾病的具体情况进行合理的药物组合。

3. 配伍相畏与相杀

（1）相畏：是一种药物的毒性或不良反应可以被另一种药物减轻或消除。在方剂配伍中，对于一些有毒性的药物，常需要与能够减轻其毒性的药物配伍使用，以确保用药的安全性。例如，生半夏有毒，须与生姜配伍。生姜具有温中散寒、解毒的作用，能够减轻生半夏的毒性。这种相畏配伍关系在中医药的临床应用中非常重要，可以使有毒性的药物在发挥治疗作用的同时，降低其对人体的危害。

（2）相杀：是一种药物可以消除或减轻另一种药物的毒性。如绿豆能够解附子的毒性，两者相杀配伍有助于确保安全。附子是一种有毒性的药物，具有回阳救逆、补火助阳、散寒止痛的功效。绿豆具有清热解毒的作用，能够减轻附子的毒性。相杀配伍与相畏配伍类似，都是为了降低药物的毒性，提高用药的安全性。

4. 配伍相恶与相反

（1）相恶：是一种药物能够减弱或抑制另一种药物的疗效。在方剂配伍中，需要避免这种组合，以防方剂整体效力降低。例如，人参与莱菔子合用，莱菔子可能减弱人参的补气作用。人参是一种补气的良药，具有大补元气、复脉固脱、补脾益肺、生津安神的功效。莱菔子具有消食除胀、降气化痰的作用。两者合用，莱菔子的行气作用可能会减弱人参的补气效果。因此，在方剂配伍中需要避免这种相恶的组合，以确保方剂的疗效。

（2）相反：是两种药物同时使用会引发剧烈的不良反应或毒性反应。这类药物的配伍在方剂中须严格避免，如甘草与甘遂相反，合用可能导致严重的不良反应。甘草具有补脾益气、清热解毒、祛痰止咳、缓急止痛、调和诸药的功效。甘遂具有泻水逐饮、消肿散结的作用。两者合用，可能会产生剧烈的毒性反应，对人体造成严重的危害。因此，在方剂配伍中必须严格避免相反的药物组合，以确保用药的安全。

5. 主治与兼治原则

（1）主治：方剂的主治是其核心价值所在。方剂的构建围绕解决主要病证展开，其构成成分着重于对主要病证进行针对性治疗。以治疗风寒感冒的麻黄汤为例，麻黄在其中占据核心地位，发挥着关键的发汗解表作用，通过促使人体发汗，以达到驱散风寒之邪、缓解感冒症状的目的。这充分体现了方剂在治疗特定病证时的精准性和有效性。

（2）兼治：方剂在主治主要病证的同时，也注重兼治次要症状或并发症。这一原则深刻体现了中医对人体整体性的高度关注。如桂枝汤，其不仅具备发汗解表的功效，还能够调和营卫。在治疗过程中，既针对发热恶寒等主要症状，又能有效解决因营卫不和而产生的其他兼症，从而全面地调理人体的生理功能，促进身体的康复。

6. 寒热温凉的配伍平衡

方剂在组成时，需要根据患者的病情特点进行寒热温凉的配伍平衡。通过不同性质的药物组合，可以调节方剂的寒热属性，以达到阴阳平衡的治疗目的。例如，治疗寒证时，虽以温性药物为主，但适当加入凉性药物可以避免燥热过盛；治疗热证时，也可在清热药中加入少量温性药，防止寒凉损伤阳气。

7. 调节药量与配伍的"加减"

方剂的药物组合灵活，临床使用时常依据患者的病情变化进行药量的增减调整。这种"加减"法能使方剂更加适应不同的病机。例如，若病情兼有咽喉肿痛，可以在清热方中加入板蓝根、牛蒡子等药物；若病情偏虚，则在原方中增补益气养血的药物。

第二节　中药配伍的禁忌

中药配伍的禁忌是中医药学中为确保用药安全和提高疗效而设定的规则。配伍禁忌主要涉及药物间可能产生的毒性反应、不良效应或疗效的相互抵消。因此，在中药处方中，必须严格遵循配伍禁忌的原则，以避免潜在的危害。以下是中药配伍禁忌的主要类型。

1. 十八反

（1）概述：十八反是指在古代医药学中总结出的18种药物相互配伍会产生剧烈的毒性反应或严重的不良反应，不宜合用。这些药物组合若同时使用，可能引发患者的严重不良反应，甚至危及生命。

（2）具体禁忌：①甘草反甘遂、大戟、芫花、海藻：甘草与这些泻下逐水药配伍时，会显著增强泻下作用，导致剧烈的泻下反应。②乌头反半夏、瓜蒌、贝母、白蔹、白及：乌头类药物含有强烈的毒性成分，与这些药物合用可能加剧中毒反应，损害心脏和神经系统。③藜芦反人参、细辛、芍药、苦参、黄芩、黄连、黄柏：藜芦具有强烈的毒性，与这些药物配伍可能削弱彼此的疗效，并引发剧烈的反应。

2. 十九畏

（1）概述：十九畏是指某些药物之间的配伍会导致不良反应，使用时应特别谨慎。与"十八反"类似，这些药物合用可能产生不良反应，但程度相对较轻或难以预料，因此也被列为配伍禁忌之一。

（2）具体禁忌：①硫磺畏朴硝：两者同用可能引发不良反应，因硫磺与朴硝的化学成分会发生反应，影响药效。②水银畏砒霜：两者同时使用可能会加剧毒性反应，水银与砒霜均为剧毒药物，合用有致命危险。③丁香畏郁金：这两种药物在配伍后会削弱彼此的药效，导致治疗效果下降，因此使用时应避免搭配。

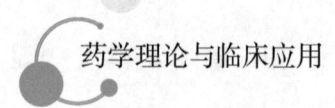

3. 功能相悖的禁忌

（1）概述：在药物配伍中，存在一类情况，即某些药物相互搭配后，其各自的功能和性质会出现相互抵触，致使彼此的作用相互抵消或被削弱。这种现象在药物治疗中极为关键，因为它往往会导致药物疗效降低，甚至完全丧失治疗效果。此类配伍禁忌主要聚焦于药物功能间的相互冲突。

（2）具体禁忌：①人参与莱菔子：人参在传统中医药中以其强大的补气功效著称，能够补充人体的元气，常用于治疗气虚体弱等病证。而莱菔子具有消食理气的功能，其主要作用在于帮助消化，消除胃肠道内的积滞，并调节气机。当人参与莱菔子进行配伍时，莱菔子的消导作用会对人参的补气效果产生拮抗，使得人参的补气作用难以发挥。因此，在治疗时，一般不建议将二者同时使用，以确保治疗方案的有效性。②附子与石膏：附子是温阳药物的典型代表，具有振奋阳气、驱散寒邪的作用，常用于治疗阳虚寒盛的疾病。石膏则以其清热泻火的特性而闻名，是治疗温热病邪在气分等实热证的常用药物。这两种药物的药性截然相反，若将它们合用，极有可能使各自的药效被削弱，进而导致治疗无法达到预期的效果，在方剂配伍中应避免这种组合。③地黄与葱白：地黄具有滋阴养血的显著功效，对于阴血不足引起的各种病证有良好的治疗作用。葱白属于辛温发散类药物，能促进阳气的发散。由于地黄和葱白的药性存在明显的矛盾，二者同时使用时，葱白的辛散特性可能会干扰地黄的滋阴养血效果，从而降低药物整体的补益功效。

4. 增强毒性的禁忌

（1）概述：在中药领域，部分药物本身单独使用时就具备一定的毒性。当这些药物相互配伍时，有可能出现毒性反应增强的情况，进而引发严重的不良后果。因此，对于这类具有潜在毒性增强风险的药物配伍，在临床应用中必须格外谨慎，严格避免这种叠加的毒性危害。

（2）具体禁忌：①川乌与半夏：川乌含有乌头碱等强烈的毒性成分，本身就需要谨慎使用。半夏也是一味常用的中药，但当川乌与半夏进行配伍时，二者可能会相互作用，进而增强毒性。这种毒性增强可能会对心脏产生中毒反应，严重威胁患者的生命健康，在用药配伍时应严格禁止。②砒霜与生石膏：砒霜是剧毒物质，在传统医学中使用时需要极其小心。生石膏本身无毒性，但当与砒霜配伍时，却可能促使砒霜的毒性反应加剧，这无疑会给患者的健康带来极大的风险，因此绝对不能将二者配伍使用。③巴豆与牵牛子：巴豆具有强烈的泻下作用，常用于治疗某些便秘或需要峻下逐水的病证。牵牛子同样具有泻下功能。当巴豆与牵牛子合用后，泻下作用会被过度增强，极易导致患者出现严重腹泻，进而引发脱水和电解质紊乱等严重后果，在临床用药中须避免这种配伍。

5. 寒热相克的禁忌

（1）概述：中医药学十分注重药物的寒热温凉平衡，药物之间若存在寒热性质相悖的情况，往往会导致方剂的药效减弱或者使治疗方向出现偏差。这种禁忌类型主要涉及药物在寒热性质方面的配伍合理性。

（2）具体禁忌：①黄连与肉桂：黄连性寒，其主要功效为清热泻火、燥湿解毒，常用于治疗热证。肉桂性热，能够温中补阳、散寒止痛，适用于寒证的治疗。由于二者的性味相反，在同一方剂中使用时，可能会使方剂的整体药性失去平衡，进而影响方剂的疗效，在配方时需谨慎考虑。②附子与麦冬：附子以其温阳驱寒的作用被广泛应用于阳虚寒凝等病证。麦冬则侧重于滋阴润燥，常用于治疗阴虚肺燥、胃阴不足等情况。这两种药物的药性相互抵消，若同时出现在一个方剂中，会导致方剂的治疗方向不明确，难以达到预期的治疗效果，在用药时应避免这种配伍。

第三节　中药方剂的加减变化

中药方剂的"加减变化"是中医辨证施治过程中灵活调整药物组成的一种重要策略。中医强调根据患者的具体症状、体质和病情变化，动态地调整方剂，以增强疗效、减少不良反应。加减变化的原则体现了中医的个体化治疗理念，是实现精准治疗的重要手段。

1. 加减变化的基本概念

（1）加减法：加减变化在方剂学中占据着至关重要的地位。它是在经典方剂的基础上，依据实际病情的具体需求，对药物进行合理的调整。常用的加减方式丰富多样，其中加药是为了增强方剂对特定症状的针对性治疗。例如，当患者的病情较为复杂，原方剂的功效不足以全面覆盖时，可加入具有特定疗效的药物。减药则是在患者病情相对较轻，或者某些药物可能引起不良反应时，去除不必要的药物成分，以精简方剂,提高治疗的精准性。换药是根据病情的特殊性质，将原方剂中的某些药物替换为更适合当前病情的药物。例如，对于某些对特定药物过敏的患者，或者病情发生变化导致原药物不再适用时，就需要进行换药操作。增减剂量则是根据病情的轻重程度，调整药物的用量。病情较轻时，可适当减少剂量，避免药物过量对身体造成负担；病情严重时，则增加剂量以增强方剂的疗效。

（2）辨证加减：中医的核心理论之一便是"辨证论治"，这一理念在方剂的加减变化中得到了充分体现。中医强调根据患者的具体证候来选方用药，因为每个人的身体状况、病情表现都是独特的。方剂的加减变化正是在辨证的基础上进行，以确保能够准确地应对病情。例如，对于寒热虚实夹杂的病证，单纯的清热或散寒、补虚或泻实都难以达到理想的治疗效果。此时，就需要在原方基础上加减药物，平衡方剂的寒热温凉特性。通过合理的药物搭配，使方剂既能清热又不至于过寒伤阳，既能散寒又不至于过热伤阴，既能补虚又不至于滋腻碍胃，既能泻实又不至于损伤正气。这样的加减变化充分考虑了病情的复杂性和人体的整体性，体现了中医治疗的精妙之处。

2. 加减变化的类型

（1）根据主证加减：主证是疾病的主要表现，是确定治疗方案的关键依据。在方剂的应用中，针对患者的主症进行加减是常见的方法之一。例如，在治疗外感风寒的方剂中，主要症状通常为恶寒、发热、无汗、头痛等。如果患者兼有咽喉肿痛，这表明在风寒之邪侵袭的同时，还有热毒蕴结于咽喉。此时，可以在原方中加入清热解毒的药物，如板蓝根、牛蒡子等。板蓝根具有清热解毒、凉血利咽的功效，牛蒡子则能疏散风热、宣肺利咽。这些药物的加入，既能针对外感风寒的主症进行治疗，又能有效地缓解咽喉肿痛的兼症，使方剂更加符合患者的具体病情。

（2）根据兼证加减：除了主症之外，患者往往还会存在其他兼症。这些兼症虽然不是疾病的主要表现，但也会对患者的身体状况和治疗效果产生影响。因此，在方剂的加减变化中，当患者的主要病证之外还存在其他兼症时，需要通过加减来调整方剂的适应性。例如，在治疗脾胃虚弱的方剂中，主要症状可能为食欲下降、腹胀、便溏等。如果患者还伴有痰湿，表现为痰多、舌苔白腻等症状，此时可以加入燥湿化痰的药物，如陈皮、半夏等。陈皮具有理气健脾、燥湿化痰的作用，半夏则能燥湿化痰、降逆止呕。这些药物的加入，能够在治疗脾胃虚弱的基础上，有效地去除痰湿，提高方剂的治疗效果。

（3）根据病情进退加减：病情的变化是动态的，在治疗过程中，需要根据病情的轻重变化进行药物的增减。例如，在治疗感冒的方剂中，初期发热轻微时，说明病情较轻，此时可减少解表药的用量，以免发汗过多损伤正气。若病情加重，发热较高、恶寒明显，此时则需要增加药量或加入更强的解表药，以增强方剂的发汗解表作用。此外，随着病情的发展，还可能出现其他症状，如咳嗽、咽痛等，这时也需要根据具体情况进行药物的加减调整。

（4）根据体质加减：中医强调个体差异，每个人的体质不同，对疾病的易感性和治疗反应也会有所不同。因此，在方剂的加减变化中，针对不同体质的患者，药物的加减调整可以更加个性化。例如，对于阳虚体质的患者，其体内阳气不足，表现为畏寒肢冷、面色苍白、小便清长等症状。在方剂中可适当加入温阳药物，如附子、生姜等。附子具有回阳救逆、补火助阳的功效，生姜则能温中散寒、解表散寒。这些药物的加入，能够针对阳虚体质的特点，增强方剂的温阳作用，提高治疗效果。对于阴虚体质的患者，其体内阴液不足，表现为口干咽燥、五心烦热、盗汗等症状。在方剂中可加入滋阴润燥的药物，如麦冬、玉竹等。麦冬具有养阴生津、润肺清心的作用，玉竹则能养阴润燥、生津止渴。这些药物的加入，能够补充体内阴液，缓解阴虚症状。

3. 加减变化的临床原则

（1）随证加减：随证加减是方剂加减变化的重要原则之一。在临床应用中，要根据疾病的表现特征，灵活调整方剂。例如，桂枝汤是用于风寒表虚证的经典方剂，其主要症状为恶风、发热、汗出、脉浮缓等。但若患者兼有咳嗽，表明肺气不宣，此时可以在方中加入杏仁、桔梗以宣肺止咳。杏仁具有止咳平喘、润肠通便的作用，桔梗则能宣肺、利咽、祛痰。这样的加减使方剂更符合患者的具体情况，提高了治疗的针对性和有效性。随证加减需要医生具备丰富的临床经验和扎实的中医理论基础，能够准确地判断病情的变化，灵活地调整方剂。

（2）以主方为基础：加减变化的前提是维持方剂的主要功能不变。原方中的核心药物（君药、臣药）一般不改变，因为这些药物是方剂的主要组成部分，决定了方剂的主要功效。加减的重点在于佐药、使药，或在原方基础上适量调整剂量。例如，治疗风湿痹痛的独活寄生汤，其君药为独活，具有祛风除湿、通痹止痛的作用；臣药为桑寄生、杜仲、牛膝等，具有补肝肾、强筋骨的作用。在临床应用中，可以根据患者的具体病情，在基础方剂的基础上，随症加减。若患者寒湿痹痛较重，可以加入制川乌、制草乌等散寒除湿的药物；若患者湿热痹痛明显，可以加入黄柏、苍术等清热燥湿的药物。这样的加减变化既

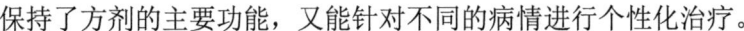

保持了方剂的主要功能，又能针对不同的病情进行个性化治疗。

（3）调和药性：加减变化要考虑药物间的寒热、补泻等特性，保持方剂药性的平衡。中医认为，药物具有不同的性味和功效，方剂的组成需要遵循一定的原则，以达到寒热适中、补泻平衡的目的。例如，清热的方剂中，若加入辛温发散的药物，要避免增加方剂的热性。因为清热方剂主要用于治疗热证，若加入过多的辛温药物，可能会使方剂的性质发生改变，影响治疗效果。补益的方剂中加入泻下药时，需要注意剂量，以防削弱补益效果。例如，在补气的方剂中加入少量的大黄等泻下药，可以起到通腑泄热的作用，但如果剂量过大，就会损伤正气，影响补益效果。调和药性需要医生对药物的性味和功效有深入的了解，能够根据病情的需要，合理地进行药物搭配，使方剂的药性更加平和，治疗效果更加显著。

第四节　方剂的剂型

中医方剂中的剂型（药物的具体形式）是指在中药配伍和使用过程中，药物如何制备成适合患者服用的形式。根据药物的特性和患者的需求，不同的剂型具有不同的吸收方式和疗效。常见的中医方剂剂型包括以下八种。

1. 汤剂

（1）特点：汤剂在中药剂型中占据重要地位，是最为常见的剂型之一。其制备方法是将中药材置于特定容器内，加入适量的水进行煎煮。通过加热使药材中的有效成分溶解于水中，最终得到的药液供患者服用。在煎煮过程中，需要根据药材的性质和病情的需求，控制好火候、时间和水量等因素，以确保药效的充分发挥。

（2）优点：汤剂的显著优势在于其药效发挥迅速。当药液进入人体后，其中的有效成分能够迅速被吸收进入血液循环，从而较快地产生治疗效果。这种特性使其特别适合用于治疗急症，如高热惊厥、急性腹痛等需要迅速缓解症状、控制病情的情况。对于病情较为急迫、需要快速见效的病证，汤剂往往是首选剂型。

（3）缺点：然而，汤剂也存在一些不足之处。首先，煎煮过程较为繁琐。这不仅要求准确把握药材的用量和煎煮条件，还需要花费一定的时间进行操作和看护。其次，由于中药材本身的特性，煎煮出的药液往往味道苦涩，这在一定程度上影响了患者的服用依从性。再者，汤剂的携带和保存都极为不便。药液在常温下容易变质，需要妥善冷藏保存，且携带时容易洒漏，给患者在外出时服用带来了很大的困难。

2. 散剂

（1）特点：散剂是将中药原料进行研磨，使其成为细粉末状的剂型。这种粉末既可以内服，也可外用。在内服时，可直接将散剂送入口中，用温水送服；外用时，则可根据病情需要，将散剂撒敷于患处或调制后涂抹。

（2）优点：散剂的优点之一是药效相对稳定。由于其成分以干燥粉末的形式存在，在合适的储存条件下，有效成分不易发生变质。同时，散剂便于携带，无论是在旅行还是日常外出时，都可以轻松携带。其使用也较为方便，无须像汤剂进行复杂的煎煮操作。

（3）缺点：不过，与汤剂相比，散剂的药效发挥速度较慢。虽然其最终也能达到一定的治疗效果，但不如汤剂能够迅速起效。然而，散剂的作用较为持久，这是因为药物粉末在胃肠道内的释放和吸收相对缓慢，能够持续发挥药效。

3. 丸剂

（1）特点：丸剂是把经过炮制和粉碎处理的中药粉末，添加适宜的辅料后制成丸状的剂型。患者可以通过咀嚼或直接吞服的方式服用丸剂。丸剂的大小和形状可以根据需要进行调整，以方便不同患者的服用。

（2）优点：丸剂具有诸多优点。其便于携带和服用，无论是在家中还是外出时，患者都能方便地进行用药。同时，丸剂的保存时间较长，在合适的储存环境下，不易发生变质。此外，丸剂的药效缓和且持久，适合用于长期调理身体，对于慢性病的治疗有较好的效果。

（3）缺点：但丸剂也有其局限性，最主要的是药效起效较慢。这是由于丸剂在胃肠道内需要一定时间才能分解和释放有效成分，因此在治疗急症方面不如汤剂有效。通常情况下，丸剂主要应用于慢性病的调理和巩固治疗。

4. 膏剂

（1）特点：膏剂是将中药与蜂蜜、糖等辅料一同熬制，最终形成膏状的剂型。根据用途不同，可分为内服膏剂和外用膏剂。内服膏剂如膏滋，具有滋润和滋补的功效；外用膏剂如外敷膏药，则主要用于局部疾病的治疗，通过皮肤渗透发挥作用。

（2）优点：内服膏剂的滋补效果显著，能够为人体补充营养和调理气血。外用膏剂能够在局部产生较高的药物浓度，对于跌打损伤、风湿痹痛等局部病证有较好的治疗作用。

（3）缺点：然而，内服膏剂存在制备时间较长的问题，从药材的处理到熬制完成，往往需要耗费大量的时间和精力。外用膏剂则不适合长期保存，随着时间的推移，膏剂可能会出现变质、药效降低等情况。

5. 片剂

（1）特点：片剂是将中药粉碎后，通过压制等工艺制成片状的剂型。这种剂型具有规则的形状和一定的硬度，方便患者口服。

（2）优点：片剂的剂量精确，在生产过程中能够严格控制每片药物的有效成分含量，保证了用药的准确性。同时，它便于携带和服用，患者可以轻松地按照医嘱进行用药。其使用方法简单，无须特殊的操作技巧。

（3）缺点：但片剂的药效可能不如传统汤剂能够灵活调整。一旦片剂制成，其有效成分和剂量就相对固定，难以根据患者的病情变化及时进行调整。

6. 酒剂

（1）特点：酒剂是采用药物浸泡在酒中制成的药剂。酒本身具有辛散温通的特性，能够促进药物有效成分的溶出。

（2）优点：酒剂能够活血通络、温阳祛寒，对于风湿疼痛、跌打损伤等病证有较好的治疗效果。通过酒的温通作用，药物可以更好地到达病变部位，发挥治疗作用。

（3）缺点：然而，酒剂中酒精含量较高，这使其不适合酒精过敏或因宗教信仰、个

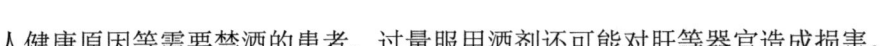

人健康原因等需要禁酒的患者。过量服用酒剂还可能对肝等器官造成损害。

7. 丹剂

（1）特点：丹剂属于丸剂的一种特殊类型，通常是由贵重药材制成的药丸。丹剂在制作工艺和选材上较为讲究，往往具有较高的药用价值。

（2）优点：丹剂的药效持久，在体内能够缓慢释放有效成分，发挥长期的治疗作用。其保存时间长，在适宜的条件下能够存放较长时间而不影响药效。丹剂多用于调理元气或治疗慢性病，能够对人体的整体机能进行调节。

（3）缺点：但是，丹剂的制备过程复杂，需要精湛的技艺和严格的操作规范。由于其采用贵重药材，成本较高，导致价格相对昂贵，在一定程度上限制了其广泛应用。

8. 冲剂

（1）特点：冲剂是将中药制成粉末或颗粒状，服用时用开水冲服即可。这种剂型结合了传统中药和现代制剂工艺的特点。

（2）优点：冲剂服用方便，只需要用开水冲泡就能迅速得到药液，非常适合现代快节奏的生活方式。患者无须像煎煮汤剂花费大量时间，在外出、工作等场景下都能方便地服用。

（3）缺点：不过，部分冲剂的药效可能不如汤剂直接。这是因为冲剂在制备过程中可能会对某些药材的有效成分产生一定影响，导致其在体内的吸收和发挥作用的速度相对较慢。

第五节　中药方剂的用法与讲究

中药方剂的用法与讲究在中医治疗中至关重要，不仅影响疗效，还涉及安全性。用药时需要根据疾病性质、患者体质和药物特性合理选择。以下是中药方剂的主要用法与注意事项。

（一）煎煮方法

1. 煎药器具

在中药煎煮过程中，煎药器具的选择至关重要。传统经验推荐使用陶瓷、砂锅或玻璃器皿进行煎药操作。这是因为这些材质具有稳定的化学性质，在加热过程中不会与药物中的化学成分发生反应。而金属器具，尤其是铁、铝制品，应尽量避免使用。许多药物含有鞣质、有机酸、生物碱等成分，可能会与铁、铝等金属发生化学反应，如形成络合物或沉淀，从而改变药物的有效成分，直接影响药效的发挥。例如，含有鞣质的药物与铁反应会使药液颜色变黑，并且可能导致药物失效。

2. 水量控制

水量的控制是煎药的关键环节之一，其取决于药材的种类和剂量。一般原则是加水量要能够覆盖药材后再高出 2 ～ 3cm。在初次煎煮时，由于药材需要充分浸泡和提取有效成分，水量可稍多一些。而后煎时，考虑到部分有效成分已在初煎中溶出，水量可适量减少。准确的水量控制有助于确保药物有效成分充分溶出，同时避免因水量过多导致药液过稀，

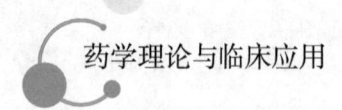

或水量过少造成药物烧焦、有效成分提取不完全等问题。

3. 煎煮时间

煎煮时间需依据药物性质进行调整。一般而言，第一次煎煮通常为 20～30 分钟，第二次煎煮 15～20 分钟。对于解表类药物，如麻黄、桂枝等，其主要作用是疏散表邪，有效成分多为挥发性物质，煎煮时间不宜过长，10～15 分钟即可。若煎煮过久，挥发性成分散失，会影响其解表的疗效。而滋补类药物，如熟地、黄芪等，其有效成分多为多糖、苷类等非挥发性物质，需要较长时间的煎煮才能充分溶出，一般需要 45～60 分钟，这样才能保证其滋补作用的发挥。

4. 火候掌握

煎药时火候的掌握是保障药效的重要因素。通常先采用大火将药液迅速烧开，目的是利用高温使药物中的有效成分尽快溶出。随后转为小火慢煮，小火能够维持一个稳定的温度环境，使药物中的有效成分持续地溶出，并且有助于药性的充分发挥。这种先大后小的火候控制方式符合中药煎煮的原理，有利于保障药液的质量和疗效。

（二）特殊处理的药物

1. 先煎药

部分矿物质或质地坚硬的药材，如石膏、龙骨等，需要先煎 20～30 分钟。这些药材的有效成分往往较难溶出，先煎可以使其在较长时间的加热过程中充分释放有效成分，然后再加入其他药材共同煎煮，以确保整剂药的药效。

2. 后下药

薄荷、钩藤等属于芳香类或挥发性较强的药物。长时间的煎煮会导致其有效成分挥发散失，从而失效。因此，这类药物通常在汤剂快要煎好时再加入，煎煮 5～10 分钟即可。这样既能保证药物的有效成分不被破坏，又能使其充分发挥疗效。

3. 包煎药

对于车前子、滑石等细粉类药物或粘性较强的药物，需要采用包煎的方法。即用纱布将这些药物包裹后再进行煎煮。这是因为细粉类药物在煎煮过程中容易悬浮在药液中，使药液浑浊；粘性较强的药物则可能粘在锅底或与其他药物粘连，影响煎煮效果。通过包煎，可以避免这些问题的发生，确保药液的澄清和药效的正常发挥。

4. 另煎药

部分贵重或特殊药物，如人参，因其价值高且有效成分较为特殊，通常采用另煎的方法。即将其单独煎煮后，再把药液加入主药中。这样做的目的是防止在长时间的混合煎煮过程中，人参的有效成分因受到其他药物或煎煮条件的影响而损失，以最大程度地保留其药效。

（三）药量与疗程

1. 剂量

中药剂量的确定是一个复杂且个体化的过程，需要综合考虑多方面因素。患者的年龄对剂量影响显著，成人由于身体机能相对成熟，对药物的耐受性较强，因此用药剂量通常较大。而儿童的身体发育尚未完全，各器官功能相对较弱，对药物的代谢和承受能力与成人有很大差异，所以儿童通常按体重或体表面积来精确调整剂量。例如，对于某些药物，儿童剂量可能通过公式计算，以确保用药安全和有效。同时，患者的体质也是决定剂量的关键因素之一，体质强壮者可能需要相对较大剂量才能达到治疗效果，而体质虚弱者则须谨慎控制剂量，避免药物对身体造成过度负担。病情的轻重同样重要，病情严重者可能需要较大剂量来迅速控制病情，病情较轻者则可适当减少剂量。

2. 疗程

在用药疗程方面，急性病和慢性病有很大区别。急性病往往起病急、发展快，其治疗目的是迅速缓解症状、控制病情发展，因此用药时间通常较短，可能只需一次或数次服用药物就能达到治疗效果。例如，对于外感风寒引起的感冒，服用数次解表药后症状可能就会缓解。然而，慢性病的治疗则较为复杂且耗时，由于慢性病的病程长、病情反复，通常需要连续服用数日至数周的药物来进行调理和治疗。例如，对于患有高血压、糖尿病等慢性疾病的患者，往往需要长期服用中药来稳定病情。

3. 停药观察

对于慢性病或用于调理身体的药物，医生往往会建议在服用一段时间后进行停药观察。这是因为长期服药可能会带来一些潜在的不良反应，如对肝肾功能的损害等。而且，长期不间断地服用药物还可能导致患者产生药物依赖。通过停药观察，可以及时发现这些问题，同时也能评估药物的治疗效果，以便医生对治疗方案进行调整。

（四）饮食禁忌

1. 忌口

在中药治疗期间，忌口是非常重要的。这是基于食物与药物可能发生相互作用，从而影响药物疗效的原理。例如，当患者服用温补类药物时，其目的是通过药物来提升人体阳气、温暖脏腑。此时若食用生冷、油腻食物，生冷食物会损伤阳气，与温补药物的作用相悖，而油腻食物则可能影响脾胃对药物的吸收，进而削弱药物的疗效。同理，在服用清热解毒类药物时，这类药物的作用是清除体内热毒，若食用辛辣、刺激性食物，会助长体内热邪，抵消药物的清热作用。

2. 禁忌食物

某些药物与特定食物存在不宜同服的情况。例如，含有丹参、细辛的药物与醋不宜同时服用。丹参具有活血化瘀等功效，细辛有祛风散寒等作用，而醋的酸性可能会改变这些药物的化学性质，影响其药效。服用含有甘草的方剂时，须避免同时食用海带、萝卜等。甘草具有补脾益气等功效，海带中的某些成分可能与甘草产生不良反应，萝卜具有消食破气的作用，可能会降低甘草的药效。

3. 饮茶与咖啡

服药期间通常不建议饮用浓茶和咖啡。茶中的鞣酸具有很强的收敛性，会与药物中的某些成分结合，形成难以被人体吸收的物质，从而影响药物的吸收。咖啡因具有兴奋神经等作用，对于含有补益类或滋养类成分的方剂，可能会干扰其在体内的作用过程，影响方剂的治疗效果。

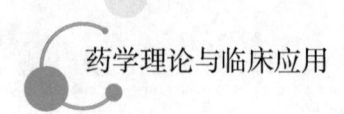

第六节 中药方剂中药物用量

中药方剂中的药物用量，是根据患者的个体特征、病证的性质及药物的功效来确定的。传统中医理论对药物用量有较为严格的规范和调控，这些用量通常以"钱""两"等中药传统计量单位表示（现代临床常换算为克）。药物用量的设计不仅影响疗效，还关系到药物的安全性及配伍的平衡。

1. 个体化调控

药物的用量在临床应用中需要进行个体化的精细调控，这是因为不同患者在多个方面存在差异，这些差异会显著影响药物的疗效和安全性。

（1）年龄：儿童和老年患者由于生理特点，体质普遍较为虚弱，对药物的耐受能力较差。对于儿童，其身体正处于生长发育阶段，各器官系统尚未完全成熟，药物代谢和排泄能力有限。因此，儿童用药剂量通常依据体重或体表面积进行计算，常见的用量为成人用量的 $1/4 \sim 1/2$。例如，在使用抗生素治疗儿童感染性疾病时，严格按照体重计算剂量可以避免药物过量对儿童稚嫩的肝肾功能造成损害。老年患者则因器官功能衰退，如肝的解毒功能和肾的排泄功能减弱，也需要适当减少药物用量，以防止药物在体内蓄积引发不良反应。

（2）性别：在药物用量调整中，性别因素也不容忽视，尤其是针对特定疾病的治疗药物。例如，妇科调经类药物，需要充分考虑女性的生理特点。在女性的月经期或妊娠期，生理状态较为特殊，此时使用药物需要格外谨慎。破血活血类药物在月经期可能会导致月经量过多，甚至引发崩漏；在妊娠期使用则可能影响胎儿的正常发育，甚至导致流产，所以应避免使用。

（3）体质：中医强调辨证论治，根据患者的体质差异来调整药物用量。体质虚弱者，无论是气虚、血虚还是其他虚证，身体对药物的承受能力有限，用药时宜从小剂量开始，循序渐进，且药物作用宜缓和，避免过度刺激。例如，气虚、血虚患者在使用滋补类药物时，虽然需要补充气血，但也要考虑到虚弱的体质可能无法承受大剂量的滋补，因此要根据患者的具体情况逐步增加剂量。而对于体质壮实者，其对药物的耐受性较好，可以适当增加药物用量。然而，对于阴虚、湿热等特殊体质者，由于其体内环境的特点，滋腻药物容易助湿生热，加重体内的病理状态，所以应适当减少此类药物的用量。

（4）病情：病情的性质和严重程度对药物用量有着直接的影响。在急性病发作时，病情往往来势汹汹，为了迅速控制病情发展，药物用量通常较大且用药频率较高。例如，在治疗急性感染性疾病如肺炎时，抗生素的用量可能会达到较高水平，以尽快消除病原体，缓解患者症状。而对于慢性病，其病程较长，治疗目的多为调理机体功能，扶正祛邪，往往采用小剂量长期服用的策略。例如，对于高血压、糖尿病等慢性疾病，通过长期小剂量服用降压药、降糖药或中药方剂，来稳定病情，改善患者的生活质量。

2. 药物性质与功效的考量

药物在方剂中的用量与其自身的功效和药性紧密相关，方剂中不同类型药物的用量依据其作用、毒性反应及相互作用来确定。

（1）君药：君药是方剂中的核心药物，承担着主要的治疗作用。其用量相对较大，在方剂总量中占据主要比例。以麻黄汤为例，麻黄作为君药，其发汗解表的功效是治疗外感风寒表实证的关键。为了充分发挥这一主导作用，麻黄在方剂中的用量较大，能够迅速开启腠理，使汗液得以排出，从而达到解除表证的目的。

（2）臣药：臣药在方剂中的作用是辅助君药，以增强疗效或针对次要病证进行治疗。因此，其用量略低于君药。在小柴胡汤中，黄芩作为臣药，起到清热的作用。虽然其用量较君药柴胡少，但对于缓解发热等症状至关重要，与柴胡相互配合，共同针对少阳病的病机。

（3）佐药：佐药在方剂中扮演着调和药性、减轻君臣药偏性或毒性的角色，有时还起到反佐的作用。其用量相对较少，但对于维持方剂的配伍平衡有着重要意义。例如，在某些方剂中，佐药可以制约君药的峻烈之性，防止药物对机体产生过度刺激，使方剂在发挥治疗作用的同时，保证用药的安全性。

（4）使药：使药的主要功能是引导药物归经，或者协调方剂中各个药物之间的关系。其用量在方剂中通常是最少的。如甘草在众多方剂中常作为使药出现，因其具有调和诸药的特性，能够使方剂中各种药物的作用更加协调，尽管用量少，但不可或缺。

3. 药物剂量的临床应用

经典中医方剂中常有较为固定的用量比例，但临床应用时，医生会依据具体情况进行增减。例如，对于含有毒性或功效较强的药物（如附子、半夏、大黄等），通常药物的剂量控制在较低范围，以防止毒性反应。另一方面，针对补益类药物（如人参、黄芪、熟地等），剂量相对较大，特别是在慢性虚证的治疗中，用量增加可以增强疗效。

4. 药物用量与剂型的关系

药物的用量与其剂型也有一定关系。例如，汤剂因其吸收迅速，药物的用量相对较大，便于急症患者快速起效；而丸剂、散剂则多用于慢性病的调理，药物用量相对较小，但服用时间较长，强调药效的缓慢积累。

第二篇
中药炮制

第四章　炮制的基本知识

第一节　炮制的原理

　　中医药的炮制是指通过一系列加工处理手段，使中药材的性质和功效得到适当改变或增强，从而更好地发挥药效，减少毒性反应，并适应特定治疗需求。炮制不仅仅是简单的物理加工，还涵盖了中药材的洁净、切制、炒制、煅烧、炙制等多种方式。炮制的过程涉及复杂的药理、化学和物理反应，因此，炮制原理是中药学中极其重要的一部分。

　　1. 减毒增效原理

　　在中药材的应用中，许多未经处理的药材具有一定的毒性，这给临床使用带来了风险。炮制作为一种重要的中药处理方法，其主要目的之一就是减少或去除药物的毒性成分，使药物更加安全可靠。

　　以生附子为例，未经炮制的生附子毒性较强，含有多种有毒生物碱，如乌头碱等。如果直接使用生附子，可能会引起中毒反应，严重威胁患者的生命健康。然而，通过"煮""炙"等炮制方式，可以使有毒生物碱发生化学变化，降低其毒性。同时，炮制过程中能够保留生附子温补肾阳的功效，使其在发挥治疗作用的同时，减少对人体的不良影响。

　　生南星也是如此，生品有较强的刺激性，直接使用可能会对人体造成伤害。经过炮制后，可缓解其毒性和刺激作用，使其更安全地用于治疗痰浊、风湿等疾病。炮制能够去除或减少生南星中的刺激性成分，使其在临床应用中更加安全有效。

　　通过炮制，某些具有毒性的药物可以达到"减毒不减效"的效果。这是因为炮制过程能够有针对性地去除毒性成分，而保留药物的有效成分。甚至在适当的炮制条件下，还可能增强药物的疗效。例如，一些炮制方法可以改变药物的物理结构，提高有效成分的溶出率，从而增强药物的治疗效果。此外，炮制还可以促进药物在体内的吸收和代谢，提高药物的生物利用度，进一步增强疗效。

　　2. 增强或改变药性原理

　　中药炮制不仅可以减毒增效，还可以改变药物的性味，使药物的寒热温凉属性及升降浮沉的功能发生变化。

　　黄芩是一个典型的例子。生黄芩性寒，长于清热泻火，适用于实热症。实热症患者表现为高热、口渴、烦躁、便秘等症状，生黄芩能够有效地清热泻火，缓解这些症状。而经过酒制的黄芩，则可增强其活血的功能。酒制黄芩在保留清热泻火功效的基础上，增加了活血的作用，适用于血热、瘀血的病证。血热、瘀血患者除了有热象外，还可能出现皮肤瘀斑、月经不调等瘀血症状，酒制黄芩能够同时清热和活血，更好地满足临床治疗的需求。

　　姜制半夏也是如此。生半夏性温，具有燥湿化痰的功效，但毒性较大且刺激性较强。通过炮姜处理，不仅降低了毒性，还增强了其温中散寒的作用。炮姜具有温中散寒、回阳

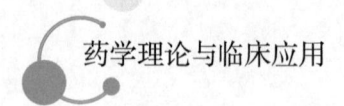

通脉的功效，与半夏配伍后，能够增强半夏的温中散寒作用，使其适用于寒痰、寒湿症。寒痰、寒湿症患者表现为咳嗽痰多、色白清稀、畏寒肢冷等症状，姜制半夏能够有效地温化寒痰、散寒除湿，缓解这些症状。

不同的炮制方法使药物在性味、归经及功能上有所变化，从而扩大了药物的应用范围，增加了药物在临床上的灵活性。医生可以根据患者的具体病情和体质，选择合适的炮制方法和药物，制定个性化的治疗方案，提高临床治疗效果。

3. 调和脾胃，减少刺激性原理

在中药的应用中，一些药物虽然具有显著的治疗功效，但对胃肠道却有较强的刺激作用，这在一定程度上限制了其临床应用。通过炮制，可以使这些药物对脾胃的影响减轻，从而提高药物的耐受性。

以甘草炙黄芪为例，生黄芪长于补气，在临床上广泛应用于气虚乏力、中气下陷等病证。然而，生黄芪在使用过程中容易引起胃肠不适，表现为腹胀、腹痛、食欲下降等。经过甘草炙后，甘草的甘缓之性能够调和黄芪的药性，减少其对胃的刺激。同时，甘草本身也具有健脾益气的作用，与黄芪配伍后，能够增强其补气效果。这种炮制方法使得黄芪在发挥补气功效的同时，对脾胃的不良影响显著降低，更适合于脾胃虚弱的患者使用。

酒制枸杞子也是如此。生枸杞子寒凉，滋补作用较强，尤其在补肾益精、养肝明目方面效果显著。但对于胃脾虚弱者来说，生枸杞子可能造成消化不良，表现为胃脘胀满、腹泻等。通过酒制处理，酒的温热之性可以减轻枸杞子的寒凉性，使其更加温和。同时，酒还具有活血通络的作用，能够增强枸杞子补益肝肾的作用。经过酒制的枸杞子更适合虚弱体质的患者，尤其是胃脾虚弱、肝肾不足的人群。

这种调和药性的炮制原理使许多药物在治疗脾胃虚弱、胃肠不适的患者中得到更广泛的应用。医生可以根据患者的具体情况，选择经过适当炮制的药物，既能够发挥药物的治疗作用，又能够减少对脾胃的刺激，提高患者的耐受性和治疗效果。

4. 增强疗效和作用靶向性原理

炮制在提高药物疗效方面具有重要作用，特别是通过加入特定辅料，可以增强药物的某些特定功效，甚至增加其对某些病证或器官的靶向性。

酒炙制药物是一种常见的炮制方法。酒具有活血通络的作用，能够促进气血运行，增强药物的流通性。通过酒制，可以增加药物的引经作用，使药物更好地到达特定的部位发挥作用。例如，酒制当归可以增强其活血的功效。当归是常用的补血活血药物，酒制后，其活血作用更加显著，能够更好地治疗血虚血瘀引起的各种病证。酒制川芎则能更好地引药上行至头部，治疗头痛、风寒等。川芎具有活血行气、祛风止痛的作用，酒制后能够更好地发挥其上行头目、祛风止痛的功效。

醋炙制药物也是一种重要的炮制方法。醋入肝经，具有收敛止痛的作用。醋制药物如醋制延胡索、醋制香附等，能够增强活血止痛的功能，更适用于治疗肝气郁结引起的疼痛。延胡索是常用的止痛药物，醋制后其止痛作用更强。香附具有疏肝理气、调经止痛的作用，醋制后能够更好地发挥其疏肝止痛的功效，对于肝气郁结所致的月经不调、乳房胀痛等病证有较好的治疗效果。

盐炙制药物在增强补肾作用方面具有独特的优势。盐入肾经，盐制药物如盐炙杜仲、盐炙女贞子等，可以增强药物的补肾作用，使药物更好地发挥滋阴补肾的效果。杜仲是常用的补肾强腰药物，盐制后其补肾作用更加显著。女贞子具有滋补肝肾、明目乌发的作用，盐制后能够更好地发挥其补肾滋阴的功效，对于肝肾阴虚引起的头晕目眩、腰膝酸软等病证有较好的治疗效果。

通过辅料的选择和使用，药物的作用靶向性得以加强，这种炮制原理在调补类药物和治疗内脏疾病的药物中尤为重要。医生可以根据患者的病情和体质，选择合适的炮制方法和辅料，以提高药物的疗效和针对性。

5. 去除杂质、净化药物原理

炮制过程的一个基本功能是清除中药材中的杂质，使药物更加纯净，有利于其功效的发挥。中药材在生长、采集、加工和储存过程中，往往会混入部分杂质，如泥沙、虫蛀部分、纤维、草籽等。这些杂质不仅会影响药物的质量和疗效，还可能对人体健康造成危害。

漂净法是一种常用的去除杂质的方法，尤其适用于某些矿物类药物。例如，石膏、朱砂等矿物类药物在采集和加工过程中容易混入泥沙等杂质。通过清洗、漂净，可以去除这些杂质，提高药物的纯度和疗效。漂净法需要根据药物的性质和杂质的特点，选择合适的清洗方法和时间，以确保药物的有效成分不被损失。

炙法也是一种去除杂质、净化药物的方法。某些药材通过炒制、煅烧等炙法处理，可以使其质地更加纯净，易于人体吸收。例如，煅牡蛎可以增强其收敛固涩的作用，降低其粗糙性和刺激性。煅牡蛎是将牡蛎经过高温煅烧而成，煅烧过程中可以去除牡蛎中的杂质，使其质地更加疏松，有效成分更容易被人体吸收。同时，煅烧还可以改变牡蛎的药性，增强其收敛固涩的功效，适用于治疗自汗、盗汗、遗精、滑精等病证。

去除杂质和净化药物使其在使用过程中更加安全，同时也有助于提高药效。医生在使用中药材时，应选择经过严格炮制和净化处理的药物，以确保治疗的安全和有效。

6. 改变物理性状，便于使用原理

中药炮制的另一个重要作用是通过改变药材的形状、质地，使药材更易于制备和使用。

蜜炙枇杷叶是一个典型的例子。枇杷叶表面有毛刺，直接使用时会刺激喉咙和消化道，给患者带来不适。通过蜜炙，可以使其表面光滑，减少对喉咙和消化道的刺激。同时，蜜炙还可以增加枇杷叶润肺止咳的效果。蜂蜜具有润肺止咳、补中益气的作用，与枇杷叶配伍后，能够增强枇杷叶的润肺止咳功效。蜜炙枇杷叶在临床上广泛应用于咳嗽、气喘等病证的治疗。

蒸煮法也是一种常见的改变药材物理性状的方法。某些药材质地坚硬，难以煎煮出有效成分，需要通过蒸煮或炖制等方法软化药材。例如，生地黄通过蒸制可制成熟地黄，质地变软、药效转为滋补阴血。生地黄性寒，具有清热凉血、养阴生津的作用。经过蒸制后，生地黄的寒性减弱，变为性温，具有滋阴补血、益精填髓的功效。熟地黄在临床上广泛应用于血虚萎黄、眩晕心悸、月经不调等病证的治疗。

改变药材的物理性质，不仅有助于药物的有效成分被提取，还可以提升患者的使用体

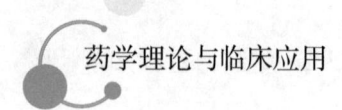

验。医生在选择药材时，应考虑药材的物理性状对制备和使用的影响，选择经过适当炮制的药材，以提高治疗效果和患者的依从性。

第二节 炮制的目的

炮制是中药学中指药材经过加工处理，以优化其药效、减轻毒性或不良反应，并增强药物稳定性和贮存性的过程。其目的包括以下六个方面。

1. 优化药物性能

炮制在中药材的加工处理中起着至关重要的作用，能够对中药材进行物理或化学改造，从而改变药物的性能，显著增强其治疗效果。在传统的炮制方法中，炒制、蒸煮等处理手段被广泛应用。对于某些药物而言，经过炒制后，其内部的化学成分可能发生变化，从而减少寒性。寒性药物在一定程度上可能会对人体的阳气产生抑制作用，经过适当的炒制处理，能使其性质更加温和，更适合特定体质的患者使用。蒸煮处理同样能对药物性能产生积极影响，一些药物原本具有较强的刺激性或苦味，经过蒸煮后，这些不良特性得以减轻，使得药物更容易被人体接受。当药物的口感和刺激性降低后，患者的依从性提高，更有利于治疗的顺利进行，从而提高临床效果。例如，某些清热解毒的药物在未经炮制时，可能会引起患者胃肠道的不适反应，而经过适当的炮制处理后，既能保持其清热的功效，又能减少对胃肠道的刺激，使药物在发挥治疗作用的同时，尽可能地减少不良反应。

2. 降低毒性及不良反应

部分中药材在未经炮制前确实具有较大的毒性或较强的刺激性，这给临床应用带来了一定的风险。然而，通过科学合理的炮制方法，可以使这些药材的毒性减弱甚至消除，从而显著提高其安全性。以生半夏为例，生半夏具有一定的毒性，若直接使用可能会引起中毒反应，如咽喉疼痛、呕吐、腹泻等。而经过清炒或与姜共煮等炮制处理后，生半夏中的有毒成分得以转化或减少，其毒性显著降低。这样处理后的半夏在临床应用中更加安全可靠，可以更好地发挥其化痰止咳、降逆止呕等功效。类似的例子还有很多，如乌头、马钱子等有毒药材，经过炮制后都能在一定程度上降低毒性，为临床治疗提供了安全保障。

3. 促进药物吸收与利用

炮制对于改善药物的溶解度和稳定性具有重要意义，进而使药物的有效成分更容易在人体内被吸收。在炮制过程中，通过加入辅料或采用特殊加工方法，可以改变药物的物理性质和化学结构。例如，某些药物通过与醋、酒等辅料共同炮制，可以促进其活性成分在体内的吸收速率和程度。醋制能够增加药物中某些成分的溶解度，使其更容易被人体吸收；酒制则可以增强药物的活血通络作用，同时也有助于提高药物的吸收效果。此外，一些特殊的加工方法，如粉碎、研磨等，也能增大药物的表面积，提高其与人体接触的机会，从而促进药物的吸收。当药物的有效成分能够更好地被人体吸收利用时，其治疗效果也会相应地得到提升。

4. 延长保存期

中药材的炮制对于延长其保存期限起着关键作用。在中药材的储存过程中，霉变和虫蛀是常见的问题，这不仅会影响药材的质量，还可能导致药物失效甚至产生有害物质。通过炮制中的去除水分、发酵或干燥处理等手段，可以有效地防止药材的霉变或虫蛀，从而保障药材的长期贮存稳定性。例如，蒸制和焙干是常见的炮制方法，可以减少药材中的水分含量。当药材中的水分含量降低到一定程度时，微生物的生长繁殖就会受到抑制，从而延缓药材的变质。发酵处理则可以改变药材的内部结构和化学成分，使其更加稳定，同时也能增强药材的抗菌能力，延长保存期限。

5. 调整药物性味与归经

在中医理论中，药物的性味与归经对其临床应用具有重要影响。通过炮制，可以改变药材的性味特性，使其在特定情况下更符合治疗需求。生地黄性寒，具有清热凉血、养阴生津的功效。然而，对于体虚患者来说，生地黄的寒性可能会对其身体造成一定的负担。经过酒蒸后，生地黄的寒性减弱，滋阴补血的功效增强。这是因为酒具有温通之性，能够中和生地黄的寒性，同时还能增强其补血的作用。通过这样的炮制处理，生地黄更适用于体虚患者，能够更好地发挥其治疗作用。类似的例子还有很多，如黄连经过吴茱萸炒制后，其苦寒之性得以缓和，同时还能增强其入肝经的作用，对于肝经火旺的患者更为适用。

6. 便于配伍使用

炮制可以使药物在处方中的使用更为灵活和安全。在中药复方中，不同的药物相互配伍，共同发挥治疗作用。然而，某些药物未经炮制可能在复方中与其他药物产生不良反应，影响治疗效果。而经过炮制后，药物之间的配伍更加和谐，有助于提升复方的整体疗效。例如，具有刺激性的药物经过炮制后，其刺激性降低，与其他药物配伍时更加安全。同时，炮制还可以调整药物的性味和归经，使其与复方中的其他药物更好地协同作用。通过合理的炮制，可以使中药复方的配伍更加科学、合理，提高临床治疗的有效性和安全性。

第三节　炮制对药物的影响

炮制对药物的影响可以从多个方面分析，主要体现在药物的药理活性、毒性反应、物理化学性质和临床应用等领域。

1. 药理活性的变化

炮制在中药材的加工过程中起着关键作用，能够通过物理或化学手段显著改变药物的药理活性。对于某些药物而言，其有效成分在不同的炮制方法下会发生转化，这种转化直接影响了药物在体内的代谢过程和作用机制。以黄芩为例，黄芩是一种常用的中药材，具有清热解毒、泻火燥湿等功效。经过酒制后，黄芩的化学成分发生了变化，其清热解毒的作用得到增强。酒制过程中，酒的温热之性与黄芩的寒性相互作用，使得黄芩的药性发生了调整，更有利于发挥其清热的功效。而焦黄芩则是通过炒制使其颜色变深，在炮制过程中，黄芩的成分进一步发生变化，使其更适合治疗湿热下利等病证。不同的炮制方式使得同一药材在临床上的应用更加灵活多样，医生可以根据患者的具体病情和体质选择合适的炮制品种。

2. 毒性及不良反应的减轻

许多中药材在未经处理的状态下可能含有毒性成分或对人体产生强烈刺激，这给临床

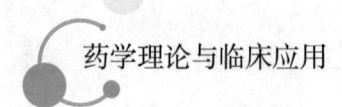

应用带来了一定的风险。然而，炮制可以有效地降低药材的毒性，确保临床应用的安全性。生附子是一种具有强烈毒性的中药材，含有多种生物碱类成分，如乌头碱等。这些生物碱对人体的神经系统和心血管系统具有强烈的毒性作用。而经过水煮或盐炙等炮制后，生附子中的毒性成分发生了化学变化，毒性明显降低。同时，炮制过程并没有完全消除附子的药效，其温补阳气的功效仍然得以保留。类似的例子还有半夏和天南星，这两种药材在未经炮制时也具有一定的毒性。半夏含有刺激性成分，如半夏蛋白等，对人体的黏膜有强烈的刺激作用。天南星则含有多种生物碱和刺激性物质，对人体也有一定的毒性。经过炮制后，半夏和天南星的毒性显著降低，得以广泛应用于临床治疗。

3. 药物性质的改变

在中医理论中，药物的性味（寒热温凉）和归经是药效的重要组成部分。炮制能够调整药物的性味，使其更适合特定患者的体质和疾病。生地黄性寒，具有清热凉血、养阴生津的功效。然而，对于体质虚弱或脾胃虚寒的患者来说，生地黄的寒性可能会对其身体造成不良影响。经过酒蒸后，生地黄的寒性减弱，其滋阴补血的功效更加突出。酒具有温通之性，能够中和生地黄的寒性，同时还能增强生地黄的补血作用。通过炮制，生地黄的性质发生了改变，更适合于体质虚弱或脾胃虚寒的患者。类似的例子还有很多，如黄连经过吴茱萸炒制后，其苦寒之性得以缓和，同时还能增强其入肝经的作用，对于肝经火旺的患者更为适用。

4. 提升药物的吸收与利用率

炮制过程可以使药物更易于人体吸收，从而提高药物的疗效。通过适当的炮制方法，如炒制或加热处理，药材的活性成分更易释放，促进其在体内的吸收。熟地黄是由生地黄经过长时间蒸制而成的中药材，在炮制过程中，生地黄中的糖类、鞣质等成分发生了变化。这些变化使得熟地黄的滋阴补血功效增强，同时也提高了药物的吸收利用率。炒制是另一种常见的炮制方法，通过炒制可以使药材中的水分蒸发，药材变得酥脆，易于粉碎和煎煮。在炒制过程中，药材的化学成分也会发生一定的变化，从而提高药物的疗效。例如，炒白术的健脾益气作用比生白术更强，这是因为炒制过程中白术的化学成分发生了变化，使其更易于被人体吸收和利用。

5. 增加药物的稳定性与贮存性

炮制可以延长药物的保存期限并提高其稳定性。中药材在储存过程中容易受到外界环境的影响，如湿度、温度、光照等，从而导致药材的变质和失效。通过干燥、焙制、烘烤等方法，可以减少药材中的水分含量，避免微生物滋生和化学成分的降解。例如，陈皮是一种常用的中药材，具有理气健脾、燥湿化痰等功效。陈皮经过日晒或烘干后，水分含量降低，能够防止霉变，延长贮存时间。而且，陈皮的药效随着时间的推移而增强，这是因为在储存过程中，陈皮中的化学成分发生了缓慢的变化，使其药效更加显著。类似的例子还有很多，如枸杞子经过烘干后，水分含量降低，保存期限延长，同时其药效也更加稳定。

第五章　炮制的方法

第一节　炮制的器具

在中药的炮制过程中，使用的器具种类繁多，这些器具的选择和使用对炮制效果至关重要。传统与现代炮制器具各有不同，传统器具更多是基于经验的积累和操作的便捷性，而现代器具则结合了科技进步，能够更好地控制炮制过程中的温度、湿度和时间，从而提高炮制的质量和标准化程度。以下是常见的炮制器具。

1. 煅药器具

煅药作为一种重要的炮制方法，主要是通过高温作用使药物发生理化变化，尤其适用于矿物类或贝壳类药材的炮制。

铁锅在煅药过程中发挥着重要作用。它具有耐高温的特性，能够承受煅烧过程中产生的高温。对于矿物类药物如磁石、赭石等，铁锅是一种常用的煅药器具。在煅烧过程中，这些矿物类药物会发生一系列的物理和化学变化。一方面，高温使药物变得更加脆硬，便于后续的研磨加工，从而提高药物的使用便利性。另一方面，煅烧还可以去除药物中的杂质，提高药物的纯度。通过铁锅煅烧后的矿物类药物，其药效可能会发生改变，更有利于临床应用。

现代煅药则常使用专用的煅烧炉。这种煅烧炉具有温度控制精确的优点，能够根据不同药物的特性和炮制要求，准确地设定和控制煅烧温度。这一优势避免了传统煅药过程中可能出现的过度煅烧或火候不足的现象。过度煅烧可能会导致药物的有效成分被破坏，降低药效；而火候不足则可能无法使药物达到预期的炮制效果。精确的温度控制使得煅药过程更加科学、规范，从而保证药物的质量和疗效。

2. 蒸煮器具

蒸煮是一种通过加热使药物成分发生变化的炮制方法，常用于毒性较强的药物，以减低毒性或改变药性。

蒸锅是传统蒸煮药材的主要器具。在炮制过程中，蒸锅通过水蒸汽加热药材，使药材在一定的温度和湿度条件下发生质地软化和成分转化。例如，附子、地黄等药材常通过蒸锅进行炮制。附子具有一定的毒性，通过蒸煮可以降低其毒性，同时改变其药性，使其更适合临床应用。地黄经过蒸煮后，其药性也会发生变化，具有不同的功效。

在现代化炮制中，高压蒸煮器得到了广泛应用。高压蒸煮器可以更好地控制温度和时间，与传统蒸锅相比，它能够在更高的压力下进行蒸煮，从而提高药物蒸煮的均匀性和有效成分的保留。高压蒸煮器的使用使得炮制过程更加高效、稳定，能够更好地满足现代制药的需求。

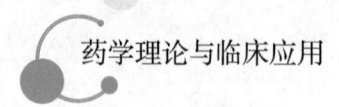

3. 炒药器具

炒制是通过加热使药物干燥或焦黄，从而改变其药效的过程。不同的辅料加入可以进一步改变炒药的效果。

炒锅是用于炒药的传统器具，常见的有铁锅和砂锅。在炒药过程中，可以根据药材的需要灵活控制火候。通过调整火候，可以使药材在炒制过程中达到预期的颜色、质地和味道变化。例如，白术、黄芩等药材常经过炒制。白术炒制后，其健脾益气的功效可能会增强；黄芩炒制后，其清热泻火的作用也会发生改变。

在现代化生产中，鼓风炒药机被广泛使用。鼓风炒药机可以均匀加热药材，避免了传统炒锅可能出现的局部过热现象。同时，它还能够精确控制温度，使药物炒制更加精确。这一现代化设备的应用提高了炒药的效率和质量，为中药炮制的现代化发展提供了有力支持。

4. 焙药器具

焙制作为一种传统的炮制方法，在保持药材的药性和形状方面有着重要作用。这一过程是通过缓慢加热来干燥药物，从而达到理想的炮制效果。

（1）焙笼是传统的焙药工具，其材质通常为竹编或金属。这种工具的设计巧妙，它能够让药材在文火上进行缓慢而均匀的加热。在焙干药物时，如薄荷、荆芥等药材放置其中，利用文火的温热，使药材内部的水分逐渐蒸发。这种缓慢的干燥过程有助于保留药材的天然药性，因为它避免了因高温或快速干燥导致的有效成分破坏。焙笼的结构特点使药材在干燥过程中能够保持其原有的形状，这对于一些对形状有要求的药材制剂来说是非常重要的。

（2）在现代药材炮制过程中，电热烘箱逐渐取代了传统的焙笼。烘箱具有显著的优势，能够精确地控制温度和时间。通过预先设定合适的温度和时间参数，可以确保药材在适宜的条件下进行焙制。这种精确控制能够最大程度地减少药材的有效成分损失，因为它避免了温度过高或时间过长对药材的损害。与传统焙笼相比，烘箱的使用更加方便、高效，能够满足大规模药材焙制的需求，同时保证了焙制质量的稳定性和一致性。

5. 炙药器具

炙药是一种富有特色的炮制方法，通过加入辅料如蜜、酒、姜汁等与药材同炒或同蒸，以此来改变药性、增强疗效或者减少毒性。

（1）在传统的炙药过程中，用于炒制的锅，特别是铁锅，是蜜炙、酒炙、醋炙等操作的主要工具。在蜜炙甘草、酒炙黄芩等炮制过程中，铁锅能够均匀地加热药材和辅料。这种均匀加热是非常关键的，使辅料能够充分地与药材相互作用。例如，蜜炙过程中，蜂蜜在加热过程中能够更好地渗透到药材内部，从而改变药材的药性，增强其润肺止咳等功效；酒炙时，酒的成分能够与药材的有效成分发生反应，起到增强药效或者降低毒性的作用。

（2）如今，现代化的炒药设备为炙药过程带来了更高的质量控制。这些设备可以精确地控制蜜或酒等辅料的含量和加热时间。通过精准的控制，能够确保每一批次的炙药都具有相同的质量标准，提高了炙药的质量和均匀性。这对于保证中药制剂的稳定性和疗效的一致性具有重要意义，也适应了现代制药工业对药品质量严格要求的发展趋势。

6. 捣碎和粉碎器具

在药材炮制后，很多时候需要将药材粉碎，以便于进一步使用或者制剂，这就需要用到专门的捣碎和粉碎器具。

（1）石臼和捣杵是传统中药的粉碎器具，在处理较硬的药材如贝壳类、矿物类药材时发挥着重要作用。使用石臼和捣杵，需要通过人力的捶打和研磨，将药材粉碎至细末。这种传统方法虽然效率相对较低，但对于小批量或者特殊药材的处理仍然有其独特的优势，能够在一定程度上保证药材的粉碎质量，并且操作过程相对简单直接。

（2）在现代药材加工中，电动粉碎机得到了广泛的应用。它能够快速、高效地将药材粉碎至不同细度，满足各种制剂的要求。尤其适合大量药材的加工，显著提高了药材粉碎的效率。而且，现代粉碎机可以通过调整参数来控制粉碎的细度，这使得药材的粉碎更加符合制药的标准和需求，为中药制剂的现代化生产提供了有力的设备支持。

第二节　炮制的方法

中药炮制的方法多样，根据不同药材的性质和临床应用的需要，选择不同的炮制方法，以优化药物的性能。以下是常见的中药炮制方法。

1. 净制法

净制作为中药炮制的基础方法之一，在确保药材质量和药效方面起着至关重要的作用。其主要目的是去除药材中的杂质、泥沙和非药用部分，从而保证药材的纯净度，为后续的炮制和临床使用提供可靠的基础。

（1）筛选是净制过程中常用的方法之一。通过手工或机械筛选，可以有效地去除药材中的泥土、石块等杂质。在手工筛选中，经验丰富的药师凭借敏锐的观察力和触觉，仔细地挑选出杂质，确保药材的纯净。而机械筛选则利用特定的设备，如振动筛等，通过不同的孔径和振动频率，高效地分离出杂质。对于一些细小的杂质，筛选能够发挥精准的去除作用，提高药材的质量。同时，非药用部分的去除也是筛选的重要任务之一。例如，某些药材可能会带有多余的茎秆、叶片等，这些部分不仅可能影响药效，还可能在制剂过程中带来不必要的麻烦。通过筛选，可以将这些非药用部分去除，保证药材的纯度和有效性。

（2）漂洗是一种常用的水洗法，主要用于洗去药材表面的泥土和杂质。对于矿物类药材如磁石、赭石等，漂洗尤为重要。这些矿物类药材在采集和储存过程中容易沾染泥土和其他杂质，通过漂洗可以有效地去除这些杂质，使其更加纯净。漂洗过程中，需要使用适量的清水，以确保能够充分洗净药材表面的污垢。同时，漂洗的时间和力度也需要掌握得当，避免过度漂洗导致药材的有效成分流失。在漂洗后，还需要对药材进行适当的干燥处理，以防止水分残留影响药材的质量和储存稳定性。

（3）修整是净制过程中的另一个重要环节。通过刀剪修整药材形状，可以去除多余的根须或叶片，使药材更加规整。对于根茎类药材如人参、党参等，修整尤为关键。这些药材的根须和叶片可能会影响其外观和质量，同时也可能在制剂过程中带来不便。通过修整，可以使药材的形状更加统一，便于后续的加工和包装。此外，修整还可以去除一些受损或变质的部分，确保药材的质量和药效。

2. 切制法

切制是中药炮制中的重要环节，将药材根据需要切成不同形状和大小，具有多方面的重要意义。这不仅方便了后续的加工和临床使用，还能影响药材的药效释放和煎煮效果。

（1）切片是切制中常见的方法之一。对于根茎类、皮类和果实类药材，切片可以增加药材的表面积，使其在煎煮过程中更容易释放出有效成分。例如，当归、黄芪、枸杞等药材，通过切片可以使药材与溶剂的接触面积增大，提高药效成分的溶出速度。同时，切片后的药材也更便于储存和运输，减少了占用的空间。在切片过程中，需要根据药材的特性和临床需求，选择合适的切片厚度和形状。不同的药材可能需要不同的切片方式，以达到最佳的炮制效果。

（2）切段是另一种切制方法。某些药材需要切成段或块状，如茯苓、厚朴等。切段后的药材在煎煮过程中更容易控制火候和时间，使药效更加稳定。对于一些质地较硬的药材，切段还可以使其更容易破碎和煎煮，提高药效成分的释放率。同时，切段后的药材也更便于包装和使用，方便患者服用。

（3）切丝是针对部分纤维性药材的切制方法。将这些药材切成细丝，可以更好地煎煮出药效成分。例如，川乌、羌活等药材，通过切丝可以使药材的纤维结构更加松散，有利于药效成分的溶出。同时，细丝状的药材在制剂过程中也更容易与其他药材混合均匀，提高制剂的质量和稳定性。

3. 水制法

水制法是一种通过水洗、漂泡、润湿等方法对药材进行处理的炮制手段，在改善药材药性方面发挥着重要作用。

（1）漂泡是水制法中的重要环节之一。用于减少某些药材的刺激性或毒性，如将半夏、天南星等药材在水中浸泡。这些药材在未经处理时可能具有较强的毒性或刺激性，通过漂泡可以使药材中的有毒成分溶解在水中，从而降低其毒性。漂泡的时间和水温需要根据药材的特性和毒性程度进行合理控制。过长时间的漂泡可能会导致药材的有效成分流失，而水温过高或过低也可能影响漂泡的效果。在漂泡过程中，需要定期更换水，以确保有毒成分能够充分去除。

（2）润制是为了方便切制而进行的重要步骤。常通过喷水或水蒸气将药材润湿，使其柔软。对于一些质地较硬的药材，润制可以使其变得更加易于切制，避免在切制过程中出现破碎或损坏。同时，润制还可以使药材的内部结构发生一定的变化，有利于药效成分的释放。在润制过程中，需要掌握好润湿的程度和时间，避免过度润湿导致药材变质或有效成分流失。润制后的药材需要及时进行切制，以保证其质量和药效。

4. 火制法

火制法作为炮制中最常用的一类方法，在中药炮制中具有举足轻重的地位。它通过直接或间接加热药材，促使药材发生物理或化学变化，从而实现不同的炮制目的。

（1）炒制是一种广泛应用的炮制手段，将药物放在锅中，通过不同的火候加热处理

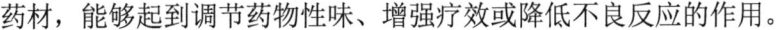

药材，能够起到调节药物性味、增强疗效或降低不良反应的作用。

①清炒：药材单独在锅中加热，如炒白术、炒黄芩。在清炒过程中，药材的化学成分会发生变化，从而改变其药性。炒白术可使其药性更加温和，增强健脾益气的功效。炒黄芩则能缓和其苦寒之性，减少对脾胃的刺激，同时增强其清热泻火的作用。

②辅料炒：药材与不同辅料共同炒制，辅料的加入能够显著改变药材的性能。例如，麸炒是在炒药过程中加入麸皮。麸皮具有和缓之性，能缓和药物的燥性，使药物的脾胃药效增强。麸炒苍术可增强其健脾燥湿的作用，同时减少其刺激性。米炒是加米同炒，米具有健脾和胃的作用，能增强药物的健脾和胃功效。如米炒白术，可使其健脾作用更加突出。砂炒则是加入沙子或辅料，如砂炒枳实，通过沙子的传热作用，使药物受热均匀，增加药物燥湿化痰的作用。

（2）炙制是指药物与某些液体辅料（如蜜、酒、醋等）混合后加热的过程，能够有效地改变药物的性能或增强药物的疗效。

①蜜炙：药物与蜂蜜混合炒制，蜂蜜具有滋润、补中、缓急的作用。蜜炙甘草可增强其补脾益气作用，同时还能缓和甘草的峻烈之性，使其更加适用于脾胃虚弱的患者。

②酒炙：用黄酒炙药，酒具有温通、活血、行药势的作用。酒炙可增加药物的行血通络、祛风散寒作用。如酒炙黄芩，能增强其上行清头目、下行清大肠的作用。

③醋炙：药物与醋同炒，醋具有收敛、止痛、解毒的作用。醋炙能够增强药物的收敛止痛作用，如醋炙香附，可增强其疏肝理气、调经止痛的功效。

（3）炒炭是将药物炒至焦黑或接近焦黑状态，常用于止血类药物的处理。通过高温使药材表面炭化，炭化后的药物具有收敛止血的作用。如炒炭蒲黄可以增强止血效果，适用于各种出血症。炒炭后的药物在化学成分上发生了变化，产生了新的止血成分，从而发挥更好的止血作用。

（4）煅制是通过高温加热使药物发生理化性质的变化，常用于矿物类、贝壳类药材。

①明煅：将药材直接暴露于火中加热至高温，使其变脆易碎。如煅石决明，经过明煅后，其质地变得疏松，易于粉碎和煎煮，有效成分更容易释放出来。同时，明煅还能去除药材中的杂质，提高药物的纯度。

②暗煅：将药材置于封闭容器内间接加热，用于药材的去毒或改善药效。如煅龙骨、煅牡蛎，暗煅可以使药材中的有毒成分分解或挥发，降低其毒性。同时，暗煅还能改变药材的物理性质，使其更加稳定，便于储存和使用。

5. 蒸煮法

蒸煮法是通过加热水蒸气或水煮使药材发生变化，常用于减毒、增效或调整药材性味。

（1）蒸制：通过蒸气加热药材，如生地黄经过蒸制后成为熟地黄，其性味和功效发生了显著变化。蒸制过程中，生地黄的寒性减弱，滋阴补血的功效增强。同时，蒸制还能使生地黄中的有效成分发生转化，提高其药效。

（2）煮制：通过水煮软化药材，或使其毒性减弱。如生附子经过水煮后毒性降低，适合临床应用。煮制过程中，附子中的有毒成分乌头碱会发生水解反应，转化为毒性较低的乌头原碱，从而降低了附子的毒性。

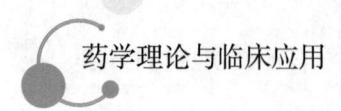

6. 烘焙法

烘焙法是通过低温长时间干燥药材，常用于药材的保质和增效。

（1）烘制：通过烘箱或低温干燥器对药物进行干燥，如干燥薄荷、金银花等挥发油类药物。在烘制过程中，温度控制至关重要。如果温度过高，可能会导致挥发油成分的损失，从而降低药物的疗效。因此，烘制通常采用低温干燥的方式，以保持其有效成分不被破坏。

（2）焙制：将药物在火上缓慢加热，使其水分蒸发干燥，用于延长药材的保存期。焙制过程中，要注意火候的控制，避免过度加热导致药材变质。焙制后的药材更加干燥，不易受潮霉变，从而延长了药材的保存期限。

7. 发酵法

发酵是通过微生物的作用对药物进行处理，使其产生新的成分或药理活性。

（1）神曲：通过发酵制作，神曲是由多种药物混合发酵而成的。发酵过程中，微生物的代谢活动使药物中的化学成分发生变化，产生了新的成分，增强了健脾和胃、助消化的功能。

（2）豆豉：发酵豆类制成豆豉，豆豉具有清热解毒、通便的作用。发酵过程中，豆类中的蛋白质、淀粉等成分被微生物分解转化，产生了新的活性成分，赋予了豆豉独特的药理作用。

8. 制霜法

制霜法是通过特殊工艺使药材的表面出现粉末状物质，增加药材的疗效和稳定性。

醋制马钱子通过制霜法去除其剧毒成分，马钱子含有多种生物碱，其中一些成分具有剧毒。通过制霜法，可以使马钱子中的有毒成分含量降低，使其药用更为安全。同时，制霜后的马钱子增强了通络止痛的功效，适用于风湿痹痛、跌打损伤等病证。

第三节 炮制的辅料

在中药炮制过程中，辅料是指在炮制时与药材一起使用的物质，目的是通过辅料的作用改变药材的性味、提升疗效、减少毒性或不良反应，以及增强药物的稳定性和吸收利用率。常用的炮制辅料有多种，通常分为液体辅料和固体辅料两类。以下是炮制过程中常用的辅料及其作用。

一、液体辅料

1. 水

（1）作用：水在中药炮制中是一种极为基础且用途广泛的辅料。润药过程中，水能够使药材的外部和内部适度湿润，为后续的切制等操作提供便利，使原本较硬的药材易于加工。如一些质地坚硬的根茎类药材，通过喷水或浸泡等方式润药后，切制时更易操作，且不会造成药材的破碎。在软化药材方面，水的作用也很关键。某些种子类或果实类药材，浸泡在水中可以使其质地变软，这有利于有效成分的煎出。同时，漂洗药物是水的重要用途之一，它能够有效地帮助去除药材中的泥土、杂质。如矿物类药材磁石，表面往往附着大量泥土，用水漂洗可以使其洁净。而且，对于部分毒性较强的药材，如水浸泡附子，能够通过浸泡过程使其中的毒性成分溶出一部分，从而减少毒性后再行加工，这是保证用药安全的重要步骤。

（2）应用：水几乎用于大多数药材的清洗、润制、软化或泡制。无论是根茎类、叶类、花类还是矿物类、贝壳类药材，在炮制的初始阶段，清洗环节大多离不开水。在润制时，根据药材的质地和所需切制的要求，通过不同的润法，如浸润、伏润、露润等，使用适量的水来达到理想的润药效果。对于需要泡制的药材，如需要长时间浸泡以去除毒性或改变药性的药物，也是以水为媒介进行泡制。

2. 酒（黄酒、白酒）

（1）作用：酒在中药炮制中具有独特的作用。其辛散温通的特性使其能够促进血液的循环，发挥活血通络的作用。当药材与酒共同炮制时，酒可以帮助药物更好地疏通经络中的气血瘀滞。在祛风止痛方面，酒的温性能够驱散风邪，缓解因风邪入侵导致的疼痛。而且，酒还具有引药上行的特殊作用，这对于治疗人体上焦疾病非常重要。因为它可以引导药物的作用趋向于人体上部，使药物更好地发挥对上焦部位疾病的治疗作用。

（2）应用：酒炙是常见的炮制方法，如酒炙黄芩，黄芩本身具有清热泻火的功效，经过酒炙后，其上行清头目等作用增强，更有利于治疗头面部的热毒病证。酒制当归则增强了其行血通络、散寒止痛的功效，对于女性因血虚、血瘀导致的痛经、月经不调等症有更好的治疗效果。

3. 醋

（1）作用：醋的酸收特性使其在中药炮制中有重要地位。它能够增强药物的收敛止痛作用，对于具有止痛功效的药物，醋可以辅助其更好地发挥收敛作用，减轻疼痛。在散瘀止血方面，醋能够促进瘀血的消散和血液的凝固，帮助止血。同时，醋还可以降低药材的刺激性和毒性，使一些原本刺激性较强或有毒的药材在经过醋制后更加安全、温和。

（2）应用：在临床应用中，醋炙香附能够增强其止痛效果，尤其对于肝郁气滞引起的胁肋胀痛等症效果显著。醋炙延胡索也能增强止痛的功效，对于各种疼痛，如胃脘痛、腹痛等都有很好的治疗作用。对于毒性较强的马钱子，醋制后可以降低其毒性，使其在安全的范围内发挥通络止痛的作用。

4. 蜜（蜂蜜）

（1）作用：蜂蜜在中药炮制中有滋润肺胃的作用，对于肺胃阴虚的患者，蜜制药物能够起到很好的滋养作用。它还能够缓和药性，使一些药性较猛的药物变得温和。例如，对于容易对人体产生较强刺激的药物，蜜制后可以减轻这种刺激，更适合患者服用。

（2）应用：蜜炙甘草是经典的应用案例，甘草本身有补脾益气等功效，蜜炙后增强了补脾润肺的作用，并且使药性更加温和，易于被人体吸收。蜜炙百部用于治疗虚劳咳嗽，通过蜂蜜的滋润和缓和作用，增强了百部润肺止咳的功效，同时减少了药物对胃肠道的刺激。

5. 姜汁

（1）作用：姜汁辛温的性质使其具有多种作用。温中止呕是其重要作用之一，对于

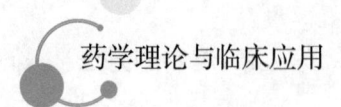

容易引起呕吐的药物，姜汁炮制可以增强和胃降逆的作用，减少呕吐的发生。同时，姜汁还具有解毒、散寒的作用，能够减轻药物的寒性，对于寒性药物，姜汁炮制后寒性降低，更适合人体服用。此外，姜汁还可以降低药材的刺激性，使药物在发挥作用的同时减少对人体的不良影响。

（2）应用：姜炙半夏是常用的炮制方法，半夏本身有化痰止咳等功效，但有一定的刺激性，姜炙后能增强其和胃降逆作用，同时降低其刺激性，更适用于治疗呕吐、恶心等症状。姜炙竹茹也能增强和胃降逆的功效，用于治疗胃热呕吐等病证。

6. 盐水

（1）作用：盐水在中药炮制中有引药下行、软坚散结的作用。其引药下行的特性能够引导药物更好地作用于人体下焦，增强药物入肾经的效果。对于补肾药而言，盐水能够使药物更好地发挥补肾的作用，同时，盐的软坚散结作用也有助于治疗与结节、积聚有关的病证。

（2）应用：盐炙杜仲是典型的应用，杜仲本身有补肾强筋等功效，盐炙后增强了补肾固精、强筋健骨的功效，更适用于治疗肾虚、腰膝酸软等症。盐炙黄精也能增强其补肾作用，对于肾精亏虚等病证有更好的治疗效果。

7. 米泔水

（1）作用：米泔水即淘米水，具有健脾、清热解毒的作用。在降低药物的毒性或烈性方面发挥重要作用，可以使一些毒性较强或药性较烈的药物变得相对温和。

（2）应用：在炮制中，如使用米泔水制川乌、制草乌，可以减少其毒性，使药物更为安全。这对于需要使用川乌、草乌等有毒药物来治疗疾病，但又要保证用药安全的情况非常重要，米泔水的应用能够在保证药效的同时降低药物的毒性风险。

二、固体辅料

1. 麸皮

（1）作用：麸皮在中药炮制领域具有重要作用。其主要功能之一是调和药性，能够使一些药性较为峻烈的药物变得温和，从而减少对脾胃的刺激。这是因为麸皮本身具有健脾和胃的特性，在与药物相互作用时，可以在一定程度上调整药物的偏性，使其更适合人体脾胃的运化功能。对于健脾药物而言，麸皮更是理想的炮制辅料，能够与药物相辅相成，进一步强化药物的健脾功效。

（2）应用：在麸炒白术和麸炒苍术的炮制过程中，麸皮发挥了关键作用。白术和苍术本身具有燥湿的作用，但在未经炮制时可能燥性过强，容易损伤脾胃。通过麸炒，白术和苍术的燥性得到有效控制。麸皮在加热过程中产生的焦香气味能够渗入药物内部，同时利用麸皮的健脾和胃特性，不仅减少了药物的燥性，还增强了其健脾益气的效果，使药物在治疗脾胃虚弱、运化无力等病证时更为安全有效。

2. 砂子

（1）作用：砂子在炮制操作中的主要作用是传导热量。由于砂子具有良好的导热性，在炒制药材时，能够确保药材均匀受热，防止局部过热导致药材焦糊。此外，砂子的摩擦作用还能增加药材的脆性，对于后续需要粉碎的药材来说十分有利，便于进一步加工和制剂。

（2）应用：砂炒枳实和砂炒茯苓是砂子应用的典型例子。枳实具有破气消积、化痰散痞的功效，茯苓具有利水渗湿、健脾、宁心的作用。经过砂炒后，枳实和茯苓在受热均匀的情况下，内部结构发生一定变化，使其燥湿化痰、健脾的作用得到提升。这是因为砂炒过程改变了药材的物理性质，有助于有效成分的释放和吸收。

3. 土（或红土）

（1）作用：土在中药炮制中有独特的作用机制。它具有吸附药材中水分和油脂的能力，这对于含有较多油脂或水分的药材尤为重要。通过吸附作用，土能够减少药材的油腻性，并且在这一过程中，往往可以增强药材的健脾止泻效果，使其更适合用于治疗脾胃虚弱、泄泻等病证。

（2）应用：土炒白术和土炒薏苡仁是常见的应用实例。白术和薏苡仁本身就具有一定的健脾作用，但可能存在过于滋腻或湿性偏重的问题。在土炒过程中，土吸附了白术和薏苡仁中的部分水分和油脂，使其在增强健脾和胃、止泻作用的同时，减少了油腻和湿气，优化了药物的性能。

4. 米

（1）作用：米本身具有健脾养胃的功效，在中药炮制中，能够与药物相互作用，起到减缓药物烈性或增强药物健脾作用的效果。对于脾胃虚弱患者所使用的药物，米是一种非常合适的炮制辅料，能够使药物更温和地发挥作用，避免对虚弱的脾胃造成额外负担。

（2）应用：米炒白术和米炒山药是常见的炮制应用。白术和山药常用于调理脾胃，但有时可能药性偏燥或不够温和。通过米炒，米的健脾养胃特性与白术、山药相结合，调和了药性，增强了药物的健脾作用，同时有效减少了药物的燥烈性，使它们在治疗脾胃疾病时更加安全和有效。

5. 牡蛎粉、龙骨粉

（1）作用：牡蛎粉和龙骨粉在药物炮制中有多方面的作用。一方面，它们能够增强药材的安神、平肝、镇静作用。这是因为牡蛎和龙骨本身就具有重镇安神的功效，在与其他药物炮制结合时，可以将这种特性传递给所炮制的药材。另一方面，它们还可以作为吸附剂，对于具有油腻成分的药物，能够起到吸附油脂的作用，改善药物的性能。

（2）应用：在炮制植物类药材时，加入牡蛎粉或龙骨粉是一种常见的方法。例如，对于具有安神定志作用需求的药材，通过加入牡蛎粉或龙骨粉进行炮制，能够显著增强药材的这一功效，使其在治疗失眠、烦躁、惊悸等病证时发挥更好的作用。

三、其他常用辅料

1. 蜂蜡

（1）作用：蜂蜡在药物制剂过程中具有独特的功能。它能够对药材起到保护作用，防止药材在储存或使用过程中受到外界因素的破坏。同时，蜂蜡还具有延缓药物释放的特性，这对于需要长效作用的药物非常重要。通过控制药物的释放速度，蜂蜡可以延长药物

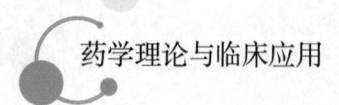

的作用时间，使药物在体内能够持续发挥疗效。

（2）应用：在制备丸剂时，蜂蜡常用于包裹药材。例如，某些治疗慢性疾病的丸剂，需要在体内缓慢释放药物以维持稳定的血药浓度。此时，蜂蜡包裹在丸剂外层，就像一个"缓释胶囊"，使药物逐渐释放，从而达到长效治疗的目的，提高了药物的治疗效果和患者的用药依从性。

2. 滑石粉

（1）作用：滑石粉在药物炮制过程中主要起到隔热或保护的作用。在高温炒制环境下，滑石粉能够覆盖在药材表面，避免药材直接接触锅壁，防止药材因局部过热而焦糊。它能够使药材均匀受热，保证炮制过程的顺利进行，同时也有助于维持药材的质量和药效。

（2）应用：在炒制过程中，滑石粉的应用十分广泛。例如，在炒制质地较嫩或容易焦糊的药材时，滑石粉可以均匀地铺在锅底和药材之间，形成一个隔热层。这样，药材在受热过程中能够保持稳定的温度环境，既达到了炮制的目的，又避免了因焦糊而导致药物失效或产生有害物质，保障了药物的安全性和有效性。

第六章　解表药的炮制

第一节　辛温解表药

辛温解表药是中医解表类药物中的一大类，主要用于治疗外感风寒引起的感冒、发热、恶寒、头痛、无汗等表证。辛温解表药具有发散风寒、宣肺、通阳的作用。通过炮制，辛温解表药的药性、功效可以进一步优化，增强其疗效，减轻刺激性，适应不同的临床需求。以下是辛温解表药常见的炮制方法及其目的。

一、麻黄

1. 炮制方法

麻黄的炮制方法主要有生用和蜜炙两种。生麻黄保持了其天然的药性特点，具有较为强烈的发汗作用。而蜜炙麻黄则是通过特定的炮制工艺，将蜂蜜与麻黄混合后加热炒制而成。在蜜炙过程中，蜂蜜的滋润特性与麻黄相结合，改变了麻黄原有的药性。

2. 炮制目的

（1）生麻黄：从中医理论角度来看，外感风寒引起的无汗表证，是由于人体肌表受到寒邪侵袭，腠理闭塞，导致汗液不能正常排出。生麻黄辛温，其发汗之力强劲，能够开启腠理，使汗液得以排出，从而达到驱散寒邪的目的。这种发汗解表的作用是生麻黄在临床上的主要应用方向。

（2）炙麻黄：当麻黄经过蜜炙后，蜂蜜的甘缓特性会缓和麻黄的发汗之力。同时，蜂蜜本身具有润肺止咳的功效，与麻黄相互作用，使得麻黄平喘止咳的作用得到增强。这样一来，炙麻黄就更侧重于对咳喘证的治疗，尤其适用于咳嗽伴有气喘的病证。

3. 临床应用

在临床实践中，对于风寒感冒且无汗发热的患者，生麻黄是首选药物。这类患者往往表现为恶寒重、发热轻、头痛身疼、鼻塞流涕等症状，生麻黄能够通过发汗解表来缓解这些症状。而对于咳嗽、气喘的患者，如慢性支气管炎、支气管哮喘等疾病伴有咳嗽气喘症状时，炙麻黄能够发挥其平喘止咳的优势，帮助患者减轻症状，改善呼吸功能。

二、桂枝

1. 炮制方法

桂枝的炮制方法包括生用和酒炙。生桂枝是直接将桂枝药材用于临床。酒炙桂枝则是采用黄酒或白酒与桂枝混合后进行炒制。在酒炙过程中，酒的辛散温通特性与桂枝相结合，改变了桂枝的药性。

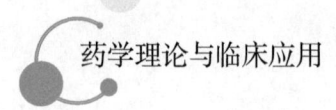

2. 炮制目的

（1）生桂枝：生桂枝辛甘温，具有发汗解肌、温通经络的作用。在风寒感冒时，人体肌表被寒邪所困，桂枝能够通过发汗来解除肌表之邪。同时，对于因风寒湿邪侵袭导致的关节疼痛，桂枝可以温通经络，使气血流畅，缓解关节的疼痛和拘挛。

（2）酒炙桂枝：酒本身具有活血通络的功效，当桂枝经过酒炙后，酒的这一特性会增强桂枝的活血通络作用。对于血虚引起的寒性痛症，酒炙桂枝能够在温通经络的基础上，更好地促进血液的运行，改善因血虚和寒邪导致的疼痛症状。

3. 临床应用

生桂枝在临床上适用于外感风寒的初期阶段，当患者出现发热、无汗等症状时，生桂枝可以帮助患者发汗退热。而酒炙桂枝则多用于四肢酸痛、风寒湿痹等病证。例如，对于患有类风湿关节炎，表现为四肢关节疼痛、遇寒加重的患者，酒炙桂枝能够起到温通经络、活血止痛的作用，缓解患者的关节疼痛和不适。

三、紫苏叶

1. 炮制方法

紫苏叶通常以生用为主，但在某些特定情况下会进行酒炙或蜜炙处理。生紫苏叶直接入药，能够充分发挥其天然的药效。酒炙或蜜炙紫苏叶则是通过将紫苏叶与酒或蜂蜜进行炮制加工得到。

2. 炮制目的

（1）生紫苏叶：生紫苏叶味辛，性温，具有发散风寒、行气宽中、安胎的功效。在感冒初期，紫苏叶能够发散侵入人体的风寒之邪，缓解感冒症状。对于脾胃气滞引起的胃脘胀满、食欲下降等症状，紫苏叶可以行气宽中，调节脾胃气机。此外，对于妊娠呕吐，紫苏叶能够起到安胎和止呕的作用。

（2）酒炙或蜜炙：酒和蜂蜜的加入，会增加紫苏叶理气、安胎的效果。对于妊娠期间因气滞引起的呕吐、胸闷等症状，酒炙或蜜炙紫苏叶能够更好地缓解这些不适，同时由于酒和蜂蜜的滋润缓和特性，还能够使紫苏叶的药性更加平和，减少对孕妇身体的刺激。

3. 临床应用

在临床上，生紫苏叶多用于外感风寒、感冒咳嗽等常见病证。当人们因感受风寒而出现咳嗽、鼻塞、流涕等症状时，生紫苏叶可以起到很好的治疗作用。而酒炙或蜜炙紫苏叶则更多地应用于理气、安胎方面。例如，对于妊娠期间出现的轻微呕吐、胸闷、腹胀等因气滞引起的不适症状，酒炙或蜜炙紫苏叶能够有效地缓解症状，保障孕妇的身体健康和胎儿的正常发育。

四、生姜

1. 炮制方法

生姜在中药应用中，一般以鲜品直接入药，这充分体现了其天然的药性特点。生姜无须经过复杂的特殊炮制，便能够发挥出强大的发汗解表作用，同时其温中止呕、温肺止咳的功效也十分明显。当生姜经过干燥处理后，便成为了干姜。这种炮制方式使生姜的性质发生了一定的变化，其功效也有所侧重。

2. 炮制目的

（1）生姜：生姜味辛，性微温。其发散风寒的功效主要源于其辛温之性，能够使人体肌表的寒邪得以发散。在人体遭受外感风寒、寒邪入侵之时，生姜能够开启腠理，促使汗液排出，从而达到解表散寒的目的。同时，生姜还能温中止呕，对于因寒邪犯胃或饮食生冷导致的恶心、呕吐等症状，具有很好的缓解作用。此外，生姜温肺止咳的功效也不可忽视，对于寒邪侵袭肺脏引起的咳嗽，生姜能够温肺散寒，止咳化痰。

（2）干姜：干姜在经过干燥炮制后，其温热之性更加显著。增强了温中散寒的作用，主要用于治疗中焦虚寒之症。中焦虚寒常表现为腹部冷痛、喜温喜按、呕吐泄泻等症状。干姜能够温暖中焦脾胃，驱散寒邪，恢复脾胃的正常运化功能。同时，干姜还具有回阳通脉的功效，对于阳气衰微、四肢厥冷等危重病证，干姜能够振奋阳气，促进血脉流通，挽救患者于危急之中。

3. 临床应用

在临床实践中，生姜多用于初期感冒和风寒咳嗽。当人们在季节交替或受寒后出现头痛、恶寒、发热、无汗等初期感冒症状时，生姜可以单独使用，如煮生姜红糖水饮用，以发散风寒，缓解症状。对于风寒咳嗽，生姜可以与其他药物配伍，如与紫苏叶、杏仁等搭配，以增强止咳化痰的效果。而干姜则主要用于中焦虚寒、腹痛腹泻等症。对于长期脾胃虚寒、腹痛绵绵、喜温喜按、大便溏泄的患者，干姜可以与党参、白术等药物配伍，以温中健脾，止泻止痛。此外，在部分危重病证中，如休克、心力衰竭等，干姜也可作为辅助治疗药物，以回阳救逆，振奋阳气。

五、羌活

1. 炮制方法

羌活在中药炮制中有生用和酒炙两种主要方法。生羌活保留了其天然的药性成分，具有解表散寒、祛风除湿的重要作用。当羌活经过酒炙处理后，其药性会发生一定的变化，酒的辛散温通特性能够增强羌活的通络止痛功效。

2. 炮制目的

（1）生羌活：生羌活味辛、苦，性温。其发散风寒的作用主要体现在能够驱散人体肌表的风寒之邪，对于风寒感冒引起的头痛、发热、恶寒等症状有较好的治疗效果。同时，羌活的祛风除湿功效使其在治疗因风邪和湿邪侵袭人体而导致的肢体酸痛、关节疼痛等方面发挥重要作用。尤其是在风寒湿邪夹杂的情况下，生羌活能够有效地祛风散寒、除湿止痛。

（2）酒炙羌活：酒炙羌活主要是为了增强其活血通络、止痛的效果。酒具有活血通络的作用，与羌活的祛风除湿功效相结合，能够更好地治疗风寒湿痹引起的关节疼痛。在风寒湿痹的病程中，经络气血阻滞，不通则痛。酒炙羌活能够促进经络气血的流通，缓解

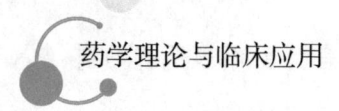

疼痛，改善关节的活动功能。

3. 临床应用

在临床应用中，生羌活适合用于外感风寒的头痛、身痛症状。当人们因感受风寒而出现头痛如裹、肢体酸痛等症状时，生羌活可以与防风、白芷等药物配伍，以增强解表散寒、祛风止痛的效果。而酒炙羌活则多用于寒湿痹痛、关节疼痛等病证。对于类风湿关节炎、强直性脊柱炎等风寒湿痹所致的关节疼痛、肿胀、屈伸不利等症状，酒炙羌活可以与独活、桑寄生等药物配伍，以活血通络、祛风除湿、止痛强筋。同时，在一些慢性疼痛性疾病的治疗中，酒炙羌活也可作为辅助药物，以缓解疼痛，提高患者的生活质量。

第二节　辛凉解表药

辛凉解表药主要用于外感风热的表证，具有发散风热、解表清热的作用，常用于治疗风热感冒、发热、咽喉肿痛、头痛、咳嗽等症状。辛凉解表药经过炮制处理后，其药效、毒性、刺激性等方面可以得到调整和优化，以适应不同的临床需求。以下是常见辛凉解表药的炮制方法及其目的。

一、薄荷

1. 炮制方法

薄荷在中药炮制中通常采用较为简单的方式。一般情况下，将其干燥后直接入药是常见的方法之一。干燥过程能够去除薄荷中的部分水分，使其更易于保存和使用。同时，薄荷也可以鲜用，即直接采用新鲜的薄荷植株进行药用。这种鲜用的方式能够最大程度地保留薄荷的天然活性成分和药效。

2. 炮制目的

（1）干燥薄荷：干燥后的薄荷能够保持其清凉疏风、宣散风热的作用。在人体遭受风热之邪侵袭时，薄荷的清凉特性可以帮助疏散风热，缓解发热、头痛等症状。其疏风的功效有助于疏通人体的经络，使气血运行更加顺畅，减轻因风热引起的身体不适。

（2）鲜用：鲜用薄荷能够增强其清热解表、止痒的功效。新鲜的薄荷含有更为丰富的挥发油等活性成分，这些成分在清热解表方面具有更强的作用。对于外感风热引起的皮肤瘙痒等症状，鲜用薄荷可以通过其清凉止痒的特性，有效地缓解患者的不适。

3. 临床应用

薄荷在临床上常用于外感风热引起的发热、头痛、咽喉肿痛等症状。当人体感受风热之邪时，薄荷能够发挥其疏散风热的作用，降低体温，缓解头痛。同时，薄荷对于咽喉肿痛也有很好的治疗效果，其清凉的特性可以减轻咽喉部位的炎症和疼痛。此外，薄荷还可用于疹出不畅等症状。在一些出疹性疾病中，薄荷可以帮助促进疹子的透发，使病情得到缓解。

二、菊花

1. 炮制方法

菊花在中药炮制中主要有生用和炒用两种方法。生用菊花保留了其天然的药性特点，具有较强的清热解毒、疏风散热功效。而经过微炒处理后，菊花的药性会发生一定的变化，趋向于温和。

2. 炮制目的

（1）生菊花：生菊花具有清热解毒的作用，能够有效地清除人体内部的热毒。在治疗外感风热时，生菊花的疏风散热功效可以帮助疏散风热之邪，缓解目赤肿痛等症状。对于因热毒引起的疮疡肿毒等疾病，生菊花也有一定的治疗作用。

（2）炒菊花：炒菊花的目的是减少其寒凉性，使其更加温和。对于体质虚弱的患者，生菊花的寒凉性可能会对身体造成一定的负担，而炒菊花则更加适合他们使用。同时，炒菊花还能增强平肝明目的作用，对于因肝阳上亢引起的目赤肿痛、头痛眩晕等症状有较好的治疗效果。

3. 临床应用

生菊花在临床上多用于风热感冒、目赤肿痛等病证。在风热感冒初期，生菊花可以与其他疏风清热的药物配伍使用，帮助患者缓解发热、头痛等症状。对于目赤肿痛，生菊花可以单独使用或与其他清热明目药物搭配，以减轻眼部的炎症和疼痛。炒菊花则主要用于虚火上炎引起的目赤肿痛、头痛眩晕等症状。对于体质虚弱、肝肾阴虚的患者，炒菊花能够在平肝明目的同时，避免对身体造成过度的寒凉刺激。

三、桑叶

1. 炮制方法

桑叶一般是经过干燥处理后直接入药，这是其常见的炮制方式。通过干燥，桑叶可以更好地保存，并且便于在临床中使用。此外，在少数情况下，桑叶会进行蜜炙处理。蜜炙是一种传统的中药炮制方法，通过将桑叶与蜂蜜混合炒制，能够改变桑叶的药性。

2. 炮制目的

（1）生桑叶：生桑叶具有清热疏风的作用，能够有效地治疗外感风热引起的咽痛、发热等症状。其清热的功效可以帮助降低人体的体温，缓解因风热之邪引起的咽喉疼痛。同时，桑叶还具有一定的疏散风热的作用，能够改善患者的发热、头痛等症状。

（2）蜜炙桑叶：蜜炙后的桑叶增强了润肺止咳的作用。蜂蜜具有润肺止咳的功效，与桑叶相结合后，能够更好地发挥润肺止咳的效果。对于肺热咳嗽的患者，蜜炙桑叶可以有效地缓解咳嗽症状，减轻肺部的炎症。

3. 临床应用

生桑叶在临床上主要用于治疗风热感冒、目赤头痛等病证。当人体感受风热之邪时，生桑叶可以与薄荷、菊花等药物配伍使用，以增强疏风清热的效果。对于目赤头痛，生桑叶可以单独使用或与其他清热明目、止痛的药物搭配。蜜炙桑叶则主要用于肺热引起的咳

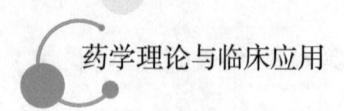
嗽。在治疗肺热咳嗽时，蜜炙桑叶可以与杏仁、贝母等药物配伍使用，以增强润肺止咳的功效。

四、牛蒡子

1. 炮制方法

牛蒡子在中药炮制中常见的方法为生用和炒用。生用的牛蒡子保留了其天然的药性特点，具有较强的疏风散热和解毒透疹的作用。当牛蒡子经过炒制处理后，其寒性会减弱，药物的温和性得到增强，这使得炒用后的牛蒡子更适合虚寒体质的患者使用。

2. 炮制目的

（1）生牛蒡子：生牛蒡子味辛、苦，性寒。其疏风散热的功效主要体现在能够疏散人体肌表的风热之邪。在风热感冒时，人体会出现发热、头痛、咳嗽等症状，生牛蒡子可以帮助人体驱散风热，缓解这些不适。同时，牛蒡子的解毒透疹作用在治疗出疹性疾病中也非常重要。对于咽喉肿痛、疹出不畅等症状，生牛蒡子能够清热解毒，促进疹子的透发，使病情得到缓解。

（2）炒牛蒡子：炒牛蒡子的目的之一是减少药物的寒性。经过炒制后，牛蒡子的寒性降低，对人体的刺激减小，更适合虚寒体质的患者。此外，炒牛蒡子还能增强药物的润肺化痰功效。在咳嗽痰多的病证中，炒牛蒡子可以起到润肺止咳、化痰平喘的作用。

3. 临床应用

在临床实践中，生牛蒡子常用于风热感冒、咽喉肿痛、痄腮等病证。当患者因风热之邪侵袭而出现发热、咳嗽、咽喉疼痛等症状时，生牛蒡子可以与薄荷、金银花等药物配伍使用，以增强疏风清热的效果。对于痄腮，即流行性腮腺炎，生牛蒡子可以与板蓝根、连翘等药物配合，起到清热解毒、消肿散结的作用。炒牛蒡子则常用于咳嗽痰多的症状。对于慢性支气管炎、肺气肿等疾病引起的咳嗽痰多，炒牛蒡子可以与杏仁、桔梗等药物搭配，以增强润肺化痰的功效。

第七章　清热药的炮制

第一节　清热泻火药

清热泻火药是中医清热药类别中的一种，主要用于治疗体内实热证，特别是火热亢盛导致的高热、烦渴、口干、咽喉肿痛、目赤肿痛、疮疡等症状。清热泻火药的炮制，能够增强其清热作用、减轻不良反应，并有助于根据病情和药物特性进行调节。以下是清热泻火药的炮制原则及常用药物的炮制方法和特点。

一、清热泻火药的炮制原则

清热泻火药主要功能是清解体内实热和火邪。炮制的原则通常包括以下三方面。

1. 降低刺激性

部分清热泻火药因其药性寒凉，在使用过程中可能对脾胃产生不良影响。脾胃乃后天之本，若脾胃虚寒者服用寒凉之药，易致脾胃功能受损，出现腹痛、腹泻等症状。因此，炮制时常采用辅料处理的方式，如酒制、姜制等。酒制可借酒的温热之性，中和药物的寒凉，同时酒还具有引药上行的作用，能使药物更好地作用于头面部。姜制则利用生姜的温性，降低药物的寒凉性和刺激性，减轻对脾胃的伤害。

2. 增强疗效

某些清热泻火药通过特定的炮制方法能够增强其清热或泻火作用。例如，酒制可以引药上行，对于头面部的火热症状，如目赤肿痛、口舌生疮等，能更有效地发挥治疗作用。通过这种方式，药物可以更精准地作用于病所，提高疗效。

3. 调和药性

部分清热药未经炮制时，药性可能较为峻猛，不适合慢性病或虚弱患者使用。通过适当的炮制方法，如炙制，可以缓和药物的作用。炙制过程中，通常会加入具有调和作用的辅料，使药物的药性更加温和，既保留了清热泻火的功效，又不至于过于猛烈，更适合长期治疗或体质虚弱的患者。这样的炮制原则有助于提高清热泻火药的临床适用性，使其更好地服务于患者的治疗需求。

二、常用清热泻火药及其炮制方法

1. 石膏

（1）性味与功效：石膏在中药中具有独特的地位，其性寒，味甘辛。寒性赋予了石膏强大的清热泻火能力，能够有效应对体内的实热之邪。当人体遭受高热侵袭，出现烦渴难耐的症状时，石膏发挥其清热泻火的功效，迅速降低体内的热度，缓解烦渴之感。此

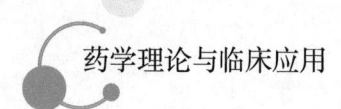
外，对于肺热喘咳，石膏能够清肺热，平息肺气上逆之象，减轻咳嗽气喘的症状。头痛等热性病证往往也是由热邪上扰所致，石膏通过清热泻火的作用，使热邪得以清除，从而缓解头痛。

（2）炮制方法：石膏的炮制方法之一是煅制。经过煅制后，石膏的性质发生了一系列变化。煅石膏性较干燥，这使其具有较强的吸湿性。这种特性使其在外科治疗中具有独特的优势，可用于吸收伤口的渗出液，促进疮口的愈合。同时，煅石膏还具有收敛、止汗、镇痛的功效。在外科创伤、多汗症及疼痛性疾病的治疗中，煅石膏能够发挥重要作用。然而，煅制也使石膏清热泻火的效果略有降低。因此，在临床使用时，医生需要根据病情的具体情况选择生石膏或煅石膏。生石膏更适合内服清热泻火，对于高热烦渴、肺热喘咳等内热病证，能够迅速发挥清热降温、缓解症状的作用。

（3）炮制作用：煅制在去除杂质方面起到了关键作用。石膏在自然状态下可能含有部分杂质，这些杂质不仅影响药物的纯度，还可能对药效产生不良影响。通过煅制，高温能够使杂质分解或挥发，从而提高石膏的纯度。同时，煅制使石膏的质地更加脆硬，这便于后续的研磨加工。将煅石膏研磨为细粉后，可以更方便地用于外敷。在外敷治疗中，煅石膏的收敛作用能够促使伤口收缩，减少渗出，加速疮口的愈合。止汗作用对于多汗症患者来说，可以减少汗液的分泌，缓解不适。镇痛作用则能够减轻疼痛症状，为患者带来舒适感。

2. 栀子

（1）性味与功效：栀子性寒，味苦。其清热泻火的功效使其在治疗各种热证中发挥着重要作用。对于湿热黄疸，栀子能够清利湿热，促进黄疸的消退。肝火上炎时，栀子可以清肝泻火，缓解目赤肿痛、烦躁易怒等症状。心烦不眠往往是由热扰心神所致，栀子通过清热泻火，使心神安宁，从而改善睡眠质量。

（2）炮制方法：

①炒栀子：通过微火炒制，栀子的性质发生了一定的变化。炒制使药物性质更温和，减少了其对脾胃的刺激。对于脾胃功能较弱，或者需要长期服用清热药物的患者来说，炒栀子更为适宜。炒后栀子的清热利湿作用虽然有所减弱，但在一些病情较轻，或者需要温和治疗的患者中，炒栀子仍然能够发挥一定的作用。

②酒制栀子：酒在中药炮制中具有独特的作用。酒能引药上行，通过酒制栀子，可以增强其清上焦火热的作用。尤其适用于头面部热证，如目赤肿痛、咽喉肿痛等症状。酒制栀子能够使药物更好地作用于上焦部位，提高治疗效果。

（3）炮制作用：炒制和酒制均能减缓栀子的寒凉性。栀子性寒，对于虚寒体质的患者来说，直接使用可能会加重体内的寒象，损伤阳气。而经过炒制和酒制后，栀子的寒凉性得到缓解，使其更适合虚寒体质患者使用。同时，这两种炮制方法也在一定程度上调整了栀子的功效方向。炒制后的栀子更侧重于对脾胃的保护和调理，减少了对脾胃的刺激。酒制栀子则增强了对头面部热证的针对性治疗作用，提高了药物的临床适用性。

3. 黄芩

（1）性味与功效：黄芩性寒，味苦。其清热燥湿的功效使其在治疗湿热痢疾等疾病中表现出色。湿热之邪蕴结于肠道，导致痢疾发作，黄芩能够清除湿热之邪，恢复肠道的正常功能。对于肺热咳嗽，黄芩可以清肺热，止咳化痰。血热出血时，黄芩具有泻火解毒、止血的作用，能够控制出血症状，保护人体的气血。

（2）炮制方法：

①酒炙黄芩：酒制在黄芩的炮制中具有重要意义。通过酒制，黄芩的活血化瘀作用增强。对于血热、肝火上炎等症，酒炙黄芩能够更好地发挥清热解毒、凉血止血的功效。同时，酒的温通作用还可以促进血液循环，增强药物的疗效。

②炒制黄芩：用清炒或加辅料（如姜、蜜）炒制后，黄芩的性质也发生了变化。清炒可以减轻黄芩的寒凉性，使其更加温和。加辅料炒制则进一步增强了对脾胃的调理作用。对于脾胃虚寒的患者，炒制黄芩能够减少对胃肠的刺激，同时发挥清热燥湿、泻火解毒的功效。

（3）炮制作用：酒炙增强了黄芩的清热解毒、凉血止血的功效。酒的温通作用与黄芩的寒性相互协调，既能够清除热邪，又能够促进血液循环，防止瘀血的形成。对于血热出血、肝火上炎等病证，酒炙黄芩能够更好地发挥治疗作用。而清炒和蜜制则减轻了黄芩对胃肠的刺激性。脾胃虚寒的患者往往对寒凉药物较为敏感，容易出现胃肠不适。经过清炒和蜜制后，黄芩的寒凉性降低，对胃肠的刺激减小，更适合脾胃虚寒的患者使用。同时，这两种炮制方法也在一定程度上增强了黄芩对脾胃的调理作用，有助于恢复脾胃的正常功能。

4. 竹叶

（1）性味与功效：竹叶性寒，味甘淡。其清热泻火的功效使其在治疗心火亢盛方面具有显著作用。当心火旺盛时，人体会出现烦热口渴、口舌生疮等症状，竹叶能够清除心火，缓解不适。此外，竹叶还具有除烦止渴的功效，对于因热邪引起的烦躁不安和口渴症状有很好的缓解作用。小便不利往往是由于热邪下注，膀胱气化不利所致，竹叶通过清热泻火的作用，促进尿液的排泄，改善小便不利的症状。

（2）炮制方法：竹叶一般经过清洗、切制处理后使用。由于竹叶的炮制方法较为简单，主要目的是保持其清热泻火、利尿除烦的功效。清洗可以去除竹叶表面的杂质和污垢，确保药物的纯净度。切制则是将竹叶切成适当的大小，便于使用和煎煮。在炮制过程中，应尽量避免使用高温或其他可能影响竹叶药效的方法，以确保其清热泻火、利尿除烦的功效不受损失。

（3）炮制作用：炮制主要是去除杂质和污垢，使竹叶更加纯净，便于使用。杂质和污垢不仅会影响药物的外观和口感，还可能对药效产生不良影响。通过清洗和切制，去除了竹叶表面的杂质和污垢，提高了药物的质量。同时，切制后的竹叶在煎煮过程中能够更好地释放有效成分，提高药效。保持药效稳定也是竹叶炮制的重要作用之一。由于竹叶的功效主要在于清热泻火、利尿除烦，炮制过程中应尽量避免使用可能改变其药性的方法，以确保其药效的稳定性。这样，在临床使用中，医生可以根据患者的病情准确地使用竹叶，发挥其治疗作用。

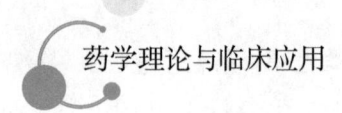

第二节　清热燥湿药

清热燥湿药是中医清热药的一类，主要用于清除体内的湿热病邪，适用于湿热病证引起的发热、湿重、黄疸、痢疾、带下等问题。此类药物的炮制方法旨在调和药性，增强其清热燥湿的功效，同时减少毒性反应，适应不同体质和病情的需要。以下是清热燥湿药的炮制原理及常见药物的炮制方法和特点。

一、清热燥湿药的炮制原则

清热燥湿药多具有苦寒的性质，通过炮制可以调节其寒凉性，增强疗效，或减少对胃肠道的刺激，具体原则包括以下三点。

1. 降低药物的寒凉性

清热燥湿药在发挥其药效的同时，因其多属苦寒之品，过度的寒凉特性可能对人体脾胃造成损伤。脾胃为后天之本，主运化水谷精微，若脾胃受损，则会影响人体的消化吸收功能和整体健康状态。特别是在长期使用清热燥湿药或者对于脾胃虚寒的患者而言，药物的寒凉性可能加重脾胃的负担，导致腹痛、腹泻、食欲下降等不良症状。因此，常采用炒制、酒制等炮制方法来减轻药物的寒凉性。炒制可使药物的寒性缓和，同时增加其温性成分，从而降低对脾胃的刺激。酒制则利用酒的温热之性，中和药物的苦寒，使其在保持清热燥湿功效的同时，减少对脾胃的不良影响。

2. 增强药物的燥湿作用

在治疗湿热引起的痢疾、带下、湿疹等病证时，清热燥湿药的燥湿作用至关重要。通过辅料炮制，可以增加药物的燥湿能力。例如，采用特定的辅料与药物共同炮制，能够促进药物有效成分的释放和吸收，更好地祛除湿热病邪。炮制过程中，药物的化学成分可能发生变化，生成新的活性成分，从而增强其药效。

3. 减少毒性和刺激性

某些清热燥湿药性烈，未经处理可能会产生毒性或不良反应。这些药物在使用过程中可能对人体的肝、肾等器官造成损害，或者引起变态反应等不良后果。通过炮制可减轻这些不良反应，提高药物的安全性。炮制方法可以改变药物的化学成分，降低毒性成分的含量，或者使其转化为毒性较低的物质。同时，炮制还可以缓和药物的刺激性，使其更加适合临床应用。

二、常见清热燥湿药及其炮制方法

1. 黄连

（1）性味与功效：黄连在中药中占据重要地位，其性寒，味苦。这一特性赋予了黄连强大的清热燥湿、泻火解毒的功效。在临床上，黄连常用于治疗多种病证。对于湿热痢疾，黄连能够有效地清除肠道中的湿热之邪，缓解腹痛、腹泻、里急后重等症状。胃肠湿热时，黄连可以燥湿清热，调节胃肠功能，减轻恶心、呕吐、胃脘胀满等不适。而在肝火上炎的情况下，黄连能够清肝泻火，缓解头目眩晕、目赤肿痛、烦躁易怒等症状。

（2）炮制方法：①酒制黄连：酒在中药炮制中具有独特的作用。酒能引药上行，使药物的作用趋向于人体的上焦部位。酒制黄连可增强其清上焦火热的作用，对于肝火旺盛引起的头目眩晕、目赤肿痛等症，酒制黄连能够更有针对性地发挥药效。通过酒制，黄连的有效成分可能发生变化，使其在治疗上焦火热病证时更加高效。②姜制黄连：姜具有温中的作用。姜制黄连可以减缓黄连的寒凉性，从而缓和对胃肠道的刺激作用。对于脾胃虚弱的患者来说，黄连的苦寒之性可能会进一步损伤脾胃功能，而姜制黄连则能够在一定程度上减轻这种不良影响。姜制过程中，生姜的成分与黄连相互作用，调整了黄连的药性，使其更适合脾胃虚弱的患者使用。③炒制黄连：通过微炒黄连，可以减少其苦寒之性。炒制过程中，黄连的化学成分发生变化，使其寒性减弱，同时增强了其健脾止泻的作用。对于湿热泻痢等病证，炒制黄连既能够清热燥湿，又能够发挥一定的健脾作用，有助于恢复肠道的正常功能。

（3）炮制作用：不同的炮制方法可以调节黄连的寒凉性和功效侧重，从而适应不同的病情。酒制黄连主要用于上焦火热病证，能够针对性地清泻肝火，缓解头目眩晕等症状。姜制黄连则适用于脾胃虚弱的患者，减轻黄连对胃肠道的刺激，同时又保留了一定的清热燥湿功效。炒制黄连在治疗湿热泻痢方面具有独特优势，既能够清热燥湿，又能够健脾止泻，对于肠道功能的恢复起到积极作用。

2. 黄柏

（1）性味与功效：黄柏性寒，味苦。其清热燥湿、泻火解毒的作用在临床治疗中得到广泛应用。对于湿热黄疸，黄柏能够清利湿热，促进黄疸的消退。在下焦湿热的病证中，如湿热带下、小便淋沥涩痛等，黄柏可以有效地清除湿热之邪，恢复下焦的正常功能。此外，黄柏对于疮毒等病证也有一定的治疗作用，能够清热解毒，促进疮疡的愈合。

（2）炮制方法：①盐制黄柏：盐具有引药入肾的作用。盐炙黄柏可以增强黄柏的入肾作用，使其更专注于治疗下焦湿热病证。对于湿热带下、肾虚火旺引起的腰膝酸软、遗精等症，盐制黄柏能够更好地发挥药效。在盐制过程中，盐的成分与黄柏相互作用，改变了黄柏的药性，使其更适合治疗下焦肾脏相关的病证。②炒制黄柏：通过清炒黄柏，可以减轻其寒性，缓和对胃肠的刺激。对于需要长期服用黄柏的患者来说，炒制后的黄柏更加温和，减少了对胃肠道的不良影响。炒制过程中，黄柏的化学成分发生变化，使其寒性减弱，同时保持了一定的清热燥湿功效。③酒制黄柏：酒制可以增强黄柏清热燥湿的作用。对于湿热病邪引起的外感热病、湿疹等病证，酒制黄柏能够更有效地发挥清热燥湿的功效。酒的温通作用与黄柏的清热燥湿作用相结合，增强了药物的疗效。

（3）炮制作用：盐制黄柏引入肾经，增强了治疗下焦湿热的效果。通过盐制，黄柏的功效更加集中于下焦肾脏相关的病证，提高了治疗的针对性。炒制和酒制黄柏则可减少其寒凉性，调和其对脾胃的影响。炒制使黄柏更加温和，适合长期服用；酒制增强了黄柏的清热燥湿作用，同时也在一定程度上缓和了其寒性对脾胃的刺激。

3. 黄芩

（1）性味与功效：黄芩性寒，味苦。其清热燥湿、泻火解毒、凉血止血的功效使其在临床治疗中具有广泛的应用。对于肺热咳嗽，黄芩能够清肺热，止咳化痰。在湿热泻痢

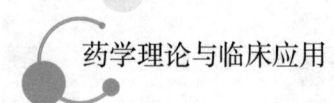

的治疗中，黄芩可以清热燥湿，调节肠道功能。而对于肝火上炎等病证，黄芩能够清肝泻火，缓解目赤肿痛、烦躁易怒等症状。此外，在血热出血的情况下，黄芩还具有凉血止血的作用。

（2）炮制方法：①酒炙黄芩：酒制能够增强黄芩清热燥湿的作用。对于上焦火热、肝火旺盛的病证，酒炙黄芩能够更有效地发挥药效。酒的温通作用与黄芩的清热燥湿作用相结合，使其在治疗上焦火热病证时更加高效。②炒制黄芩：通过炒制黄芩，可以减轻其苦寒性，使其对脾胃的刺激作用降低。对于脾胃虚弱的患者来说，炒制后的黄芩更加温和，减少了对脾胃的不良影响。炒制过程中，黄芩的化学成分发生变化，使其寒性减弱，同时保持了一定的清热燥湿功效。③蜜炙黄芩：蜜制可以增强黄芩润肺止咳的效果。对于肺热咳嗽、咽喉肿痛等症状，蜜炙黄芩能够更好地发挥药效。蜂蜜具有润肺止咳的作用，与黄芩相互作用，增强了黄芩的润肺止咳功效。

（3）炮制作用：不同的炮制方法可使黄芩的功能有所侧重。酒制增强了黄芩清上焦火热的作用，适用于治疗上焦火热、肝火旺盛的病证。炒制减轻了黄芩对脾胃的刺激，适合脾胃虚弱的患者使用。蜜制则增强了其润肺止咳的功效，对于肺热咳嗽、咽喉肿痛等症状具有更好的治疗效果。

第三节　清热解毒药

清热解毒药是中医清热药中用于清解体内热毒的药物，主要用于治疗由热毒引起的各种感染性、炎症性疾病，如疔疮、咽喉肿痛、发热、疖肿、皮肤感染、痈疽等。清热解毒药多性寒、味苦，通过炮制可以减轻药物的寒凉性、增强其解毒效果、减少毒性反应，使药物更安全有效地用于不同病证。以下是清热解毒药的炮制原理及一些常用药物的炮制方法和特点。

一、清热解毒药的炮制原则

清热解毒药的炮制主要有以下三个原则。

1. 减毒增效

部分清热解毒药虽有强大的清热解毒功效，但本身可能具有一定毒性或刺激性。通过炮制这一重要手段，可以对药物进行化学或物理转化，从而降低其毒性成分的含量或活性，使药物在发挥清热解毒功效的同时，减少对人体的不良影响。同时，炮制过程还可能促进有效成分的释放或转化，增强其清热解毒的功效，确保药物更安全有效地应用于临床治疗。

2. 调和药性

许多清热解毒药的性味较为寒凉，在治疗热证方面效果显著。然而，长时间服用或大剂量使用可能会对脾胃造成伤害，影响人体的消化吸收功能。炮制能够对药物的寒凉性进行调整，减缓其峻猛之性。通过加入适当的辅料或采用特定的炮制方法，可以调和药性，使其更适合人体的生理特点，增强药物的适应性。

3. 增强解毒作用

在炮制过程中，某些辅料如酒、醋等具有独特的作用。酒能引药上行，促进药物在人体上部的作用发挥，同时增强药物的活血化瘀功效。醋则具有收敛、解毒的作用，能够引药入肝经，增强药物的清热解毒功效。这些辅料与清热解毒药共同炮制，能够引导药物更好地发挥作用，适应不同病证的需要，提高临床治疗效果。

二、常见清热解毒药及其炮制方法

1. 金银花

（1）性味与功效：金银花性寒，味甘，在中医药领域中占据着重要地位。其性寒之特性赋予了金银花强大的清热解毒功效，能够有效地清除体内的热毒之邪。当人体遭受热毒侵袭，出现热毒疮疡时，金银花可以发挥其清热解毒的作用，促进疮疡的消散和愈合。在风热感冒的治疗中，金银花能够疏散风热之邪，缓解发热、头痛、咳嗽等症状。对于咽喉肿痛，金银花也能起到很好的治疗效果，其清热解毒的作用可以减轻咽喉部位的炎症和疼痛。

（2）炮制方法：①生用金银花：通常直接晒干或阴干后使用，保留了金银花的天然药性。生用金银花主要用于清热解毒，对于外感风热、疮疡肿毒等病证具有显著的疗效。在治疗过程中，金银花能够迅速发挥其清热作用，降低体内的热度，消除热毒。②炒制金银花：通过微炒的炮制方法，可以减轻金银花的寒凉性。金银花的寒性可能会对脾胃造成一定的刺激，尤其是对于寒性体质或脾胃虚弱的患者来说，这种刺激可能会加重身体的不适。炒制后的金银花，其寒性降低，减少了对脾胃的刺激，使其更适合这些患者使用。

（3）炮制作用：炒制后的金银花更适合长期服用或脾胃虚弱的患者。虽然经过炒制，金银花的寒性降低，但清热解毒的功效仍然得以保持。这是因为在炮制过程中，只是对金银花的寒凉性进行了调整，而其有效成分并未受到太大影响。对于需要长期服用清热解毒药物的患者来说，炒制金银花可以减少对脾胃的伤害，同时又能发挥其清热解毒的作用，是一种更为安全和有效的选择。对于脾胃虚弱的患者，炒制金银花可以在不加重脾胃负担的情况下，治疗热毒引起的病证，提高患者的生活质量。

2. 蒲公英

（1）性味与功效：蒲公英性寒，味甘、微苦，具有多种重要的功效。其清热解毒的作用使其在治疗热毒疮疡方面表现出色，能够有效地清除热毒，促进疮疡的愈合。消肿散结的功效则对于乳痈等病证具有显著的疗效，能够缓解乳房肿胀、疼痛等症状。此外，蒲公英的利尿通淋作用在治疗泌尿系统疾病中也发挥着重要作用，能够促进尿液的排泄，减轻尿频、尿急、尿痛等症状。

（2）炮制方法：①炒制蒲公英：通过微炒的炮制方法，可以降低蒲公英的寒凉性。蒲公英的寒性可能会对胃肠造成刺激，尤其是对于脾胃虚寒的患者来说，这种刺激可能会导致腹痛、腹泻等不适症状。炒制后的蒲公英，其寒性缓和，对胃肠的刺激减轻，更适合脾胃虚寒的患者使用。②炭制蒲公英：将蒲公英炒至微焦，使其具有增强止血的作用。在血热妄行、热毒出血等病证中，炭制蒲公英能够发挥其止血功效，控制出血症状。炭制过

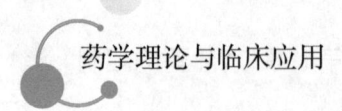

程中，蒲公英的化学成分发生了变化，产生了具有止血作用的新成分。

（3）炮制作用：炒制和炭制蒲公英可以调和其寒性，使其更适合不同体质的患者。对于脾胃虚寒的患者，炒制蒲公英可以减轻寒性，减少对胃肠的刺激，同时又能发挥其清热解毒、消肿散结、利尿通淋的功效。炭制蒲公英则在保持一定清热解毒作用的基础上，增强了止血效果，适用于血热妄行、热毒出血等病证的患者。通过不同的炮制方法，蒲公英可以更好地满足不同患者的治疗需求。

3. 连翘

（1）性味与功效：连翘性微寒，味苦，具有清热解毒、散结消肿、疏散风热的功效。在热毒疮疡的治疗中，连翘能够发挥其清热解毒的作用，促进疮疡的消散。散结消肿的功效使其对于咽喉肿痛等病证具有很好的治疗效果，能够减轻肿胀和疼痛。在风热感冒的治疗中，连翘能够疏散风热之邪，缓解发热、头痛、咳嗽等症状。

（2）炮制方法：①炒制连翘：通过清炒的炮制方法，可以减轻连翘的寒凉性。连翘的寒性可能会对脾胃造成一定的刺激，尤其是对于寒性体质的患者来说，这种刺激可能会加重身体的不适。炒制后的连翘，其寒性降低，减少了对脾胃的刺激，使其更适合这些患者使用。②酒炙连翘：酒制后，连翘的活血化瘀作用增强。在治疗热毒疮疡伴血瘀的病证中，酒炙连翘能够更好地发挥其清热解毒和活血化瘀的作用，促进疮疡的愈合和血液循环的改善。

（3）炮制作用：炒制连翘寒性减弱，适合脾胃虚寒者使用。对于这些患者来说，炒制后的连翘可以在不加重脾胃负担的情况下，发挥其清热解毒、散结消肿、疏散风热的功效。酒制连翘活血化瘀作用增强，适合兼有血瘀的病证。在这些病证中，酒炙连翘能够更好地发挥其综合治疗作用，提高临床疗效。通过不同的炮制方法，连翘可以更好地适应不同病证的治疗需求。

第四节　清热凉血药

清热凉血药是中医清热药中的一个重要类别，主要用于治疗由热邪深入血分所致的疾病。清热凉血药主要适用于温热病邪已进入血分，表现为高热、神昏谵语、吐血、衄血、斑疹、血热出血等症状。此类药物多性寒凉，通过炮制可调和药性，增强凉血作用，并减轻对脾胃的刺激性。以下是清热凉血药的炮制原理及一些常用药物的炮制方法和特点。

一、清热凉血药的炮制原则

清热凉血药多具寒凉性质，炮制的主要原则包括以下三点。

1. 调和寒性

清热凉血药在中医药中具有重要地位，然而其多为苦寒之品，虽能有效清热凉血，但长时间服用或大剂量使用确实可能给人体带来不良影响，尤其是对于脾胃虚寒的患者。脾胃乃后天之本，喜温而恶寒，苦寒之药易伤脾胃阳气，导致脾胃功能受损，出现腹痛、腹泻、食欲下降等症状。因此，通过炮制可以适度减轻药物的寒性。在炮制过程中，可采用一些方法如炒制、蒸煮等，使药物的寒性得到缓和。这样既能保持其清热凉血的功效，又能减少对脾胃的刺激，使其更适合不同体质的患者使用。

2. 增强凉血作用

炮制还可以通过辅料的配合来增强清热凉血药的作用。例如，酒、醋等辅料在炮制过程中具有引经作用，能够引导药物更好地作用于特定的经络和脏腑。酒制可以增强药物的活血化瘀作用，同时也有助于引药上行，使清热凉血药更好地发挥作用于上焦部位。醋制则具有收敛、解毒的作用，能够增强药物的凉血止血或解毒效果。通过合理选择辅料进行炮制，可以显著提高药物的疗效。

3. 减毒增效

部分清热凉血药性烈，未经过炮制时可能产生较强的不良反应。这些不良反应可能包括对肝、肾等器官的损害，或者引起变态反应等。通过炮制可以减轻这些不良反应，提高药物的安全性。炮制过程中，可能会使药物的化学成分发生变化，降低毒性成分的含量，或者使其转化为毒性较低的物质。同时，炮制还可以促进有效成分的释放和吸收，提高药物的疗效，实现减毒增效的目的。

二、常见清热凉血药及其炮制方法

1. 生地黄

（1）性味与功效：生地黄在中医药领域中具有独特的地位。其性寒，味甘、苦，这一特性赋予了生地黄清热凉血、养阴生津的强大功效。当人体遭受热邪入侵，热入营血之时，生地黄能够发挥其清热凉血的作用，迅速降低体内的热度，缓解热邪对血液的扰动。血热出血是热邪迫血妄行的结果，生地黄可以凉血止血，控制出血症状。此外，对于津伤口渴，生地黄的养阴生津功效能够滋养人体的阴液，缓解口渴症状，促进津液的生成和分布。

（2）炮制方法：①生用生地黄：未经炮制的生地黄保留了其天然的药性特点。直接切片或晒干后使用，主要用于清热凉血。在治疗血热症状时，如吐血、衄血等，生地黄能够迅速发挥其清热凉血的功效，控制出血，降低体内的热邪。②酒制生地黄：酒在中药炮制中具有独特的作用。通过酒制，生地黄的活血化瘀作用得到增强。对于血瘀兼热的病证，酒制生地黄能够更好地发挥其清热凉血与活血化瘀的双重功效。酒的温通作用能够促进血液循环，与生地黄的凉血作用相结合，更有效地治疗血瘀兼热的复杂病证。③熟地黄（蒸制生地黄）：经过蒸制，生地黄的性质发生了显著变化。寒性减弱，转为滋阴补血的药物。在蒸制过程中，生地黄的化学成分发生了转化，使其更适合用于血虚或阴虚病证。对于面色苍白、头晕乏力、心悸失眠等血虚症状，以及潮热盗汗、五心烦热等阴虚症状，熟地黄能够滋养阴血，补充人体的气血不足。

（3）炮制作用：生地黄酒制后，可增强其凉血止血及活血化瘀的功效。酒的温通作用与生地黄的凉血作用相互协同，使药物在治疗血瘀兼热的病证时更加高效。而蒸制后的熟地黄更适合滋阴补血、调理虚症。对于长期虚弱、气血不足的患者，熟地黄能够提供持续的滋养，恢复人体的气血平衡，增强体质。

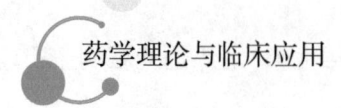

2. 玄参

（1）性味与功效：玄参性寒，味苦甘。其清热凉血的功效使其在温热病邪入营血的治疗中发挥重要作用。能够清除热邪，稳定血液运行，缓解高热、烦躁、斑疹等症状。滋阴解毒的功效则使其在热毒炽盛、咽喉肿痛等病证中有良好的疗效。玄参能够滋养阴液，缓解热毒对人体的损伤，同时解毒散结，减轻咽喉部位的肿胀和疼痛。

（2）炮制方法：①生用玄参：生用玄参直接晒干或切片，保留了其天然的药性。主要用于清热凉血、解毒散结，适用于热毒炽盛的病证。在治疗过程中，玄参能够迅速发挥其清热解毒的作用，控制热毒的蔓延，促进病情的缓解。②蜜炙玄参：通过蜜炙处理，玄参的滋阴作用得到增强，寒凉性减弱。蜂蜜具有滋阴润燥的作用，与玄参相互配合，能够更好地滋养人体的阴液。同时，蜜炙玄参也适用于体虚阴亏的患者，缓解了药物对胃肠的刺激。对于体质虚弱、阴液不足的患者，蜜炙玄参能够在滋阴的同时，减少对胃肠的不良影响。

（3）炮制作用：蜜炙玄参减轻了寒性，增强了滋阴效果，适合用于体虚兼热者。这些患者既存在阴液不足的虚弱状态，又有一定程度的热邪困扰。蜜炙玄参能够在滋养阴液的同时，缓解热邪对人体的影响。而生玄参则更适用于热毒炽盛的患者，能够迅速发挥其清热凉血、解毒散结的功效，控制热毒的发展。

3. 牡丹皮

（1）性味与功效：牡丹皮性微寒，味苦辛。其清热凉血的作用使其在热入血分的病证中表现出色。能够清除血液中的热邪，缓解斑疹、吐血等症状。活血化瘀的功效则使其在瘀血经闭、疮痈等病证中有重要的应用价值。对于瘀血阻滞引起的月经不调、闭经等症状，牡丹皮能够促进血液循环，消散瘀血。在疮痈的治疗中，牡丹皮能够清热解毒，活血化瘀，促进疮疡的消散和愈合。

（2）炮制方法：①生用牡丹皮：生牡丹皮保留了其清热凉血、活血化瘀的天然功效。适用于温热病邪入血分引起的斑疹、吐血等症。在治疗过程中，生牡丹皮能够迅速发挥其清热凉血的作用，控制出血症状，同时缓解热邪对血液的扰动。②酒炙牡丹皮：通过酒制可以增强牡丹皮的活血散瘀作用。酒的温通作用能够促进血液循环，与生牡丹皮的活血化瘀功效相结合，更有效地治疗瘀血阻滞、血热瘀阻的病证。对于跌打损伤、瘀血肿痛等症状，酒炙牡丹皮能够更好地发挥其活血散瘀的作用，促进瘀血的消散和吸收。③炭制牡丹皮：将牡丹皮炒至微焦，使其具有增强止血作用。对于血热引起的出血症状，炭制牡丹皮能够迅速止血，控制病情。在炭制过程中，牡丹皮的化学成分发生了变化，产生了具有止血作用的新成分。

（3）炮制作用：酒炙牡丹皮增强了活血化瘀的功能，适用于瘀血阻滞较为严重的病证。炭制牡丹皮则加强了止血效果，对于血热出血症状有较好的治疗作用。而生用牡丹皮则侧重于清热凉血作用，适用于热入血分的初期病证。通过不同的炮制方法，牡丹皮可以更好地适应不同病证的治疗需求。

第五节　清虚热药

清虚热药是中医清热药中的一个特殊类别，主要用于治疗由阴虚导致的虚热病证。虚热的病机特点是阴液亏虚、阳气相对偏盛，常见的症状有低热、潮热、盗汗、五心烦热、口干咽燥等。清虚热药多性凉或微寒，旨在清退虚热、养阴除烦。通过炮制可以调节药性，增强其功效，减轻寒凉性，使其更适合患者体质与病证的需要。以下是清虚热药的炮制原理及常用药物的炮制方法和特点。

一、清虚热药的炮制原则

清虚热药多性凉或微寒，炮制的主要原则包括以下三点。

1. 调和寒凉性

清虚热药主要用于阴虚内热的患者，这类患者体质通常较为虚弱。而这些药物本身多具寒凉之性，若长期或大剂量服用寒凉药物，很可能对脾胃功能造成不良影响。脾胃乃后天之本，若脾胃受损，不仅会影响药物的吸收和利用，还可能加重患者的病情。因此，通过适当的炮制手段来减轻药物的寒性至关重要。如采用炒制等方法，可以使药物的寒性减弱，变得更加温和。这样处理后的药物更适合虚弱体质患者进行长期调理，既能发挥清虚热的作用，又能减少对脾胃的刺激，从而更好地维护患者的身体健康。

2. 增强养阴清热功效

部分辅料在炮制过程中能发挥重要作用。例如，蜜、酒等辅料，通过炮制可以增加药物的养阴效果。蜜具有滋阴润燥、补中益气的功效，与清虚热药结合使用，能增强药物的清虚热功效，同时改善其滋阴功能。酒则具有活血通络、引药上行的作用，能够使药物更好地发挥养阴清热的效果，并且引导药物作用于特定的脏腑，提高治疗的针对性。

3. 提高药物的吸收和作用靶向性

炮制对于提高药物的吸收和作用靶向性具有积极意义。一方面，炮制可以改变药物的物理性质，使其更易于被人体吸收。例如，通过粉碎、炒制等方法，可以增加药物的表面积，提高有效成分的溶出率，从而促进药物的吸收。另一方面，加入适当的辅料可以引导药物更好地作用于需要治疗的脏腑。如盐制可引药入肾经，对于肾阴虚所致的阴虚内热具有更好的治疗效果。通过这样的炮制方法，可以提高药物的治疗效果，使药物更加精准地发挥作用。

二、常见清虚热药及其炮制方法

1. 地骨皮

（1）性味与功效：地骨皮性寒，味甘、淡。其性寒之性决定了它具有清热泻火的作用，而甘味能缓能补，淡味则具有渗利的功效。地骨皮主要用于治疗阴虚发热、骨蒸潮热、盗汗等症。阴虚发热是由于体内阴液不足，阳气相对偏亢而引起的发热，这种发热通常是低热，且在午后或夜间加重。骨蒸潮热则是形容患者自觉热自骨髓向外蒸发，犹如蒸笼之中。盗汗则是指在夜间入睡后不自觉地出汗，醒来后汗止的症状。地骨皮能够清虚热，即清除

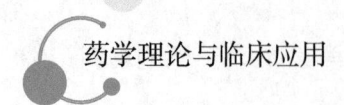

体内的虚热，凉血则可以使血液中的热邪得以清除，退蒸则能够缓解骨蒸潮热的症状。

（2）炮制方法：①生用地骨皮：生用时，地骨皮直接晒干或切片。这种生用的方法能够最大程度地保留地骨皮的原始药性，主要用于清虚热，其退热效果较强。对于阴虚发热症状较为明显的患者，生用地骨皮可以迅速缓解症状。②盐制地骨皮：通过盐炙的方法炮制地骨皮，可以引药入肾经。中医理论认为，盐味咸，入肾经。盐制后的地骨皮能够更好地作用于肾脏，增强其滋阴清热的作用。肾主藏精，肾阴不足则会导致虚热内生。盐制地骨皮适合肾阴虚所致的骨蒸潮热、盗汗等症，能够有效地滋养肾阴，清除虚热。③炒制地骨皮：通过清炒地骨皮，可以减轻其寒凉性。地骨皮性寒，对于脾胃虚寒的患者来说，长期使用可能会损伤脾胃阳气，导致脾胃功能失调。炒制后的地骨皮寒性减弱，更适合脾胃虚寒或长期服用者。同时，炒制还可以使地骨皮的药性更加温和，减少对人体的刺激。

（3）炮制作用：盐制地骨皮增强了其引药入肾、滋阴退热的功能。通过盐炙，地骨皮能够更好地作用于肾脏，滋养肾阴，清除虚热。对于肾阴虚所致的骨蒸潮热、盗汗等症，盐制地骨皮具有更好的治疗效果。而炒制后地骨皮寒性减弱，更适合长期使用或虚寒体质者。对于脾胃虚寒的患者来说，炒制地骨皮可以减少对脾胃的刺激，同时仍然能够发挥清虚热的作用。

2. 银柴胡

（1）性味与功效：银柴胡性微寒，味甘。其微寒之性使其具有清热的作用，而甘味则能补能缓。银柴胡主要用于治疗阴虚发热、骨蒸潮热、小儿疳热等症。阴虚发热和骨蒸潮热的症状与地骨皮所治疗的症状相似，都是由于体内阴液不足，阳气相对偏亢而引起的发热。小儿疳热则是指小儿由于脾胃虚弱，饮食不节，导致疳积内生，从而出现发热的症状。银柴胡能够清虚热，除疳热，对于这些病证具有较好的治疗效果。

（2）炮制方法：①生用银柴胡：直接晒干使用。生用银柴胡主要用于清虚热、退热。对于阴虚发热症状较为明显的患者，生用银柴胡可以迅速缓解症状。②炒制银柴胡：通过清炒银柴胡，可以减轻其寒凉性。银柴胡性微寒，对于脾胃虚寒的患者来说，长期使用可能会损伤脾胃阳气，导致脾胃功能失调。炒制后的银柴胡寒性减弱，更适合脾胃虚寒的患者。

（3）炮制作用：炒制银柴胡能减少其寒凉性，使其更适合长期使用，尤其是脾胃虚寒的患者。对于需要长期服用银柴胡来治疗阴虚发热等症的患者来说，炒制后的银柴胡可以减少对脾胃的刺激，同时仍然能够发挥清虚热的作用。

第八章　泻下药的炮制

泻下药是中医治疗疾病过程中用于通便、排除体内积滞、消积导滞的重要药物，主要用于实热便秘、积滞不化、水湿停滞等病证。泻下药分为攻下药、润下药和峻下逐水药三类，不同类型的泻下药在炮制中有各自的特点和要求。通过炮制，可以减轻药物的毒性和刺激性，调和药性，增强疗效。下面是泻下药的炮制原理及常用药物的炮制方法和特点。

一、泻下药的炮制原则

泻下药多具有强烈的泻下作用，部分药物药性峻猛，若不经过炮制，可能对胃肠道产生强烈刺激或引发不良反应。因此，泻下药的炮制主要遵循以下三个原则。

1. 减毒增效

在泻下药中，部分药物存在较大毒性或较强刺激性。炮制在此过程中起到关键作用，通过特定的炮制手段，能够降低这些药物的毒性，使药性趋于缓和。例如，某些泻下药含有对胃肠道刺激性较大的成分，未经炮制直接使用可能会对胃肠黏膜造成严重损伤。而经过炮制后，在保证药物能够有效发挥泻下功能的基础上，可减轻对胃肠的不良影响，达到减毒增效的目的，保障用药的安全性和有效性。

2. 调和药性

药物的寒热性和补泻方向可通过适当的炮制方法进行改变。对于体弱及脾胃虚寒的患者而言，这一点尤为重要。不同体质和病情的患者对药物的耐受性和需求各异。通过炮制，可以使药物的药性更加贴合患者个体情况。例如，对于寒性体质的患者，若需使用泻下药，可将原本寒性较强的药物进行炮制，使其寒性减弱，避免进一步损伤患者本就虚寒的脾胃，使药物更具针对性地发挥治疗作用。

3. 增强疗效

一些泻下药在经过辅料炮制后，其泻下作用或者导滞、祛湿等附加功效能够得到显著增强。辅料与药物在炮制过程中相互作用，促使药物内部成分发生变化，从而提升其临床疗效。例如，采用特定辅料炮制后，泻下药在导滞方面的作用可能会更加突出，有助于更好地解决患者的肠胃积滞等问题，提高治疗效果。

二、泻下药的分类及炮制方法

(一) 攻下药

攻下药具有较强的通便泻下作用，主要用于治疗实热便秘、食积内阻、腹满胀痛等症。常见药物包括大黄、芒硝等。

1. 大黄

（1）性味与功效：大黄性寒，味苦，具有泻下攻积、清热解毒、凉血止血、逐瘀通

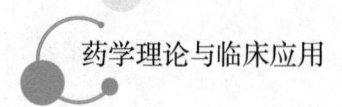

经的作用，常用于实热便秘、食积不化、血热出血、瘀血闭经等症。

（2）炮制方法：①生用大黄：未经炮制的大黄泻下力强，主要用于急性便秘、积滞内阻等病证。②酒大黄：通过酒炙，能增强大黄的活血化瘀、通经作用，适用于血瘀闭经、瘀血痛经等症。③熟大黄：通过蒸制或炒制，能够减弱大黄的泻下作用，增强其和胃作用，适用于脾胃虚弱者的缓泻。④炭大黄：炒至焦炭状态的大黄，能增强止血效果，适用于血热出血症。

（3）炮制作用：大黄经过不同的炮制方法，能够调节泻下力，酒炙增强活血化瘀，熟大黄适合虚弱体质，炭大黄则更适合止血。

2. 芒硝

（1）性味与功效：芒硝性寒，味咸，具有泻下通便、润燥软坚、清热消肿的作用，常用于实热便秘、腹满胀痛、咽喉肿痛等症。

（2）炮制方法：①生用芒硝：直接使用芒硝泻下力强，主要用于实热便秘和积滞内阻。②煅芒硝：通过加热煅烧后，可增强清热消肿、凉血止痛的作用，同时减弱泻下作用，适合外用治疗咽喉肿痛、疮疡肿痛等。

（3）炮制作用：煅制后的芒硝泻下力减弱，更适合外用清热消肿。

（二）润下药

润下药主要用于治疗阴虚津亏或老年、体弱者的便秘，常见药物包括火麻仁、郁李仁等。润下药药性较缓，主要通过滋润肠道，促进排便。

1. 火麻仁

（1）性味与功效：火麻仁性平，味甘，具有润肠通便、补虚的作用，常用于血虚津亏、大便秘结、体弱便秘等症。

（2）炮制方法：①生用火麻仁：直接使用具有较强的润肠通便作用，适用于津液不足、大便干燥的患者。②炒火麻仁：火麻仁经过炒制后，润肠作用更为和缓，同时可以减轻其油腻感，便于消化吸收，适用于虚弱体质的患者。

（3）炮制作用：炒制后的火麻仁能够减少油腻感，更适合脾胃虚弱者，并保持润肠通便的功效。

2. 郁李仁

（1）性味与功效：郁李仁性平，味辛苦，具有润肠通便、利水消肿的作用，常用于津液不足、大便秘结、腹水浮肿等症。

（2）炮制方法：①生用郁李仁：直接使用可以润肠通便，适用于便秘较为严重的患者。②炒郁李仁：通过微炒，郁李仁的润肠作用更加温和，且对胃肠的刺激减轻，适合脾胃虚弱者长期使用。

（3）炮制作用：炒制后的郁李仁减少了对胃肠的刺激，润肠作用更加温和。

三、泻下药炮制中的特殊处理

（一）减毒增效

峻下逐水药中的甘遂、大戟等具有显著的毒性。然而，采用醋制这一传统炮制方法，能够有效地实现减毒增效。在醋制过程中，药物与醋发生一系列的化学反应，改变了药物的化学结构。这使得药物的毒性成分得到转化或减少，从而降低其对人体的毒害作用。同时，醋制还能增强甘遂、大戟的逐水、散结功效，让它们在治疗水肿胀满、胸腹积水等病证时发挥更理想的作用。而且，经过炮制后，对脾胃的伤害也会明显减轻，保障了用药的安全性和有效性。

（二）调和药性，减轻刺激性

在处理攻下药和润下药时，炒制、酒炙等炮制方式被广泛应用。这些方法能够对药物的药性进行调和，并且减轻对胃肠的刺激。以大黄为例，大黄通过酒的炮制，增强了其活血化瘀的功效，适用于瘀血阻滞的病证。而熟大黄经过蒸制处理后，泻下作用减弱，和胃功能得到增强，更适合脾胃虚弱但又需要大黄某些治疗作用的患者，充分体现了炮制对药性调整的重要性。

（三）增强特定疗效

酒制、醋制、盐制等辅料炮制方法对于泻下药疗效的提升有着重要意义。例如，甘遂和大戟经醋制后，其逐水作用得到增强，同时药物的毒性也得以减少。这是因为醋作为辅料，在炮制过程中与药物相互作用，促使药物的有效成分更易溶出或发生有利于疗效发挥的化学变化，从而在临床应用中能够取得更好的治疗效果。

第九章　祛湿药的炮制

第一节　祛风寒湿药

祛风寒湿药是中医祛湿药中的一个重要类别，主要用于治疗风寒湿邪阻滞经络所引起的痹症、关节疼痛、风湿寒痛等病证。此类药物常具有温通、祛风除湿、通络止痛的作用，多味辛温燥烈，适用于风寒湿邪盛的患者。由于药物大多性温燥，长期或大剂量使用可能伤阴耗液，因此通过炮制可以调和药性、减少刺激性、增强疗效。以下是祛风寒湿药的炮制原理及常用药物的炮制方法和特点。

一、祛风寒湿药的炮制原则

祛风寒湿药多具有温性，且祛湿、散寒、通络的作用较强，炮制的原则主要包括以下三个方面。

1. 调和药性

祛风寒湿药通常具有辛温燥烈的特性。在临床应用中，对于需要长期服用此类药物的患者，或者体质较为虚弱的人群而言，药物的燥性和刺激性可能会对脾胃造成较大负担。而通过炮制这一传统的药物处理手段，可以对祛风寒湿药的药性进行有效调节。例如，采用炒、炙等方法，能够使药物的燥性和刺激性在一定程度上得到缓和。这有助于减少药物在发挥疗效过程中对脾胃功能的不良影响，使患者在接受治疗时能够更好地耐受药物，确保用药的安全性和持续性。

2. 增强祛风寒湿作用

炮制不仅可以调和祛风寒湿药的药性，还能增强其主要的治疗功效。这些药物本身具有祛风、除湿、散寒、通络止痛等作用，在炮制过程中，当加入酒、姜等辅料时，能够产生独特的协同作用。酒具有辛散温通之性，姜能温中散寒，它们与祛风寒湿药相结合，可更好地引导药物作用于经络，使药物的祛风散寒功能得到显著增强。例如，酒制后的祛风寒湿药在治疗风寒湿痹等病证时，往往能够取得更为理想的疗效。

3. 减少毒性反应

部分祛风寒湿药因其药性较为猛烈，甚至存在一定的毒性，在未经处理时可能会给患者带来潜在的安全风险。然而，通过合理的炮制方法，如煮、蒸等，可以促使药物中的毒性成分发生化学变化或减少其含量，从而有效地降低药物的毒性。经过炮制后，这些药物在保持治疗效果的同时，安全性显著提高，为临床用药提供了可靠保障。

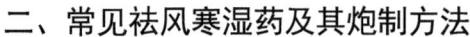

二、常见祛风寒湿药及其炮制方法

1. 独活

（1）性味与功效：独活性温，味辛、苦，具有祛风除湿、散寒止痛的功效，常用于风寒湿痹、腰膝疼痛等病证。

（2）炮制方法：①生用独活：生独活具有较强的祛风除湿、散寒止痛作用，适用于风寒湿邪较重的患者。②酒制独活：通过酒炙，可以增强独活的活血通络、祛风湿作用，特别适用于风湿痹痛、寒湿阻络的症状。

（3）炮制作用：酒制独活可增强其祛风湿、活血止痛的效果，尤其适合寒湿痹痛较重的患者。

2. 威灵仙

（1）性味与功效：威灵仙性温，味辛、咸，具有祛风除湿、通络止痛的作用，常用于风寒湿痹、筋骨疼痛、肢体麻木等病证。

（2）炮制方法：①生用威灵仙：直接使用威灵仙祛风湿、通络止痛效果较强，适合急性风寒湿痹患者。②炒制威灵仙：通过清炒或酒炙，可以减轻其对胃肠的刺激，并增强其祛风湿、活络的作用，适合长期服用或虚寒体质者。

（3）炮制作用：炒制威灵仙可以缓和其药性，使其更适合虚弱或脾胃虚寒的患者，同时保持祛风除湿、通络止痛的功效。

3. 羌活

（1）性味与功效：羌活性温，味辛、苦，具有祛风寒、胜湿止痛的作用，常用于风寒湿痹、头痛、肢体酸痛等症。

（2）炮制方法：①生用羌活：羌活未炮制时，祛风寒、散寒湿的作用较强，适用于风寒湿盛、疼痛明显的病证。②酒炙羌活：酒制羌活可以增强祛风止痛、通经活络的作用，尤其适用于风寒湿痹伴随血瘀的病证。

（3）炮制作用：酒炙羌活能够引药入经，增强通络止痛的作用，更适合风湿寒痛伴血瘀的患者。

第二节　祛风湿热药

祛风湿热药是中医祛湿药中的一类，主要用于治疗由风湿热邪引起的关节疼痛、肢体酸痛、关节红肿热痛等湿热痹症及风湿热病。此类药物多具有清热利湿、祛风止痛的作用，炮制过程能够调节药性、增强药效、减少毒性和不良反应。下面是祛风湿热药的炮制原理及常用药物的炮制方法与特点。

一、祛风湿热药的炮制原则

祛风湿热药通常具有清热、燥湿、解毒的作用，多为苦寒或辛温之品。炮制的主要原则包括以下三点。

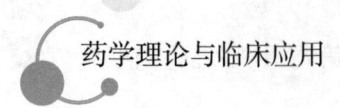

1. 调和药性

祛风湿热药普遍具有性味苦寒的特点。在临床应用过程中，这种寒性如果不加以处理，长期使用很容易损伤脾胃。而炮制技术在此发挥了重要作用，通过炒、炙等炮制方法，可以使药物的寒性得到缓和。这是因为在炮制过程中，药物的化学成分会发生一定变化，从而改变了其原有的药性。例如，通过适当的加热炮制，药物中的寒凉成分可能会发生分解或转化，进而降低了对脾胃的伤害，使患者在长期用药时能够更好地耐受，保障治疗的顺利进行。

2. 增强疗效

在祛风湿热药的炮制中，酒、醋等辅料的应用有着重要意义。当使用这些辅料进行炮制时，能够显著增强药物的祛湿止痛、通经活络等作用。这是由于酒、醋本身具有一定的药理特性，它们与药物相互作用。对于患有风湿热痹证或兼有血瘀的患者来说，经酒、醋炮制后的祛风湿热药能更好地发挥其治疗功效。例如，酒制后的药物可以借助酒的辛散之性，更好地通经活络，帮助患者缓解关节疼痛、屈伸不利等症状。

3. 减少毒性

部分祛风湿热药因其药性猛烈，存在一定的毒性反应，这在一定程度上限制了其临床应用。然而，通过合理的炮制手段，如煮、蒸等方法，可以使药物中的毒性成分减少。这是因为在炮制过程中，药物的毒性物质可能会发生化学反应，转化为相对无毒或低毒的物质，从而使药物能够更安全地应用于临床治疗，保障患者的用药安全。

二、常见祛风湿热药及其炮制方法

1. 秦艽

（1）性味与功效：秦艽性微寒，味辛苦，具有祛风湿、清热、通络止痛的作用，常用于治疗风湿热痹、筋骨疼痛、关节红肿等病证。

（2）炮制方法：①生用秦艽：生用秦艽主要用于清热祛湿、通络止痛，适用于风湿热邪偏盛的病证。②酒制秦艽：通过酒制，可以增强秦艽的活血通络、止痛作用，尤其适用于风湿热痹伴有瘀血阻滞的患者。

（3）炮制作用：酒制秦艽可以增强其活血通络和祛风止痛的功效，尤其适合风湿热痹并有血瘀的患者。

2. 防己

（1）性味与功效：防己性寒，味苦、辛，具有祛风止痛、清热利湿、利水消肿的功效，常用于风湿热痹、关节肿痛、湿热水肿等病证。

（2）炮制方法：①生用防己：生防己具有较强的清热利湿、祛风止痛作用，常用于湿热痹痛、关节肿痛等急性病证。②酒制防己：酒制防己可以增强其祛风止痛、通络的作用，特别适合关节疼痛或风湿热痹较严重的病证。

（3）炮制作用：酒制防己可增强祛风湿、通络止痛的作用，同时能缓和其寒性，减少对脾胃的刺激。

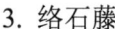

3. 络石藤

（1）性味与功效：络石藤性寒，味苦，具有祛风通络、清热解毒、散瘀止痛的作用，常用于风湿热痹、关节红肿热痛、筋脉拘挛等症。

（2）炮制方法：①生用络石藤：生用络石藤可以清热解毒、祛风通络，主要用于治疗风湿热痹、关节红肿等急性症状。②酒制络石藤：酒制络石藤可以增强其活血通络作用，更适合风湿热痹并伴有血瘀阻滞的患者使用。

（3）炮制作用：酒制络石藤不仅能增强其祛风湿、通络止痛的作用，还能引药入经，使其更好地作用于风湿痹痛患者。

第三节　祛风湿强筋骨药

祛风湿强筋骨药是中医祛湿药中专门用于治疗风湿痹症并伴有筋骨软弱、肢体无力、关节疼痛等症状的一类药物。这类药物具有祛风湿、强筋骨、补肝肾的作用，常用于风湿病、关节炎、骨质疏松等病证。炮制这些药物时，通常需要根据药物的特性进行加工处理，以增强其疗效、调和药性并减少毒性反应。以下是祛风湿强筋骨药的炮制原理及常用药物的炮制方法与特点。

一、祛风湿强筋骨药的炮制原则

祛风湿强筋骨药在炮制时通常遵循以下三个原则。

1. 调和药性

祛风湿强筋骨类药物往往具有辛温或温补的特性。对于需要长期用药的情况及虚弱体质患者而言，未经处理的药物可能因燥性或辛散性过强而带来不适。而炮制则为解决这一问题提供了有效途径。通过合理的炮制方法，如采用炒、炙等手段，能够使药物的燥性或辛散性得到减轻。这是因为在炮制过程中，药物的成分发生了改变，原本过于强烈的药性得以缓和，从而让这类药物更契合长期使用的需求，也更适合虚弱体质患者的身体状况，保障了用药的安全性和有效性。

2. 增强疗效

炮制对于增强祛风湿强筋骨药物的疗效有着重要意义。此类药物本身具备祛风湿、补肝肾、强筋骨的作用，在炮制过程中，当加入酒、盐等辅料时，能够进一步提升其疗效。酒具有辛散温通之性，盐能入肾经，它们与药物相互作用。例如，酒制后的药物可借助酒的特性，更好地引药入经，使药物能够更精准地作用于骨骼、关节、筋脉等部位，进而强化其祛风湿、强筋骨的功效，对于风湿痹痛、筋骨痿软等病证有更显著的治疗效果。

3. 减少毒性或刺激性

部分祛风湿强筋骨药存在一定的毒性或刺激性，这对其临床应用产生了一定限制。然而，通过恰当的炮制方法，如煮、蒸等操作，可以使药物的毒性反应得以减少。这是由于在炮制过程中，药物中的毒性或刺激性成分发生了化学变化，从而转化为相对安全的物质，确保药物在临床使用时更为安全可靠。

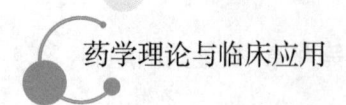

二、常见祛风湿强筋骨药及其炮制方法

1. 桑寄生

（1）性味与功效：桑寄生性平，味苦、甘，具有祛风湿、补肝肾、强筋骨、安胎的功效，常用于风湿痹痛、腰膝酸软、肝肾亏虚等症。

（2）炮制方法：①生用桑寄生：直接使用桑寄生时，主要用于清除风湿、补益肝肾、强筋骨，适合风湿痹痛兼有肝肾亏虚的患者。②炒制桑寄生：通过清炒，桑寄生的燥性减弱，药性更加温和，适合长期服用或虚弱体质的患者。③酒制桑寄生：酒制桑寄生可以增强其活血通络、补肝肾的作用，尤其适合用于风湿痹症伴有血瘀的病证。

（3）炮制作用：炒制桑寄生可以减少燥性和寒凉性，酒制桑寄生可以增强祛风湿、补肝肾、强筋骨的效果。

2. 五加皮

（1）性味与功效：五加皮性辛温，味苦，具有祛风湿、补肝肾、强筋骨、利水消肿的功效，常用于风湿痹痛、腰膝酸软、肢体无力等症。

（2）炮制方法：①生用五加皮：生用五加皮多用于祛风湿、补肝肾，适合关节疼痛、肢体乏力等症状。②酒制五加皮：酒制五加皮可以增强其活血通络、祛风止痛的作用，同时可以帮助药物更好地进入肝肾经，增强其补益作用。

（3）炮制作用：酒制五加皮能够增强其活血通络、祛风止痛的功效，并增强其对肝肾的补益作用，适合用于风湿痹症、腰膝酸软伴随血瘀的患者。

3. 虎骨（现代多用代用品）

（1）性味与功效：虎骨性温，味辛，具有祛风湿、强筋骨、止痛的作用，常用于风湿痹痛、筋骨软弱、关节疼痛等症。由于保护动物的需求，现代常用其他药物代替虎骨，如狗脊。

（2）炮制方法：①酒制虎骨：通过酒制可以增强虎骨的活血化瘀、通经止痛的作用，同时使其药效更好地作用于筋骨，适合风湿痹症导致的筋骨疼痛、关节疼痛。②炙制虎骨：通过炙制可以增强虎骨的温通作用，适用于寒湿痹痛的患者。

（3）炮制作用：酒制或炙制可以增强其活血化瘀、温通止痛的作用，同时减少其燥烈性，使其更适合长期使用。

第四节　化湿药

化湿药是中医祛湿药中的一类，主要用于治疗湿邪困脾，表现为脘腹胀满、食欲下降、呕吐、腹泻等症。湿邪困阻脾胃时，常需通过化湿药来燥湿化浊，醒脾和胃。化湿药的主要功能是燥湿、化浊、和胃、健脾，药物多为辛温或芳香类，因此炮制可以调节药物的辛燥性，增强疗效，并减少药物对脾胃的刺激。以下是化湿药的炮制原理及常用药物的炮制方法与特点。

一、化湿药的炮制原则

化湿药在炮制时通常需要考虑药物的芳香性、辛温性及其对脾胃的作用，主要有以下三个原则。

1. 调和辛燥性

化湿药通常呈现辛温特性，其芳香醒脾的功效显著。然而，对于脾胃虚弱的患者而言，这类药物较强的辛燥性可能会对胃肠道产生刺激。通过炮制手段，能够有效地缓和化湿药的辛燥之性。例如，采用炒、炙等炮制方法，在加热过程中，药物内部的化学成分会发生改变，从而使原本强烈的辛燥特性得到调整。这样一来，在保证药物发挥芳香醒脾作用的同时，减少了对脾胃虚弱患者胃肠道的不良刺激，提高了药物的耐受性。

2. 增强化湿功效

炮制不仅可以调和化湿药的辛燥性，还能增强其主要功效。化湿药本身具有化湿醒脾、和胃止呕的作用。当在炮制过程中加入酒、姜等辅料时，能够进一步提升其化湿、健脾效果。酒具有辛散温通的特性，姜则有温中散寒的功效，它们与化湿药相互作用。例如，酒制化湿药能够借助酒的辛散之力，更好地发挥化湿醒脾的作用，使药物在治疗湿浊中阻、脾胃不和等病证时更加有效。

3. 减毒增效

部分化湿药存在一定的刺激性或毒性，这在一定程度上限制了其临床应用。通过合理的炮制方法，如煮、蒸等，可以使药物的毒性或不良反应降低。在炮制过程中，药物的毒性成分可能会发生化学变化或减少，从而在保证药效的同时，使其更加安全地应用于临床治疗。

二、常见化湿药及其炮制方法

1. 苍术

（1）性味与功效：苍术性温，味辛、苦。其性温能温化寒湿，辛味能发散行气，苦味能燥湿。苍术具有燥湿健脾、祛风除湿的强大功效。在临床上，常用于湿阻脾胃所致的脘腹胀满、食少吐泻等症。当湿邪阻滞脾胃时，脾胃的运化功能失常，就会出现脘腹胀满、食欲下降、呕吐泄泻等症状。苍术能够有效地去除脾胃中的湿邪，恢复脾胃的正常运化功能。

（2）炮制方法：①生用苍术：生苍术保留了其最原始的药性，燥湿力极强。对于湿邪较重的病证，生苍术能够迅速发挥作用。如在治疗脘腹胀满、食欲下降等湿邪困脾的病证时，生苍术可以强力燥湿，化解湿邪对脾胃的困扰。其辛散之性能够促进脾胃的气机运行，使湿邪得以排出。②炒制苍术：通过炒制这一炮制方法，苍术的燥性得到减弱。炒制过程中，药物的部分成分发生变化，使其药性变得更为温和。这样的苍术更适合脾胃虚弱者使用。脾胃虚弱的患者，本身脾胃功能不足，难以承受过于强烈的燥湿药物。炒制苍术既能发挥一定的燥湿作用，又不会对虚弱的脾胃造成过度刺激。③土炒苍术：土炒苍术是在苍术的炮制中加入了土。土具有健脾的作用，经过土炒后，苍术可以进一步减轻其燥性，

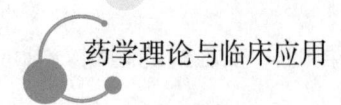

同时增强健脾作用。对于脾虚湿盛、脘腹胀满等病证，土炒苍术具有独特的疗效。脾虚湿盛的患者，不仅有湿邪的困扰，还存在脾虚的问题。土炒苍术既能去除湿邪，又能增强脾胃的功能，可谓一举两得。

（3）炮制作用：炒制苍术通过减弱燥性，使其更适合脾胃虚弱的患者。在发挥燥湿作用的同时，减少了对脾胃的不良刺激。土炒苍术则在减轻燥性的基础上，增强了健脾效果。对于脾虚湿盛的患者来说，土炒苍术能够更好地满足治疗需求。特别在长期调理过程中，土炒苍术能够持续发挥作用，帮助患者恢复脾胃功能，去除体内湿邪。

2. 厚朴

（1）性味与功效：厚朴性温，味辛、苦。其性温可温中散寒，辛味能行气散滞，苦味能燥湿下气。厚朴具有行气燥湿、消积导滞的重要作用。在临床应用中，常用于湿滞脾胃、食积气滞、脘腹胀痛、便秘等症。当湿邪阻滞脾胃，加上饮食积滞，就会导致气机不畅，出现脘腹胀满、疼痛，甚至便秘等症状。厚朴能够行气以消除气滞，燥湿以去除湿邪，消积以化解食积，从而缓解这些症状。

（2）炮制方法：①生用厚朴：生厚朴保留了其较强的燥湿行气效果。对于湿滞较重或气滞较明显的病证，生厚朴能够迅速发挥作用。在治疗这些病证时，生厚朴的强烈药效可以有效地打破湿邪和气滞的困局，恢复脾胃的正常功能。②姜制厚朴：姜具有温中散寒、降逆止呕的作用。通过姜制厚朴，可以缓和厚朴的燥性和辛散性。同时，增强其和胃止呕的作用。对于脾胃虚弱或湿邪伴呕吐的患者，姜制厚朴尤为适合。姜制过程中，姜的药性与厚朴相互融合，既能减轻厚朴对胃肠的刺激，又能发挥和胃止呕的功效。③炒厚朴：炒制后，厚朴的燥性减弱，药性更加平和。对于气滞湿阻不重但脾虚的患者，炒厚朴是一个较好的选择。炒制过程使厚朴的药性变得温和，既能够发挥一定的行气燥湿作用，又不会对虚弱的脾胃造成过大负担。

（3）炮制作用：姜制厚朴通过姜的作用，减轻了对胃肠的刺激，同时增强了和胃止呕的效果。对于脾胃虚弱、容易呕吐的患者来说，姜制厚朴能够在治疗湿滞和气滞的同时，缓解呕吐症状，提高患者的生活质量。炒制厚朴则缓和了燥性，使药物更适合长期服用或虚弱体质者。在长期调理过程中，炒厚朴能够持续发挥作用，帮助患者恢复脾胃功能，消除气滞湿阻。

3. 砂仁

（1）性味与功效：砂仁性温，味辛。其性温能温暖脾胃，辛味能行气化湿。砂仁具有化湿行气、温中止呕、安胎的功效。在临床应用中，常用于脾胃湿阻、气滞不畅、妊娠恶阻等症。当脾胃被湿邪阻滞，气机不畅时，就会出现脘腹胀满、恶心、呕吐等症状。砂仁能够化湿行气，缓解这些症状。同时，对于妊娠期间出现的恶阻，砂仁也有很好的治疗效果。

（2）炮制方法：①生用砂仁：生用砂仁多用于湿滞脾胃的急性症状。在治疗脘腹胀满、恶心、呕吐等症状时，生砂仁的化湿行气作用较强。其辛散之性能够迅速打开脾胃的气机，化解湿邪。②炒制砂仁：炒制砂仁可以减轻其辛散性。经过炒制，砂仁的部分成分发生变化，使其辛散之性减弱。同时，增强和胃止呕的作用。对于长期服用或虚弱体质患者，炒制砂仁更加适合。在治疗妊娠恶阻、气滞湿阻等病证时，炒制砂仁既能发挥化湿行气的作用，又能缓解呕吐症状。

（3）炮制作用：炒制砂仁通过减轻辛散性，使其更加温和。同时，增强了和胃止呕的作用，使其更加适合妊娠恶阻、气滞湿阻的患者。在治疗这些病证时，炒制砂仁能够在不刺激身体的情况下，有效地缓解症状，为患者带来舒适和健康。

第十章　利水渗湿药的炮制

第一节　利水消肿药

利水消肿药属于利水渗湿药的一类，主要用于治疗水肿、腹水、尿少、体内积水等与水湿滞留相关的病证。此类药物通过利水渗湿的作用，帮助排出体内多余的水分，达到消肿、利尿的效果。炮制利水消肿药的目的是增强药物的利水消肿功效，调和药性，减少毒性和对脾胃的刺激。以下是利水消肿药的炮制原理及常用药物的炮制方法与特点。

一、利水消肿药的炮制原则

利水消肿药多具有寒凉性或利尿作用强烈，炮制的主要目的是调和药物的寒性、增强疗效和减少毒性。具体的炮制原则包括以下三点。

1. 调和药性

利水消肿药中不少具有性寒的特性。对于脾胃虚寒的患者而言，这种寒性药物可能会带来较大的不适，甚至对脾胃造成伤害。而炮制在此时就起到了关键作用。通过炒、炙等炮制方法，能够对药物的寒凉性进行调整。在炮制过程中，药物的化学成分会发生一定的变化，使得原本过强的寒凉性得以减轻，从而减少对脾胃虚寒患者的刺激性，提高患者对药物的耐受性，确保药物在发挥利水消肿作用的同时，不会对脾胃造成过度的不良影响。

2. 增强利水消肿功效

炮制对于提升利水消肿药的疗效有着重要意义。在炮制过程中加入盐、酒等辅料，可以显著增强药物的引经作用。盐味咸，入肾经，能引导药物更好地作用于肾和泌尿系统；酒具有辛散温通的特性，有助于药物的作用发挥。例如，经盐制或酒制后的利水消肿药，能够更精准地作用于病变部位，增强其利尿消肿的效果，更有效地改善水肿胀满等病证。

3. 减少毒性或不良反应

部分利水消肿药存在一定的毒性或刺激性，这在一定程度上限制了它们的临床应用。然而，通过合理的炮制手段，如煮、蒸等方法，可以使药物中的毒性成分发生变化或减少其含量，从而降低药物的毒性反应。经过炮制处理后，这些药物在保障利水消肿疗效的同时，能够更加安全地用于临床治疗。

二、常见利水消肿药及其炮制方法

1. 茯苓

（1）性味与功效：茯苓性平，味甘淡，具有利水渗湿、健脾、宁心的功效，常用于治疗水肿、小便不利、脾虚湿盛等症。

（2）炮制方法：①生用茯苓：生茯苓用于利水渗湿，作用较强，常用于水肿、小便不利等病证。②炒制茯苓：炒制可以缓和茯苓的利水作用，增强健脾作用，适用于脾虚患者。③茯苓皮：茯苓皮专用于利水消肿，常用于水肿、皮肤浮肿等病证。

（3）炮制作用：炒制茯苓能够减少寒凉性，增强健脾效果，特别适合脾虚患者；茯苓皮专门用于消肿利水。

2. 泽泻

（1）性味与功效：泽泻性寒，味甘淡，具有利水渗湿、泄热的作用，常用于水肿、小便不利、泄泻等症。

（2）炮制方法：①生用泽泻：生泽泻具有较强的利水作用，主要用于水肿、小便不利等急性病证。②盐制泽泻：通过盐制，能够引药入肾经，增强其利水消肿、通利水道的功效，尤其适用于肾虚导致的水肿或小便不利。

（3）炮制作用：盐制泽泻能够增强其利水消肿作用，并引药入肾经，适合肾虚导致的水肿和小便不利。

3. 猪苓

（1）性味与功效：猪苓性平，味甘淡，具有利水渗湿的作用，常用于水肿、尿少、泄泻等湿盛病证。

（2）炮制方法：①生用猪苓：生猪苓直接使用具有较强的利水作用，常用于水肿、小便不利等病证。②炒猪苓：炒制可以缓和其寒性，增强健脾利水的功效，适合脾虚湿盛者。

（3）炮制作用：炒猪苓可以减弱寒性，增强利水作用，适合脾胃虚弱的患者长期使用。

第二节　利尿通淋药

利尿通淋药是中医利水渗湿药中的一类，主要用于治疗湿热或水湿滞留在下焦，引起的淋证、小便不利、尿频尿急、尿道疼痛等症状。淋证通常包括热淋、血淋、石淋、气淋等不同类型，利尿通淋药通过利尿排湿、清热泻火、化石排淋来缓解病证。炮制这些药物时，可以增强药效、调和药性、减少毒性和对脾胃的刺激。以下是利尿通淋药的炮制原理及常见药物的炮制方法与特点。

一、利尿通淋药的炮制原则

利尿通淋药的炮制主要为了调和药性、增强利尿通淋的功效，同时减少药物的寒性和毒性反应，具体原则如下。

1. 调和寒凉性

利尿通淋药普遍呈现寒凉性质。在临床应用中，对于脾胃虚寒的患者而言，这类药物的寒凉特性可能会对脾胃造成较大刺激，进而影响患者的消化功能。而炮制能够有效解决这一问题。通过炒、炙等炮制方法，药物的化学成分会发生改变，从而使寒凉性得到适当缓和。例如，在炮制过程中，药物内部的某些寒性成分可能会因受热等因素而发生性质改

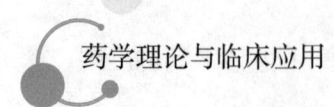

变，降低对脾胃虚寒患者的不良影响，保障患者在接受治疗时不会因药物的寒凉性而导致脾胃不适。

2. 增强疗效

在利尿通淋药的炮制过程中，加入盐、酒等辅料具有重要意义。盐味咸，可入肾经，酒性辛散温通，它们与药物相互作用，能够起到引经作用。对于下焦湿热淋证这种病证，经盐、酒等辅料炮制后的药物，能够更好地将药力引导至下焦，从而增强其利尿通淋、清热解毒的功效。例如，盐制药物可使药力集中于肾与膀胱，有效改善患者的小便频数、淋沥涩痛等症状。

3. 减少毒性反应

部分利尿通淋药存在一定的毒性或刺激性，这在一定程度上限制了其临床应用的安全性。通过合理的炮制方法，如煮、蒸等操作，能够促使药物中的毒性或刺激性成分发生化学变化，减少其含量。经过炮制后，药物在保持疗效的同时，其毒性反应显著降低，确保了临床用药的安全性。

二、常见利尿通淋药及其炮制方法

1. 车前子

（1）性味与功效：车前子性寒，味甘，具有利尿通淋、清热明目、祛痰止咳的作用，常用于治疗淋证、小便不利、尿道涩痛、目赤肿痛等症。

（2）炮制方法：①生用车前子：车前子用于利尿通淋，具有较强的利尿作用，主要用于湿热淋证引起的尿急、尿痛、小便不利等症。②盐制车前子：通过盐炙处理，可以引药入肾经，增强车前子的利尿通淋作用，适合用于肾虚引起的淋证、小便不利等症。③包煎车前子：车前子含有较多的黏液质，在使用时通常需要包煎，以减少药液黏稠，便于患者服用。

（3）炮制作用：盐制车前子能够增强利尿通淋作用，特别适合肾虚型的淋证，而包煎可避免药物黏性，便于服用。

2. 木通

（1）性味与功效：木通性寒，味苦，具有利尿通淋、清心火、通经下乳的作用，常用于淋证、湿热郁结、小便短赤、口舌生疮等症。

（2）炮制方法：①生用木通：生用木通用于利尿通淋，清心火的作用较强，适合湿热淋证、小便短赤等症。②盐制木通：通过盐制可以增强木通引药入肾经的效果，利尿通淋作用更强，尤其适合下焦湿热、肾虚水肿等症。

（3）炮制作用：盐制木通增强了利尿通淋作用，并能够引药入肾经，适合治疗肾虚型淋证和湿热淋证。

3. 滑石

（1）性味与功效：滑石性寒，味甘淡，具有利尿通淋、清热解暑、祛湿的作用，常用于淋证、尿道涩痛、湿热泄泻、暑热烦渴等症。

（2）炮制方法：①生用滑石：滑石性寒，生用具有较强的清热利尿作用，常用于湿热淋证、尿道涩痛、暑湿病等。②滑石粉：将滑石研磨成粉末，可更好地利尿通淋，适合用于湿热小便不利、尿道涩痛的患者。

（3）炮制作用：滑石生用利尿通淋效果强，但因其寒性较大，通常需在临床中根据患者体质合理使用。

第三节 利湿退黄药

利湿退黄药是中医利水渗湿药中用于治疗湿热瘀滞肝胆、脾胃所致的黄疸病的药物。此类药物主要通过利湿退黄、清热解毒的作用，治疗湿热阻滞肝胆引起的黄疸症状，如面目、皮肤发黄、小便短黄等。炮制利湿退黄药时，注重优化药物的药效，确保药物安全性，并根据不同患者的体质和病情调整药物的药性。以下是利湿退黄药的炮制原理及常用药物的炮制方法与特点。

一、利湿退黄药的炮制原则

炮制利湿退黄药的主要目的是调节药物的寒热属性，增强药物的疗效，并减少对脾胃的损伤。利湿退黄药的炮制原则包括以下四个关键点。

1. 调节药物的寒热特性，平衡清热与温补

利湿退黄药中大多数药物偏于清热寒凉，但长期服用寒凉药物会对脾胃造成损伤，特别是脾胃虚弱的患者。因此，在炮制过程中，药物的寒热属性应根据患者体质进行调整。通过适当的炮制，可以平衡药物的清热和温补效果，使其适合长期治疗湿热黄疸的患者，避免损伤脾胃。

2. 增强利湿退黄作用，优化引经归肝胆

炮制利湿退黄药时，常通过辅料（如盐、酒等）的配合，增强药物的利湿、退黄功效，特别是能够帮助药物更好地归经肝胆，增加药物对肝胆湿热病证的治疗效果。这种炮制方式能够增强药物对黄疸的专属性治疗。

3. 调整药物的脾胃适应性，增强药物的运化功能

利湿退黄药物多为苦寒类药物，容易损伤脾胃，因此炮制时应考虑如何减轻药物对消化系统的负担。通过加入健脾的辅料或适当的处理方式，可以改善药物的消化吸收，增强脾胃的运化功能，从而减轻治疗过程中药物对脾胃的伤害，增强其整体治疗作用。

4. 减毒增效，保障药物安全性

部分利湿退黄药物本身具有一定的毒性或强烈的药性，通过炮制可以降低毒性，增强药物的治疗效果。在炮制过程中，需要对某些具有刺激性或毒性的药物进行特殊处理，以确保药物的安全性，提高药物的可接受性。

二、常见利湿退黄药及其炮制方法

1. 茵陈

（1）性味与功效：茵陈性微寒，味苦，具有清热利湿、退黄的功效，常用于治疗湿

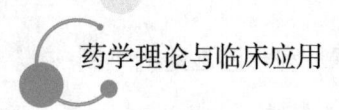

热黄疸、湿热滞留等病证。

（2）炮制方法：①生用茵陈：生茵陈直接使用，主要用于清热利湿，退黄作用较强，适合湿热黄疸病证。②酒制茵陈：通过酒制，茵陈的药性更加温和，酒可引药上行至肝胆，增强其清肝胆湿热的作用，适合肝胆湿热型黄疸患者。

（3）炮制作用：酒制茵陈能够增强其清热解毒、利湿退黄的效果，同时减轻其对脾胃的寒凉性。

2. 虎杖

（1）性味与功效：虎杖性微寒，味苦，具有清热解毒、利湿退黄的功效，常用于治疗湿热黄疸、热毒积聚等病证。

（2）炮制方法：①生用虎杖：生用虎杖以清热解毒、利湿退黄作用为主，适合用于湿热黄疸病证，特别是急性黄疸病。②酒制虎杖：通过酒制，虎杖的清热解毒、活血通络作用增强，尤其适合湿热夹瘀型黄疸。

（3）炮制作用：酒制虎杖可以增强其活血通络和清热解毒作用，更适合湿热瘀滞型黄疸患者。

3. 金钱草

（1）性味与功效：金钱草性微寒，味甘淡，具有清热利湿、退黄、通淋排石的作用，常用于治疗湿热黄疸、胆结石、小便不利等症。

（2）炮制方法：①生用金钱草：生用金钱草用于清热利湿，退黄作用较强，常用于湿热黄疸、胆结石等急性病证。②炒制金钱草：炒制金钱草可以缓和其寒凉性，增强其健脾利湿作用，适合脾胃虚弱的患者。

（3）炮制作用：炒制金钱草可以减少寒凉性，增强健脾利湿作用，适合湿热黄疸兼有脾虚的患者。

第十一章　温里药的炮制

温里药是中医药中的一类专门用于温中散寒、回阳救逆的药物，主要用于治疗由寒邪侵入体内引起的脾胃虚寒、寒凝气滞、阳虚内寒等症状。温里药多具有辛热温补的特性，炮制温里药时，主要目的是调和其辛热性，增强疗效，减少毒性反应，使其更适合不同体质、不同病证的患者。以下是温里药的炮制原则及常用药物的炮制方法与特点。

一、温里药的炮制原则

温里药在炮制时需要遵循以下四个关键原则，以保证药物的疗效和安全性：

1. 缓和辛热性，减少对胃肠的刺激

温里药在中医药治疗中具有重要地位，但其多为辛热温燥之品的特性也带来了一些潜在问题。长期服用或过量使用温里药，可能会对脾胃产生刺激。这是因为辛热温燥之性容易损伤脾胃的阴液，导致脾胃功能失调，出现口干、口苦、胃脘灼热等不适症状。特别是对于脾胃虚弱或有阴虚火旺倾向的患者，这种刺激更为明显。在炮制过程中，可以通过加入辅料或采用适当的处理方式来减少药物的辛热燥性。例如，采用醋制、蜜制等方法，醋的收敛作用和蜜的滋润作用可以中和药物的辛热之性，使其温而不燥。这样不仅能够降低药物对脾胃的刺激，还能增强对胃肠的保护作用，使药物在发挥温里作用的同时，减少不良反应的发生。

2. 增强温中散寒、回阳救逆的功效

炮制温里药时，常采用酒制、姜制等方式来增强其温里散寒的功效。酒具有温通之性，能够促进药物的血液循环，增强药物的温里作用。姜则具有温中散寒的功效，与温里药共同炮制可以增强药物的温中散寒效果。此外，这些炮制方法还可以引药入脏腑，增强药物对脾胃、肾阳虚寒病证的专属性治疗效果。例如，酒制附子可以更好地引药入肾经，增强其回阳救逆的功效，对于肾阳虚衰、阳气欲脱的病证有更好的治疗作用。同时，炮制还可以提升药物的活血通络功能。温里药在温阳散寒的同时，通过促进血液循环，达到活血祛瘀的效果。这对于寒凝气滞、瘀血内阻的病证尤为重要，能够更好地改善患者的症状，提高治疗效果。

3. 减毒增效，保障药物的安全性

部分温里药如附子、乌头等具有一定的毒性或强烈的药性，这给临床应用带来了一定的风险。因此，通过炮制可以减少毒性，确保药物的安全性。特别是在内服时，必须经过严格的炮制以降低毒性。例如，附子经过长时间的煮制、浸泡等炮制过程，可以使其中的有毒成分乌头碱分解或转化为毒性较低的物质，从而降低药物的毒性。同时，炮制还可以增强药物的疗效。通过改变药物的化学成分和物理性质，提高药物的有效成分含量，增强药物的药理作用，实现减毒增效的目的。

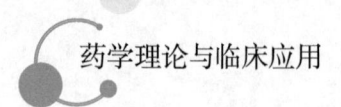

4. 改善药物的消化吸收，提高治疗效果

温里药常用于脾胃虚寒、寒凝气滞的病证，而这些病证往往伴随着脾胃功能失调，消化吸收能力下降。因此，在炮制时可以通过辅料处理来改善药物的吸收与消化功能。例如，加入健脾消食的辅料，如山楂、神曲等，可以促进脾胃的运化功能，帮助脾胃更好地吸收和利用药物。这样不仅可以提高药物的治疗效果，还能减少药物对脾胃的负担，使药物在治疗疾病的同时，不损伤脾胃功能。此外，辅料的加入还可以调节药物的口感和气味，使药物更容易被患者接受，提高患者的依从性。

二、常见温里药及其炮制方法

1. 附子

（1）性味与功效：附子在中医药中占据着重要的地位，其性大热，味辛甘，然而却带有毒性。这一独特的性质使其具有强大的功效。附子的回阳救逆作用在阳虚欲脱的危急情况下显得尤为关键。当人体阳气极度虚弱，出现四肢厥冷、冷汗淋漓、脉微欲绝等症状时，附子能够迅速振奋阳气，挽救生命于垂危之际。补火助阳的功效使其成为治疗阳虚病证的重要药物。对于脾肾阳虚的患者，附子可以温补肾阳，恢复肾脏的气化功能，同时增强脾脏的运化能力，改善畏寒肢冷、腰膝酸软、腹胀便溏等症状。散寒止痛的作用则在寒凝疼痛的病证中发挥重要作用，无论是风寒湿痹引起的关节疼痛，还是寒邪凝滞导致的脘腹冷痛，附子都能通过其温热之性驱散寒邪，缓解疼痛。

（2）炮制方法：①生附子：生附子由于毒性较大，未经处理不能直接内服。生附子通常用于外敷，利用其温热之性和毒性，起到局部刺激和散寒止痛的作用。例如，在一些寒湿痹痛的局部治疗中，生附子可以与其他药物配伍外敷，缓解疼痛。此外，生附子还可以加工为其他形式，如制成附子饼等，用于特定的治疗方法。②制附子：制附子是通过长时间的煮制、浸泡等炮制方法得到的。这些炮制过程可以有效地去除附子的毒性，同时保留其温里回阳的作用。在炮制过程中，附子中的有毒成分逐渐分解或转化为毒性较低的物质，从而使制附子可以安全地用于内服。制附子常用于脾肾阳虚、寒湿痹痛等病证。对于长期脾肾阳虚的患者，制附子能够持续地温补肾阳，增强人体的阳气，改善体质。在寒湿痹痛的治疗中，制附子可以与其他祛风湿、通经络的药物配伍，共同发挥散寒止痛、通利关节的作用。③盐制附子：盐制附子是在炮制过程中加入盐作为辅料。盐具有引药入肾经的作用，通过盐制，附子的作用更加趋向于肾脏。盐制附子增强了补阳助阳的作用，尤其适合肾阳虚的患者。对于肾阳虚衰引起的腰膝冷痛、夜尿频多、阳痿早泄等症状，盐制附子能够更好地发挥温补肾阳的功效，促进肾脏功能的恢复。

（3）炮制作用

制附子是减少毒性、确保内服安全的必要处理方式。通过严格的炮制过程，去除了附子中的大部分毒性成分，使其可以安全地用于临床治疗。同时，制附子保留了附子的温里回阳作用，能够有效地治疗脾肾阳虚、寒湿痹痛等病证。盐制附子则进一步增强了其温补肾阳的作用，针对肾阳虚衰的患者，提供了更加精准的治疗选择。盐制附子在引药入肾经的同时，也增强了药物的稳定性和疗效，使其更适合长期服用。对于肾阳虚衰的患者来

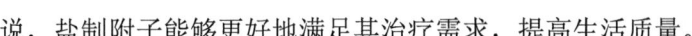

说，盐制附子能够更好地满足其治疗需求，提高生活质量。

2. 干姜

（1）性味与功效

干姜性热，味辛，具有温中散寒、回阳通脉的重要作用。在脾胃虚寒的病证中，干姜能够温暖中焦脾胃，驱散寒邪，恢复脾胃的正常运化功能。对于寒凝腹痛、吐泻等症状，干姜可以温中止痛、止泻止呕。寒邪侵犯脾胃，导致脾胃阳气受损，气机阻滞，出现腹痛、呕吐、腹泻等症状。干姜通过其温热之性，能够缓解寒邪对脾胃的刺激，促进脾胃功能的恢复，减轻疼痛和吐泻症状。同时，干姜的回阳通脉作用在一些阳虚寒凝的病证中也有体现，能够振奋阳气，促进血脉流通，改善四肢厥冷、脉微欲绝等症状。

（2）炮制方法：①生用干姜：生干姜温中散寒作用较强，适用于寒邪较重的急性病证。在寒凝腹痛、脘腹冷痛等急性发作的情况下，生干姜可以迅速发挥其温中散寒的作用，缓解疼痛。生干姜的辛热之性较强，能够迅速驱散寒邪，恢复脾胃的阳气。然而，由于其辛热燥烈，对于一些体质虚弱或脾胃敏感的患者，可能会引起不适。②炮姜：炮姜是通过炮制后的干姜。炮制过程使干姜的温中作用更加温和。炮姜主要用于治疗脾胃虚寒，尤其适合虚寒久泻、虚寒出血等病证。在虚寒久泻的治疗中，炮姜可以温中健脾，止泻固涩。对于长期脾胃虚寒导致的腹泻，炮姜能够温暖中焦，增强脾胃的运化功能，减少腹泻的发生。在虚寒出血的情况下，炮姜具有温经止血的作用，能够收敛血液，控制出血症状。

（3）炮制作用：炮姜能够缓和辛热燥性，使其更适合虚寒体质或脾胃虚弱的患者。对于这些患者来说，生干姜的辛热之性可能过于强烈，容易引起上火、口干、便秘等不适症状。炮姜经过炮制后，其辛热燥性得到缓和，更加温和地发挥温中散寒的作用。同时，炮姜在治疗脾胃虚寒的病证中，能够长期使用而不会对患者的身体造成过度的刺激。对于虚寒久泻、虚寒出血等慢性病证，炮姜的温和作用能够持续地发挥治疗效果，促进患者的康复。

3. 肉桂

（1）性味与功效：肉桂性大热，味辛甘，具有多种重要的功效。补火助阳的作用使其在肾阳虚衰的病证中发挥重要作用。对于肾阳虚引起的腰膝冷痛、畏寒肢冷、阳痿早泄等症状，肉桂能够温补肾阳，增强肾脏的功能。散寒止痛的功效使其在寒邪凝滞引起的疼痛病证中有广泛的应用。无论是关节疼痛、脘腹冷痛还是痛经等，肉桂都能通过其温热之性驱散寒邪，缓解疼痛。温经通脉的作用则在气血不畅的病证中表现出色。对于寒凝气滞、血瘀的患者，肉桂能够温通经脉，促进气血的流通，改善症状。

（2）炮制方法：①生用肉桂：生肉桂用于温肾助阳、散寒止痛，适合寒邪较重的急性症状。在四肢厥冷、寒邪凝滞引起的疼痛等急性发作的情况下，生肉桂可以迅速发挥其温热之性，振奋阳气，驱散寒邪，缓解疼痛。生肉桂的辛热之性较强，能够迅速产生温热效果，但对于体质虚弱或脾胃敏感的患者，可能会引起不适。②醋制肉桂：醋制肉桂是在炮制过程中加入醋作为辅料。醋具有收敛、止痛、活血化瘀的作用，通过醋制，肉桂的温经止痛作用得到增强。醋制肉桂适合寒凝气滞、血瘀的患者。在寒凝气滞的病证中，醋制肉桂能够温通经脉，促进气机的流通，缓解疼痛。在血瘀的病证中，醋制肉桂可以活血化

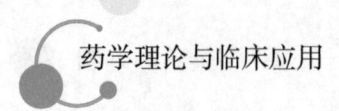

瘀，促进血液的流通，改善症状。

（3）炮制作用：醋制肉桂能够增强其温经散寒作用，同时减少对脾胃的刺激。醋的收敛作用可以缓和肉桂的辛热之性，使其在发挥温经散寒作用的同时，减少对脾胃的刺激。对于气滞血瘀型寒症患者来说，醋制肉桂更加适合他们的体质和病情。这些患者既有寒邪凝滞、气血不畅的症状，又可能存在脾胃虚弱的情况。醋制肉桂能够在温经散寒、活血化瘀的同时，保护脾胃，减少不良反应的发生。同时，醋制肉桂还可以增强药物的稳定性和疗效，使其更适合长期服用。对于慢性寒症患者来说，醋制肉桂能够持续地发挥治疗作用，促进病情的改善。

三、温里药炮制中的特殊处理

1. 缓和辛热性

温里药在中医药中具有重要地位，但其多为辛热药物的特性也带来了一些问题。长期服用温里药可能对脾胃产生不良影响，尤其是对于阴虚或火热内盛的患者而言，其辛热之性可能会进一步加重体内的热象，损伤阴液，导致口干、烦躁、便秘等症状。通过炮制手段，如盐制、姜制、醋制等，可以有效地缓和药物的辛热性。以炮姜为例，经过炮制后，其辛热之性减弱，对脾胃的刺激减轻，更适合虚寒体质的患者使用。盐制小茴香同样通过盐的作用，降低了药物的辛热性，使其在发挥温里作用的同时，减少对脾胃的不良影响。对于脾胃虚弱、不耐受辛热药物刺激的患者来说，经过炮制后的温里药更加安全可靠。

2. 增强温阳散寒作用

在炮制过程中，通过辅料的加入可以增强药物的温阳散寒、引药归经的作用。酒制附子和盐制附子就是很好的例子。酒具有温通之性，能够增强附子的温阳作用，同时引药上行，使药物更好地作用于人体上部。盐则具有引药入肾经的作用，盐制附子能够增强其补阳回阳的功效，更适合阳虚欲脱的患者。通过这种方式，炮制可以使药物更加精准地作用于特定的脏腑和经络，提高治疗效果。

3. 减少毒性和不良反应

部分温里药具有一定毒性或强烈的药性，必须经过严格的炮制以减少毒性。生附子毒性较大，未经炮制不能直接内服。通过制附子的炮制过程，可以降低其毒性，确保内服的安全性。在炮制过程中，有毒成分逐渐分解或转化为毒性较低的物质，从而使药物可以安全地用于临床治疗。姜制吴茱萸也是如此，姜制能够减轻吴茱萸的毒性，并增强其温胃止呕的作用。对于具有毒性的药物，炮制是确保用药安全的关键环节，同时也可以调整药物的功效，使其更好地适应不同的病情和患者体质。

第十二章　理气药的炮制

理气药是中医药中用于调理气机、疏通气滞、解除气逆的药物，主要治疗气滞、气逆等引起的脘腹胀满、胸闷不舒、嗳气呕吐等病证。理气药多具辛散、芳香或苦泄之性，炮制理气药的目的是增强药物的理气作用、调和药性、减少药物的刺激性，并根据不同病证和患者体质进行适当的调整。以下是理气药的炮制原则及常用药物的炮制方法和特点。

一、理气药的炮制原则

理气药炮制的主要目的是优化药物的疗效，适应不同体质、病证的需要。炮制时需要考虑药物的性味和治疗特点，通常遵循以下四个原则。

1. 调和药性，减少刺激性

理气药大多辛散、苦泄，部分药物具有较强的刺激性，特别是对脾胃虚弱的患者，容易引起不适。通过适当的炮制，如炒制、炙制、姜制等，能够缓和药物的辛散性，减少对胃肠道的刺激，使其更适合长期服用或虚弱患者使用。

2. 增强理气散结、止痛的功效

通过酒炙、姜炙等炮制方法，可以增强药物的活血通络、理气止痛的作用，特别是针对气滞血瘀引起的病证，炮制可以增强药物的疗效。例如，酒制理气药能够引药入肝经，增强疏肝理气的效果，适合气滞、气郁引起的胸胁胀痛、情志抑郁等症状。

3. 改善药物的消化吸收功能

理气药常用于脾胃气滞、食积不化等病证，炮制过程中加入健脾开胃的辅料（如姜、砂仁等），可以增强药物的消化吸收功能，促进脾胃的运化能力，帮助药物更好地发挥理气和消滞作用。

4. 减少毒性，提升安全性

部分理气药，如青皮、陈皮等，药性较强或具有一定的毒性，炮制可以减少其毒性或强烈的药性，使其更加温和、安全。通过长时间的蒸制、煮制等方式，能够有效降低药物的毒性，确保其在临床应用中的安全性。

二、常见理气药及其炮制方法

1. 陈皮

（1）性味与功效：陈皮性温，味辛苦，具有理气健脾、燥湿化痰的功效，常用于脾胃气滞、脘腹胀满、食少吐泻等症。

（2）炮制方法：①生用陈皮：生陈皮具有较强的理气化痰作用，适合气滞、湿阻较重的急性病证。②蜜炙陈皮：通过蜜炙，可以增强陈皮的润肺止咳作用，适合痰多咳嗽的患者，同时蜜炙还可减轻其燥性，缓和对脾胃的刺激。③炒制陈皮：炒制后，陈皮的辛燥

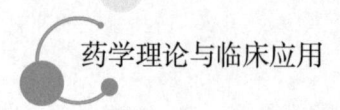
性减弱，健脾作用增强，适合脾虚食少、气滞腹胀的患者。

（3）炮制作用：蜜炙陈皮能够润肺止咳，炒制陈皮增强健脾理气作用，特别适合长期服用或脾胃虚弱的患者。

2. 青皮

（1）性味与功效：青皮性温，味辛苦，具有疏肝破气、消积化滞的作用，常用于肝气瘀滞、胸胁胀痛、食积内停等症。

（2）炮制方法：①生用青皮：生青皮的破气力较强，适合气滞较重、气郁胀痛的急性病证。②醋制青皮：通过醋炙，青皮的疏肝理气作用增强，特别适合肝气郁结引起的胸胁胀痛或气滞血瘀等病证。③炒制青皮：炒制青皮后，其破气力稍弱，适合气滞较轻或虚弱体质的患者使用。

（3）炮制作用：醋制青皮可以增强其疏肝理气、活血止痛的功效，炒制则缓和其破气性，更适合气滞轻症或虚弱患者。

3. 香附

（1）性味与功效：香附性平，味辛微苦，具有疏肝解郁、理气止痛的作用，常用于肝气郁结、胸胁胀痛、月经不调等症。

（2）炮制方法：①生用香附：生香附具有较强的疏肝理气作用，适合肝气瘀滞引起的胁肋胀痛、情志抑郁等症。②醋制香附：醋制可以增强香附的疏肝解郁作用，特别适合肝气郁结、气滞血瘀引起的胸胁胀痛、月经不调等症。③酒制香附：酒制香附能增强其活血通络、理气止痛的功效，适合气滞血瘀、气血不和的病证。

（3）炮制作用：醋制香附增强了疏肝理气、止痛解郁的功效，酒制则可增强活血通络作用，适合肝郁血瘀的患者。

三、理气药炮制中的特殊处理

1. 缓和药物的辛散性与苦泄性

理气药多具有辛散、苦泄的特性，长期服用或大量使用可能对胃肠道造成不良影响，特别是对脾胃虚寒的患者。通过炒制、蜜炙等方式，可以减少药物的辛燥性，使其更适合长期服用或虚寒体质的患者。例如，蜜炙陈皮可减少其燥性，适合润肺止咳，而炒制青皮能够缓和其破气力，避免对胃肠道的刺激。

2. 增强理气止痛、疏肝解郁的作用

通过加入辅料（如醋、酒等）炮制，可以增强理气药的疗效，特别是在疏肝解郁、理气止痛方面。例如，醋制香附增强了其疏肝解郁的作用，而酒制香附则强化了活血通络的功能，适合气滞血瘀病证的患者。

3. 减轻毒性和不良反应

某些理气药物如青皮、枳壳等具有较强的药性或一定毒性，通过适当的炮制（如长时间的蒸制、煮制等），可以减少药物的毒性，使其更为温和，安全性更高。例如，醋制青皮和枳壳可以缓和其药性，减少毒性，使其适合更多的患者使用。

第十三章　止血药的炮制

第一节　凉血止血药

凉血止血药是中医止血药中的一类，主要用于治疗血热妄行所致的出血症状。血热通常表现为吐血、衄血、尿血、便血等出血病证，凉血止血药通过清热凉血、止血来缓解这些症状。这类药物多性寒或微寒，炮制的目的是调和药性、增强疗效并减少对脾胃的刺激。以下是凉血止血药的炮制原则及常用药物的炮制方法与特点。

一、凉血止血药的炮制原则

炮制凉血止血药时，需要考虑药物的寒凉性及其对脾胃的影响，同时注重增强药物的止血作用和调和药性。主要原则包括以下三点。

1. 调和药物的寒凉性，减少对脾胃的刺激

凉血止血药大多性寒，过度寒凉容易伤害脾胃，特别是对脾胃虚弱的患者。通过适当的炮制，可以缓和药物的寒凉性，减少对脾胃的负担，使药物在发挥清热凉血作用的同时不损伤脾胃。常通过炒制或辅料炮制等方法来实现这一目标。

2. 增强凉血止血的功效

通过辅料炮制（如酒炙、醋炙等），可以增强药物的凉血止血作用，尤其是在治疗血热妄行引起的出血时，炮制能够提高药物的疗效，增强其作用于血分的效果。

3. 减毒增效，确保药物安全

部分凉血止血药药性较强或具有一定的毒性，炮制可以降低其毒性或减少不良反应，保证药物的安全性，尤其是对于长期使用的患者，炮制能够提升药物的可接受性和安全性。

二、常见凉血止血药及其炮制方法

1. 生地黄

（1）性味与功效：生地黄性寒，味甘、苦，其性寒的特性决定了它在清热凉血方面有着显著功效。在人体出现血热妄行的情况时，如吐血、衄血、尿血等症，生地黄能够发挥其凉血止血的作用，使血液恢复正常的运行状态，防止血液溢出脉外。同时，生地黄还具有止血养阴的作用，对于阴虚发热等病证也有很好的疗效。阴虚往往会导致体内虚热内生，生地黄通过滋养阴液，可以缓解发热等不适症状，起到平衡阴阳的作用。

（2）炮制方法：

①生用生地黄：生用的生地黄保留了其天然的药性特点，主要用于凉血止血、养阴润燥。在临床应用中，对于因血热引起的出血症状，如生地黄能够迅速地发挥凉血止血的作

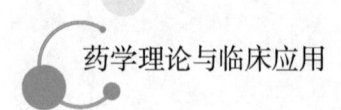

用，控制出血情况。对于阴虚发热的患者，生地黄可以滋养体内阴液，降低虚热，改善患者的发热、盗汗等症状。

②酒制生地黄：酒制是一种重要的炮制方法。酒本身具有温通血脉的特性，通过酒制生地黄，可以增强生地黄的活血化瘀、凉血止血作用。在血热夹瘀的出血病证中，酒制生地黄能够在凉血止血的同时，有效地祛除瘀血。因为瘀血阻滞会影响血液的正常运行，导致出血不易止住，酒制生地黄既能解决血热问题，又能消除瘀血，达到更好的治疗效果。

（3）炮制作用：酒制生地黄能够增强其凉血止血和活血化瘀的功效。酒在炮制过程中，与生地黄的有效成分相互作用，使其在治疗血热夹瘀病证时更加有效。同时，酒制还减轻了生地黄的寒凉性。对于虚寒体质的患者来说，生地黄的寒性可能会对身体造成不适，而酒制后的生地黄在一定程度上缓和了这种寒性，使其在发挥药效的同时，减少了对虚寒体质患者的不良影响，扩大了其临床应用范围。

2. 牡丹皮

（1）性味与功效：牡丹皮性微寒，味苦辛，其性微寒使其具有清热凉血的功效，常用于治疗血热出血病证。同时，牡丹皮还具有活血化瘀的作用，对于瘀血内阻等病证有很好的治疗效果。在人体因血热而出现出血症状，或因瘀血阻滞导致气血运行不畅时，牡丹皮都能发挥其独特的治疗作用。

（2）炮制方法：

①生用牡丹皮：生用牡丹皮主要用于清热凉血、散瘀止痛。在血热妄行导致的出血病证中，牡丹皮能够迅速地清热凉血，控制出血。同时，对于因瘀血引起的疼痛症状，牡丹皮的散瘀止痛作用可以缓解疼痛，促进气血的正常运行。

②酒制牡丹皮：酒制牡丹皮能够增强其凉血散瘀的作用。在血热瘀阻导致的出血病证中，酒制牡丹皮可以更好地发挥其凉血化瘀的作用。酒的温通特性与牡丹皮的凉血化瘀功效相结合，能够更有效地清除血热，消散瘀血，从而达到止血的目的。

③炭制牡丹皮：将牡丹皮炒至炭制后，其止血作用得到显著增强。在血热出血的症状中，炭制牡丹皮能够迅速地起到止血作用，防止血液过多流失。

（3）炮制作用：炭制牡丹皮增强了止血作用，这是因为在炒炭过程中，牡丹皮的化学成分发生了变化，生成了更有利于止血的物质。酒制牡丹皮则侧重于凉血化瘀，特别适合血热瘀阻的出血症。酒制使得牡丹皮在治疗这类病证时，能够更加精准地发挥作用，既能够清除血热，又能够化解瘀血，促进病情的好转。

3. 白茅根

（1）性味与功效：白茅根性寒，味甘，其性寒决定了它在清热凉血方面的功效。白茅根常用于血热出血、尿血、血淋等症，能够有效地清热凉血，防止血液因热而妄行。同时，白茅根还具有止血利尿的作用，在止血的同时，能够促进尿液的排出，对于因血热引起的泌尿系统疾病有很好的治疗效果。

（2）炮制方法：

①生用白茅根：生用白茅根主要用于清热凉血、止血利尿。在血热妄行的出血病证中，白茅根可以迅速地发挥清热凉血的作用，控制出血情况。对于尿血、血淋等病证，白

茅根在止血的同时，通过利尿作用，可以将体内的热邪随尿液排出体外，缓解病情。

②炭制白茅根：通过炒炭后，白茅根的止血作用增强。在血热出血的患者中，炭制白茅根能够更有效地止住出血。这是因为炒炭改变了白茅根的化学成分，使其止血效果更加显著。

（3）炮制作用：炭制白茅根能够增强止血作用，同时减弱其寒性。对于脾胃虚寒的患者来说，白茅根的寒性可能会影响脾胃的功能，而炭制后的白茅根在增强止血功能的同时，减少了寒性对脾胃的刺激，使其更适合这类患者使用，在治疗血热出血病证时，既能达到止血目的，又能兼顾患者的脾胃功能。

第二节　化瘀止血药

化瘀止血药是中医止血药中用于治疗血瘀所致的出血症的药物。血瘀出血症状常伴有局部瘀血、瘀斑、痛经、闭经或瘀血阻滞所致的出血。化瘀止血药不仅能止血，还具有活血化瘀的作用，用于瘀血阻滞而致的出血病证。炮制化瘀止血药的目的是增强药效、减轻毒性、调和药性，使其更适合不同体质和病情的患者使用。以下是化瘀止血药的炮制原则及常用药物的炮制方法与特点。

一、化瘀止血药的炮制原则

化瘀止血药的炮制主要在于调节药物的寒热性、增强化瘀止血的作用，同时减少药物的毒性或不良反应。具体的原则包括以下三点。

1. 调和药物的寒热性

化瘀止血药在临床应用中具有重要价值，其成分特性导致一部分药物偏寒凉，另一部分偏温热。在实际治疗中，考虑到不同患者的体质差异，尤其是脾胃虚寒者，调和药物的寒热属性至关重要。对于偏寒凉的化瘀止血药，若直接应用于脾胃虚寒患者，可能会加重脾胃的损伤，影响消化功能。通过炮制手段，例如，采用合适的辅料或方法，可以降低其寒凉性。这样既能保持药物止血化瘀的基本功效，又能使其适应更广泛的体质类型。在调和过程中，药物的性质逐渐趋于温和，避免了因药性过寒而对脾胃造成的不良影响，确保在治疗过程中患者的脾胃功能不受损，同时实现止血化瘀的治疗目的。

2. 增强化瘀止血作用

酒炙、醋制等辅料炮制方法对于化瘀止血药有着显著的优化作用。酒具有引药入血分的特性，当应用于化瘀止血药的炮制时，能够增强药物在血分中的作用。在瘀血阻滞导致出血的病证中，酒制后的药物可以更有效地深入血分，化解瘀血，同时达到止血的效果。醋制同样有助于增强药物的活血化瘀功能。通过这些炮制方法，药物的化瘀止血作用得到优化，使其在治疗过程中能够更精准地针对瘀血阻滞这一病因，充分发挥止血和化瘀的双重功效，提高临床治疗效果。

3. 提高药物的吸收和运化

脾胃虚弱的患者在用药时往往面临药物吸收和运化的难题。通过炮制加入适当辅料，

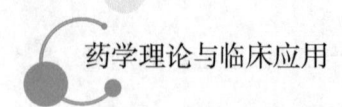

如姜制或盐制，能够有效解决这一问题。姜制可以利用生姜的温性，缓解药物对脾胃的刺激，同时促进脾胃的运化功能。盐制则有助于引药入肾经，在一定程度上也能改善药物的吸收情况。这些炮制方法有助于药物在脾胃虚弱患者体内更好地被消化吸收，减少因药物刺激而产生的不良反应，确保药物能够充分发挥其止血化瘀的药效，达到理想的治疗效果。

二、常见化瘀止血药及其炮制方法

1. 三七

（1）性味与功效：三七性温，味甘苦，在中医药领域中占据着重要地位。其具有化瘀止血、消肿止痛的强大功效。对于瘀血出血的情况，三七能够发挥其独特的作用，一方面止血以控制血液的流失，另一方面化瘀以消除导致出血的瘀血根源。在外伤出血中，三七可迅速作用于伤口，促进血液凝固，减少出血，同时其化瘀的特性有助于防止瘀血积聚，促进伤口的愈合。而对于瘀血肿痛，三七能够活血散瘀，减轻疼痛和肿胀，促进局部气血的流通，恢复受损组织的正常功能。

（2）炮制方法：①生用三七：生三七保留了其天然的药性特点，多用于外伤出血和瘀血阻滞的情况。在这些病证中，生三七具有较强的活血止血作用。其活血的功效能够疏通因外伤或瘀血导致的气血阻滞，恢复气血的正常运行。同时，其止血作用能够迅速控制出血，防止血液过多流失。对于外伤、瘀血导致的出血症，生三七能够在短时间内发挥作用，为患者提供及时的治疗。②熟三七（炒制或蒸制）：三七通过炒制或蒸制等炮制方法，其药性发生了一定的变化。炒制或蒸制可以减弱三七的活血化瘀作用，使其更加温和。同时，增强了其止血效果，使其更适合内服治疗瘀血内阻所致的出血。在炮制过程中，三七的化学成分发生了改变，一些成分的含量和活性发生了调整，从而导致其功效的变化。对于需要长期内服止血药物的患者，熟三七更加安全可靠，能够在不加重瘀血的情况下，有效地控制出血。

（3）炮制作用：炒制或蒸制三七具有重要的临床意义。通过这种炮制方法，可以减轻其活血化瘀作用，避免在止血的同时过度活血，导致出血加重。同时，增强了止血效果，使其能够更有效地治疗瘀血内阻所致的出血病证。尤其对于体质较弱、瘀血不严重但出血较为明显的患者，熟三七是一种更为合适的选择。这种炮制方法还使其更适合内服，减少了对胃肠道等器官的刺激，提高了患者的依从性。对于需要长期治疗的患者来说，熟三七能够在保证疗效的同时，降低药物的不良反应，提高治疗的安全性和有效性。

2. 蒲黄

（1）性味与功效：蒲黄性平，味甘，具有化瘀止血、活血通经的重要作用。在血瘀引起的出血症中，蒲黄能够发挥其独特的功效。对于吐血、衄血等症状，蒲黄可以化瘀止血，既能够消除瘀血，又能够控制出血。在血瘀月经不调的治疗中，蒲黄的活血通经作用能够促进经血的正常排出，调节月经周期。同时，蒲黄还能够缓解因血瘀引起的疼痛和不适，改善患者的生活质量。

（2）炮制方法：①生用蒲黄：生蒲黄活血化瘀力强，多用于血瘀出血的急性症状。

在月经过多、瘀血阻滞等病证中，生蒲黄能够迅速发挥其活血止血的作用。其强大的活血化瘀功效能够疏通经络，消除瘀血，从而缓解出血症状。同时，生蒲黄还能够促进气血的流通，恢复身体的正常功能。然而，由于其活血化瘀力较强，对于一些体质较弱或出血较为严重的患者，生蒲黄可能会加重病情。②炒蒲黄炭：将蒲黄炒炭后，其止血作用得到了显著增强。在出血病证中，炒蒲黄炭能够迅速控制出血，减少血液的流失。尤其适用于瘀血伴随的出血，如月经过多、崩漏等。在炮制过程中，蒲黄的化学成分发生了变化，产生了更多具有止血作用的物质。同时，炒蒲黄炭仍然保留了一定的活血化瘀功效，能够在止血的同时，消除瘀血的根源，防止出血的再次发生。

（3）炮制作用：炒蒲黄炭在临床治疗中具有重要的作用。通过炒炭的炮制方法，可以增强蒲黄的止血作用，使其能够更有效地治疗出血病证。同时，保留活血化瘀的功效，使其在止血的同时，能够消除瘀血，防止病情的进一步恶化。对于血瘀导致的出血病证，炒蒲黄炭是一种非常有效的治疗药物。它能够根据病情的需要，在止血和活血化瘀之间找到平衡，为患者提供全面的治疗。对于长期患有血瘀出血病证的患者，炒蒲黄炭能够持续发挥作用，控制出血，缓解症状，提高患者的生活质量。

3. 茜草

（1）性味与功效：茜草性寒，味苦，具有凉血止血、活血化瘀的重要功效。在血热瘀滞导致的出血症中，茜草能够发挥其独特的作用。对于吐血、便血、月经过多等症状，茜草可以凉血止血，控制血液的流失。同时，其活血化瘀的作用能够消除因血热瘀滞导致的瘀血，促进气血的正常流通。茜草的性寒特性使其能够清热凉血，缓解因血热引起的症状，如发热、口干、烦躁等。

（2）炮制方法：

①生用茜草：生用茜草主要用于活血化瘀，清热凉血。在血热瘀滞型出血症中，生茜草能够迅速发挥其功效，疏通经络，消除瘀血，降低血热。其强大的活血化瘀作用能够促进气血的流通，恢复受损组织的正常功能。然而，由于其性寒，对于脾胃虚弱或体质虚寒的患者，生茜草可能会引起不适。

②炒茜草炭：茜草炒炭后，止血作用得到了增强。在出血病证中，炒茜草炭能够迅速控制出血，减少血液的流失。同时，炒炭的过程使其寒凉性减弱，使其更适合长期使用和脾胃虚弱的患者。在炮制过程中，茜草的化学成分发生了变化，产生了更多具有止血作用的物质，同时降低了其寒性。对于需要长期治疗出血病证的患者，炒茜草炭是一种更为合适的选择。

（3）炮制作用：炒茜草炭具有重要的临床意义。通过炒炭的炮制方法，增强了茜草的止血效果，使其能够更有效地治疗出血病证。同时，减弱了其寒凉性，使其更适合长期使用和脾胃虚弱的患者。对于体质较弱、脾胃虚寒但又患有血热瘀阻所致出血的患者，炒茜草炭能够在保证疗效的同时，减少药物的不良反应。这种炮制方法还能够提高茜草的稳定性和储存性，使其更易于保存和使用。在临床治疗中，炒茜草炭能够根据患者的具体情况进行调整，为患者提供个性化的治疗方案，提高治疗的效果和安全性。

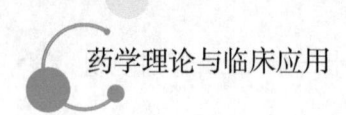

第三节　收敛止血药

收敛止血药是中医止血药中主要用于通过收敛、涩止作用来止血的药物，适用于各种类型的出血，尤其是慢性出血、体虚出血等情况。此类药物多具有收敛、止血的作用，常用于治疗便血、崩漏、吐血、尿血等。炮制收敛止血药的主要目的是增强药效、调和药性、减少药物的刺激性和毒性，使其更适合长期使用或针对体虚患者。以下是收敛止血药的炮制原则及常用药物的炮制方法与特点。

一、收敛止血药的炮制原则

收敛止血药的炮制主要在于优化其收敛止血作用，调和药性，减少药物的寒凉性或刺激性，具体原则包括以下三点。

1. 增强收敛止血作用

收敛止血药在临床上对于控制出血症状起着关键作用。通过炮制，尤其是炒炭处理，可以显著强化药物的收敛止血功能。炒炭过程中，药物发生一系列物理和化学变化，其寒性减少，而止血功效得以增强。对于血虚出血或慢性出血的患者而言，这种经过炮制强化后的药物更为适用。在治疗过程中，药物能够迅速发挥作用，促进血液凝固，减少出血，为患者的身体恢复创造有利条件。炒炭后的药物能够更有效地收敛伤口，防止血液进一步流失，同时有助于促进受损组织的修复和再生。

2. 调和药物的寒热性，适应不同体质

收敛止血药大多具有寒凉性，这在一定程度上限制了其在部分患者中的应用。对于体质虚寒或脾胃虚弱的患者，药物的寒凉性可能对胃肠道产生不利影响，如引起腹痛、腹泻等症状。通过炒炭或辅料炮制，可以有效地减弱药物的寒凉性，使其性质更加温和。这样处理后的药物更适合虚寒体质患者，既能发挥止血作用，又能减少对胃肠道的刺激。在炮制过程中，药物的成分发生变化，使其更符合不同体质患者的需求，扩大了药物的适用范围，提高了临床治疗的有效性和安全性。

3. 促进药物的吸收与运化

对于脾胃功能较差的患者来说，药物的消化吸收是一个重要问题。收敛止血药物的炮制，如盐炙、炒制等方法，可以减少药物对消化系统的刺激，促进药物的有效吸收。盐炙能够引药入肾经，增强药物的作用部位和效果。炒制则可以改变药物的物理性质，使其更易于被人体消化吸收。通过这些炮制手段，药物能够更好地发挥其止血作用，同时减少对脾胃的负担。在治疗过程中，患者能够更好地耐受药物，提高药物的治疗效果，促进身体的康复。

二、常见收敛止血药及其炮制方法

1. 五倍子

（1）性味与功效：五倍子在中医药领域具有独特的地位。其性寒，味酸涩，这一特性赋予了它强大的收敛止血和涩肠止泻功效。在慢性出血病证中，如便血、崩漏、尿血

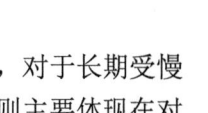

等，五倍子能够发挥重要作用。其收敛之性可以促使血液凝固，减少出血，对于长期受慢性出血困扰的患者来说，五倍子是一种重要的治疗药物。涩肠止泻的作用则主要体现在对肠道功能的调节上，对于因各种原因导致的肠道失固、泄泻不止等症状，五倍子能够收敛肠道，减少粪便中的水分，从而缓解腹泻。

（2）炮制方法：①生用五倍子：生用的五倍子保留了其天然的药性特点，主要用于收敛止血。在治疗慢性出血症时，如便血、崩漏等，生五倍子能够迅速发挥其收敛作用，控制出血情况。其酸涩之味能够收敛血管，减少血液的渗出，为患者的身体恢复争取时间。②炒五倍子炭：五倍子通过炒炭处理后，其药性发生了变化。炒炭过程使五倍子的收敛止血效果更强，是因为在高温炒制过程中，五倍子的化学成分发生了改变，产生了更多具有收敛止血作用的物质。适用于各种出血症，特别是慢性出血和虚寒性出血。对于体质虚寒的患者，炒五倍子炭既能发挥止血作用，又不会加重虚寒症状。

（3）炮制作用：炒五倍子炭增强了其收敛止血的作用，对于体虚出血和慢性出血症状具有显著的疗效。在这些病证中，患者往往身体虚弱，气血不足，出血难以控制。炒五倍子炭能够迅速收敛伤口，减少出血，同时还具有一定的补虚作用，有助于患者身体的恢复。对于长期受慢性出血困扰的患者来说，炒五倍子炭是一种安全有效的治疗选择。

2. 白及

（1）性味与功效：白及性微寒，味苦甘，具有收敛止血、消肿生肌的重要功效。在外伤出血的治疗中，白及能够迅速发挥收敛止血作用，促进伤口的愈合。其苦涩之味能够收敛血管，减少血液的流出，同时其甘味又具有一定的滋养作用，有助于伤口的修复。对于吐血、肺出血等内出血病证，白及也能发挥重要作用，通过收敛止血，控制出血情况，保护患者的身体健康。

（2）炮制方法：①生用白及：生白及主要用于外伤出血，其收敛止血作用较强。在急性出血病证中，生白及能够迅速作用于伤口，控制出血，为后续的治疗争取时间。其天然的药性特点使其在治疗外伤出血时具有独特的优势，能够快速止血，减轻患者的痛苦。②炒白及炭：白及炒炭后，其止血效果得到了增强。尤其适用于内出血如吐血、咯血、尿血等病证。在炒炭过程中，白及的化学成分发生了变化，产生了更多具有止血作用的物质。同时，炒炭后的白及性质更加温和，对胃肠道的刺激减少，更适合内出血患者使用。

（3）炮制作用：炒白及炭能够提高收敛止血的效果，同时减少其对胃肠道的刺激。对于内出血患者来说，这一点尤为重要。内出血往往会对身体造成较大的伤害，而炒白及炭能够迅速控制出血，减轻患者的病情。同时，由于其对胃肠道的刺激减少，患者在服用后不易出现恶心、呕吐等不良反应，提高了患者的依从性。

3. 仙鹤草

（1）性味与功效：仙鹤草性平，味苦涩，具有收敛止血、补虚的独特功效。在便血、尿血、崩漏等出血病证中，仙鹤草能够发挥重要作用。其收敛止血作用可以控制出血情况，减少血液的流失。同时，仙鹤草还具有补虚的作用，对于身体虚弱的患者来说，仙鹤草能够在止血的同时，补充身体的气血，提高患者的身体抵抗力。

（2）炮制方法：①生用仙鹤草：生用仙鹤草用于收敛止血，止血作用较强。在外伤

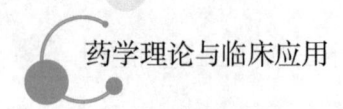

出血及慢性出血病证中，生仙鹤草能够迅速发挥其收敛作用，控制出血情况。其苦涩之味能够收敛血管，减少血液的渗出，为患者的身体恢复创造条件。②炒仙鹤草炭：仙鹤草炒炭后，止血效果增强。特别适合治疗便血、尿血、崩漏等慢性出血症。在炒炭过程中，仙鹤草的化学成分发生了改变，产生了更多具有止血作用的物质。同时，炒炭后的仙鹤草性质更加温和，对身体的刺激减少。

（3）炮制作用

炒仙鹤草炭能够增强其收敛止血作用，同时保持补虚功效。对于虚弱体质患者的慢性出血症状，炒仙鹤草炭是一种理想的治疗选择。在止血的同时，仙鹤草还能够补充患者身体的气血，提高患者的身体抵抗力，促进身体的恢复。对于长期受慢性出血困扰的虚弱体质患者来说，炒仙鹤草炭能够有效地控制出血，改善患者的身体状况。

第四节　温经止血药

温经止血药是中医止血药中用于温经散寒、止血的药物，主要用于寒邪凝滞、阳虚不固引起的出血症状。常见的寒凝血瘀或阳虚出血的症状包括月经过多、崩漏、四肢冰冷伴随出血等。温经止血药多具有温性，能够温通经脉、散寒止血。炮制温经止血药的目的是增强其温经散寒、止血的功效，调和药性，减轻药物的毒性反应和对胃肠的刺激。以下是温经止血药的炮制原则及常见药物的炮制方法与特点。

一、温经止血药的炮制原则

温经止血药炮制的主要目的是增强药物的温经止血作用，调节其药性，减少毒性和不良反应，使其更适合虚寒体质和出血病证。具体原则包括以下三点。

1. 增强温经止血作用

温经止血药在治疗寒凝血瘀导致的出血病证中发挥着重要作用。通过炮制，特别是加入酒、姜、醋等辅料，可以进一步增强其温经散寒的功效。酒具有温通血脉、引药入血分的特性，酒炙温经止血药能够增强药物的活血温经作用。在寒凝血瘀的情况下，血液运行不畅，容易导致出血。酒炙后的药物可以更好地深入血分，促进血液流通，温通经络，从而增强止血效果。姜具有温中散寒的作用，与温经止血药共同炮制，可增强药物的温经功效，对于寒邪较重的出血病证更为有效。醋具有收敛止血的作用，醋制温经止血药可以在温经的同时加强止血效果，使药物更好地作用于寒凝血瘀导致的出血病证。

2. 调和药物的温性，适应不同体质

温经止血药多为温性或热性药物，其强烈的温性虽然能有效治疗虚寒病证，但对于脾胃虚弱的患者来说，过于辛热可能会产生刺激。通过适当的炮制方法，如炒制、炙制等，可以调和药物的温性。炒制可以使药物的性质更加温和，减少其燥热之性，使其温而不燥。炙制则可以通过加入蜂蜜等辅料，缓和药物的药性，使其更适合长期使用或虚寒体质的患者。这样的炮制处理可以使药物在发挥温经止血作用的同时，减少对脾胃的不良影响，扩大药物的适用范围，提高临床治疗的安全性和有效性。

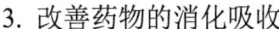

3. 改善药物的消化吸收

温经止血药主要用于虚寒体质患者，这些患者的脾胃功能往往较弱。通过炮制可以增强药物的吸收和运化功能，提高药物的疗效。加入健脾的辅料，如白术、茯苓等进行炮制，可以促进脾胃的运化功能，增强药物的消化吸收。适当的加工处理，如粉碎、研磨等，可以增加药物的表面积，提高药物的溶解度，从而改善药物的吸收。这样的炮制处理可以减少药物对胃肠的负担，使患者更容易接受治疗，提高患者的依从性。同时，良好的消化吸收也有助于药物充分发挥其温经止血的作用，促进患者的康复。

二、常见温经止血药及其炮制方法

1. 艾叶

（1）性味与功效：艾叶性温，味苦辛，在中医药领域占据着重要地位。其温性赋予了艾叶温经止血、散寒止痛的强大功效。对于虚寒性出血、崩漏、月经过多等症，艾叶能够发挥关键作用。在虚寒体质的患者中，阳气不足，血液失于温煦而妄行，导致出血症状。艾叶的温经作用能够温通经络，振奋阳气，使血液在经脉中正常运行，从而达到止血的目的。同时，其散寒止痛的功效对于寒凝血瘀、经络阻滞引起的疼痛病证也有很好的疗效。寒邪入侵人体，导致气血凝滞，不通则痛。艾叶能够驱散寒邪，疏通经络，缓解疼痛。

（2）炮制方法：①生用艾叶：生艾叶主要用于外用，如艾灸或艾熏。在艾灸过程中，艾叶燃烧产生的温热刺激通过穴位传导至人体内部，激发人体的阳气，促进气血运行，具有较强的温经散寒作用。这种外用方法适合治疗寒凝血瘀、经络阻滞引起的病证。通过温热刺激，艾叶能够温通局部经络，活血化瘀，缓解疼痛。艾熏则是利用艾叶燃烧产生的烟雾，对特定部位进行熏蒸，同样可以起到温经散寒、通络止痛的效果。②炒炭艾叶：艾叶炒炭后，其止血作用得到增强。在炮制过程中，艾叶的化学成分发生变化，产生了更多具有止血作用的物质。对于虚寒性出血，如月经过多、崩漏等症，炒炭艾叶能够迅速止血，减少血液的流失。这是因为炒炭后的艾叶收敛性增强，能够促使血管收缩，减少出血。同时，其温性仍然得以保留，能够温通经络，促进气血运行，从根本上解决虚寒性出血的问题。③醋炙艾叶：通过醋炙处理，艾叶的温经散寒、止血作用得到进一步增强。醋具有收敛、止血、散瘀的作用，与艾叶共同炮制后，能够增强艾叶的药效。尤其适合用于血虚血瘀兼有寒邪的出血病证。在这种情况下，患者既有血虚导致的血液不足，又有血瘀引起的气血不畅，同时还伴有寒邪的侵袭。醋炙艾叶能够温通经络，散寒止痛，同时活血化瘀，止血补血，全面调理患者的身体状况。

（3）炮制作用：炒炭艾叶增强了止血作用，对于虚寒性出血的患者来说，是一种有效的治疗方法。炒炭后的艾叶收敛性强，能够迅速控制出血症状，为患者的身体恢复创造条件。醋炙艾叶则增强了温经散寒的功效，适合寒凝血瘀或血虚的患者。醋炙后的艾叶能够更好地温通经络，散寒止痛，同时活血化瘀，补血止血，对于复杂的病证具有更好的治疗效果。通过不同的炮制方法，艾叶可以根据患者的具体病情进行选择，提高临床治疗的针对性和有效性。

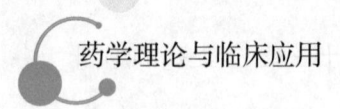

2. 炮姜

（1）性味与功效：炮姜性温，味辛，具有温中散寒、温经止血的重要作用。对于脾胃虚寒、寒凝血瘀导致的便血、崩漏等病证，炮姜能够发挥独特的疗效。脾胃虚寒是由于脾胃阳气不足，不能温煦中焦，导致脾胃功能失调，出现腹痛、腹泻、便血等症状。炮姜能够温中散寒，振奋脾胃阳气，恢复脾胃的正常功能。同时，对于寒凝血瘀引起的崩漏等出血病证，炮姜能够温经止血，散寒化瘀，控制出血症状。

（2）炮制方法：①生姜炮制（炮姜）：生姜经过炮制后成为炮姜，其温中止血效果得到增强。在炮制过程中，生姜的性质发生了变化，温性更加显著，止血作用也得到提升。对于寒凝血瘀或脾胃虚寒引起的便血、吐血等症，炮姜能够更好地发挥温中止血的作用。炮姜能够温暖中焦，促进脾胃的运化功能，同时收敛血管，控制出血。②醋炙炮姜：通过醋炙处理，可以增强炮姜的温经止血和活血化瘀的作用。醋具有收敛、止血、散瘀的作用，与炮姜共同炮制后，能够增强炮姜的药效。尤其适合虚寒体质伴血瘀的出血病证。在这种情况下，患者既有虚寒体质导致的阳气不足，又有血瘀引起的气血不畅。醋炙炮姜能够温通经络，散寒化瘀，止血补血，全面调理患者的身体状况。同时，醋炙还可以减少姜的辛辣性，使其更加温和，减少对胃肠道的刺激。

（3）炮制作用：炮姜经过炮制后，温经止血作用增强，对于脾胃虚寒、寒凝血瘀导致的出血病证具有更好的治疗效果。醋炙炮姜更适合寒凝血瘀出血的病证，能够温通经络，散寒化瘀，止血补血。同时，醋炙还可以减少姜的辛辣性，使其更加温和，适合长期服用。对于虚寒体质的患者来说，炮姜是一种重要的治疗药物，能够有效地改善患者的身体状况，提高生活质量。

第十四章　活血化瘀药的炮制

第一节　活血止痛药

活血止痛药是活血化瘀药中的一个重要类别，主要用于治疗瘀血阻滞所引起的疼痛症状，如头痛、胸痛、胃痛、关节痛、痛经等。此类药物通过活血化瘀、通经止痛来解除因血瘀引起的痛症。炮制活血止痛药的目的是增强药物的活血化瘀、止痛作用，调节药性，减轻药物的不良反应，确保安全性。以下是活血止痛药的炮制原则及常见药物的炮制方法与特点。

一、活血止痛药的炮制原则

炮制活血止痛药的目的是优化药物的活血化瘀作用，增强止痛效果，减少药物的刺激性和毒性，并适应不同体质和病情的需要。以下是炮制时的主要原则。

1. 增强活血化瘀、止痛功效

活血止痛药常用于瘀血引起的疼痛，通过炮制可以增强药物的活血化瘀和止痛作用，尤其是酒制、醋制等炮制方式，能够增强药物的引经作用，使药物更好地发挥活血止痛的疗效。

2. 调和药性，适应不同体质

活血止痛药大多具有辛温或辛散的特性，可能会对脾胃产生刺激，特别是对于体质较虚弱的患者。通过炒制、蜜炙等炮制方法，可以缓和药物的辛散性，减少对脾胃的刺激，使其更适合长期使用或体虚患者。

3. 减少毒性和不良反应

部分活血止痛药药性较烈，甚至具有一定的毒性。通过适当的炮制（如长时间煮制、炙制等）可以减少药物的毒性，使其在临床使用中更加安全，特别是对于长期用药的患者，通过炮制可以减少不良反应。

二、常见活血止痛药及其炮制方法

1. 川芎

（1）性味与功效：川芎在中医药领域占据着重要地位，其性温，味辛。性温之特性使其具有温通之效，味辛则赋予其走窜发散之力。川芎具有活血行气、祛风止痛的强大功效，对于血瘀气滞引起的诸多病证发挥着关键作用。当人体出现血瘀气滞的情况时，气血运行不畅，脉络阻滞，容易引发头痛、胸胁痛、痛经等症状。川芎的活血行气作用能够疏通经络，促进气血的流通，消除瘀血阻滞，从而缓解疼痛。在头痛的治疗中，川芎善于上

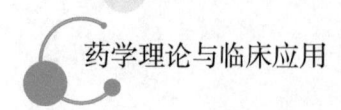
行头目，对于因血瘀气滞导致的头部疼痛，如偏头痛、紧张性头痛等，能够有效地活血通络，祛风止痛。对于胸胁痛，川芎可以舒展气机，活血化瘀，缓解胸部和胁部的疼痛不适。而在痛经的治疗中，川芎能够调节女性生殖系统的气血运行，缓解因血瘀气滞引起的经行腹痛。

（2）炮制方法：

①生用川芎：生川芎保留了其天然的药性特点，活血行气作用较强。在气滞血瘀引起的急性疼痛症状中，如头痛、痛经等，生川芎能够迅速发挥作用。其强烈的活血行气功效可以在短时间内疏通经络，改善气血运行不畅的状况。对于急性发作的疼痛，生川芎能够快速缓解患者的痛苦，为进一步的治疗争取时间。

②酒制川芎：酒在中药炮制中具有独特的作用。通过酒制，川芎的活血通络作用得到增强。酒具有温通血脉、引药入血分的特性，能够使川芎更好地发挥活血止痛的效果。在血瘀气滞导致的头痛、胸胁痛等病证中，酒制川芎能够深入血分，疏通经络，促进血液循环，增强止痛效果。酒制过程中，酒与川芎的有效成分相互作用，使川芎的药性发生变化，更适合治疗血瘀气滞引起的慢性疼痛和复杂病证。

（3）炮制作用：酒制川芎可以增强其活血通络、止痛的作用，特别适合治疗血瘀气滞引起的疼痛。酒制后的川芎，其活血作用更加深入，能够更好地疏通经络，消除瘀血阻滞。同时，止痛效果也得到显著提升，对于长期受疼痛困扰的患者来说，酒制川芎是一种有效的治疗选择。在临床应用中，酒制川芎可以根据患者的具体病情进行配伍，与其他活血化瘀、行气止痛的药物共同使用，提高治疗效果。对于病情较为复杂的患者，酒制川芎能够综合发挥其活血、行气、止痛的功效，全面调理患者的身体状况。

2. 延胡索

（1）性味与功效：延胡索性温，味辛苦。其性温能温通经络，味辛苦则具有行气活血、止痛的作用。延胡索广泛应用于各种气滞血瘀引起的疼痛病证，如胸痛、腹痛、痛经等。在胸痛的治疗中，延胡索能够活血化瘀，行气止痛，缓解胸部的疼痛不适。对于腹痛，延胡索可以调节胃肠气机，缓解因气滞血瘀引起的腹部疼痛。在痛经的治疗中，延胡索能够调节女性生殖系统的气血运行，缓解经行腹痛。延胡索的止痛作用较为显著，对于各种疼痛病证都有较好的疗效。

（2）炮制方法：

①生用延胡索：生延胡索活血止痛作用较强，适用于急性气滞血瘀引起的疼痛，如胸痛、腹痛等。在急性疼痛发作时，生延胡索能够迅速发挥其活血止痛的功效，缓解患者的痛苦。生延胡索保留了其天然的药性特点，具有较强的药力，能够在短时间内改善气血运行不畅的状况。

②醋制延胡索：醋制是延胡索的一种重要炮制方法。醋具有收敛、止痛、活血化瘀的作用，通过醋制延胡索，可以增强其止痛作用。在气滞血瘀导致的痛经、胸胁痛等病证中，醋制延胡索能够更好地发挥其活血行气、止痛的功效。醋制过程中，醋与延胡索的有效成分相互作用，使延胡索的药性发生变化，更适合治疗慢性疼痛和复杂病证。

（3）炮制作用：醋制延胡索增强了活血行气、止痛的作用，尤其适合气滞血瘀引起的疼痛。醋制后的延胡索，其止痛效果更加显著，能够更好地缓解患者的疼痛症状。同时，活血行气的作用也得到增强，能够更好地疏通经络，消除瘀血阻滞。在临床应用中，醋制延胡索可以与其他活血化瘀、行气止痛的药物共同使用，提高治疗效果。对于病情较为复杂的患者，醋制延胡索能够综合发挥其活血、行气、止痛的功效，全面调理患者的身体状况。

3. 乳香

（1）性味与功效：乳香性温，味辛苦。其性温能温通经络，味辛苦则具有活血止痛、消肿生肌的作用。乳香常用于跌打损伤、瘀血阻滞引起的疼痛，如关节痛、外伤痛等。在跌打损伤的治疗中，乳香能够活血化瘀，消肿止痛，促进受伤部位的恢复。对于瘀血阻滞引起的关节痛，乳香可以疏通经络，缓解疼痛，改善关节的活动功能。乳香的消肿生肌作用使其在外伤的治疗中也具有重要地位，能够促进伤口的愈合，减少瘢痕形成。

（2）炮制方法：

①生用乳香：生乳香活血止痛作用较强，多用于外伤瘀血阻滞引起的急性疼痛症状。在急性疼痛发作时，生乳香能够迅速发挥其活血止痛的功效，缓解患者的痛苦。生乳香保留了其天然的药性特点，具有较强的药力，能够在短时间内改善气血运行不畅的状况。

②醋制乳香：通过醋制，乳香的活血化瘀、止痛作用增强。醋具有收敛、止痛、活血化瘀的作用，与乳香共同炮制后，能够增强乳香的药效。在瘀血阻滞、气滞血瘀引起的疼痛中，醋制乳香能够更好地发挥其活血止痛的功效。醋制过程中，醋与乳香的有效成分相互作用，使乳香的药性发生变化，更适合治疗慢性疼痛和复杂病证。

（3）炮制作用：醋制乳香增强了其止痛消肿、活血化瘀的作用，适合瘀血阻滞导致的疼痛症状。醋制后的乳香，其止痛效果更加显著，能够更好地缓解患者的疼痛症状。同时，活血化瘀的作用也得到增强，能够更好地疏通经络，消除瘀血阻滞。在临床应用中，醋制乳香可以与其他活血化瘀、行气止痛的药物共同使用，提高治疗效果。对于病情较为复杂的患者，醋制乳香能够综合发挥其止痛消肿、活血化瘀的功效，全面调理患者的身体状况。

第二节　活血调经药

活血调经药是活血化瘀药中的一个重要类别，主要用于调理女性的月经不调，治疗血瘀引起的月经不畅、痛经、经闭、崩漏等病证。这类药物通过活血化瘀、调理气血来恢复月经的正常运作。活血调经药的炮制目的是增强药物的活血化瘀、调经作用，调和药性，减少药物的刺激性和毒性，确保药物的安全性和适应性。以下是活血调经药的炮制原则及常用药物的炮制方法与特点。

一、活血调经药的炮制原则

炮制活血调经药的主要目的是优化药物的调经、活血化瘀作用，增强疗效，减少药物对脾胃的刺激，并适应不同体质和病情的需要。以下是活血调经药炮制时的主要原则。

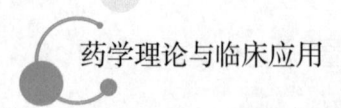

1. 增强活血化瘀、调经作用

通过酒炙、醋炙等炮制方法，可以增强药物的活血调经作用，尤其是酒制能够引药入肝，帮助药物更好地调理经脉、化瘀止痛，适用于月经不调、痛经等因血瘀引起的妇科病证。

2. 调和药性，减少药物的刺激性

活血调经药物多为辛温、辛散之性，炮制时需要缓和药物的辛热或辛散特性，尤其是对体质虚弱或有胃肠道问题的患者，通过适当的炮制，可以减少药物的辛燥性，使其更加温和，适合长期服用或体质虚寒者。

3. 减轻药物的毒性和不良反应

部分活血调经药具有一定的毒性或药性较强，通过适当的炮制，如酒制、醋制或长时间的煮制，可以减轻药物的毒性和药性，使药物在长期使用时更加安全。

二、常见活血调经药及其炮制方法

1. 当归

（1）性味与功效：当归在中医药领域占据着重要的地位，其性温，味甘辛。性温之特性使其具有温通经络、温暖脏腑的作用，而味甘辛则赋予了它补血活血、调经止痛的强大功效。对于月经不调、痛经、经闭等症，当归能够发挥关键的治疗作用。在月经不调的情况下，女性身体的气血运行失常，可能出现经期提前或推迟、经量过多或过少等症状。当归的补血活血作用可以调节女性体内的气血，使其恢复正常的运行状态，从而改善月经不调的症状。痛经和经闭往往是由于气血阻滞、经络不通所致，当归能够活血调经、疏通经络，缓解疼痛，促使月经恢复正常。

（2）炮制方法：

①生用当归：生当归保留了其天然的药性特点，活血调经作用较强。在月经不调、血瘀痛经等急性病证中，生当归能够迅速发挥作用。其强大的活血功效可以快速疏通经络，消除瘀血阻滞，缓解疼痛。对于因气血瘀滞而导致的月经突然失常、痛经剧烈等情况，生当归能够在短时间内改善症状，为患者减轻痛苦。

②酒制当归：酒在中药炮制中具有独特的作用。通过酒制，当归的活血调经、行血通络作用得到增强。酒具有温通血脉、引药入肝的特性，能够使当归更好地发挥作用于肝脏，调节肝经气血。对于肝气郁结、血瘀月经不调的患者，酒制当归能够深入肝经，疏通经络，活血化瘀，同时缓解肝气郁结的症状，使月经恢复正常。

③炒当归：炒制后的当归，其辛温性减弱，补血作用增强。在气血两虚、月经量少的患者中，炒当归能够温和地补充气血，提高身体的气血水平。炒制过程使当归的药性更加温和，减少了辛温之性可能带来的燥热不良反应，更适合长期调理身体。对于体质虚弱、气血不足的女性，炒当归可以作为一种长期的调理药物，改善月经量少、面色苍白、头晕乏力等症状。

（3）炮制作用：酒制当归增强了其活血调经作用，使其在治疗肝气郁结、血瘀月经不调等病证时更加有效。酒的温通作用与当归的活血功效相结合，能够更好地疏通经络，消除瘀血，调节肝经气血。炒制则增强了当归的补血效果，适合不同体质的患者。对于气血两虚的患者，炒当归能够温和地补充气血，改善身体状况。通过不同的炮制方法，当归可以根据患者的具体病情进行选择，提高临床治疗的针对性和有效性。

2. 益母草

（1）性味与功效：

益母草性微寒，味辛苦。其性微寒使其具有清热凉血的作用，而味辛苦则赋予了它活血调经、利水消肿的功效。对于月经不调、痛经、经闭等症，益母草能够发挥重要的治疗作用。在月经不调的情况下，益母草可以调节女性体内的气血，促进经血的正常排出。对于痛经，益母草能够活血止痛，缓解疼痛症状。经闭往往是由于气血阻滞所致，益母草能够活血调经，促使月经恢复正常。同时，益母草的利水消肿作用在水肿病证中也有应用。

（2）炮制方法：

①生用益母草：生用益母草主要用于活血调经，利水作用较强。在血瘀经闭、月经量少等症中，生益母草能够迅速发挥活血调经的作用，疏通经络，消除瘀血阻滞。其利水作用可以促进体内多余水分的排出，对于伴有水肿症状的月经不调患者有一定的治疗效果。

②炒制益母草：炒制后益母草的寒性减弱。对于体虚或脾胃虚寒的患者，炒制后的益母草更加温和，减少了寒性对身体的刺激。其调经效果也变得更加温和，适合长期使用。在长期调理月经不调的过程中，炒制益母草可以逐渐改善患者的身体状况，调节气血，恢复月经的正常周期。

（3）炮制作用：炒制益母草可减少寒凉性，使其更适合体虚或脾胃虚寒的患者长期使用。同时，增强了调经作用，能够更好地调节女性体内的气血，改善月经不调的症状。对于体质较弱、不能耐受寒性药物的患者，炒制益母草是一种较为理想的选择。在临床应用中，炒制益母草可以与其他温补性的药物配伍使用，提高治疗效果，同时减少药物的不良反应。

3. 川芎

（1）性味与功效：川芎性温，味辛。其性温赋予了它温通经络、散寒止痛的作用，而味辛则使其具有活血行气、调经止痛的功效。对于月经不调、痛经、头痛等症，川芎能够发挥重要的治疗作用。在月经不调的情况下，川芎可以活血行气，调节女性体内的气血运行，改善月经不调的症状。痛经往往是由于气血阻滞、经络不通所致，川芎能够活血调经、止痛，缓解疼痛症状。对于头痛，川芎善于上行头目，能够疏通头部经络，缓解头痛。

（2）炮制方法：

①生用川芎：生用川芎活血行气作用较强。在血瘀气滞引起的月经不调、痛经等急性病证中，生川芎能够迅速发挥作用。其强大的活血行气功效可以快速疏通经络，消除气血阻滞，缓解疼痛。对于因气血瘀滞而导致的月经突然失常、痛经剧烈等情况，生川芎能够在短时间内改善症状，为患者减轻痛苦。

②酒制川芎：酒制川芎可以增强其活血通络、调经止痛的作用。酒具有温通血脉、引药上行的特性，能够使川芎更好地发挥作用于头部和全身经络。对于血瘀气滞、月经不畅、痛经的患者，酒制川芎能够深入经络，活血化瘀，疏通气血，同时增强止痛效果。酒制过

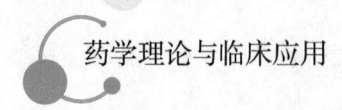

程使川芎的药性更加温和，增强了其活血通络的作用，更适合长期调理身体。

（3）炮制作用：酒制川芎增强了活血通络、调经止痛的作用，适合月经不调伴有血瘀气滞的患者。酒的温通作用与川芎的活血行气功效相结合，能够更好地疏通经络，消除瘀血，调节气血运行。对于长期受月经不调、痛经困扰的患者，酒制川芎可以作为一种有效的治疗药物，长期使用能够改善身体状况，调节月经周期，缓解疼痛症状。在临床应用中，酒制川芎可以与其他活血化瘀、调经止痛的药物配伍使用，提高治疗效果。

第三节　活血疗伤药

活血疗伤药是活血化瘀药中的一个重要类别，主要用于治疗跌打损伤、瘀血阻滞、外伤出血、肿痛等症状。此类药物通过活血化瘀、消肿止痛、促进组织愈合，帮助恢复受伤部位的正常血液循环和功能。炮制活血疗伤药的目的是增强药物的活血化瘀、消肿止痛的作用，调和药性，减少药物的刺激性，确保药物的安全性和疗效。以下是活血疗伤药的炮制原则及常用药物的炮制方法与特点。

一、活血疗伤药的炮制原则

炮制活血疗伤药的主要目的是优化其活血化瘀、消肿止痛的效果，调和药性，减少药物对胃肠的刺激和潜在毒性，确保药物的安全性，特别是在内服时。以下是炮制时的主要原则。

1. 增强活血化瘀、消肿止痛作用

活血疗伤药常用于瘀血阻滞、外伤肿痛等，通过酒制、醋制等炮制方法，可以增强药物的活血化瘀、通络止痛的作用，特别是酒制能够引药入血分，强化药物在治疗跌打损伤中的效果。

2. 调和药物的辛散性和温热性

活血疗伤药多为辛温或辛散性药物，可能对脾胃产生一定的刺激性，特别是对于长期用药或脾胃虚弱的患者。通过适当的炮制，如炒制、蜜炙等，可以缓和药物的辛散性和温热性，使其更加温和，减少对胃肠的刺激。

3. 减少药物的毒性和不良反应

某些活血疗伤药如乳香、没药等，药性较强或具有一定的毒性，炮制可以减少这些药物的毒性或过强的药性，确保药物在内服时更加安全，特别是在长期使用时，减少不良反应。

4. 改善药物的吸收和运化

通过加入适当的辅料，如酒炙、醋炙或炒制，炮制可以帮助增强药物的消化吸收能力，特别是对于胃肠虚弱的患者，可以减少药物对胃肠的负担，增强药物的疗效。

二、常见活血疗伤药及其炮制方法

1. 乳香

（1）性味与功效：乳香性温，味辛苦，在中医药领域中具有独特的地位和价值。其

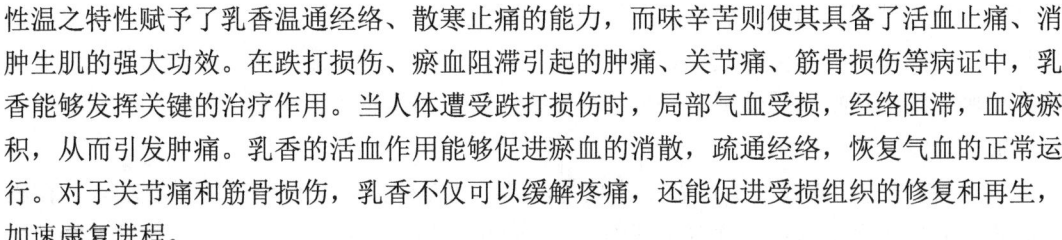

性温之特性赋予了乳香温通经络、散寒止痛的能力，而味辛苦则使其具备了活血止痛、消肿生肌的强大功效。在跌打损伤、瘀血阻滞引起的肿痛、关节痛、筋骨损伤等病证中，乳香能够发挥关键的治疗作用。当人体遭受跌打损伤时，局部气血受损，经络阻滞，血液瘀积，从而引发肿痛。乳香的活血作用能够促进瘀血的消散，疏通经络，恢复气血的正常运行。对于关节痛和筋骨损伤，乳香不仅可以缓解疼痛，还能促进受损组织的修复和再生，加速康复进程。

（2）炮制方法：

①生用乳香：生乳香保留了其天然的药性特点，活血止痛作用较强。在外伤引起的急性疼痛和瘀血阻滞的情况中，生乳香能够迅速发挥作用。其强烈的活血功效可以在短时间内疏通经络，消除瘀血，缓解疼痛。对于急性跌打损伤、瘀血肿痛等情况，生乳香是一种有效的急救药物，能够快速减轻患者的痛苦。

②醋制乳香：通过醋炙的炮制方法，乳香的活血化瘀、止痛作用得到进一步增强。醋具有收敛、止痛、活血化瘀的作用，与乳香共同炮制后，能够增强乳香的药效。在外伤肿痛、瘀血阻滞引起的关节痛、肌肉痛等病证中，醋制乳香能够更深入地发挥其活血止痛的功效。醋制过程中，醋与乳香的有效成分相互作用，使乳香的药性发生变化，更适合治疗慢性疼痛和复杂病证。

（3）炮制作用：醋制乳香能够增强其消肿止痛、活血化瘀作用，特别适合外伤瘀血肿痛、筋骨损伤的患者。在这些病证中，患者往往需要长期的治疗和康复过程。醋制乳香不仅可以缓解疼痛，还能促进瘀血的消散和受损组织的修复。其增强的药效能够更有效地应对复杂的病情，提高治疗效果。对于病情较为严重的患者，醋制乳香可以与其他活血化瘀、消肿止痛的药物共同使用，综合发挥治疗作用，加速患者的康复进程。

2. 没药

（1）性味与功效：没药性平，味苦辛，具有活血止痛、消肿生肌的重要作用。在跌打损伤、瘀血肿痛、外伤疼痛等病证中，没药能够发挥显著的疗效。其性平之特性使其适用范围较广，不易引起明显的寒热偏性。味辛苦则赋予了没药强大的活血止痛和消肿生肌功效。在跌打损伤的情况下，没药能够活血化瘀，消除瘀血阻滞，缓解疼痛。对于瘀血肿痛和外伤疼痛，没药可以消肿止痛，促进伤口的愈合和受损组织的修复。

（2）炮制方法：

①生用没药：生没药主要用于外伤和瘀血阻滞引起的急性疼痛，消肿止痛作用较强。在急性外伤的情况下，生没药能够迅速发挥其药效，缓解疼痛，减轻肿胀。生没药保留了其天然的药性特点，具有较强的药力，能够在短时间内改善病情。

②醋制没药：醋制没药能够增强其活血止痛、消肿的作用。醋的收敛、止痛和活血化瘀作用与没药相结合，使没药的药效得到提升。在气滞血瘀、跌打损伤引起的疼痛症状中，醋制没药能够更有效地发挥其治疗作用。醋制过程中，没药的化学成分发生变化，使其更适合治疗慢性疼痛和复杂病证。

（3）炮制作用：醋制没药可以增强活血化瘀、止痛消肿的效果，特别适合用于治疗跌打损伤和瘀血肿痛的病证。在这些病证中，患者往往需要长期的治疗和康复过程。醋制

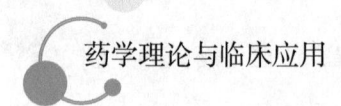

没药能够持续发挥其药效，促进瘀血的消散和受损组织的修复。其增强的功效可以更好地应对复杂的病情，提高治疗效果。对于病情较为严重的患者，醋制没药可以与其他活血化瘀、消肿止痛的药物共同使用，综合发挥治疗作用，加速患者的康复进程。

3. 三七

（1）性味与功效：三七性温，味甘苦，具有活血化瘀、止血消肿的重要功效。在跌打损伤、外伤出血、瘀血肿痛等病证中，三七能够发挥关键的治疗作用。其性温之特性使其具有温通经络、散寒止痛的能力，而味甘苦则赋予了三七活血化瘀和止血消肿的双重功效。在跌打损伤的情况下，三七能够活血化瘀，促进瘀血的消散，缓解疼痛。对于外伤出血，三七具有强大的止血作用，能够迅速控制出血，保护伤口。在瘀血肿痛的病证中，三七能够消肿止痛，促进受损组织的修复。

（2）炮制方法：

①生用三七：生三七主要用于外伤出血、瘀血阻滞的病证，活血止痛作用较强。在急性损伤和外伤出血的情况下，生三七能够迅速发挥其药效，止血止痛，促进伤口的愈合。生三七保留了其天然的药性特点，具有较强的药力，能够在短时间内改善病情。

②熟三七（蒸制或炒制）：熟三七是通过蒸制或炒制等炮制方法得到的。熟三七的活血作用稍弱，但止血化瘀作用增强。在长期瘀血、损伤恢复阶段，熟三七更适合内服使用。炮制过程中，三七的化学成分发生变化，使其药性更加温和，更适合长期调理身体。

（3）炮制作用：熟三七能够减少生三七的辛温性，使其更加温和，减少对身体的刺激。同时，增强了其止血化瘀作用，更适合内服使用。在长期瘀血、损伤恢复阶段，患者需要持续的治疗和调理。熟三七能够在不加重瘀血的情况下，促进瘀血的消散和受损组织的修复。其增强的止血化瘀作用可以更好地应对复杂的病情，提高治疗效果。对于体质较弱、需要长期调理的患者，熟三七是一种较为理想的选择。

第四节　破血消症药

破血消症药是活血化瘀药中的一个重要类别，主要用于治疗瘀血凝滞、血瘀积聚所引起的症瘕积聚、腹部包块、痛经、闭经等症状。此类药物以破血逐瘀为主，具有较强的活血化瘀、消积散结的作用，常用于顽固性瘀血积聚病证。由于其药性较烈，破血消症药的炮制目的是增强药物的活血化瘀、破血消症的功效，调和药性，减少毒性和刺激性，确保药物的安全性和适用性。以下是破血消症药的炮制原则及常用药物的炮制方法与特点。

一、破血消症药的炮制原则

破血消症药的炮制主要在于加强药物的破血化瘀、消症散结作用，同时需要调和药性、减少毒性和刺激性，以适应不同体质和病情的需求。具体炮制原则包括以下三点。

1. 增强破血消症、活血散结的作用

通过酒炙、醋炙等炮制方法，可以增强破血消症药的破血化瘀、散结消症作用，特别是酒制可以引药入血分，帮助药物更好地活血散瘀，适合瘀血积聚、症瘕腹块的病证。

2. 调和药性，减少药物的烈性和刺激性

破血消症药多具有较强的破血逐瘀作用，药性较为猛烈。通过适当的炮制，如炒制、炙制等，可以调和药物的辛烈性，减少其对脾胃的刺激，尤其适合虚弱体质或长期服用者。

3. 减轻药物的毒性

部分破血消症药如水蛭、虻虫等药物具有一定的毒性，通过长时间的炮制如炒炙、蒸制，可以减轻药物的毒性，确保其在内服时的安全性，尤其在治疗长期瘀血病证时，减少不良反应。

二、常见破血消症药及其炮制方法

1. 三棱

（1）性味与功效：三棱性平，味苦辛，在中医药领域中占据着独特的地位。其性平之特性使其在发挥药效时相对较为温和，不易引起明显的寒热偏性。味辛苦则赋予了三棱强大的破血消积、行气止痛功效。当人体出现血瘀气滞的情况时，气血运行不畅，脉络阻滞，易形成症瘕积聚、腹部包块等病证。三棱能够深入经络，破除瘀血，消除积聚，同时疏通气机，缓解疼痛。对于症瘕积聚，三棱可以消散肿块，促进气血流通，恢复脏腑的正常功能。在腹部包块的治疗中，三棱能够发挥其破血消积的作用，逐渐缩小包块，减轻患者的痛苦。

（2）炮制方法：

①生用三棱：生三棱保留了其天然的药性特点，具有较强的破血行气作用。在顽固性血瘀积聚的病证中，如肿瘤、瘕块等，生三棱能够迅速发挥其强大的药效。其强烈的破血行气功效可以在短时间内疏通经络，消除瘀血积聚。对于病情较为严重、病程较长的患者，生三棱是一种有力的治疗药物。然而，由于其药力较强，使用时需要谨慎，避免对身体造成过度的刺激。

②醋制三棱：醋炙是一种重要的炮制方法。醋具有收敛、止痛、活血化瘀的作用，通过醋炙三棱，可以增强其破血化瘀、消症散结的作用。在气滞血瘀型积聚，特别是伴随疼痛的病证中，醋制三棱能够更深入地发挥其药效。醋制过程中，醋与三棱的有效成分相互作用，使三棱的药性发生变化，更适合治疗慢性、复杂的病证。醋制三棱不仅能够增强破血化瘀的作用，还能缓解疼痛，提高患者的生活质量。

（3）炮制作用：醋制三棱能够增强破血化瘀、消积止痛的作用，特别适合症瘕积聚、腹部包块的治疗。在这些病证中，患者往往需要长期的治疗和调理。醋制三棱可以持续发挥其药效，逐渐消除瘀血积聚，缩小包块。其增强的破血化瘀作用能够更有效地疏通经络，促进气血流通。同时，消积止痛的功效可以缓解患者的疼痛症状，提高患者的依从性。对于病情较为复杂的患者，醋制三棱可以与其他活血化瘀、消积止痛的药物共同使用，综合发挥治疗作用，加速患者的康复进程。

2. 莪术

（1）性味与功效：莪术性温，味苦辛，具有破血行气、消积止痛的重要功效。其性温之特性使其具有温通经络、散寒止痛的能力，而味辛苦则使其具备了强大的破血行气和

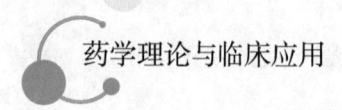

消积止痛作用。在血瘀积聚、气滞血瘀引起的腹痛、痛经等病证中，莪术能够发挥关键的治疗作用。当人体出现血瘀积聚时，气血阻滞，经络不通，易引发疼痛。莪术的破血行气作用可以消除瘀血积聚，疏通经络，缓解疼痛。对于气滞血瘀引起的腹痛，莪术能够调节气机，活血化瘀，减轻疼痛。在痛经的治疗中，莪术可以调节女性生殖系统的气血运行，缓解疼痛，改善月经不调的症状。

（2）炮制方法：

①生用莪术：生莪术破血作用较强，适用于瘀血积聚、肿块疼痛等急性症状。在急性发作的病证中，生莪术能够迅速发挥其强大的药效，破除瘀血，缓解疼痛。生莪术保留了其天然的药性特点，具有较强的药力，能够在短时间内改善病情。然而，由于其破血作用较强，使用时需要谨慎，避免对身体造成过度的损伤。

②醋制莪术：通过醋制，莪术的破血行气、消症止痛作用得到增强。醋的收敛、止痛和活血化瘀作用与莪术相结合，使莪术的药效得到提升。在气滞血瘀、癥积腹块等病证中，醋制莪术能够更有效地发挥其治疗作用。醋制过程中，莪术的化学成分发生变化，使其更适合治疗慢性、复杂的病证。

（3）炮制作用：醋制莪术能够增强其活血化瘀、破血消症的作用，适合气滞血瘀引起的顽固性积聚病证。在这些病证中，患者往往需要长期的治疗和康复过程。醋制莪术可以持续发挥其药效，逐渐消除瘀血积聚，缩小肿块。其增强的活血化瘀作用能够更有效地疏通经络，促进气血流通。同时，破血消症的功效可以消除肿块，缓解患者的痛苦。对于病情较为严重的患者，醋制莪术可以与其他活血化瘀、破血消症的药物共同使用，综合发挥治疗作用，提高治疗效果。

第十五章　化痰止咳平喘药的炮制

第一节　温化寒痰药

温化寒痰药是中医化痰止咳平喘药中的一类，主要用于治疗因寒邪引起的痰湿内盛、寒痰壅肺等症状。此类药物多具有辛温化痰、温肺散寒的作用，常用于治疗寒痰咳嗽、气喘、痰多、咳嗽痰白等病证。炮制温化寒痰药的目的是增强药物的温化寒痰、止咳平喘的功效，调和药性，减少药物的刺激性和毒性反应，确保药物的安全性。以下是温化寒痰药的炮制原则及常见药物的炮制方法与特点。

一、温化寒痰药的炮制原则

炮制温化寒痰药的目的是增强药物的温化寒痰、止咳平喘作用，调和药性，使其更适应不同的体质，特别是减少药物的辛温性或毒性，以确保患者的安全。主要的炮制原则包括以下三点。

1. 增强温化寒痰作用

温化寒痰药主要通过温肺散寒、化痰止咳来治疗寒痰咳喘等病证。通过姜制、炒制等炮制方法，可以增强药物的温化作用，特别是姜制有助于温肺化痰、增强药物的散寒效果。

2. 调和药物的辛温性，减少刺激性

温化寒痰药大多性辛温，具有较强的辛散性。通过炮制如炒制或炙制，可以适度调和药物的辛温性，使其在发挥温化寒痰作用的同时，不对脾胃产生过多刺激，尤其适合长期服用或脾胃虚弱的患者。

3. 减少毒性，提升安全性

部分温化寒痰药，如半夏、天南星等，药性较烈，甚至具有一定的毒性。通过长时间的处理如姜炙、矾炙等，可以降低药物的毒性，确保其安全性，使药物能够在内服时更加安全，适用于慢性病患者。

二、常见温化寒痰药及其炮制方法

1. 半夏

（1）性味与功效：半夏性温，味辛，在中医化痰止咳、降逆止呕的领域中发挥着关键作用。其性温之特性使其具有温化寒痰的能力，味辛则有助于行散肺气，达到化痰的功效。对于寒痰咳嗽，半夏能够有效改善咳嗽症状。寒痰的产生多是由于人体阳气不足，寒邪内侵，导致津液凝聚成痰。半夏可以温煦肺脏，驱散寒邪，使痰液得以温化，从而减轻咳嗽。在痰多稀白、咳喘痰鸣等症状中，半夏通过燥湿化痰的作用，减少痰液的生成，同

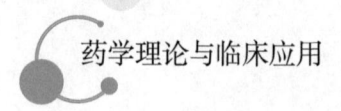

时降逆肺气，缓解咳喘和痰鸣。

（2）炮制方法：

①生用半夏：生半夏毒性较大，这主要是因为其中含有一些刺激性成分。由于其毒性，生半夏主要用于外用治疗。在外用方面，如生半夏可以用于一些局部的肿痛、痰核等病证，利用其化痰散结的特性发挥作用。但如果要用于内服，必须经过严格的炮制，以降低毒性，确保用药安全。

②姜炙半夏：姜炙是一种常用的炮制方法。生姜本身具有解毒、温中、化痰的作用。在姜炙半夏的过程中，生姜的成分与半夏相互作用，从而减轻半夏的毒性。同时，这种炮制方法还能增强半夏燥湿化痰、止咳平喘的功效。对于寒痰咳嗽、痰多清稀等症状，姜炙半夏能够更好地发挥温化寒痰、止咳化痰的作用。这是因为姜炙后的半夏，其温性与生姜的温性协同，更有效地驱散寒邪，化痰止咳。

③矾制半夏：矾制也是降低半夏毒性的重要手段。明矾具有收敛、燥湿的作用，矾制半夏不仅可以进一步降低毒性，还能增强药物的燥湿化痰作用。在痰湿壅盛的病证中，矾制半夏能够发挥其优势。痰湿壅盛是指体内痰湿积聚过多，影响了人体的正常生理功能。矾制半夏可以有效地燥湿化痰，改善痰湿体质，减轻痰湿带来的不适症状。

（3）炮制作用：姜炙半夏和矾制半夏均能够显著减轻半夏的毒性，这是通过不同的炮制机制实现的。姜炙利用生姜的解毒作用，矾制借助明矾的收敛特性，使半夏的毒性成分得到处理。同时，两者都增强了半夏温化寒痰的功效。对于寒痰咳嗽、痰湿阻滞的患者来说，经过炮制后的半夏更加安全有效。这些患者体内寒痰或痰湿较重，炮制后的半夏能够精准地针对病证，化痰止咳，改善呼吸道症状，并且在长期使用过程中，减少了毒性对身体的危害，提高了患者的耐受性和治疗效果。

2. 天南星

（1）性味与功效：天南星性温，味辛苦，有毒。其性温可温化痰湿，味辛苦则有助于行散、燥湿。天南星在燥湿化痰、祛风止痉方面表现出色，常用于顽痰咳喘、痰湿壅肺等病证。顽痰是指痰液黏稠、难以咳出的情况，天南星能够有效地化解这种顽固的痰液。在痰湿壅肺时，天南星可以燥湿化痰，恢复肺的宣发肃降功能，减轻咳喘症状。同时，天南星的祛风止痉作用在风痰上扰引起的痉挛抽搐等症状中也有应用。

（2）炮制方法：

①生用天南星：生天南星毒性较大，未经处理不宜内服。这是因为生天南星中的毒性成分可能会对人体的消化系统、神经系统等造成损害。生天南星多用于外用祛风化痰，例如，对于皮肤表面的痰核、肿痛等症状，通过外敷生天南星可以起到化痰散结、消肿止痛的作用。

②姜炙天南星：姜炙天南星是减轻其毒性并增强药效的有效方法。生姜的温热之性和解毒作用，在与天南星共同炮制时发挥作用。姜炙可以减轻天南星的毒性，同时增强其燥湿化痰、止咳平喘的作用。对于寒痰咳喘、顽痰难化等病证，姜炙天南星是理想的选择。姜炙后的天南星，能够更好地温化寒痰，使顽固的痰液得以化解，缓解咳喘症状。

③矾制天南星：矾炙天南星能够进一步降低其毒性，同时增强其化痰作用。明矾的燥

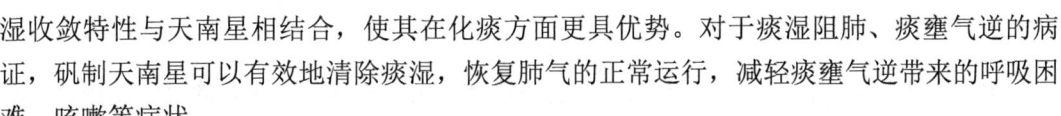

湿收敛特性与天南星相结合，使其在化痰方面更具优势。对于痰湿阻肺、痰壅气逆的病证，矾制天南星可以有效地清除痰湿，恢复肺气的正常运行，减轻痰壅气逆带来的呼吸困难、咳嗽等症状。

（3）炮制作用：姜炙和矾炙天南星能够显著降低其毒性，这是保障用药安全的重要环节。在降低毒性的同时，它们还增强了天南星燥湿化痰、止咳平喘的功效。对于顽痰咳喘、痰湿壅肺的病证，经过炮制后的天南星能够更有效地发挥治疗作用。这些病证往往较为顽固，需要长期的药物治疗。经过炮制的天南星，在保证安全性的基础上，能够持续地改善患者的症状，提高患者的生活质量。

3. 白芥子

（1）性味与功效：白芥子性温，味辛，其温性有助于温肺化痰，辛味能行散肺气，具有温肺豁痰、利气散结的作用。在寒痰咳嗽、痰多咳喘、胸痹等病证中发挥重要作用。对于寒痰咳嗽，白芥子可以温化寒痰，使痰液易于咳出，减轻咳嗽症状。在痰多咳喘的情况下，白芥子能够通过豁痰利气，调节肺气的宣畅，缓解咳喘。胸痹的发生与痰浊阻滞胸阳有关，白芥子的利气散结作用可以帮助消散痰结，通利胸阳，减轻胸痹症状。

（2）炮制方法：

①生用白芥子：生白芥子温肺化痰作用较强，这是因为其保留了天然的药性特点。在寒痰咳嗽、痰多气喘的急性病证中，生白芥子能够迅速发挥作用。其强烈的温肺化痰和利气作用可以快速缓解患者的症状，使痰液得到温化和疏散，减轻咳嗽和气喘。

②炒制白芥子：通过炒制，白芥子的辛散性减弱，温化寒痰作用增强。在炒制过程中，白芥子的化学成分发生变化，使其药性更加温和。对于脾胃虚寒的患者，炒制白芥子更为合适。这是因为脾胃虚寒的患者，其脾胃功能较弱，对药物的刺激性较为敏感。炒制后的白芥子减少了辛散性，降低了对脾胃的刺激，同时增强的温化寒痰作用可以更好地发挥治疗效果。

（3）炮制作用：炒制白芥子能够减少其辛散性，增强温肺化痰的作用。这种变化使得白芥子更适合长期服用或虚寒体质的患者。对于需要长期化痰治疗的患者，炒制白芥子可以在温和地发挥药效的同时，减少因长期服用可能带来的不良反应。对于虚寒体质的患者，炒制白芥子的温性与体质相适应，能够更好地温化寒痰，缓解症状，并且在调理过程中，对脾胃等脏腑的影响较小，有助于整体身体状况的改善。

第二节　清化热痰药

清化热痰药是中医化痰止咳平喘药中专门用于治疗热痰证的药物，主要用于痰热壅肺、痰黏不易咳出、咳痰黄稠、痰中带血等症状。此类药物通过清热化痰、止咳平喘来缓解痰热症状。炮制清化热痰药的目的是增强药物的清热化痰、止咳平喘作用，调和药性，减少对脾胃的刺激，确保药物的安全性和有效性。以下是清化热痰药的炮制原则及常见药物的炮制方法与特点。

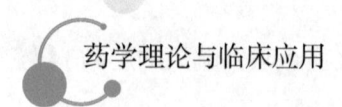
一、清化热痰药的炮制原则

炮制清化热痰药的主要目的是增强其清热化痰、止咳平喘的效果，同时调和药性，减少药物对胃肠的刺激和潜在的毒性。主要的炮制原则包括以下三点。

1. 增强清热化痰作用

清化热痰药主要用于化解热痰壅肺、咳喘痰黏的症状。通过辅料炮制（如蜜炙、酒炙等），可以增强药物的清热化痰、润肺止咳作用，使其更好地清化热痰。

2. 减少药物的刺激性

清化热痰药多性寒凉，若长期服用或大剂量使用，可能对脾胃产生一定的刺激性，特别是对于脾胃虚弱的患者。通过适当的炮制，如蜜炙、炒制等，可以调和药物的寒凉性，减少其对胃肠的刺激。

3. 促进药物的吸收和运化

通过炮制可以改善药物的消化吸收功能，特别是对于脾胃功能较差的患者，加入适当的辅料如蜜、姜等可以增强药物的运化，帮助药物更好地被消化吸收，减少对胃肠的负担。

二、常见清化热痰药及其炮制方法

1. 瓜蒌

（1）性味与功效：瓜蒌性寒，味甘苦，在中医药领域具有独特的价值。其性寒之特性赋予了瓜蒌清热化痰的强大功效，能够有效地清除体内的热邪，化解痰液。当人体遭受热邪侵袭，热邪炼液为痰，导致痰热壅肺时，瓜蒌能够发挥关键作用。咳嗽痰黄、胸闷不舒等症状往往是痰热壅肺的表现，瓜蒌通过清热化痰的作用，使痰液得以稀释并排出体外，缓解咳嗽和胸闷症状。同时，瓜蒌还具有润肺散结的作用，对于肺部的燥热和结节等问题也有一定的治疗效果。润肺的功效有助于滋养肺脏，恢复肺的正常生理功能，而散结的作用则可以消除肺部的结节和肿块，改善肺部的气血流通。

（2）炮制方法：

①生用瓜蒌：生用瓜蒌保留了其天然的药性特点，清热化痰作用较强。在痰热咳嗽、痰多黏稠等急性症状中，生瓜蒌能够迅速发挥作用，清除热邪，化解痰液。其强烈的清热化痰功效可以在短时间内缓解患者的症状，减轻咳嗽和咳痰的程度。然而，由于其寒性较强，对于脾胃虚寒的患者可能会产生不适。

②炒瓜蒌：通过炒制，瓜蒌的寒性减弱，而清热化痰作用却得到增强。炒制过程中，瓜蒌的化学成分发生了变化，使其寒性得到缓和，同时增强了清热化痰的效果。对于脾胃虚寒的患者来说，炒瓜蒌更加适合他们的体质。在治疗痰热咳嗽等病证时，炒瓜蒌既能发挥清热化痰的作用，又不会对脾胃造成过度的刺激。

③蜜炙瓜蒌：蜜炙是一种传统的炮制方法。通过蜜炙，瓜蒌的润肺化痰作用得到增强，同时减少了对胃肠的刺激。蜂蜜具有润肺止咳、补中益气的作用，与瓜蒌共同炮制后，能够增强瓜蒌的润肺功效，使痰液更容易咳出。此外，蜜炙还可以减轻瓜蒌对胃肠的刺激，适合咳嗽痰多的患者长期服用。

（3）炮制作用：炒制或蜜炙瓜蒌可以减少其寒性，增强润肺化痰的功效，这对于长期咳嗽、痰热壅盛的患者来说具有重要意义。长期咳嗽往往会导致肺脏受损，肺气虚弱，而痰热壅盛则会进一步加重肺部的负担。炒制或蜜炙后的瓜蒌，既能够清热化痰，又能够润肺止咳，对于改善患者的症状和促进肺部的康复具有积极的作用。同时，减少寒性也使得瓜蒌更加适合体质较弱的患者，避免了因寒性过强而对身体造成的不良影响。在临床应用中，医生可以根据患者的具体情况选择合适的炮制方法，以达到最佳的治疗效果。

2. 川贝母

（1）性味与功效：川贝母性微寒，味苦甘，具有清热化痰、润肺止咳的重要作用。在咳嗽痰多、痰黄黏稠、咽喉干痛等症状中，川贝母能够发挥显著的疗效。其性微寒的特性使其能够清热化痰，对于热邪引起的痰液黏稠有很好的化解作用。同时，川贝母的润肺止咳功效使其在治疗咳嗽方面表现出色。润肺的作用可以滋养肺脏，缓解肺部的燥热，而止咳的功效则可以直接减轻咳嗽症状。对于咽喉干痛，川贝母也有一定的缓解作用，其清热润肺的功效可以减轻咽喉部位的炎症和疼痛。

（2）炮制方法：

①生用川贝母：生用川贝母保留了其天然的药性特点，清热化痰、润肺止咳作用较强。在痰热咳嗽、痰黄稠黏等症状中，生川贝母能够迅速发挥作用，清除热邪，化解痰液，同时润肺止咳。然而，对于一些体质虚弱的患者，生川贝母可能会过于寒凉，对身体产生一定的刺激。

②蜜炙川贝母：蜜炙川贝母可以增强其润肺止咳的作用。蜂蜜的润肺作用与川贝母相结合，使川贝母的润肺功效得到进一步提升。同时，蜜炙还可以减少川贝母的寒凉性，使其更加适合虚弱体质、慢性咳嗽的患者。对于长期咳嗽的患者来说，蜜炙川贝母能够在不加重身体寒凉负担的情况下，发挥润肺止咳的作用，缓解咳嗽症状。此外，蜜炙还可以减少川贝母对胃肠的刺激，提高患者的耐受性。

（3）炮制作用：蜜炙川贝母可以增强润肺化痰作用，减少寒凉性和对胃肠的刺激，这对于长期咳嗽痰多的患者来说是非常有益的。长期咳嗽会导致肺脏虚弱，肺气不足，而痰热又会进一步损伤肺脏。蜜炙川贝母既能够清热化痰，又能够润肺止咳，对于改善患者的症状和促进肺脏的康复具有重要作用。减少寒凉性可以避免对身体的过度刺激，特别是对于体质虚弱的患者来说，更加安全可靠。同时，减少对胃肠的刺激也使得患者在服用川贝母时更加舒适，提高了患者的依从性。在临床应用中，医生可以根据患者的具体情况合理选择蜜炙川贝母，以达到最佳的治疗效果。

3. 黄药子

（1）性味与功效：黄药子性微寒，味苦涩，在中医药中具有清热化痰、散结消肿的独特作用。对于痰热咳嗽、痰黄稠黏、甲状腺肿大等症状，黄药子能够发挥重要的治疗作用。其性微寒的特性使其能够清热化痰，对于热邪引起的痰液黏稠有很好的化解作用。同时，黄药子的散结消肿功效使其在治疗结节和肿块方面表现出色。对于甲状腺肿大等疾病，黄药子可以通过散结消肿的作用，缩小肿块，缓解症状。

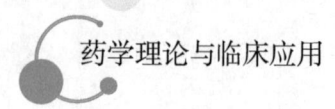

（2）炮制方法：

①生用黄药子：生用黄药子保留了其天然的药性特点，清热化痰、散结作用较强。在痰热咳嗽及结节、肿块的治疗中，生黄药子能够迅速发挥作用，清除热邪，化解痰液，同时散结消肿。然而，生黄药子具有一定的毒性，对身体可能会产生不良影响。

②醋制黄药子：通过醋制，黄药子的清热化痰、消结散瘀作用得到增强。醋具有收敛、解毒、散瘀的作用，与黄药子共同炮制后，能够增强黄药子的药效。同时，醋制还可以减少黄药子的毒性和对胃肠的刺激。对于痰热积滞、痰结肿块的患者来说，醋制黄药子更加安全有效。在炮制过程中，黄药子的化学成分发生了变化，使其毒性降低，同时增强了清热化痰和散结消肿的作用。

（3）炮制作用：醋制黄药子能够减少其毒性，增强化痰散结作用，这对于痰热积滞、痰结肿块的患者来说具有重要意义。痰热积滞会导致痰液黏稠，难以咳出，而痰结肿块则会对身体造成一定的压迫和不适。醋制黄药子既能够清热化痰，又能够散结消肿，对于改善患者的症状和促进身体的康复具有积极的作用。减少毒性可以提高药物的安全性，避免对身体造成严重的损害。同时，增强化痰散结作用可以更加有效地治疗痰热积滞和痰结肿块，提高治疗效果。在临床应用中，医生需要根据患者的具体情况合理使用醋制黄药子，以确保治疗的安全有效。

第三节　止咳平喘药

止咳平喘药是化痰止咳平喘药中专门用于缓解咳嗽、平息喘息的药物，常用于治疗咳嗽、气喘、痰多等症状。止咳平喘药可以通过化痰、平喘、止咳来减轻患者的症状。炮制止咳平喘药的目的是增强药物的止咳平喘作用，调和药性，减少药物的不良反应，改善药物的消化吸收，使其更适合不同体质的患者使用。以下是止咳平喘药的炮制原则及常见药物的炮制方法与特点。

一、止咳平喘药的炮制原则

炮制止咳平喘药的目的是优化药物的止咳、平喘功效，调和药物的寒热属性，减少药物对脾胃的刺激，并提高药物的安全性和吸收效率。主要的炮制原则包括以下两点。

1. 增强止咳平喘作用

通过辅料炮制如蜜炙、姜炙等，可以增强止咳平喘药的润肺止咳、化痰平喘作用，尤其是蜜炙可以增强润肺作用，适用于咳嗽痰多的患者。

2. 调和药性，减少对胃肠的刺激

止咳平喘药多性寒或性温，若药性较烈，容易对脾胃产生刺激，特别是对于体质虚弱或有消化系统问题的患者，通过炮制（如蜜炙、炒制等），可以缓和药物的寒凉或辛温性，减少对胃肠的负担。

二、常见止咳平喘药及其炮制方法

1. 杏仁

（1）性味与功效：杏仁性温，味苦，在中医药领域中占据着重要的地位。其性温之特性赋予了杏仁温肺散寒的能力，而味苦则使其具备了降气止咳平喘的功效。对于咳嗽、气喘、痰多等病证，杏仁能够发挥关键的治疗作用。当人体遭受外邪侵袭，肺气失宣，导致咳嗽、气喘等症状时，杏仁可以通过其降气的作用，使肺气得以肃降，从而缓解咳嗽和气喘。同时，杏仁还具有润肠通便的作用，这是因为杏仁富含油脂，能够滋润肠道，促进肠道蠕动，缓解便秘症状。

（2）炮制方法：

①生用杏仁：生杏仁保留了其天然的药性特点，止咳平喘作用较强。在咳嗽、气喘较重的患者中，生杏仁能够迅速发挥作用，缓解症状。生杏仁的强烈止咳平喘功效主要源于其所含的有效成分，如苦杏仁苷等。这些成分能够直接作用于呼吸系统，减轻呼吸道的痉挛，促进痰液的排出，从而达到止咳平喘的目的。然而，生杏仁也存在一定的毒性，使用时需要谨慎。

②炒制杏仁：通过炒制，可以减少杏仁的苦味和毒性，同时增强止咳平喘效果。炒制过程中，杏仁的化学成分发生了变化，苦杏仁苷等成分被部分分解，从而降低了杏仁的苦味和毒性。同时，炒制还可以使杏仁的药性更加温和，更适合咳喘伴有脾胃虚弱的患者。对于患者来说，脾胃功能较弱，难以承受生杏仁的苦味和毒性。炒制后的杏仁，既能发挥止咳平喘的作用，又不会对脾胃造成过度的刺激。

（3）炮制作用：炒制杏仁可以减少其苦味和对脾胃的刺激，增强止咳平喘作用，这对于长期服用的患者来说具有重要意义。长期服用药物的患者，往往需要考虑药物的安全性和耐受性。炒制后的杏仁，苦味减轻，更容易被患者接受。同时，对脾胃的刺激减少，降低了患者出现胃肠道不适的风险。增强的止咳平喘作用可以更好地控制咳嗽、气喘等症状，提高患者的生活质量。在临床应用中，医生可以根据患者的具体情况，合理选择炒制杏仁，以达到最佳的治疗效果。

2. 紫苏子

（1）性味与功效：紫苏子性温，味辛，具有降气化痰、止咳平喘的重要作用。其性温之特性使其能够温肺散寒，而味辛则使其具有发散行气的功效。对于痰多咳喘、胸闷气促等症，紫苏子能够发挥显著的疗效。当人体出现痰多咳喘时，紫苏子可以通过降气化痰的作用，使肺气得以肃降，痰液得以排出。同时，其发散行气的功效可以缓解胸闷气促的症状，使呼吸更加顺畅。

（2）炮制方法：

①生用紫苏子：生紫苏子止咳平喘、化痰作用较强。在痰多气喘的患者中，生紫苏子能够迅速发挥作用，缓解症状。生紫苏子的强烈药效主要源于其所含的有效成分，如紫苏醛等。这些成分能够刺激呼吸道黏膜，促进痰液的排出，同时还具有一定的抗炎作用，减轻呼吸道的炎症反应。然而，生紫苏子的寒凉性较强，对于一些虚寒体质的患者可能不太适宜。

②炒制紫苏子：炒制后，紫苏子的寒凉性减弱，止咳平喘作用增强。炒制过程中，紫苏子的化学成分发生了变化，使其寒性得到缓和。同时，炒制还可以使紫苏子的药效更加集中，增强止咳平喘的作用。对于虚寒体质的患者来说，炒制后的紫苏子更加温和，能够在不加重虚寒症状的情况下，发挥治疗作用。

（3）炮制作用：炒制紫苏子可以减少其寒性，增强止咳平喘的功效，这对于长期服用或体质虚寒的患者来说非常重要。长期服用药物的患者需要考虑药物的安全性和适应性。炒制后的紫苏子，寒性减弱，减少了对虚寒体质患者的不良影响。增强的止咳平喘功效可以更好地控制病情，提高患者的生活质量。对于体质虚寒的患者，炒制紫苏子既能发挥治疗作用，又不会加重虚寒症状，是一种较为理想的选择。在临床应用中，医生可以根据患者的具体情况，合理选择炒制紫苏子，以确保治疗的安全有效。

3. 百部

（1）性味与功效：百部性微温，味甘苦，具有润肺止咳、杀虫的独特作用。在久咳痰多、气喘、肺虚咳嗽等症中，百部能够发挥重要的治疗作用。其性微温之特性使其能够温润肺脏，而味甘苦则使其具有润肺止咳的功效。对于久咳不愈的患者，百部可以通过润肺的作用，滋养肺脏，缓解咳嗽症状。同时，百部还具有杀虫的作用，对于因寄生虫引起的咳嗽也有一定的治疗效果。

（2）炮制方法：

①生用百部：生百部润肺止咳作用较强。在痰多气喘、久咳不愈的急性病证中，生百部能够迅速发挥作用，缓解症状。生百部的强烈药效主要源于其所含的有效成分，如百部碱等。这些成分能够直接作用于呼吸道，减轻呼吸道的炎症反应，促进痰液的排出，从而达到润肺止咳的目的。然而，生百部的辛散性较强，对于虚弱体质的患者可能不太适宜。

②蜜炙百部：蜜炙百部可以增强其润肺止咳的作用，减少药物的辛散性和对胃肠的刺激。蜂蜜具有润肺止咳、补中益气的作用，与百部共同炮制后，能够增强百部的润肺功效，使痰液更加容易咳出。同时，蜜炙还可以减少百部的辛散性，使其药性更加温和，更适合虚弱体质的患者。此外，蜜炙还可以减少百部对胃肠的刺激，提高患者的耐受性。

（3）炮制作用：蜜炙百部能够增强润肺止咳作用，减少其辛散性，这对于慢性咳喘和虚寒体质患者来说具有重要意义。慢性咳喘的患者往往需要长期治疗，蜜炙百部的润肺止咳作用可以持续地发挥作用，缓解咳嗽症状。减少辛散性可以使百部的药性更加温和，减少对虚弱体质患者的不良影响。对于虚寒体质的患者，蜜炙百部既能发挥治疗作用，又不会加重虚寒症状，是一种较为理想的选择。在临床应用中，医生可以根据患者的具体情况，合理选择蜜炙百部，以确保治疗的安全有效。

第十六章　安神药的炮制

第一节　重镇安神药

重镇安神药是中医安神药中的一类，主要用于治疗心神不宁、惊悸失眠、癫狂等精神类疾病。此类药物多为质重沉降的矿物类药物，具有镇静、安神的作用，能够压制和稳定心神。由于这类药物质地坚硬且多为矿物或介壳类，炮制的主要目的是提高其药物效能，改善其吸收，减少毒性和不良反应。以下是重镇安神药的炮制原则及常见药物的炮制方法与特点。

一、重镇安神药的炮制原则

重镇安神药的炮制主要是为了增强其镇静安神的功效、减轻药物的毒性、增强药物的可吸收性。由于这类药物多为矿物质或介壳类物质，炮制还需改善其质地，使药物更容易被人体吸收利用。具体炮制原则包括以下两点。

1. 增强镇静安神功效

通过适当的炮制（如煅制等），可以增强重镇安神药的镇静安神功效，帮助药物更好地发挥安定心神的作用。

2. 提高药物的消化吸收

重镇安神药多质地坚硬，且为矿物类或介壳类药物，未经炮制不易被人体吸收。通过煅制、打粉等处理方式，可以破坏其坚硬的结构，改善其消化吸收，使药效更加充分。

二、常见重镇安神药及其炮制方法

1. 朱砂

（1）性味与功效：朱砂性微寒，味甘，在中医药领域的安神定志和清热解毒方面有着重要地位。其性微寒之特性使其能清热降火，对于因火热扰心而导致的心神不宁、心悸、失眠等症状发挥关键作用。当人体的心火过旺，或者痰火内扰心神时，朱砂能够起到清心降火、镇心安神的效果，使患者的情绪得以安定，睡眠质量得到改善。同时，朱砂的清热解毒功效在治疗热毒病证方面也有应用，如疮疡肿毒等。在癫狂等精神类疾病中，朱砂可以通过镇心安神来缓解患者的狂躁情绪，使精神状态趋于平稳。

（2）炮制方法：

①生用朱砂：生用朱砂虽然具有较强的镇静安神作用，但由于其毒性较大，在使用上受到诸多限制。这种毒性主要源于朱砂中含有的汞等成分。在外用方面，生朱砂能够发挥其镇静安神和解毒的作用，例如，用于疮疡肿痛的外敷，利用其清热解毒的特性来减轻炎

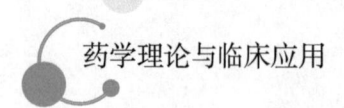

症和疼痛。不过，在外用时也需要注意剂量和使用时间，避免汞中毒。

②朱砂打粉：将朱砂研磨成细粉是一种重要的炮制方法。在研磨过程中，朱砂的颗粒变小，比表面积增大，这有助于增强其安神作用。一方面，细粉状态的朱砂更易与人体的神经系统相互作用，发挥镇静安神的功效；另一方面，打粉也改善了其内服的吸收效果。当朱砂粉与其他药物配伍使用时，能够更好地发挥协同作用，提高治疗效果。不过，即便经过打粉处理，朱砂内服时仍需谨慎，严格控制剂量，因为其毒性成分依然存在。

（3）炮制作用：通过研磨成粉，朱砂的安神作用更加有效。这是因为粉末状态的朱砂在体内能够更充分地接触和作用于神经细胞，从而更好地调节神经系统功能，达到安神的目的。同时，由于其毒性问题，将毒性较大的朱砂用于外敷可以在一定程度上发挥其药效，又能避免因内服大量朱砂而导致汞中毒的风险。对于内服，必须要慎重考虑剂量和患者的个体差异，确保安全有效地发挥其镇心安神和清热解毒的作用。

2. 磁石

（1）性味与功效：磁石性寒，味咸，在中医治疗中是一种重要的矿石类药物。其性寒的特性使其具有清热降火的作用，能够平息因肝阳上亢等原因引起的内火。味咸入肾经，磁石因此具有镇惊安神、平肝潜阳、聪耳明目的作用。在心神不宁的病证中，磁石可以通过镇惊安神来安抚患者的情绪，帮助其恢复平静的精神状态。

对于癫狂等较为严重的精神疾病，磁石能够平肝潜阳，抑制过亢的阳气，使患者的神志逐渐清晰。在头晕耳鸣的治疗中，磁石作用于肝肾，调节气血，改善耳部和头部的血液循环，从而减轻头晕耳鸣的症状。

（2）炮制方法：煅制是磁石常见的炮制方法。通过高温煅烧，磁石的物理和化学性质发生变化。高温使得磁石的质地变得酥脆，易于打碎，这不仅方便了药物的加工和调配，还使得磁石在体内更易于被吸收。从药理作用方面来看，煅制后的磁石镇静安神的效果得到增强。这是因为煅烧过程中，磁石内部的成分发生了一定的重组和转化，使其更有利于发挥对神经系统的调节作用。同时，煅制还可以减少药物的刺激性，降低了磁石可能对胃肠道等器官产生的不良影响，使其更适合内服使用。

（3）炮制作用：煅制磁石可以增强其镇静安神、平肝潜阳的作用，并使其更易被人体吸收。增强后的镇静安神作用使得磁石在治疗心神不宁、癫狂等病证时更加有效。更易吸收的特点则保证了磁石能够更好地发挥其药效，快速进入人体血液循环，到达作用部位。在平肝潜阳方面，煅制磁石能够更精准地调节人体的阳气，使其恢复平衡，对于因肝阳上亢引起的头晕耳鸣等症状也能发挥更好的治疗效果。

3. 龙骨

（1）性味与功效：龙骨性平，味甘涩，是一种传统的中药材，具有镇惊安神、敛汗止泻的作用。其性平的特性使其适用范围较广，不会因药性过寒或过热而对人体产生偏性影响。味甘涩则有助于收敛固涩，在心神不宁、惊悸失眠、癫狂等症状的治疗中发挥关键作用。龙骨能够通过镇惊安神来安抚患者的精神，缓解惊悸和失眠。对于癫狂患者，龙骨可以起到稳定情绪、抑制狂躁的作用。同时，龙骨的敛汗止泻功能在自汗、盗汗及久泻不止等病证中也有很好的疗效，能够收敛汗液和止泻。

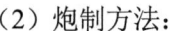

（2）炮制方法：

①煅制龙骨：龙骨质地坚硬，原始状态下不利于有效成分的吸收。通过煅烧，龙骨的内部结构变得疏松，增加了其药物吸收性，使其更易粉碎。在煅烧过程中，龙骨的化学成分也发生了一定的变化，这种变化使得其镇静安神的效果得到增强。煅制后的龙骨能够更好地发挥对神经系统的调节作用，为治疗心神不宁等症状提供更有效的帮助。

②龙骨打粉：在煅烧后的基础上，将龙骨研磨成粉进一步提高其药效。打粉后的龙骨，其颗粒细小，能够更充分地与人体的消化系统接触，从而改善其消化吸收效果。粉末状的龙骨在体内能够更快地释放有效成分，更高效地发挥镇惊安神、敛汗止泻的作用。

（3）炮制作用：煅制和打粉后，龙骨的吸收率和安神效果大大提高，这使其非常适合内服治疗心神不宁等症。提高吸收率意味着龙骨的有效成分能够更充分地进入人体血液循环，到达作用部位发挥药效。增强的安神效果则可以更有效地缓解患者的惊悸、失眠等症状，帮助患者恢复正常的精神状态。对于长期受心神不宁等问题困扰的患者，经过炮制后的龙骨是一种安全有效的治疗药物选择。

第二节　养心安神药

养心安神药是中医安神药中的一类，主要用于治疗心神不安、失眠多梦、焦虑、心悸等症状。此类药物多具有补益心血、滋阴安神的功效，通过养心、滋养心神来安定心神、促进睡眠。炮制养心安神药的目的是增强其养心安神的效果，调和药物的寒热性，减少药物的刺激性，并提升药物的消化吸收能力。以下是养心安神药的炮制原则及常见药物的炮制方法与特点。

一、养心安神药的炮制原则

养心安神药的炮制主要在于提升药物的补益心血、安神定志的效果，同时调和药物的性味，增强其吸收性和安全性。主要的炮制原则包括以下三点。

1. 增强养心安神的作用

通过适当的炮制方法如蜜炙、酒炙等，可以增强药物的养心、补血、滋阴安神的作用，使药物更加有效地补养心血、安定心神。

2. 调和药性，减少对胃肠的刺激

养心安神药有些性寒凉，有些性温热。通过炮制如蜜炙、炒制等可以调和药物的寒凉或温热性，使其适合不同体质的患者，特别是减少对脾胃虚弱者的刺激。

3. 提升药物的消化吸收

通过炮制如蜜炙等方法，可以增加药物的润性，帮助药物更好地被消化吸收，尤其是对于脾胃功能较弱的患者，可以减轻对胃肠道的负担。

二、常见养心安神药及其炮制方法

1. 酸枣仁

（1）性味与功效：酸枣仁性平，味甘酸，在中医药领域中占据着重要的地位。其性

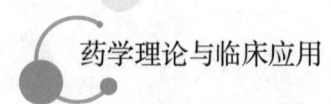

平之特性使其适用范围广泛，不易引起明显的寒热偏性。味甘酸则赋予了酸枣仁独特的功效。甘能补益，酸可收敛，酸枣仁具有养心安神、敛汗生津的作用。对于虚烦不眠、心悸、多梦等症，酸枣仁能够发挥关键的治疗作用。在现代社会中，人们面临着各种压力和焦虑，容易出现失眠、多梦等睡眠问题。酸枣仁能够滋养心脏，安定神志，缓解焦虑情绪，从而改善睡眠质量。同时，酸枣仁的敛汗生津作用在一些多汗、口渴的病证中也有应用。当人体出现阴虚盗汗或自汗时，酸枣仁可以收敛汗液，减少出汗量。此外，酸枣仁还能生津止渴，缓解口渴症状。

（2）炮制方法：

①生用酸枣仁：生用酸枣仁保留了其天然的药性特点，具有较好的养心安神作用。在失眠多梦、心神不宁等症中，生酸枣仁能够直接发挥其药效，调节神经系统功能，使患者的情绪得以安定，睡眠得以改善。生酸枣仁的作用较为温和，适用于轻度至中度的睡眠问题。然而，生酸枣仁也存在一些不足之处，其酸涩味可能会对一些患者的口感产生影响，同时在消化吸收方面也可能存在一定的难度。

②炒酸枣仁：通过炒制酸枣仁，可以增强其养心安神的功效。炒制过程中，酸枣仁的化学成分发生了变化，一些有效成分的含量增加，从而使其药效得到提升。同时，炒制还可以减轻药物的酸涩味，改善其口感。对于一些对味道较为敏感的患者来说，炒酸枣仁更容易接受。此外，炒制还能改善酸枣仁的消化吸收。经过炒制后，酸枣仁的质地变得更加疏松，易于被人体消化吸收，从而提高了药物的生物利用度。

（3）炮制作用：炒制酸枣仁增强了安神作用，改善了药物的消化吸收，这对于长期服用及脾胃虚弱的患者来说具有重要意义。长期失眠的患者往往需要长期服用药物来维持睡眠质量。炒制后的酸枣仁，其安神作用更强，能够更好地满足患者的治疗需求。同时，改善后的消化吸收也使得药物能够更有效地发挥作用，减少了药物在体内的浪费。对于脾胃虚弱的患者来说，他们的消化功能较弱，难以承受刺激性较大的药物。炒酸枣仁的温和性质和良好的消化吸收性使其更适合这些患者。在长期服用过程中，炒酸枣仁能够逐渐滋养心脏，安定神志，改善睡眠质量，同时不会对脾胃造成过多的负担。

2. 柏子仁

（1）性味与功效：柏子仁性平，味甘，具有养心安神、润肠通便的重要作用。其性平之特性使其适用于各种体质的患者，不会引起明显的寒热不适。味甘则具有补益作用，柏子仁能够滋养心脏，安定神志，对于心悸失眠、健忘多梦等症有很好的治疗效果。同时，柏子仁还具有润肠通便的作用。在现代生活中，由于饮食不规律、缺乏运动等原因，很多人容易出现便秘问题。柏子仁富含油脂，能够润滑肠道，促进肠道蠕动，从而缓解便秘症状。

（2）炮制方法：

①生用柏子仁：生用柏子仁以养心安神为主，适用于心神不安、失眠多梦等症。生柏子仁保留了其天然的药性特点，能够直接发挥养心安神的作用。然而，生柏子仁也存在一些不足之处。其油性较大，可能会对患者的消化功能产生影响，尤其是对于脾胃虚弱的患者来说，可能会导致消化不良、腹胀等问题。

②炒柏子仁：通过炒制柏子仁，能够减少其油性。炒制过程中，柏子仁中的油脂部分

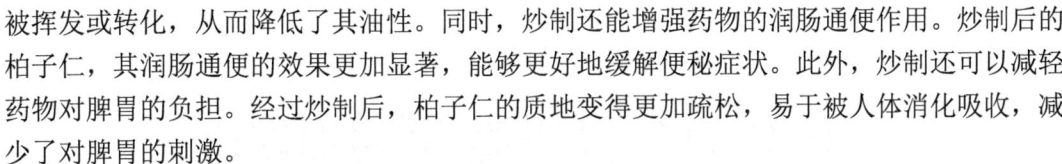

被挥发或转化，从而降低了其油性。同时，炒制还能增强药物的润肠通便作用。炒制后的柏子仁，其润肠通便的效果更加显著，能够更好地缓解便秘症状。此外，炒制还可以减轻药物对脾胃的负担。经过炒制后，柏子仁的质地变得更加疏松，易于被人体消化吸收，减少了对脾胃的刺激。

（3）炮制作用：炒制柏子仁能增强其润肠通便的作用，减少油腻感，并改善药物的消化吸收，这对于长期失眠伴便秘的患者来说非常重要。长期失眠会影响患者的身体健康和生活质量，而便秘问题又会进一步加重患者的不适。炒制后的柏子仁，既能够养心安神，改善睡眠质量，又能够润肠通便，缓解便秘症状。减少油腻感使得药物更容易被患者接受，同时也降低了消化不良等不良反应的发生风险。改善后的消化吸收性使得药物能够更好地发挥作用，提高治疗效果。对于长期失眠伴便秘的患者来说，炒制柏子仁是一种理想的治疗选择。

3. 远志

（1）性味与功效：远志性温，味辛苦，具有宁心安神、祛痰开窍的重要作用。其性温之特性使其具有温通之效，能够温暖心脏，安定神志。味辛苦则赋予了远志独特的功效。辛能发散，苦能降泄，远志能够祛痰开窍，宁心安神。对于心神不安、失眠健忘、神志恍惚等症，远志能够发挥关键的治疗作用。在一些精神类疾病或神经系统疾病中，远志可以通过祛痰开窍的作用，改善患者的神志状态，缓解失眠、健忘等症状。

（2）炮制方法：

①生用远志：生远志多用于宁心安神，但其苦寒性较重。生远志保留了其天然的药性特点，具有较强的药效。然而，由于其苦寒性较重，可能会对一些患者的脾胃产生刺激，尤其是对于脾胃虚弱的患者来说，可能会导致胃痛、腹泻等问题。因此，生远志常用于痰热、痰湿的病证，这些病证往往需要较强的清热化痰作用。

②蜜炙远志：通过蜜炙处理，可以减轻远志的辛苦味。蜂蜜具有甘甜的味道，能够中和远志的辛苦味，使药物的口感更加宜人。同时，蜜炙还可以增强远志的养心安神作用。蜂蜜具有滋养作用，能够与远志协同发挥养心安神的功效。此外，蜜炙还能减少对胃肠的刺激。经过蜜炙后，远志的性质变得更加温和，对胃肠的刺激减少，更适合长期服用。

（3）炮制作用：蜜炙远志可以增强养心安神效果，减少辛苦味和对胃肠的刺激，这对于心神不宁、失眠健忘的患者来说具有重要意义。心神不宁、失眠健忘的患者往往需要长期服用药物来维持神经系统的稳定。蜜炙后的远志，其养心安神效果更强，能够更好地满足患者的治疗需求。减少辛苦味使得药物更容易被患者接受，提高了患者的依从性。同时，减少对胃肠的刺激也使得药物在长期服用过程中更加安全，减少了不良反应的发生风险。对于心神不宁、失眠健忘的患者来说，蜜炙远志是一种较为理想的治疗选择。

第十七章　平肝息风药的炮制

第一节　平抑肝阳药

平抑肝阳药是中医平肝息风药中的一类，主要用于治疗肝阳上亢所致的头痛、头晕目眩、烦躁易怒、耳鸣、失眠等症状。这类药物多具有平肝潜阳的作用，通过平抑肝阳、镇静安神来缓解肝阳上亢的表现。炮制平抑肝阳药的主要目的是增强其平肝潜阳的效果，改善药物的消化吸收，减少对脾胃的刺激，确保药物的安全性。以下是平抑肝阳药的炮制原则及常见药物的炮制方法与特点。

一、平抑肝阳药的炮制原则

炮制平抑肝阳药的主要目的是增强其平肝潜阳的作用，调和药性，减少药物的毒性和刺激性，提升药物的吸收性和安全性。主要的炮制原则包括以下三点。

1. 增强平肝潜阳作用

通过煅制、炒制等炮制方法，可以增强平抑肝阳药的平肝潜阳、镇静安神作用，尤其对于矿物类或介壳类药物，炮制可以帮助提升其药效。

2. 改善药物的消化吸收

平抑肝阳药多为矿物类或介壳类药物，质地坚硬，不易消化吸收。通过煅制或打粉处理，可以改善药物的吸收性能，使药物的活性成分更易被人体吸收利用。

3. 调和药物的寒凉性

平肝潜阳药多具有寒凉性，长期使用或大剂量服用可能对脾胃虚弱的患者产生不良影响。通过适当的炮制，可以缓和药物的寒凉性，使其更加温和，适合不同体质的患者。

二、常见平抑肝阳药及其炮制方法

1. 石决明

（1）性味与功效：石决明性咸，味寒，在中医药领域中具有重要的地位。其性咸寒之特性赋予了石决明独特的药理作用。咸能入肾，寒可清热，石决明具有平肝潜阳、清肝明目的强大功效。当人体出现肝阳上亢的情况时，阳气过盛，上扰清窍，导致头痛、眩晕等症状。石决明能够平抑肝阳，使其恢复正常的生理状态，从而缓解头痛、眩晕。同时，对于目赤肿痛等眼部疾病，石决明的清肝明目作用能够清除肝火，缓解眼部的红肿疼痛，保护视力。

（2）炮制方法：

①生用石决明：生用石决明保留了其天然的药性特点，多用于外用或清热明目。在外

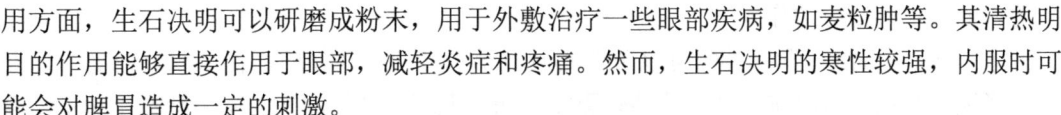

用方面，生石决明可以研磨成粉末，用于外敷治疗一些眼部疾病，如麦粒肿等。其清热明目的作用能够直接作用于眼部，减轻炎症和疼痛。然而，生石决明的寒性较强，内服时可能会对脾胃造成一定的刺激。

②煅制石决明：通过煅制，石决明的寒性减弱。煅制是一种传统的炮制方法，通过高温加热，改变药物的物理和化学性质。在煅制过程中，石决明中的一些成分发生了变化，使其寒性得到缓和。同时，平肝潜阳的效果增强。煅制后的石决明质地变得更加酥脆，容易粉碎，便于内服使用。在治疗肝阳上亢所致的头痛、眩晕等症时，煅制石决明能够更好地发挥其药效，平抑肝阳，缓解症状。

（3）炮制作用：煅制石决明不仅增强其平肝潜阳作用，还改善了药物的消化吸收，这对于治疗肝阳上亢引起的头痛、眩晕等症状具有重要意义。增强的平肝潜阳作用使得石决明能够更有效地平抑肝阳，缓解患者的不适症状。同时，改善后的消化吸收使得药物更容易被人体吸收利用，提高了药物的生物利用度。对于脾胃功能较弱的患者来说，煅制后的石决明更加温和，不易对脾胃造成刺激，从而提高了患者的耐受性。在临床应用中，医生可以根据患者的具体情况，合理选择煅制石决明，以达到最佳的治疗效果。

2. 龙骨

（1）性味与功效：龙骨性平，味甘涩，具有平肝潜阳、镇静安神的重要作用。其性平之特性使其适用范围广泛，不易引起明显的寒热偏性。味甘涩则赋予了龙骨收敛固涩的功效。在肝阳上亢引起的头痛、眩晕、心神不宁等症中，龙骨能够发挥关键的治疗作用。龙骨可以平抑肝阳，使其恢复正常的生理状态，从而缓解头痛、眩晕。同时，对于心神不宁等神经系统疾病，龙骨的镇静安神作用能够调节神经系统功能，使患者的情绪得以安定，睡眠质量得到改善。

（2）炮制方法：通过高温煅烧，龙骨变得易于粉碎和吸收。煅制是一种常用的炮制方法，能够改变药物的物理性质。高温煅烧使龙骨的质地变得更加酥脆，易于研磨成粉末，从而便于内服使用。同时，煅制还可以增强镇静安神、平肝潜阳的效果。在煅制过程中，龙骨中的一些成分发生了变化，使其药效得到提升。

（3）炮制作用：煅制龙骨能够提升其药效，减少寒凉性，使其更适合脾胃虚弱的患者。提升后的药效使得龙骨在治疗肝阳上亢、心神不宁等症时更加有效。减少寒凉性使得龙骨的性质更加温和，不易对脾胃造成刺激。对于脾胃虚弱的患者来说，他们的消化功能较弱，难以承受一些寒凉性较大的药物。煅制后的龙骨更加适合这些患者，能够在发挥药效的同时，保护脾胃功能。在临床应用中，医生可以根据患者的具体情况，合理选择煅制龙骨，以提高治疗效果，减少不良反应的发生。

3. 牡蛎

（1）性味与功效：牡蛎性咸，味寒，具有平肝潜阳、软坚散结、收敛固涩的独特作用。其性咸寒之特性使其能够清热降火，平抑肝阳。在肝阳上亢、头晕目眩、烦躁不安等症中，牡蛎能够发挥重要的治疗作用。牡蛎可以通过平肝潜阳的作用，调节人体的阴阳平衡，缓解头痛、眩晕等症状。同时，牡蛎的软坚散结作用在一些肿块、结节等疾病中也有应用。它能够软化坚硬的肿块，促进其消散。此外，牡蛎的收敛固涩作用在一些多汗、遗精、带

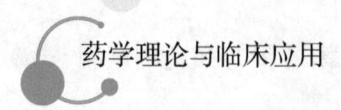

下等病证中也有很好的疗效。

（2）炮制方法：煅制牡蛎可以破坏其硬质结构，改善药物的消化吸收。牡蛎的外壳较为坚硬，直接内服时难以被人体消化吸收。通过煅制，牡蛎的外壳变得酥脆，易于粉碎和消化。同时，煅制还可以增强其平肝潜阳、镇静安神的作用。在煅制过程中，牡蛎中的一些成分发生了变化，使其药效得到提升。

（3）炮制作用：煅制牡蛎能够增强药物的镇静安神效果，提升吸收率，并减少药物对胃肠的刺激。增强的镇静安神效果使得牡蛎在治疗烦躁不安等神经系统疾病时更加有效。提升的吸收率使得药物更容易被人体吸收利用，提高了药物的生物利用度。同时，减少对胃肠的刺激使得牡蛎更加适合胃肠功能较弱的患者。在临床应用中，医生可以根据患者的具体情况，合理选择煅制牡蛎，以达到最佳的治疗效果。对于肝阳上亢、头晕目眩、烦躁不安等症的患者来说，煅制牡蛎是一种安全有效的治疗选择。

第二节　息风止痉药

息风止痉药是中医平肝息风药中用于治疗内风扰动、肝风内动所引起的痉挛、抽搐、眩晕、昏厥等症状的药物。此类药物通过平肝息风、止痉安神来缓解因肝风内动导致的症状，如中风、癫痫、抽搐等。炮制息风止痉药的主要目的是增强药物的息风止痉、平肝潜阳的作用，调和药物的性味，减少毒性和刺激性，改善药物的消化吸收性能，确保药物的安全性。以下是息风止痉药的炮制原则及常见药物的炮制方法与特点。

一、息风止痉药的炮制原则

炮制息风止痉药的主要目的是增强其平肝息风、止痉安神的效果，减少药物的毒性和刺激性，提升药物的消化吸收性能，确保药物的安全性和临床应用效果。主要的炮制原则包括以下四点。

1. 增强息风止痉作用

通过煅制、炒制或其他炮制方法，可以增强药物的平肝息风、镇静安神的作用，特别是对于矿物类药物，通过炮制可以提高药效。

2. 减少毒性和不良反应

部分息风止痉药如天麻、钩藤等具有一定的毒性或刺激性，炮制可以减轻药物的毒性，确保药物的安全性，特别是在长期使用时减少不良反应。

3. 调和药性，减少寒凉性或辛散性

息风止痉药多具有寒凉性或辛散性，可能对脾胃产生一定的刺激，特别是对于体质虚弱或脾胃功能差的患者。通过适当的炮制（如蜜炙、炒制等），可以调和药物的寒凉性或辛散性，减少对脾胃的负担。

4. 提高药物的消化吸收

息风止痉药中的矿物质类药物质地较硬，通过煅制或打粉可以改善药物的消化吸收性能，使药物的活性成分更容易被人体吸收。

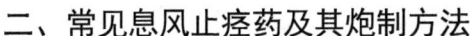

二、常见息风止痉药及其炮制方法

1. 天麻

（1）性味与功效：天麻性平，味甘，在中医药领域中占据着重要的地位。其性平之特性使其适用范围广泛，不易引起明显的寒热偏性。味甘则赋予了天麻滋养和缓的功效。天麻具有平肝息风、止痉定惊的强大作用，对于眩晕、头痛、肢体麻木、癫痫抽搐等症有着显著的疗效。当人体出现肝阳上亢、风阳上扰之时，往往会导致眩晕、头痛等症状。天麻能够平肝潜阳，平息肝风，使人体的气血运行恢复正常，从而缓解眩晕和头痛。肢体麻木多因气血不畅、经络阻滞所致，天麻可以疏通经络，促进气血流通，改善肢体麻木的状况。在癫痫抽搐等病证中，天麻的止痉定惊作用能够有效地控制病情，减少发作次数和程度。

（2）炮制方法：

①生用天麻：生用天麻保留了其天然的药性特点，具有较强的息风止痉作用。在急性病证中，如突然发作的癫痫抽搐、肢体痉挛等情况，生天麻能够迅速发挥作用，控制病情。其强烈的息风止痉功效源于天麻中的有效成分，这些成分能够直接作用于神经系统，调节神经递质的释放，从而达到止痉的目的。然而，生天麻的药性较为峻猛，对于体质较弱或需要长期治疗的患者来说，可能不太适宜。

②蜜炙天麻：通过蜜炙的炮制方法，天麻的药性更加温和。蜂蜜具有滋润、缓和的作用，与天麻共同炮制后，能够减轻天麻的辛散之性，使其更加平和。同时，蜜炙还增强了天麻的滋润止痉作用。对于长期使用或体质虚弱的患者来说，蜜炙天麻更加安全可靠。在长期治疗过程中，蜜炙天麻能够持续发挥其药效，滋养肝脏，平息肝风，缓解症状，同时不会对患者的身体造成过度的负担。

（3）炮制作用：蜜炙天麻能够增强润肺止痉作用，减少其辛散性，这对于慢性病证及虚弱体质患者来说具有重要意义。慢性病证往往需要长期的治疗和调理，蜜炙天麻的温和药性使其能够持续发挥作用，而不会引起不良反应。增强的润肺止痉作用可以更好地控制病情，减少癫痫抽搐等症状的发作。对于虚弱体质的患者，蜜炙天麻的滋润作用能够滋养身体，提高患者的抵抗力，同时其止痉作用能够有效地缓解症状，改善患者的生活质量。在临床应用中，医生可以根据患者的具体情况，合理选择蜜炙天麻，以达到最佳的治疗效果。

2. 钩藤

（1）性味与功效：钩藤性微寒，味甘，具有息风止痉、清热平肝的重要作用。其性微寒之特性使其具有清热降火的功效，能够有效地清除体内的热邪。味甘则使其具有缓和的作用，不会过于峻猛。在高热惊厥、头痛眩晕、肝风内动等症中，钩藤能够发挥关键的治疗作用。高热惊厥多因热邪内盛、引动肝风所致，钩藤的清热平肝、息风止痉作用能够迅速降低体温，平息肝风，控制惊厥发作。头痛眩晕往往是由于肝阳上亢、气血上逆引起，钩藤可以清热平肝，使气血下行，缓解头痛和眩晕。肝风内动时，人体的神经系统会出现异常，钩藤能够息风止痉，调节神经系统功能，恢复正常状态。

（2）炮制方法：

①生用钩藤：生钩藤保留了其天然的药性特点，清热平肝、息风止痉作用较强。在急

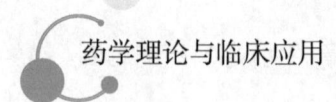

性热病导致的抽搐、痉挛等情况中，生钩藤能够迅速发挥作用，控制病情。其强烈的药效源于钩藤中的有效成分，这些成分能够直接作用于神经系统和血液循环系统，降低体温，平息肝风。然而，生钩藤的寒性较强，对于虚寒体质的患者来说，可能会加重体内的寒邪，引起不适。

②炒制钩藤：通过炒制的炮制方法，可以减少钩藤的寒性。炒制过程中，钩藤的化学成分发生了变化，使其寒性得到缓和。同时，炒制还增强了其息风止痉作用。对于虚寒体质的患者来说，炒制钩藤更加适合他们的体质。在治疗过程中，炒制钩藤能够在不加重寒邪的情况下，发挥息风止痉的作用，控制病情。

（3）炮制作用：炒制钩藤能够减轻其寒凉性，增强止痉效果，这对于长期使用的患者来说非常重要。长期使用药物的患者需要考虑药物的安全性和适应性。炒制钩藤的温和药性使其能够长期使用而不会引起不良反应。增强的止痉效果可以更好地控制病情，减少抽搐、痉挛等症状的发作。对于需要长期治疗的慢性病证患者，炒制钩藤是一种较为理想的选择。在临床应用中，医生可以根据患者的具体情况，合理选择炒制钩藤，以确保治疗的安全有效。

3. 僵蚕

（1）性味与功效：僵蚕性咸，味辛平，具有息风止痉、化痰散结的独特作用。其性咸能入肾，具有软坚散结的功效；味辛则能发散，具有祛风通络的作用。在痰热风动引起的抽搐、癫痫、咽喉肿痛等症中，僵蚕能够发挥重要的治疗作用。痰热风动是指体内痰浊与热邪相互交织，引动肝风，导致抽搐、癫痫等症状。僵蚕的息风止痉作用能够有效地控制病情，减少发作次数和程度。同时，僵蚕的化痰散结作用可以消除体内的痰浊，改善病情。对于咽喉肿痛，僵蚕能够祛风清热，消肿止痛，缓解症状。

（2）炮制方法：

①生用僵蚕：生用僵蚕保留了其天然的药性特点，息风止痉作用较强。在急性病证中，如突然发作的抽搐、癫痫等情况，生僵蚕能够迅速发挥作用，控制病情。其强烈的药效源于僵蚕中的有效成分，这些成分能够直接作用于神经系统，调节神经递质的释放，从而达到止痉的目的。然而，生僵蚕的辛散之性较强，对于脾胃虚弱或需要长期治疗的患者来说，可能会引起不适。

②炒制僵蚕：通过炒制的炮制方法，可以减轻僵蚕的辛散性。炒制过程中，僵蚕的化学成分发生了变化，使其辛散之性得到缓和。同时，炒制还增强了药物的息风止痉、化痰散结作用。对于长期使用和虚弱体质的患者来说，炒制僵蚕更加安全可靠。在长期治疗过程中，炒制僵蚕能够持续发挥其药效，息风止痉，化痰散结，缓解症状，同时不会对患者的身体造成过度的负担。此外，炒制还可以减少对胃肠的刺激，提高患者的耐受性。

（3）炮制作用：炒制僵蚕能够增强其止痉化痰的功效，适合长期使用和虚弱体质的患者。增强的止痉化痰作用可以更好地控制病情，减少抽搐、癫痫等症状的发作，同时消除体内的痰浊，改善病情。对于长期使用药物的患者来说，炒制僵蚕的温和药性使其能够持续发挥作用，而不会引起不良反应。对于虚弱体质的患者，炒制僵蚕的滋养作用能够提高患者的抵抗力，同时其止痉化痰作用能够有效地缓解症状，改善患者的生活质量。在临床应用中，医生可以根据患者的具体情况，合理选择炒制僵蚕，以达到最佳的治疗效果。

第十八章　补虚药的炮制

第一节　补气药

补气药是中药中用于治疗气虚证的重要一类药物，常用于改善脾虚、肺虚等症状，如气短乏力、脾胃虚弱、免疫功能低下等。补气药通过增强人体的气机，帮助恢复体力、增强免疫力。炮制补气药的目的是提高药效，调和药性，降低药物的毒性或不良反应。以下是补气药在炮制中的一些关键原则和常见药物的炮制方法。

一、补气药炮制的基本原则

补气药的炮制目的是提高药物的补气功效，调和药物的寒热性，增强其药效的吸收和利用，同时减少药物对脾胃的刺激性。主要的炮制原则包括以下三点。

1. 增强补气效果

在中医药领域，炮制对于提升药物功效起着关键作用。对于补气药而言，通过炒制或加蜜炙等合理的炮制方法，能够进一步提高药物的补气作用。炒制可使药物中的有效成分发生变化，增强其活性，从而提升补益效果。蜜炙则利用蜂蜜的滋润和补益特性，与补气药协同作用，显著增强药物的补气功效。例如，炙黄芪的补气作用相较于生黄芪更为突出，可更好地用于治疗气虚乏力等病证。

2. 调和药性

部分补气药如人参、黄芪等性偏温，虽能补气助阳，但对于一些体质或病证可能会带来温燥或刺激性。通过适当的炮制，如炒制或蜜炙，可以调和其药性。炒制能降低药物的温性，使其更加温和。蜜炙则在缓和药性的同时，增加药物的滋润性。对于脾胃虚弱的患者，经过炮制后的补气药更加适宜，既能发挥补气作用，又不会对脾胃造成过度刺激，有助于患者更好地吸收药物的功效。

3. 改善药物的吸收性

炮制方法如炒制、炙制等还可以改善补气药的吸收性。炒制可使药物质地变疏松，利于人体消化酶的作用，从而提高药物的生物利用度。炙制则通过添加辅料，如蜂蜜等，改善药物的口感和消化性，使药物更容易被人体消化吸收。经过炮制后的补气药，能够更好地发挥其补气功效，为患者的康复提供有力支持。

二、常见补气药的炮制方法

1. 黄芪

（1）性味与功效：黄芪性微温，味甘，在中医药领域中占据着重要的地位。其性微

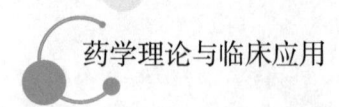

温之特性赋予了黄芪温阳补气的能力，味甘则使其具有补益之效。黄芪具有补气升阳、益卫固表、托疮生肌的强大功效。对于脾气虚弱的患者，黄芪能够健脾益气，增强脾胃的运化功能，改善食欲下降、消化不良等症状。气短乏力是气虚的常见表现，黄芪通过补气作用，提升人体的正气，增强体力，缓解气短乏力之感。在免疫力低下的情况下，黄芪可以益卫固表，增强人体的卫外功能，提高机体的免疫力，预防外邪入侵。此外，黄芪的托疮生肌作用在伤口愈合和疮疡治疗方面也有显著效果，能够促进气血运行，加速组织修复。

（2）炮制方法：

①生黄芪：生黄芪保留了其天然的药性特点，常用于益气固表。在预防感冒、免疫力低下等症中，生黄芪能够发挥其固护肌表、抵御外邪的作用。其作用机制主要是通过调节人体的免疫系统，增强卫气的功能，使人体对外界的致病因素具有更强的抵抗力。然而，生黄芪的药性相对较为单一，对于脾胃虚弱或气虚较为严重的患者，可能效果不够理想。

②蜜炙黄芪：将黄芪与蜂蜜混合后烘干或炒制的蜜炙黄芪，是一种重要的炮制方法。蜂蜜具有滋阴润燥、补中益气的作用，与黄芪共同炮制后，可以增强黄芪补气的效果。蜜炙过程中，蜂蜜的成分与黄芪相互作用，使黄芪的有效成分发生变化，从而提高了其补气的功效。同时，蜜炙还使药性更为平和，减少了黄芪的温燥性。对于脾胃虚弱、气虚明显的患者来说，蜜炙黄芪更加温和，不易对脾胃造成刺激。在治疗过程中，蜜炙黄芪能够更好地发挥补气作用，同时滋养脾胃，提高患者的耐受性。

（3）炮制作用：蜜炙黄芪可以增强补气的效果，减少其温燥性，同时提高药物的吸收率，这对于体质虚弱者来说具有重要意义。增强的补气效果能够更有效地改善气虚症状，提高患者的体力和免疫力。减少温燥性则使蜜炙黄芪更加适合长期服用，避免了因药物过于温燥而引起的上火、口干等不良反应。提高药物的吸收率意味着蜜炙黄芪能够更好地被人体吸收利用，发挥其药效。对于体质虚弱的患者，他们的消化吸收功能往往较弱，蜜炙黄芪的温和性质和良好的吸收率使其成为一种理想的治疗选择。在临床应用中，医生可以根据患者的具体情况，合理选择蜜炙黄芪，以达到最佳的治疗效果。

2. 人参

（1）性味与功效：人参性微温，味甘微苦，具有大补元气、益气生津、安神益智的重要作用。其性微温之特性使其具有温阳补气的功效，味甘则使其具有补益作用，微苦则使其具有清热生津的效果。对于气虚欲脱的患者，人参能够大补元气，挽救生命于危急之际。在神疲乏力、气短等气虚症状中，人参可以迅速补充人体的正气，增强体力，缓解疲劳。同时，人参的益气生津作用在口渴、咽干等津液不足的情况下也有很好的疗效，能够促进津液的生成和分布。此外，人参的安神益智作用对于失眠、健忘、记忆力减退等神经系统疾病也有一定的治疗效果，能够调节神经系统功能，安定神志，提高智力。

（2）炮制方法：

①生晒参：生晒参是将人参经过晾晒等处理后得到的。生晒参主要用于补气固本，保留了人参的天然药性特点。在气虚较重的患者中，生晒参能够迅速发挥补气作用，增强人体的正气。然而，生晒参的药性相对较为峻猛，对于体质较弱或需要长期调理的患者来说，可能不太适宜。

②蒸制或炖制：通过蒸炖的炮制方法，可以增强人参的滋补作用。蒸炖过程中，人参的有效成分发生了变化，使其药效得到提升。对于气虚阴伤的患者来说，蒸制后的人参更加适合他们的体质。蒸制后的人参药性温和，吸收效果较好，能够在补气的同时，滋养阴液，缓解气虚阴伤的症状。此外，蒸制或炖制还可以使人参的口感更加醇厚，易于服用。

（3）炮制作用：蒸制人参能进一步提高补气效果，调和药性，减少对脾胃的刺激，使其更适合慢性虚弱的患者使用。提高补气效果使得人参在治疗气虚症状时更加有效，能够更快地恢复患者的体力和免疫力。调和药性则使蒸制后的人参更加温和，减少了药物的峻猛之性。对于脾胃虚弱的患者来说，减少对脾胃的刺激非常重要，蒸制人参能够在发挥药效的同时，保护脾胃功能，提高患者的耐受性。对于慢性虚弱的患者，他们需要长期的调理和治疗，蒸制人参的温和性质和良好的滋补作用使其成为一种理想的选择。在临床应用中，医生可以根据患者的具体情况，合理选择蒸制人参，以提高治疗效果，减少不良反应的发生。

3. 党参

（1）性味与功效：党参性平，味甘，具有补中益气、健脾益肺的独特功效。其性平之特性使其适用范围广泛，不易引起明显的寒热偏性。味甘则使其具有补益作用。在脾肺气虚的情况下，党参能够健脾益气，增强脾胃的运化功能，同时补益肺气，提高肺的呼吸功能。对于体倦乏力、食欲下降等症状，党参可以通过补气作用，提升人体的正气，增强体力，改善消化功能。此外，党参还具有一定的养血作用，在气虚血亏的情况下，能够与其他补血药物配合使用，提高治疗效果。

（2）炮制方法：

①生党参：生用党参保留了其天然的药性特点，多用于补气养血。在气虚血亏的症状中，生党参能够发挥其补气和养血的双重作用。然而，生党参的药性相对较为平和，对于气虚较为严重或脾胃虚弱的患者，可能效果不够理想。

②蜜炙党参：通过用蜂蜜炙制党参，可以增强其补气作用。蜂蜜具有滋阴润燥、补中益气的作用，与党参共同炮制后，能够提高党参的补气功效。同时，蜜炙还可以减少药物的寒性，使其更易被消化吸收。对于脾胃虚弱、食欲下降的患者来说，蜜炙党参更加温和，不易对脾胃造成刺激。在治疗过程中，蜜炙党参能够更好地发挥补气作用，同时滋养脾胃，提高患者的食欲。

（3）炮制作用：蜜炙党参能提高补气的效果，改善药物的吸收，同时缓和其药性，减少对胃肠的刺激。提高补气效果使得蜜炙党参在治疗气虚症状时更加有效，能够更好地满足患者的治疗需求。改善药物的吸收意味着蜜炙党参能够更好地被人体吸收利用，发挥其药效。对于消化吸收功能较弱的患者来说，这一点非常重要。缓和药性则使蜜炙党参更加温和，减少了药物的刺激性。对于胃肠功能较弱的患者，蜜炙党参能够在发挥药效的同时，保护胃肠功能，减少不良反应的发生。在临床应用中，医生可以根据患者的具体情况，合理选择蜜炙党参，以提高治疗效果，改善患者的生活质量。

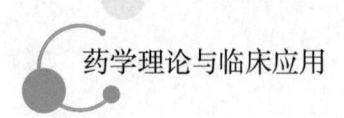

第二节 补阳药

补阳药是中药补虚药的一类，主要用于治疗阳虚证。阳虚通常表现为四肢发冷、疲倦乏力、精神不振、腰膝酸软等症状。补阳药的主要作用是温补阳气，增强人体的温煦功能，改善因阳虚引起的寒冷、虚弱等症状。补阳药的炮制是通过特定的加工方法来提高药物的疗效，调和药物的寒热性，减少毒性或不良反应，确保患者使用的安全性。以下是补阳药炮制的基本原则及常见补阳药的炮制方法。

一、补阳药炮制的基本原则

1. 增强温补阳气的功效

补阳药本就具有温阳之性，经适当炮制后，其温补阳气的功效得以增强。炮制过程可能促使药物中的有效成分发生变化，使其温阳作用更加显著。对于阳虚证患者，增强后的温阳功效可更有效地改善畏寒肢冷、神疲乏力等阳虚症状，促进人体阳气的恢复和提升。

2. 调和药性，减少温燥性

部分补阳药辛热之性较强，易伤阴液。炮制时采用炒制、酒制等方法，可调和其温燥之性。这样既能发挥补阳作用，又能减少对体内阴液的过度耗损，降低出现口干舌燥、便秘等温燥过度不良反应的风险，使药物更加平和，适用于不同体质的患者。

3. 改善药物的吸收与消化

炒制、盐制等炮制手法可改善补阳药的物理性质和化学组成。使药物质地更加疏松，有利于人体消化酶的作用，从而提高药物的吸收率。对于脾胃功能较弱的患者，经过炮制的补阳药更容易被消化利用，减轻脾胃负担，更好地发挥补阳功效。

4. 减少毒性和不良反应

补阳药如附子具有毒性。严格的炮制过程可去除或减弱其毒性。通过特定的炮制方法，如浸泡、蒸煮等，改变药物的化学成分，降低毒性成分的含量，确保药物在发挥补阳作用的同时，安全可靠，避免对人体造成严重的毒性反应。

二、常见补阳药的炮制方法

1. 附子

（1）性味与功效：附子性大热，味辛甘，在中医药领域中占据着重要的地位。其性大热赋予了附子强烈的温阳散寒之力，味辛能行能散，甘则有补益之效。附子具有回阳救逆、补火助阳、散寒止痛的强大功效。当人体阳气衰微，出现畏寒肢冷、虚脱等危急症状时，附子能够迅速发挥回阳救逆的作用，挽救生命于垂危之际。其补火助阳的功效可用于治疗阳虚诸症，如肾阳虚导致的腰膝酸软、畏寒肢冷，脾阳虚引起的食欲下降、泄泻等。散寒止痛的作用则对寒邪凝滞所致的疼痛病证有显著疗效，如寒湿痹痛等。

（2）炮制方法：

①生附子：生附子含有毒性成分，未经炮制绝不能直接使用。生附子的毒性主要来自其中的乌头碱等生物碱类物质，若直接服用，可能会对人体造成严重的中毒反应，甚

至危及生命。

②制附子：为了降低附子的毒性并增强其温阳作用，采用了多种炮制方法。盐制是常用的一种，通过盐的作用，一方面可以改变附子的化学成分，降低毒性成分的含量；另一方面，盐味咸入肾经，能够引药入肾，增强附子的温补肾阳作用。黑豆制则是利用黑豆的补肾益阴作用，与附子共同炮制，起到缓和附子热性、增强其补肾功效的作用。甘草制是利用甘草的解毒作用，与附子共同炮制后，能够降低附子的毒性，同时甘草的甘味还能增强附子的补益作用。经过这些炮制方法处理后，附子的毒性大大降低，而其温阳作用得以增强。常见的炮制品有"黑顺片"和"白附片"等。黑顺片是将附子经过浸泡、煮制、切片、染色等多道工序制成，其色泽黑褐，质地较硬；白附片则是将附子去皮后加工而成，其色泽白亮，质地较软。这两种炮制品经过炮制后，药性相对温和，适合内服。

（3）炮制作用：炮制后的附子毒性大大降低，同时温补阳气的作用更为显著。这对于临床治疗阳虚证具有重要意义。降低毒性使得附子在使用过程中更加安全可靠，避免了中毒风险。而增强的温补阳气作用能够更有效地治疗阳虚诸症，改善患者的畏寒肢冷、虚脱等症状。对于阳虚体质的患者来说，经过炮制的附子能够温和地补充人体阳气，恢复阳气的正常运行，提高身体的抗寒能力和免疫力。在临床应用中，医生可以根据患者的具体病情和体质，合理选用炮制后的附子，以达到最佳的治疗效果。

2. 鹿茸

（1）性味与功效：鹿茸性温，味甘咸，具有极高的药用价值。其性温之特性使其具有温补肾阳的作用，味甘能补，咸入肾经，故鹿茸具有补肾阳、益精血、强筋骨、调冲任的功效。对于肾阳不足的患者，鹿茸能够温补肾阳，改善腰膝酸软、畏寒肢冷、阳痿遗精等症状。益精血的作用使得鹿茸在治疗精血亏虚方面表现出色，可用于面色苍白、头晕乏力、失眠健忘等精血不足之症。强筋骨的功效对于筋骨软弱、肢体无力等病证有很好的疗效。调冲任的作用则在女性月经不调、不孕不育等方面发挥重要作用。

（2）炮制方法：

①清理杂质：鹿茸表面常附有杂质和油脂，在使用前需进行清理。这一步骤是为了保证药物的纯净度，避免杂质对药效产生不良影响。清理杂质可以采用清洗、擦拭等方法，将鹿茸表面的污垢、灰尘等去除干净。

②切片：将鹿茸切片是为了方便入药和吸收。切片后的鹿茸表面积增大，与溶剂的接触面积也相应增加，有利于有效成分的溶出。同时，切片后的鹿茸在煎煮过程中更容易释放出药效成分，提高药物的生物利用度。

③盐制或酒制：盐制是将鹿茸用盐水浸泡后烘干。盐味咸入肾经，盐制鹿茸能够增强其温补肾阳的作用。酒制则是将鹿茸用酒浸泡后烘干。酒具有温通血脉、引药上行的作用，酒制鹿茸可以增强药物的温阳作用，使其更好地发挥补肾阳、益精血的功效。同时，酒制还可以提高鹿茸的溶解度，促进有效成分的吸收。

（3）炮制作用：通过盐制或酒制，可以增强鹿茸温补肾阳的效果，使其更适合用于阳虚者。盐制和酒制后的鹿茸，其温阳作用更加显著，能够更好地改善阳虚症状。同时，炮制还可以提高药物的消化吸收。鹿茸作为一种珍贵的中药材，其质地较为坚硬，直接服

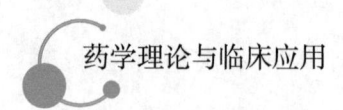

用可能会影响消化吸收。通过盐制或酒制，鹿茸的质地变得较为疏松，易于消化吸收，提高了药物的生物利用度。对于阳虚体质的患者来说，经过炮制的鹿茸能够更好地发挥其补肾阳、益精血的功效，改善身体状况，提高生活质量。

3. 肉苁蓉

（1）性味与功效：肉苁蓉性温，味甘咸，在中医药中具有重要的地位。其性温之特性使其具有温补肾阳的作用，味甘能补，咸入肾经，故肉苁蓉具有补肾阳、益精血、润肠通便的作用。对于阳痿不举、腰膝酸软等肾阳不足之症，肉苁蓉能够温补肾阳，增强性功能，改善腰膝酸软等症状。益精血的作用使得肉苁蓉在治疗精血亏虚方面有一定的疗效。润肠通便的功效则是肉苁蓉的一大特点，对于肠燥便秘的患者，肉苁蓉能够滋润肠道，促进肠道蠕动，缓解便秘症状。

（2）炮制方法：

①清洗、切片：将肉苁蓉清洗干净是为了去除表面的杂质和污垢，保证药物的纯净度。切片则是为了方便入药和储存。切片后的肉苁蓉表面积增大，有利于有效成分的释放和吸收。同时，切片后的肉苁蓉在干燥过程中更容易干燥均匀，保证药物的质量。

②盐制：通过盐水浸泡后晾干或烘干的盐制方法，可以增强肉苁蓉补肾阳的作用。盐味咸入肾经，盐制肉苁蓉能够引药入肾，增强其补肾阳的功效。同时，盐制还可以改善药物的吸收性，使肉苁蓉更容易被人体吸收利用。

（3）炮制作用：盐制肉苁蓉能够调和药性，增强其补肾阳的功效，且有助于润肠通便，适合阳虚便秘的患者。盐制后的肉苁蓉，其温补肾阳的作用更加显著，能够更好地改善阳虚症状。同时，盐制还可以缓和肉苁蓉的药性，使其更加温和，减少对人体的刺激。对于润肠通便的功效，盐制肉苁蓉能够更好地发挥其滋润肠道的作用，促进肠道蠕动，缓解便秘症状。对于阳虚便秘的患者来说，盐制肉苁蓉是一种理想的治疗选择，既能够温补肾阳，又能够润肠通便，改善身体状况。在临床应用中，医生可以根据患者的具体病情和体质，合理选用盐制肉苁蓉，以达到最佳的治疗效果。

第三节　补血药

补血药是中药中的一类，主要用于治疗血虚症，常见症状包括面色苍白、头晕乏力、心悸失眠、月经不调等。补血药通过补益气血、调和脏腑功能，帮助改善因血虚引发的全身不适。为了更好地发挥其药效，补血药通常需要进行炮制。炮制能够调和药性、增强药物疗效、减少毒性或不良反应，并促进药物的吸收和利用。以下是补血药的炮制基本原则及常见补血药的炮制方法。

一、补血药炮制的基本原则

1. 增强补血功效

在补血药的炮制过程中，酒制和蒸制是增强补血效果的有效手段。酒制时，酒的温通特性可以促进药物中有效成分的溶出和吸收，同时酒能行气血，有助于将补血药物的功效更好地输送至全身。蒸制则会使药物的成分发生变化，可能产生更多具有补血作用的物质，或者使原本的补血成分活性增强，从而更有力地促进血液的生成和补充，提升补血药物在治疗血虚引起的面色苍白、头晕眼花等症状方面的效果。

2. 调和药性

补血药的滋腻性是影响其应用的一个关键因素。炮制可有效调和药性，改变其寒热属性。例如，一些补血药偏寒，可能会损伤脾胃阳气，经过炮制后可使其寒性减弱。这是因为炮制过程中药物的成分发生了变化，减少了对脾胃的不良刺激，让脾胃虚弱的患者也能更好地接受补血药物的治疗，保证补血过程顺利进行。

3. 改善吸收与消化

蜜炙、酒炙等炮制方法对于补血药的吸收和消化有着重要作用。蜜炙能使药物质地变得更加细腻，并且蜂蜜本身具有一定的滋润作用，有助于药物在胃肠道的分解。酒炙则可以改善药物的溶解性，提高药物的生物利用度，让补血药能够更充分地被人体吸收利用，发挥其补血功效。

二、常见补血药的炮制方法

1. 当归

（1）性味与功效：当归性温，味甘辛，在中医药领域占据着重要地位。其性温之特性赋予当归温通经络、温暖脏腑之能力，味甘能补，辛可散行。当归具有补血活血、调经止痛、润肠通便的强大功效。对于血虚头晕之症，当归能滋养血液，补充人体因血虚而导致的不足，从而缓解头晕症状。心悸多由气血亏虚、心神失养所致，当归通过补血作用，使心脏得到充足的血液滋养，进而减轻心悸。在月经不调、痛经等妇科病证中，当归一方面通过补血，为女性生殖系统提供充足的血液支持，维持正常的生理功能；另一方面，其活血作用可疏通经络，消除瘀血阻滞，缓解疼痛。此外，当归的润肠通便功效在治疗便秘方面也发挥着重要作用，尤其适用于因血虚肠燥引起的便秘。

（2）炮制方法：

①生当归：生当归保留了其天然的药性特点，主要用于活血化瘀，润肠通便。在瘀血阻滞的病证中，生当归的活血功效能够迅速发挥作用，疏通经络，消除瘀血。其润肠通便的作用则主要通过滋润肠道，促进肠道蠕动来实现。然而，生当归的药性相对较为峻猛，对于体质较弱或需要长期调理的患者，可能不太适宜。

②酒当归：将当归与黄酒拌炒制成酒当归，是一种重要的炮制方法。黄酒具有温通血脉、行药势的作用，与当归共同炮制后，能够增强当归的补血活血功效。对于血虚兼瘀滞的患者，酒当归的活血效果更为显著。酒制过程中，黄酒的成分与当归相互作用，使当归的有效成分发生变化，从而提高了其补血活血的能力。同时，酒制还使当归的药性更加温和，更易于被人体吸收利用。

③炙当归：用蜜炙的方式处理当归，能够减轻当归的燥性。蜂蜜具有滋阴润燥、补中益气的作用，与当归共同炮制后，能够中和当归的燥性，使其更加温和。同时，蜜炙还增强了当归的补血效果。对于血虚体弱、脾胃虚弱的患者来说，炙当归更加适合他们的体质。在治疗过程中，炙当归能够更好地发挥补血作用，同时滋养脾胃，提高患者的耐受性。

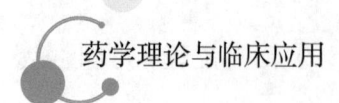

（3）炮制作用：酒制可以增强当归活血补血的作用，这对于血虚兼瘀滞的患者来说具有重要意义。增强的活血作用能够更有效地疏通经络，消除瘀血阻滞，缓解疼痛。同时，增强的补血作用可以补充人体因血虚而导致的不足，提高身体的免疫力和抵抗力。而蜜炙则调和药性，减少燥性，便于长期使用。对于需要长期调理的患者，蜜炙当归的温和性质和良好的补血效果使其成为一种理想的选择。在临床应用中，医生可以根据患者的具体情况，合理选择酒制或蜜炙当归，以达到最佳的治疗效果。

2. 熟地黄

（1）性味与功效：熟地黄性温，味甘，具有滋阴补血、益精填髓的重要功效。其性温之特性使其具有温养脏腑的作用，味甘则使其具有补益之效。在血虚肾阴亏损的症状中，熟地黄能够发挥关键作用。头晕、耳鸣多由肾阴不足、髓海空虚所致，熟地黄通过滋阴补血、益精填髓的作用，补充人体的阴血和精髓，从而缓解头晕、耳鸣等症状。月经不调也与肾阴亏损、气血不足有关，熟地黄能够调节女性生殖系统的气血，维持正常的月经周期。

（2）炮制方法：

①蒸制熟地：通过反复蒸晒生地黄制得熟地黄，是一种传统的炮制方法。蒸制过程能够增强熟地黄的滋阴补血功效。在蒸制过程中，生地黄的化学成分发生变化，产生了更多具有滋阴补血作用的物质。同时，蒸制还能改善熟地黄的滋腻性，减轻对脾胃的负担。滋腻性是熟地黄的一个特点，容易影响脾胃的运化功能。通过蒸制，熟地黄的质地变得更加疏松，易于消化吸收，减少了对脾胃的不良影响。

②酒制熟地：用黄酒蒸制熟地黄，能够增强其温养功效。黄酒具有温通血脉、行药势的作用，与熟地黄共同炮制后，能够使熟地黄的温养作用更加显著。对于阴虚血亏且伴有内寒的患者来说，酒制熟地更加适合他们的体质。在治疗过程中，酒制熟地能够更好地发挥温养作用，同时补充人体的阴血，缓解内寒症状。

（3）炮制作用：蒸制可增强补血效果，减少对消化系统的负担，这对于血虚肾阴亏损的患者来说非常重要。增强的补血效果能够更有效地补充人体的阴血，改善身体状况。减少对消化系统的负担则使熟地黄更加易于被人体吸收利用，提高了药物的生物利用度。而酒制可以提高其温养能力，适合更虚弱的患者。对于阴虚血亏且伴有内寒的患者，酒制熟地的温养作用能够更好地发挥，同时补充人体的阴血，缓解内寒症状。在临床应用中，医生可以根据患者的具体情况，合理选择蒸制或酒制熟地，以提高治疗效果，减少不良反应的发生。

3. 白芍

（1）性味与功效：白芍性微寒，味苦酸，具有养血敛阴、平肝止痛的独特功效。其性微寒之特性使其具有清热凉血的作用，味酸能收，苦可泄降。在血虚头晕之症中，白芍通过养血敛阴的作用，补充人体的血液，维持正常的生理功能。月经不调、胸胁疼痛等妇科和肝胆病证中，白芍一方面能够养血调经，调节女性生殖系统的气血；另一方面，其平肝止痛的作用可以缓解肝胆之气郁滞引起的胸胁疼痛。

（2）炮制方法：

①酒炙白芍：用黄酒炒制白芍，能够增强其养血敛阴、舒肝止痛的功效。黄酒具有温

通血脉、行药势的作用，与白芍共同炮制后，能够使白芍的药效更好地发挥。对于血虚兼有肝气郁结、气滞血瘀的患者来说，酒炙白芍更加适合他们的体质。在治疗过程中，酒炙白芍能够更好地发挥养血调经、舒肝止痛的作用，缓解症状。

②炒白芍：通过炒制白芍，可以减轻白芍的寒性。炒制过程中，白芍的化学成分发生变化，使其寒性减弱。同时，炒制还增强了其止痛效果。对于体质偏寒的患者来说，炒白芍更加温和，不易对身体造成不良影响。在治疗过程中，炒白芍能够更好地发挥止痛作用，缓解疼痛症状。

（3）炮制作用：酒炙白芍能增强其养血调经的作用，这对于血虚兼有肝气郁结、气滞血瘀的患者来说具有重要意义。增强的养血调经作用能够更好地调节女性生殖系统的气血，维持正常的月经周期。同时，舒肝止痛的作用也能够缓解肝气郁结引起的胸胁疼痛。炒白芍则减轻寒凉性，使其更加适合虚寒体质的患者。对于体质偏寒的患者来说，炒白芍的温和性质和良好的止痛效果使其成为一种理想的选择。在临床应用中，医生可以根据患者的具体情况，合理选择酒炙或炒白芍，以达到最佳的治疗效果。

第四节　补阴药

补阴药是用于滋补阴液、治疗阴虚证的一类中药。阴虚证常表现为虚热、盗汗、口干舌燥、潮热、五心烦热、头晕、失眠等症状。补阴药通过滋阴润燥、养阴生津来缓解这些症状。补阴药的炮制是通过合理的加工方法来调和药性、增强药效、改善药物的吸收和消化，同时减少毒性反应。以下是补阴药的炮制基本原则及常见补阴药的炮制方法。

一、补阴药炮制的基本原则

1. 增强滋阴润燥的功效

在补阴药的炮制过程中，蒸制和酒制等手段发挥着关键作用。蒸制能够使药物的内部成分发生一系列复杂的变化。例如，一些补阴药中的有效成分在蒸制的高温和湿度环境下，其化学结构可能发生改变，原本处于结合态的具有滋阴作用的成分被释放出来，或者生成新的滋阴成分，从而显著增强滋阴润燥的功效。酒制同样如此，酒本身具有辛散温通的特性，在与补阴药相互作用时，酒可以作为一种媒介，帮助药物更好地发挥作用。酒能促进补阴药有效成分的溶出，使这些成分更易被人体吸收利用，进而增强其滋阴润燥的效果，在治疗如口干舌燥、皮肤干燥、眼干等阴虚症状时更加有效。

2. 调和药性

补阴药由于其多偏寒凉的性质，在使用过程中可能会对脾胃造成损伤。通过炮制可以有效地调和这种寒凉性。例如，在炮制过程中，药物与一些温热性质的辅料相结合，或者经过特殊的加热处理，能够降低其寒凉程度。这是因为在这些过程中，药物的化学成分发生了改变，一些过于寒凉的成分可能被分解或转化，从而减轻对脾胃的刺激。对于脾胃虚弱的患者而言，这一点尤为重要，经过炮制后的药物，其性质更加温和，在发挥滋阴作用的同时，不会对脾胃功能产生严重的不良影响，使得患者更容易耐受，保证了治疗的顺利进行。

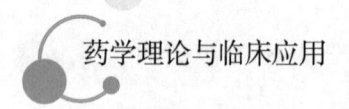

3. 改善药物的吸收和消化

蒸制、蜜炙等炮制方式对补阴药的质地有着显著的改善作用。蒸制可以使药物的结构变得疏松，增加药物与消化液的接触面积，从而有利于消化酶对药物的分解。蜜炙则利用蜂蜜的黏性和滋润性，使药物质地更加细腻。同时，蜂蜜本身含有多种营养成分，在与药物相互作用时，能够辅助药物的吸收。这种改善后的质地可以促进药物在胃肠道中的消化吸收，使补阴药能够更好地被人体利用，提高其治疗阴虚症状的效果。

二、常见补阴药的炮制方法

1. 熟地黄

（1）性味与功效：熟地黄性微温，味甘，在中医药领域是一种重要的滋补药材。其性微温的特点使得它在滋阴补血的同时，不至于过于寒凉而损伤人体阳气。味甘则体现了它的补益特性。熟地黄的滋阴补血功效主要体现在对人体阴血的滋养上。在阴虚血亏的状态下，人体的阴液和血液不足，导致脏腑失于濡养。熟地黄能够补充阴血，使心、肝、肾等脏腑得到滋养，从而改善阴虚症状。对于月经不调，熟地黄通过调节人体的气血，尤其是补充阴血，使得血海充盈，月经周期得以恢复正常。盗汗是阴虚的典型症状之一，由于阴虚生内热，迫使津液外泄，熟地黄的滋阴作用可以平衡体内的阴阳，减少内热，从而缓解盗汗症状。

（2）炮制方法：

①蒸制：蒸制是熟地黄炮制的关键步骤。通过反复蒸晒生地黄，这一过程涉及到复杂的化学变化。在蒸制过程中，生地黄中的化学成分发生了转化，一些原本不具有或较弱滋阴补血作用的成分，经过加热、水分和时间的作用，转变为具有更强滋补功效的物质。同时，生地黄本身的滋腻性较强，这可能会影响其吸收，并且容易在体内产生湿气。蒸制后，其质地变得更加紧密，滋腻性减少，更易于被人体吸收。这是因为蒸制改变了药物的物理和化学性质，使其在胃肠道中的消化和吸收过程更加顺畅。

②酒制：用黄酒蒸制熟地黄是另一种有效的炮制方法。黄酒在中医药炮制中具有特殊的作用。它含有多种醇类、酯类等成分，具有温通经络、行药势的作用。在与熟地黄一起蒸制时，黄酒能够深入药物内部，促进熟地黄有效成分的溶出和吸收。同时，这种炮制方法可以增强熟地黄滋补肾阴的效果。对于肾阴虚患者，尤其是兼有虚寒症状的患者，酒制熟地黄能够更好地发挥其温补肾阴的作用。酒的温热之性与熟地黄的滋阴作用相结合，使得药物在补肾的同时，能够温和地改善虚寒体质。

（3）炮制作用：蒸制可增强熟地黄的滋阴补血效果，这是因为蒸制过程使药物的有效成分更加富集，能够更好地满足人体对阴血的需求。而酒制可以温和其药性，主要是借助黄酒的温通作用，使熟地黄的滋补作用更加温和持久。增强的补肾养阴功能使其在治疗肾阴虚方面更具针对性。对于阴虚内热的患者，这种炮制后的熟地黄能够在补充肾阴的同时，避免因药物过于滋腻或寒凉而产生的不适。它可以有效地调节体内阴阳平衡，缓解阴虚内热引起的各种症状，如腰膝酸软、头晕耳鸣等，并且更易于被患者的身体接受。

2. 天冬

（1）性味与功效：天冬性寒，味甘苦，是一种典型的滋阴润燥药物。其性寒的特性决定了它在清热降火方面具有一定的优势，能够有效地清除体内的热邪。味甘苦则体现了它的双重功效，甘能滋补，苦能泄热。天冬的滋阴润燥功效主要用于治疗肺肾阴虚。在肺阴虚的情况下，肺的滋润功能下降，容易出现干咳。天冬可以滋养肺阴，恢复肺的正常功能，减轻干咳症状。咽干口燥也是阴虚的常见表现，天冬的滋阴作用能够增加津液的生成和滋润，缓解咽干口燥的不适感。同时，天冬还具有清肺生津的作用，对于肺热引起的症状也有一定的改善作用。

（2）炮制方法：蜜炙是天冬炮制的重要方法。蜂蜜具有补中润燥、调和药性的作用。在蜜炙天冬的过程中，蜂蜜的成分与天冬相互作用。首先，蜂蜜的温润之性能够缓和天冬的寒凉性。天冬本身性寒，对于一些体质虚寒或者脾胃虚弱的患者来说，可能会引起不适。蜜炙后，其寒性得到缓解，减少了对人体阳气的损伤。其次，蜜炙还能增强天冬的滋阴润肺作用。蜂蜜本身就有润肺止咳的功效，与天冬结合后，能够更加有效地滋润肺阴，增强其治疗干咳、咽干等症状的效果。

（3）炮制作用：蜜炙天冬可以增强滋润肺阴的效果，这是因为蜂蜜的滋润特性与天冬的滋阴作用相互协同。减少其寒性使得蜜炙天冬更适合长期服用。对于需要长期滋阴润肺的患者，如慢性咳嗽、肺阴虚患者等，蜜炙天冬能够在发挥药效的同时，避免因长期服用寒性药物而导致的脾胃虚寒等问题。同时，它对脾胃的刺激性减小，更适合脾胃虚弱的患者。脾胃虚弱的患者消化功能较弱，对药物的耐受性较差，蜜炙天冬的温和性质使其能够更好地被这类患者接受，从而保证治疗的顺利进行。

3. 麦冬

（1）性味与功效：麦冬性微寒，味甘，在滋阴润肺、生津止渴方面表现出色。其性微寒的特点使其具有清热的作用，但相较于大寒的药物，又不会过于寒凉而损伤人体正气。味甘则体现了它的补益功效。麦冬的养阴润肺作用主要用于治疗阴虚肺燥。在这种情况下，肺失去了足够的津液滋养，变得干燥，从而引发干咳咽干等症状。麦冬能够滋养肺阴，为肺提供足够的津液，缓解干咳和咽干的症状。同时，麦冬的生津止渴功效在津液不足的情况下发挥作用，如热病后期，人体津液耗损严重，麦冬可以促进津液的生成，缓解口渴的症状。

（2）炮制方法：蜜炙麦冬是一种常见的炮制方法。蜂蜜在这个过程中起到了关键的作用。通过蜜炙，麦冬的滋阴润肺功效得到增加。蜂蜜的滋润性质能够深入麦冬内部，与麦冬的有效成分相结合，使其在滋养肺阴方面的作用更加显著。同时，蜜炙还能缓和药物的寒性。麦冬本身性微寒，蜜炙后，其寒性减弱，对于体质较为敏感或者脾胃虚弱的患者来说，更容易接受。而且，蜜炙后的麦冬更易被消化吸收。这是因为蜂蜜改善了麦冬的质地，使其在胃肠道中的分解和吸收过程更加顺利。

（3）炮制作用：蜜炙麦冬能增强养阴生津的作用，这对于津液亏虚的患者来说至关重要。增强后的药效能够更有效地补充人体所需的津液，缓解口干、口渴等症状。减少寒性使得蜜炙麦冬适合脾胃虚弱的患者使用。脾胃虚弱的患者往往对寒性药物的耐受性较低，蜜炙麦冬的温和性质可以避免对脾胃的刺激，同时发挥其养阴生津的功效，为患者提供更好的治疗效果。在治疗阴虚肺燥、津液不足等病证时，蜜炙麦冬是一种较为理想的药物选择。

第十九章　收涩药的炮制

第一节　固表止汗药

固表止汗药是收涩药的一类，主要用于治疗由于表虚、体虚所导致的自汗、盗汗等症状。通过固表作用，可以帮助人体调节和恢复正常的汗液排泄功能。为了增强药效、减轻药物的刺激性、改善药物的吸收，固表止汗药常需要经过炮制。以下是固表止汗药的炮制原则及常见固表止汗药的炮制方法。

一、固表止汗药炮制的基本原则

1. 增强固表止汗的功效

通过适当的炮制，如炒制、炙制等，可以增强药物的固表敛汗作用，使其更有效地改善表虚自汗、盗汗等症状。

2. 调和药性

固表止汗药多数具有一定的收敛性，通过炮制可以调和药性，减少药物对脾胃的刺激，尤其是针对脾胃虚弱的患者。

3. 改善药物的吸收和利用

通过蜜炙、炒制等炮制方法，可以改善药物的质地，促进药物的吸收，使药物更容易被人体利用。

二、常见固表止汗药的炮制方法

1. 麻黄根

（1）性味与功效：麻黄根性平，味甘涩，在中医药领域中具有独特的地位和价值。其性平之特性使其在发挥药效时相对较为温和，不易引起明显的寒热偏性。味甘涩则赋予了麻黄根固表止汗的强大功效。自汗、盗汗是临床常见的症状，多由人体卫气不固、阴虚内热等原因引起。麻黄根能够收敛固涩，调节人体的卫气，增强体表的防御功能，从而有效地控制汗液的过度排泄。在治疗自汗方面，对于因气虚不能固摄汗液而导致的白天不自觉地出汗，麻黄根可以通过补益肺气、固表止汗的作用，改善患者的症状。而在盗汗的治疗中，针对夜间入睡后出汗异常的情况，麻黄根能够滋阴降火、收敛止汗，使人体的阴阳平衡得以恢复，减少盗汗的发生。

（2）炮制方法：炒制。将麻黄根炒至微黄色是一种重要的炮制方法。炒制过程中，麻黄根的化学成分发生了一定的变化。通过加热，药物中的一些有效成分得以活化，从而增强了其固表止汗的作用。同时，炒制还能减轻药物的收敛性和寒凉性。麻黄根原本具有

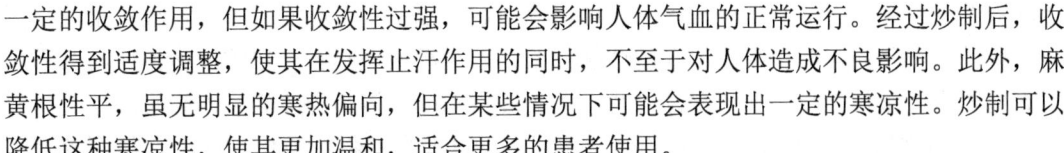

一定的收敛作用，但如果收敛性过强，可能会影响人体气血的正常运行。经过炒制后，收敛性得到适度调整，使其在发挥止汗作用的同时，不至于对人体造成不良影响。此外，麻黄根性平，虽无明显的寒热偏向，但在某些情况下可能会表现出一定的寒凉性。炒制可以降低这种寒凉性，使其更加温和，适合更多的患者使用。

（3）炮制作用：炒麻黄根能够增强固表止汗的效果，这对于自汗、盗汗的患者来说具有重要的意义。增强后的药效可以更有效地控制汗液的排泄，提高患者的生活质量。减轻其寒性使得炒麻黄根适合体质虚弱或脾胃功能较差的患者使用。体质虚弱的患者往往对药物的耐受性较低，过于寒凉的药物可能会损伤其阳气，加重身体的不适。而炒麻黄根的温和性质则可以避免这种情况的发生。对于脾胃功能较差的患者来说，寒凉的药物可能会影响脾胃的运化功能，导致消化不良等问题。炒麻黄根的温和性减轻了对脾胃的刺激，使其更易于被患者接受。在临床应用中，医生可以根据患者的具体情况，合理选择炒麻黄根进行治疗，以达到最佳的治疗效果。

2. 浮小麦

（1）性味与功效：浮小麦性凉，味甘，具有益气、固表止汗的重要作用。其性凉之特性使其在清热方面具有一定的优势，尤其适用于因阴虚内热而导致自汗、盗汗的患者。味甘则体现了其补益的功效，能够补充人体的正气，增强机体的免疫力。在表虚自汗的症状中，浮小麦可以通过益气固表的作用，增强人体的卫气，防止汗液的过度外泄。对于盗汗，浮小麦能够滋阴清热、收敛止汗，调节人体的阴阳平衡，减少夜间出汗的情况。此外，浮小麦还具有一定的安神作用，对于因出汗过多而导致的心神不宁、失眠等症状也有一定的缓解效果。

（2）炮制方法：炒制。浮小麦通过炒制处理，可以改变其药性和药效。炒制过程中，浮小麦的温度升高，其化学成分发生了变化。这种变化使得浮小麦的固表止汗作用得到增强。同时，炒制还能减轻其寒凉性。浮小麦性凉，对于脾胃虚寒的患者来说，可能会引起不适。经过炒制后，寒凉性降低，使其更加温和，更适合脾胃虚弱的患者使用。此外，炒制还利于脾胃的吸收消化。浮小麦的质地较为轻浮，经过炒制后，其质地变得更加疏松，易于被人体消化吸收，提高了药物的生物利用度。

（3）炮制作用：炒浮小麦可提高药效，增强固表止汗的功效，这对于自汗、盗汗的患者来说是非常有益的。增强后的药效可以更快速地缓解患者的症状，提高治疗效果。尤其适合脾胃虚弱的患者，这是因为炒浮小麦的温和性质减轻了对脾胃的刺激，使其更易于被脾胃消化吸收。脾胃虚弱的患者往往消化功能较差，对药物的耐受性较低。炒浮小麦的温和性和良好的消化吸收性使其成为这类患者的理想选择。在临床应用中，医生可以根据患者的具体情况，合理选用炒浮小麦进行治疗，以满足不同患者的需求。

3. 糯稻根

（1）性味与功效：糯稻根性平，味甘，具有益气固表、止汗的独特功效。其性平之特性使其适用范围广泛，不易引起明显的寒热偏性。味甘则体现了其补益的作用，能够补充人体的正气，增强机体的抵抗力。在表虚自汗、盗汗、夜汗等症状中，糯稻根能够发挥重要的治疗作用。对于表虚自汗，糯稻根可以通过益气固表的作用，增强人体的卫气，防

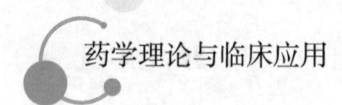

止汗液的过度外泄。盗汗和夜汗多由阴虚内热引起，糯稻根能够滋阴降火、收敛止汗，调节人体的阴阳平衡，减少夜间出汗的情况。此外，糯稻根还具有一定的健脾作用，对于脾胃虚弱的患者来说，能够在止汗的同时，改善脾胃功能，提高身体的整体素质。

（2）炮制方法：炒制。糯稻根经过炒制，可以改变其物理和化学性质，从而增强其药效。炒制过程中，糯稻根的温度升高，水分减少，其质地变得更加疏松。这种变化使得糯稻根的有效成分更容易释放出来，从而增强了其固表止汗的作用。同时，炒制还能改善药物的吸收效果。经过炒制后，糯稻根的表面积增大，与人体消化系统的接触面积也相应增加，使得药物更容易被人体吸收利用，提高了药物的生物利用度。

（3）炮制作用：炒制的糯稻根更加温和，药效增强，这对于脾胃虚弱的患者来说具有重要的意义。温和的性质使得炒制后的糯稻根不易对脾胃造成刺激，减少了不良反应的发生。药效增强则可以更有效地治疗自汗、盗汗、夜汗等症状，提高患者的生活质量。脾胃虚弱的患者往往消化功能较差，对药物的耐受性较低。炒制的糯稻根既能够满足患者的治疗需求，又能够避免对脾胃造成不良影响，是一种较为理想的治疗选择。在临床应用中，医生可以根据患者的具体情况，合理选用炒制的糯稻根进行治疗，以达到最佳的治疗效果。

第二节　敛肺涩肠药

敛肺涩肠药是收涩药中的一类，主要用于治疗肺气不固引起的咳嗽、气喘，或肠道不固引起的久泻、滑脱等症状。敛肺涩肠药通过收敛作用，可以帮助恢复肺与肠道的正常功能，减少咳嗽、腹泻等症状的发生。炮制这些药物是为了增强疗效、调和药性、促进吸收，并减少毒性反应。以下是敛肺涩肠药的炮制原则及常见敛肺涩肠药的炮制方法。

一、敛肺涩肠药炮制的基本原则

1. 增强敛肺涩肠的功效

在中医药领域，敛肺涩肠药对于治疗肺虚久咳、久泻不止等病证具有重要作用。通过炒制、炙制等炮制方法，能够显著增强药物的敛肺止咳、涩肠止泻功效。炒制可使药物中的有效成分发生变化，提高其活性，从而更好地发挥敛肺涩肠的作用。炙制则是利用辅料的特性与药物相互作用，如蜜炙可增强药物的滋润性和收敛性，进一步提升敛肺止咳、涩肠止泻的效果。对于肺虚久咳的患者，增强后的敛肺功效可有效缓解咳嗽症状，减少肺气的耗散。在久泻不止的情况下，强化的涩肠作用能够收敛肠道，减少粪便的排泄次数，促进肠道功能的恢复。

2. 调和药性

部分敛肺涩肠药的药性存在偏寒或偏涩的情况，可能会对脾胃产生一定的刺激。炮制过程能够有效地调和其药性，使其更加温和。对于药性偏寒的药物，通过炮制可降低其寒性，避免损伤脾胃阳气。而对于偏涩的药物，炮制可以适度减轻其收敛过度的弊端，使其在发挥治疗作用的同时，减少对人体正常生理功能的影响。这样经过炮制后的药物更适合长期使用，尤其是对于需要长期调理肺和肠道功能的患者，既能达到治疗目的，又能减少

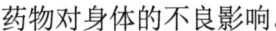

药物对身体的不良影响。

3. 改善药物吸收

炒制、蜜炙等炮制方式能够改善药物的质地，使其更易于被人体吸收利用。炒制可使药物变得更加疏松，增加药物与消化液的接触面积，有利于有效成分的溶出和吸收。蜜炙则利用蜂蜜的滋润性和黏性，改善药物的口感和质地，同时促进药物在胃肠道的吸收。经过炮制后，药物的生物利用度提高，能够更好地发挥其治疗作用，为患者带来更好的治疗效果。

4. 减少毒性或不良反应

某些敛肺涩肠药未经炮制可能具有较强的刺激性或不良反应，对人体健康造成潜在威胁。炮制可以通过多种方式降低毒性，确保药物的安全性。例如，一些药物经过浸泡、蒸煮等处理，可以去除或减少有毒成分的含量。同时，炮制还可以改变药物的化学成分，使其毒性降低，不良反应减少。在临床应用中，经过严格炮制的药物能够更加安全地用于治疗，降低患者发生不良反应的风险。

二、常见敛肺涩肠药的炮制方法

1. 五味子

（1）性味与功效：五味子性温，味酸，在中医药领域占据着重要的地位。其性温之特性赋予了五味子温养脏腑的能力，味酸则使其具有收敛固涩之功效。五味子具有敛肺止咳、涩肠止泻的强大作用，对于肺虚久咳、气喘、自汗、久泻等症有着显著的疗效。当人体肺气虚损时，肺气失于收敛，容易出现久咳不止、气喘等症状。五味子能够敛肺止咳，通过收敛肺气，减少肺气的耗散，从而缓解咳嗽和气喘。对于自汗，五味子可以收敛卫气，增强体表的固摄能力，减少汗液的异常排泄。在久泻的情况下，五味子的涩肠止泻作用能够收敛肠道，增强肠道的固摄功能，减少粪便的排泄次数，缓解腹泻症状。

（2）炮制方法：酒炙。酒炙是五味子的一种重要炮制方法。酒具有温通血脉、行药势的作用。用酒炙五味子，可以使酒的温通之性与五味子的药性相结合。一方面，酒能够增强五味子的敛肺止咳、涩肠止泻的作用。在酒的作用下，五味子的有效成分更容易被人体吸收和利用，从而提高其药效。另一方面，酒炙还可以调和五味子的温燥性。五味子性温，虽然具有温养脏腑的作用，但如果使用不当，可能会引起温燥之邪，损伤人体阴液。酒炙后的五味子，其温燥性得到缓和，减少了对脾胃的刺激。对于脾胃虚弱的患者来说，酒炙五味子更加温和，不易引起不适。

（3）炮制作用：酒炙五味子能够增强其敛肺、涩肠的效果，并调和药性，使其更适合虚弱体质的患者。增强的敛肺作用可以更好地治疗肺虚久咳、气喘等症状，帮助患者恢复肺气的正常功能。强化的涩肠作用能够有效地治疗久泻，改善肠道的固摄功能，缓解腹泻症状。调和药性后的五味子，既能够发挥其治疗作用，又不会对虚弱体质的患者造成过度的负担。对于体质虚弱、脾胃功能较差的患者来说，酒炙五味子是一种较为理想的治疗选择。在临床应用中，医生可以根据患者的具体情况，合理选用酒炙五味子，以达到最佳的治疗效果。

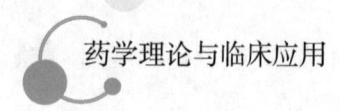

2. 乌梅

（1）性味与功效：乌梅性平，味酸涩，具有独特的药用价值。其性平之特性使其适用范围广泛，不易引起明显的寒热偏性。味酸涩则赋予了乌梅收敛固涩的功效。乌梅具有敛肺止咳、涩肠止泻的重要作用，常用于久咳、久泻、滑脱等症。在久咳的治疗中，乌梅能够收敛肺气，缓解咳嗽症状。对于久泻，乌梅可以涩肠止泻，增强肠道的固摄功能，减少腹泻的发生。此外，乌梅还具有一定的生津止渴作用，对于口干口渴等症状也有一定的缓解效果。

（2）炮制方法：炙制。乌梅经过炙制，可以改变其药性和药效。炙制是一种传统的炮制方法，通过加热和辅料的作用，使药物的化学成分发生变化。乌梅经过炙制后，可以增强其敛肺止咳的作用。在炙制过程中，乌梅的有效成分得到活化和富集，从而提高了其止咳的效果。同时，炙制还可以减少乌梅的寒凉性。乌梅性平，但在某些情况下可能会表现出一定的寒凉性。经过炙制后，寒凉性降低，使其更利于脾胃的吸收。对于脾胃虚弱的患者来说，炙制后的乌梅更加温和，不易引起不适。

（3）炮制作用：炙乌梅可以提高其止咳、止泻的效果，减少寒性，更适合脾胃虚寒的患者。增强的止咳作用可以更好地治疗久咳不止的症状，缓解患者的痛苦。强化的止泻作用能够有效地治疗久泻，改善肠道功能。减少寒性后的乌梅，对于脾胃虚寒的患者来说更加安全可靠。脾胃虚寒的患者往往对寒凉性的药物较为敏感，容易引起脾胃不适。炙乌梅的温和性质使其能够在发挥药效的同时，保护脾胃功能，提高患者的耐受性。在临床应用中，医生可以根据患者的具体情况，合理选用炙乌梅，以满足不同患者的治疗需求。

3. 罂粟壳

（1）性味与功效：罂粟壳性平，味酸涩，在中医药中具有一定的地位。其性平之特性使其药性较为温和，不易引起明显的寒热反应。味酸涩则使其具有收敛固涩的功效。罂粟壳具有敛肺止咳、涩肠止泻的作用，常用于久咳、久泻、痢疾等症。在久咳的治疗中，罂粟壳能够收敛肺气，缓解咳嗽症状。对于久泻和痢疾，罂粟壳可以涩肠止泻，减少肠道的蠕动，缓解腹泻和腹痛症状。然而，由于罂粟壳具有一定的成瘾性，在使用时需要严格控制剂量和使用时间。

（2）炮制方法：蜜炙。罂粟壳用蜂蜜炙制是一种常见的炮制方法。蜂蜜具有滋阴润燥、补中益气的作用。蜜炙罂粟壳可以增强其敛肺止咳、涩肠止泻的功效。蜂蜜的滋润之性能够与罂粟壳的收敛作用相结合，更好地发挥止咳和止泻的效果。同时，蜜炙还可以减少罂粟壳对脾胃的刺激。罂粟壳的收敛作用较强，可能会影响脾胃的运化功能。蜂蜜的滋润和补益作用可以缓解罂粟壳对脾胃的不良影响，使其更加适合久咳不止和久泻不愈的患者。

（3）炮制作用：蜜炙罂粟壳有助于增强其收敛作用，减轻刺激性，使其更加温和并适合长期使用。增强的收敛作用可以更好地治疗久咳和久泻等症状，提高患者的生活质量。减轻刺激性后的罂粟壳，对脾胃的影响减小，患者在使用过程中更加安全。然而，需要注意的是，由于罂粟壳具有成瘾性，即使经过炮制，也不能长期大量使用。在临床应用中，医生应该严格掌握罂粟壳的使用剂量和时间，避免患者产生成瘾性和其他不良反应。同时，对于孕妇、儿童和体质虚弱的患者，应该谨慎使用罂粟壳，以免对身体造成不良影响。

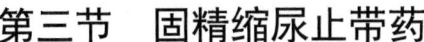

第三节　固精缩尿止带药

固精缩尿止带药是收涩药的一类，主要用于治疗因肾气不固或下焦虚弱引起的遗精、滑精、尿频、遗尿、带下等症状。通过固涩作用，这类药物可以帮助恢复肾气的正常功能，改善精液、尿液及带下的异常流失现象。炮制这些药物是为了增强药效、调节药物的寒热性和作用强度，确保药物的安全性与稳定性。以下是固精缩尿止带药的炮制基本原则及常见药物的炮制方法。

一、固精缩尿止带药炮制的基本原则

1. 平衡药物的温燥与滋润性

固精缩尿止带药有些偏温燥，容易耗伤阴液，而另一些则偏滋润，容易导致脾胃虚弱或消化不良。炮制的主要目的是平衡药物的温燥或滋润性，以适应不同体质和病证的患者。例如，偏温的药物可以通过炒制、酒炙等调和其药性，而偏润的药物可以通过适当炮制减少其滋腻性，减轻脾胃负担。

2. 调节药物的强弱作用

某些固精缩尿止带药作用较强，直接使用可能导致过度收敛，影响正常的生理功能。因此，通过炮制可以适当调节药物的作用强度，使其收敛作用不至于过度。例如，酒制、醋炙等方式可以缓和药物的强烈收敛作用，确保患者在长期使用过程中不出现过度固涩的不良反应。

3. 增强对肾气和脾气的调节

固精缩尿止带药主要通过补肾固精和调理下焦来发挥作用。某些药物炮制时通过加入酒、盐等，可以引药归肾，加强对肾气和脾气的调节，提升补肾固涩的效果。例如，盐炙有引药入肾的作用，特别适用于治疗肾气不固导致的遗精、滑精、尿频等问题。

二、常见固精缩尿止带药的炮制方法

1. 山茱萸

（1）性味与功效：山茱萸性微温，味酸涩，在中医药领域中具有重要的地位。其性微温之特性赋予了山茱萸温养肝肾的能力，味酸涩则使其具有收敛固涩之功效。山茱萸具有补益肝肾、收敛固涩的强大作用，对于治疗遗精、尿频、遗尿等症有着显著的疗效。当人体肝肾不足时，肾脏的封藏功能减弱，容易出现遗精、尿频、遗尿等症状。山茱萸能够补益肝肾，增强肾脏的封藏能力，从而减少这些症状的发生。其酸涩之味能够收敛人体的精气，防止精气的过度外泄。对于遗精，山茱萸可以固精止遗，减少精液的异常排泄。在尿频和遗尿的治疗中，山茱萸能够收敛膀胱之气，增强膀胱的固摄功能，减少尿液的频繁排出。

（2）炮制方法：酒炙。将山茱萸用酒拌炒是一种重要的炮制方法。酒具有温通血脉、行药势的作用。在酒炙过程中，酒能够与山茱萸相互作用，使山茱萸的有效成分更好地发挥作用。酒炙能够引药归肾，增强山茱萸补肾固精的功效。这是因为酒性温热，能够引导

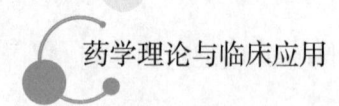

山茱萸的药性趋向肾脏，从而更好地发挥其补肾的作用。对于肾气不足引起的精关不固、遗精滑精等症状，酒炙山茱萸能够更加有效地治疗。酒炙后的山茱萸，其补肾固精的能力得到增强，能够更好地满足患者的治疗需求。

（3）炮制作用：酒炙山茱萸能够增强固精缩尿的效果，同时调和其温燥性，适合体虚患者。增强的固精缩尿效果使得山茱萸在治疗遗精、尿频、遗尿等症状时更加有效。对于体虚患者来说，他们的身体较为虚弱，需要更加温和的药物进行治疗。酒炙后的山茱萸，其温燥性得到调和，变得更加温和，不易对体虚患者的身体造成过度的刺激。同时，酒炙还能够增强山茱萸的药效，使其更好地发挥补益肝肾、收敛固涩的作用。在临床应用中，医生可以根据体虚患者的具体情况，合理选用酒炙山茱萸进行治疗，以达到最佳的治疗效果。

2. 桑螵蛸

（1）性味与功效：桑螵蛸性平，味甘咸，具有独特的药用价值。其性平之特性使其适用范围广泛，不易引起明显的寒热偏性。味甘咸则赋予了桑螵蛸补肾助阳、固精缩尿的功效。桑螵蛸常用于遗精、滑精、尿频、遗尿等症的治疗。在这些症状中，桑螵蛸能够发挥重要的作用。当人体肾气虚弱时，肾脏的固摄功能减弱，容易出现遗精、滑精等症状。桑螵蛸可以补肾助阳，增强肾脏的固摄能力，从而减少这些症状的发生。对于尿频和遗尿，桑螵蛸能够固精缩尿，增强膀胱的固摄功能，减少尿液的频繁排出。

（2）炮制方法：盐炙。通过盐炙处理桑螵蛸是一种常见的炮制方法。盐具有咸味，入肾经。在盐炙过程中，盐能够与桑螵蛸相互作用，增强桑螵蛸补肾固精的效果。盐炙还可以减轻药物的燥性。桑螵蛸本身具有一定的燥性，如果使用不当，可能会对人体造成不良影响。盐炙后的桑螵蛸，其燥性得到减轻，更加温和，不易对人体造成刺激。同时，盐炙还能够增加桑螵蛸的入肾作用。盐的咸味能够引导桑螵蛸的药性趋向肾脏，使其更好地发挥补肾固精的作用。

（3）炮制作用：盐炙桑螵蛸能够更好地调节肾气，增强固精缩尿的作用，特别适合肾虚尿频、遗尿的患者。盐炙后的桑螵蛸，其补肾固精的能力得到增强，能够更好地调节肾气，增强肾脏的固摄功能。对于肾虚尿频、遗尿的患者来说，盐炙桑螵蛸是一种较为理想的治疗选择。它能够有效地改善患者的症状，提高患者的生活质量。在临床应用中，医生可以根据肾虚尿频、遗尿患者的具体情况，合理选用盐炙桑螵蛸进行治疗，以满足患者的治疗需求。

第二十章 消食药、开窍药和驱虫药的炮制

第一节 消食药

消食药是中药中用于帮助消化、促进食物代谢、治疗食积停滞的药物，主要用于改善由于饮食不节、消化不良等引起的食积、腹胀、嗳气、恶心、厌食等症状。通过炮制，消食药的疗效可以得到增强，药物的寒热性可以被调和，同时减轻对脾胃的刺激。以下是消食药的炮制基本原则及常见消食药的炮制方法。

一、消食药炮制的基本原则

1. 增强助消化、理气的作用

消食药主要用于治疗食积不化、脾胃功能不佳等问题，通过适当的炮制，如炒制、炙制等，能够增强药物的助消化和理气效果。特别是一些性寒的药物，炮制后可以减轻对胃的寒凉刺激，增强其消食导滞的作用。

2. 调和药性，减轻对脾胃的刺激

部分消食药药性偏寒或过于刺激，可能导致脾胃虚弱的患者感到不适。炮制可以调和药物的寒热性，减轻其对消化道的刺激，尤其适合脾胃虚弱、易受刺激的患者。例如，炒制或麸炒能够使药物更为温和，减少寒凉性和刺激性。

3. 改善药物的吸收和消化

消食药炮制时通过炒制、蜜炙等方式，可以改善药物的质地，促进药物的消化吸收，使药物的有效成分更易被人体吸收，增强药效。

二、常见消食药的炮制方法

1. 山楂

（1）性味与功效：山楂性微温，味酸甘，具有消食化积、活血散瘀的作用，常用于食积停滞、消化不良、肉食积滞等症。

（2）炮制方法：

①炒山楂：将山楂片炒至微黄色，可以增强其消食化积的作用，同时减少其酸性，避免对胃肠的过度刺激。

②焦山楂：将山楂炒至焦黄色，能够进一步增强其消食化积作用，尤其适合用于肉食积滞。

（3）炮制作用：炒制后的山楂可以增强消化肉食积滞的效果，减少其对胃的刺激，适合脾胃虚弱的患者。

2. 神曲

（1）性味与功效：神曲性温，味甘辛，具有消食和胃、健脾开胃的作用，常用于食积停滞、消化不良、胃肠胀满等症。

（2）炮制方法：麸炒神曲。将神曲用麸皮炒至微黄色，能够增强其健脾消食的作用，减少其燥性，使其更加温和。

（3）炮制作用：麸炒神曲能够增强助消化和健脾的效果，减少对胃肠的刺激，适合长期服用。

3. 麦芽

（1）性味与功效：麦芽性平，味甘，具有消食开胃、回乳的作用，常用于谷物食积、乳食不化、消化不良等症。

（2）炮制方法：炒麦芽。炒制后的麦芽能够增强消食和开胃的作用，同时减少其寒性，利于脾胃虚弱的患者使用。

（3）炮制作用：炒麦芽可以更好地消化谷物食积，增强助消化效果，适合脾胃虚弱、消化不良的患者。

第二节　开窍药

开窍药是一类用于治疗闭证、神昏不醒等症的中药，具有开窍醒神、通达气血的作用，常用于中风、中暑、癫痫、昏迷等闭证病证。开窍药多具有芳香、辛散、刺激性强等特点，通过炮制可以改善药物的刺激性和毒性，调和药性，增强其开窍作用。以下是开窍药炮制的基本原则及常见开窍药的炮制方法。

一、开窍药炮制的基本原则

1. 降低药物的毒性和刺激性

开窍药多具有较强的刺激性，有些药物甚至含有一定的毒性。在炮制过程中，通过适当的加工方法可以有效降低毒性，减少药物的刺激性，使其在保持疗效的同时，安全性更高，适合临床应用。

2. 调节药物的挥发性与稳定性

开窍药多具有芳香走窜的特点，药物的有效成分常为挥发性物质。在炮制过程中，需特别注意保护药物的有效成分，减少挥发，同时提高药物的稳定性，保证其在储存和使用过程中的疗效。

3. 增强药物的通窍作用

开窍药的主要作用是醒神开窍，通达气血，通过炮制可以增强药物的辛香之性，促进药物的通窍作用，使其更快速有效地发挥治疗功效。

4. 保护药物的有效成分

开窍药多为挥发性物质，炮制过程中需要特别注意控制温度和时间，以避免有效成分的过度挥发或损失，确保药物的疗效不受影响。

二、常见开窍药的炮制方法

1. 麝香

（1）性味与功效：麝香性温，味辛，具有开窍醒神、活血通络、止痛的作用，常用于闭证、神昏、中风等症。

（2）炮制方法：研细粉。麝香多采用研细粉的方式处理，以提高药物的吸收速度和疗效。研细粉时应注意避免高温，以免挥发损失其芳香成分。

（3）炮制作用：通过研细粉处理，麝香的开窍醒神作用得到有效发挥，同时保护其有效成分，防止过度挥发。

2. 冰片

（1）性味与功效：冰片性凉，味辛苦，具有开窍醒神、清热止痛的作用，常用于闭证、神昏、热病昏迷等症。

（2）炮制方法：研细粉。冰片质地较脆，通常采用研细粉的方式处理，以便于吸收和发挥药效。在研磨过程中，应注意避免高温，减少挥发性成分的损失。

（3）炮制作用：研细粉能够保持冰片的芳香走窜之性，增强其开窍醒神的功效，且更易于临床配伍应用。

3. 石菖蒲

（1）性味与功效：石菖蒲性温，味辛，具有开窍宁神、化痰醒神的作用，常用于治疗神昏、中风、痰迷心窍等症。

（2）炮制方法：炒制或蜜炙。石菖蒲通过炒制或蜜炙，可以增强其开窍化痰的功效，同时减轻药物的辛散性，减少对脾胃的刺激性。

（3）炮制作用：炒制或蜜炙后的石菖蒲药性更加温和，药物的辛香开窍作用得以增强，同时减少了对胃肠的刺激。

第三节　驱虫药

驱虫药是中药中用于杀灭和驱除寄生虫的药物，主要用于治疗人体内的各种寄生虫感染，如蛔虫、蛲虫、绦虫等。这类药物大多具有较强的杀虫作用，某些药物还具有毒性或刺激性，通过合理的炮制可以减轻毒性、增强疗效，并改善药物的吸收与耐受性。以下是驱虫药的炮制基本原则及常见驱虫药的炮制方法。

一、驱虫药炮制的基本原则

1. 降低药物的毒性

驱虫药中许多药物具有一定的毒性，若未经处理直接使用，可能对人体尤其是消化系统产生较大刺激或毒性反应。通过炮制可以有效降低或去除毒性，确保用药安全，特别是对于长期治疗或体质较弱的患者。

2. 增强药物的驱虫效果

驱虫药的主要功能是杀灭和驱除体内寄生虫，通过炮制如炒制、醋炙等，可以增强药

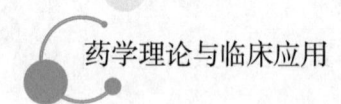

物的杀虫作用，使药效更加集中、强烈，特别适用于寄生虫感染较重的患者。

3. 调节药物的苦寒性与刺激性

驱虫药大多药性较强，部分药物性寒、苦，容易损伤脾胃，导致患者服用后出现消化不良等不适。通过适当的炮制如盐炙、蜜炙等，可以调和药物的寒苦性，减轻对消化系统的刺激，增强患者对药物的耐受性。

4. 增强药物的引导作用

某些驱虫药炮制时会加入盐或醋等辅料，具有引药下行、增强药物驱虫效果的作用，特别适用于肠道寄生虫的治疗。通过这些炮制方法，可以使药物更好地作用于病灶部位，提升疗效。

二、常见驱虫药的炮制方法

1. 使君子

（1）性味与功效：使君子性温，味甘，具有杀虫消积的作用，常用于治疗蛔虫病及小儿疳积等症。

（2）炮制方法：去壳使君子。将使君子去壳后使用，去壳可以减少药物的刺激性，增强其驱虫效果，适合小儿服用。

（3）炮制作用：去壳后的使君子能更好地发挥其杀虫作用，同时减少对胃肠的刺激，特别适用于体质较弱的小儿患者。

2. 槟榔

（1）性味与功效：槟榔性温，味苦辛，具有杀虫消积、行气导滞的作用，常用于绦虫病、蛔虫病等。

（2）炮制方法：炒槟榔。通过炒制可以增强槟榔的杀虫作用，同时减少其苦寒性，利于胃肠虚弱的患者使用。

（3）炮制作用：炒槟榔不仅能提升驱虫效果，还能减轻其对脾胃的刺激，适合胃肠功能较弱的患者。

3. 南瓜子

（1）性味与功效：南瓜子性平，味甘，具有驱绦虫、杀虫消积的作用，常用于治疗绦虫病、蛔虫病等。

（2）炮制方法：炒南瓜子。将南瓜子炒制，可以增加其杀虫作用，同时使其更易于消化吸收。

（3）炮制作用：炒南瓜子能够增强驱虫效果，特别适合肠道寄生虫感染患者，同时提高其消化吸收效率。

第三篇
常用中药与方剂

第二十一章　解表药与解表剂

第一节　发散风寒药

发散风寒药是中医治疗外感风寒证的常用药物，主要通过发汗解表、疏散风寒，调节身体的阳气，帮助外邪从体表散出。这类药物常用于感冒初期、风寒感冒、头痛、发热恶寒、无汗等外感表证。发散风寒药具有辛温解表的作用，常与其他药物配伍使用以增强疗效。

1. 麻黄

（1）性味与功效：麻黄性温，味辛微苦。其性温可驱散寒邪，辛味能发散解表，微苦则可降泄肺气。这使得麻黄具有发汗解表、宣肺平喘、利水消肿的卓越功效。在风寒感冒、无汗的情况下，麻黄能够凭借其发汗之力，使人体腠理开泄，汗液排出，从而达到驱散风寒之邪的目的。对于咳喘症状，麻黄可通过宣发肺气，恢复肺气的宣畅功能，使气道通畅，缓解咳嗽和气喘。同时，在水湿内停，出现水肿等情况时，麻黄又能发挥利水消肿的作用，促进体内水液的代谢。

（2）临床应用：麻黄是发汗解表的经典代表药。在风寒感冒且无汗的患者身上应用尤为合适。当人体受到寒性外感侵袭时，寒邪束表，导致毛孔闭塞，汗液不能排出。麻黄就像一把钥匙，开启毛孔，让汗液得以散发，将寒邪随之带走。对于伴有咳喘的患者，麻黄更是不可或缺。麻黄可以深入肺部，调节肺气的宣发和肃降，使呼吸顺畅。例如，在一些因外感风寒引起的急性支气管炎、支气管哮喘发作初期，麻黄能够迅速缓解症状，减轻患者的痛苦。

（3）代表方剂：麻黄汤。

（4）组成：麻黄、桂枝、杏仁、甘草。麻黄为君药，发挥主要的发汗解表作用；桂枝协助麻黄，增强发汗之力，同时温通经脉；杏仁降利肺气，辅助麻黄平喘；甘草调和诸药，缓和麻黄、桂枝的峻烈之性。

（5）功效：发汗解表，宣肺平喘。这一方剂主要用于外感风寒、无汗、发热、头痛、咳喘等症状。当寒邪侵犯人体肌表，出现发热、头痛等表证，同时伴有肺气失宣导致的咳喘时，麻黄汤能够通过发汗使寒邪从表而解，通过宣肺平喘恢复肺气的正常功能。

2. 桂枝

（1）性味与功效：桂枝性温，味辛甘。其性温能温煦机体，驱散寒邪；辛味能发散解表，甘味可调和药性。桂枝具有发汗解肌、温通经脉、助阳化气的作用。在风寒表证中，它可以通过发汗解肌，缓解肌表的寒邪束缚；温通经脉的功效使其能够改善寒性凝滞导致的经脉不通；助阳化气则有助于人体阳气的化生和水液代谢的正常进行。

（2）临床应用：桂枝多用于表虚感冒、风寒表证、汗出恶风等患者。在表虚感冒中，

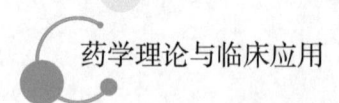

人体肌表的卫气不固，桂枝可以在调和营卫的基础上，微微发汗，驱邪外出。对于体虚、脉浮的患者，桂枝能够振奋阳气，增强机体的抵抗力。例如，一些体质较弱、容易感冒的人，在感受风寒后出现汗出恶风等症状，桂枝汤就可以发挥很好的治疗作用，帮助患者恢复健康。

（3）代表方剂：桂枝汤。

（4）组成：桂枝、芍药、甘草、生姜、大枣。桂枝为君药，解肌发表，温通阳气；芍药敛阴和营，与桂枝配伍，调和营卫；生姜助桂枝解表散寒，大枣助芍药和营；甘草调和诸药。

（5）功效：解肌发表，调和营卫。用于风寒表虚证，如发热恶风、汗出、头痛、鼻鸣、干呕等症状。当人体受到风寒之邪侵袭，出现表虚证时，桂枝汤通过调和营卫，使机体的防御功能恢复正常，达到治疗疾病的目的。

3. 紫苏叶

（1）性味与功效：紫苏叶性温，味辛。其性温可散寒，辛味能发散解表、行气。紫苏叶具有发汗解表、行气宽中、安胎的功效。在风寒感冒时，它能够发散风寒之邪，缓解恶寒发热等症状；对于咳嗽气喘、胸闷等症状，紫苏叶通过行气宽中，使气机通畅，减轻胸闷、咳喘；在孕妇风寒感冒时，紫苏叶的安胎作用也能发挥优势，在治疗感冒的同时保障胎儿的安全。

（2）临床应用：紫苏叶特别适用于风寒感冒，尤其是伴有气滞胸闷的患者。当人体受风寒之邪，肺气失宣，同时又有气滞的情况时，紫苏叶能够一举两得。对于孕妇而言，其安全性较高，在妊娠期风寒感冒时可以有效缓解症状，减轻孕妇的不适。

（3）代表方剂：香苏散。

（4）组成：香附、紫苏叶、陈皮、甘草。紫苏叶为君药，解表散寒；香附理气解郁；陈皮行气宽中、燥湿化痰；甘草调和诸药。

（5）功效：解表散寒，理气和中。用于外感风寒、气滞胸闷、食欲下降、恶寒发热等症。这一方剂主要针对风寒外感伴有气滞的情况，通过解表散寒、理气和中的综合作用，使患者的症状得到缓解。

4. 荆芥

（1）性味与功效：荆芥性微温，味辛。其性微温能驱散风邪，辛味能解表散风、透疹止血。荆芥在风寒、风热感冒中都能发挥作用，它可以疏散风邪，减轻头痛、咽喉肿痛等症状；对于麻疹初起、皮疹等情况，荆芥能够促进疹子的透发；同时，它还有止血的功效，可用于出血性疾病。

（2）临床应用：荆芥常用于风寒和风热两类感冒的初期。在感冒初期，风邪往往是主要的致病因素，荆芥可以迅速驱散风邪，防止病情进一步发展。对于疹出不畅的患者，荆芥就像一个引导者，帮助疹子顺利透出。例如，在麻疹初期，荆芥可以与其他透疹药物配合，使疹子及时、顺利地发出，减少并发症的发生。

（3）代表方剂：荆防败毒散。

（4）组成：荆芥、防风、柴胡、川芎、枳壳、羌活、前胡、茯苓、甘草、桔梗、生姜、

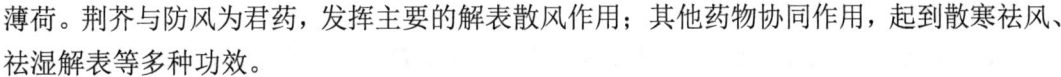

薄荷。荆芥与防风为君药，发挥主要的解表散风作用；其他药物协同作用，起到散寒祛风、祛湿解表等多种功效。

（5）功效：散寒祛风，祛湿解表。用于风寒湿邪外感、发热、头痛、肢体疼痛等症。这一方剂主要针对外感风寒湿邪的复杂情况，通过多种药物的配伍，全面地解除外邪对人体的侵袭。

5. 防风

（1）性味与功效：防风性微温，味辛甘。其性微温能驱散风邪，辛味能解表祛风，甘味可调和药性。防风具有解表祛风、胜湿止痛、止痉的作用。在风寒感冒中，它可以与其他药物配合解表；对于头痛、肢体疼痛、风湿痹痛等症状，防风能够祛风胜湿，减轻疼痛；在一些风邪引起的痉挛抽搐等情况，防风还能发挥止痉的作用。

（2）临床应用：防风是解表祛风的常用药物，适用于风寒感冒、头痛、风湿痹痛等，尤其是风寒湿痹证。在风寒湿痹证中，风、寒、湿三种邪气侵袭人体关节、肌肉等部位，导致疼痛、麻木等症状。防风可以通过祛风胜湿，缓解这些症状。例如，在一些风湿性关节炎患者的治疗中，防风常与其他祛风湿药物一起使用，起到减轻关节疼痛、改善关节功能的作用。

（3）代表方剂：九味羌活汤。

（4）组成：羌活、防风、苍术、细辛、川芎、白芷、生地黄、黄芩、甘草。防风为臣药，协助羌活等药物发挥发汗祛湿、兼清里热的作用。

（5）功效：发汗祛湿，兼清里热。用于外感风寒湿邪，兼有内热的感冒。这一方剂针对外感病邪复杂，既有风寒湿邪在表，又有内热的情况，通过多种药物的配伍，有效地治疗疾病。

第二节　发散风热药

在中医中，发散风热药主要用于治疗外感风热证，如风热感冒、头痛、发热、咽喉肿痛等症状。发散风热药的主要作用是疏散风热、解表透汗，帮助外邪从体表排出。

1. 薄荷

（1）性味与功效：薄荷性凉，味辛。其性凉能清热，辛味可发散。这种特性使得薄荷具有疏散风热、清利头目、利咽透疹的功效。在风热感冒时，薄荷能够疏散侵入人体的风热之邪，帮助身体恢复正常。对于头痛、目赤等症状，薄荷可以通过其清凉之性和疏散作用，使头部的风热得以清除，缓解疼痛和红肿。当咽喉肿痛时，薄荷的利咽作用能够减轻咽喉部的炎症，使气道通畅。在麻疹不透的情况下，薄荷还能发挥透疹的作用，帮助疹子顺利发出。

（2）临床应用：薄荷是发散风热的常用药。对于风热感冒伴有咽喉痛、头痛、目赤等症状的患者来说，薄荷就像一把清凉的钥匙，能够打开被风热之邪困住的身体通道。例如，在夏季风热感冒高发期，患者出现发热、咽喉红肿疼痛、头痛且眼睛发红等症状时，薄荷可以有效缓解这些不适。薄荷可以与其他药物配伍，增强疏散风热和清热利咽的效果。

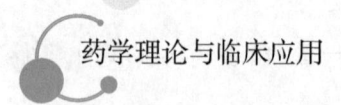

（3）代表方剂：银翘散。

（4）组成：金银花、连翘、薄荷、牛蒡子、荆芥、淡豆豉、竹叶、桔梗、甘草、芦根。在这个方剂中，薄荷与其他药物协同作用。金银花和连翘清热解毒、疏散风热，与薄荷一起构成疏散和清除风热之邪的主力；牛蒡子辅助薄荷利咽解毒；荆芥、淡豆豉等药物也在解表方面发挥作用；竹叶、桔梗、芦根等则有助于清热、宣肺、利咽。

（5）功效：辛凉解表，清热解毒。用于风热感冒，发热无汗、咽喉肿痛、口干舌燥等症。当风热之邪侵袭人体，导致发热、咽喉部热毒积聚及口干舌燥等情况时，银翘散通过多种药物的配合，发挥辛凉解表和清热解毒的作用，帮助患者恢复健康。

2. 菊花

（1）性味与功效：菊花性微寒，味甘苦。微寒之性能够清热，甘味有滋补作用，苦味能泄热。菊花具有疏风清热、平肝明目、清热解毒的功效。在风热感冒中，菊花可以驱散风热；对于头痛、目赤肿痛，菊花能平肝清热，减轻头部的热象和眼部的炎症；在眩晕症状出现时，菊花的平肝作用也有助于缓解。此外，菊花还能清热解毒，对热毒病证也有治疗作用。

（2）临床应用：菊花常用于伴有头痛、目赤、眼睛干涩的风热感冒。在这种情况下，菊花可以有效减轻头部和眼部的不适。同时，菊花也适合用于高血压引起的头晕目眩。菊花的平肝作用能够调节人体的血压，缓解因血压升高引起的头晕症状。例如，对于长期高血压且有头晕目眩症状的患者，菊花可以作为辅助治疗药物，改善患者的生活质量。

（3）代表方剂：桑菊饮。

（4）组成：桑叶、菊花、薄荷、杏仁、桔梗、连翘、甘草、芦根。菊花在其中与桑叶、薄荷等协同发挥疏风清热的作用；杏仁、桔梗宣肺止咳；连翘、芦根清热；甘草调和诸药。

（5）功效：疏风清热，宣肺止咳。用于风热感冒初期，伴有咳嗽、发热、咽喉痛等症。这个方剂主要针对风热感冒初期的症状，通过疏风清热和宣肺止咳的综合作用，使患者的症状得到缓解。

3. 牛蒡子

（1）性味与功效：牛蒡子性寒，味辛苦。性寒能清热，辛苦之味使其具有疏散风热、利咽散肿、解毒透疹的作用。在风热感冒时，牛蒡子可以疏散风热，减轻感冒症状。对于咽喉肿痛，牛蒡子的利咽散肿功效能够减轻咽喉部的红肿疼痛。在麻疹透发不畅的情况下，牛蒡子可以发挥解毒透疹的作用，促使疹子顺利透出。

（2）临床应用：牛蒡子主要用于治疗风热感冒伴有咽喉肿痛的患者。当风热之邪侵犯咽喉，导致咽喉红肿疼痛、吞咽困难时，牛蒡子能够有效缓解这些症状。此外，它还常用于麻疹不透或皮疹不畅的病证。在儿科麻疹治疗中，牛蒡子是常用药物之一，它可以帮助麻疹顺利透出，减少并发症的发生。

（3）代表方剂：银翘散。

（4）功效：辛凉解表，清热解毒。用于风热感冒，发热、咽喉肿痛、咳嗽等症（与薄荷同方）。在银翘散中，牛蒡子与其他药物相互配合，增强了方剂疏散风热和清热解毒的作用，尤其在利咽解毒方面发挥了重要作用。

4. 桑叶

（1）性味与功效：桑叶性寒，味甘苦。性寒能清热，甘味有滋养作用，苦味可泄热。桑叶具有疏风清热、清肺润燥、平肝明目的作用。在风热感冒时，桑叶可以疏散风热，缓解感冒症状。对于咳嗽，桑叶的清肺润燥作用能够减轻肺部的燥热，缓解咳嗽。在目赤肿痛、咽干口渴等症状出现时，桑叶可以通过清热和滋养的双重作用，减轻眼部和咽喉的不适，补充体内的津液。

（2）临床应用：桑叶适用于风热感冒伴有咳嗽、咽干、眼睛红肿等症状的患者，也常用于治疗肺热咳嗽。例如，在秋季气候干燥，人们容易出现风热感冒伴有咳嗽、咽干等症状，桑叶可以很好地缓解这些症状。对于肺热咳嗽，桑叶能够清除肺中的热邪，恢复肺部的正常功能。

（3）代表方剂：桑菊饮。

（4）功效：疏风清热，宣肺止咳。用于风热感冒、咳嗽、发热、头痛等症（与菊花同方）。在桑菊饮中，桑叶与菊花等药物协同作用，共同发挥疏风清热和宣肺止咳的功能，有效治疗风热感冒初期的症状。

5. 葛根

（1）性味与功效：葛根性凉，味甘辛。性凉能清热，甘味有滋养作用，辛味可发散。葛根具有解肌退热、生津止渴、升阳止泻的功效。在风热外感时，葛根的解肌退热作用能够帮助身体解除肌表的热邪，缓解发热症状。对于口渴，葛根的生津止渴功能可以补充体内的津液。在项背强痛的情况下，葛根能够舒缓肌肉的紧张，减轻疼痛。此外，在麻疹不透和泄泻等病证中，葛根也能发挥相应的作用。

（2）临床应用：葛根适用于风热感冒伴有发热、口渴、项背强痛等症，也适用于麻疹透发不畅和湿热泄泻的患者。例如，在感冒患者出现发热、口渴且伴有项背肌肉紧张疼痛时，葛根可以有效缓解这些症状。对于麻疹透发不畅的儿童，葛根可以帮助疹子顺利透出。在湿热泄泻患者中，葛根的升阳止泻作用能够调整脾胃功能，止泻固肠。

（3）代表方剂：葛根汤。

（4）组成：葛根、麻黄、桂枝、芍药、生姜、大枣、甘草。葛根在方剂中作为主要药物发挥解肌发表的作用，麻黄、桂枝等协助葛根解表；芍药和营；生姜、大枣、甘草调和脾胃等。

（5）功效：解肌发表，升阳止泻。用于风热感冒，项背强痛、发热口渴，或麻疹不透的患者。这个方剂通过多种药物的配合，使葛根的解肌退热、升阳止泻等功效得以充分发挥，治疗相关病证。

第三节　其他解表药与解表剂

在中医中，其他解表药与解表剂包含了不仅用于风寒或风热感冒的药物，也包括用于特殊外感病证的药物。这类药物可以发散外邪、疏风解表，适用于各种不同类型的感冒、表证和外感疾病。

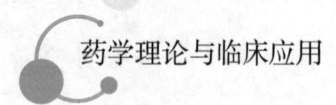

1. 柴胡

（1）性味与功效：柴胡性微寒，味苦辛。其微寒之性能够清热，苦味可泄热，辛味则能发散。这使得柴胡具有疏散退热、升阳举陷、疏肝解郁的多种功效。在少阳证中，柴胡发挥着关键作用。少阳证的往来寒热是其典型症状，这是因为病邪处于半表半里之间，正邪交争，而柴胡能够疏散这种正邪交争产生的热邪，调节人体的表里之气。对于胸胁痛，柴胡可以疏通气机，使肝气得以舒畅，缓解因气滞导致的疼痛。在疟疾发作时，柴胡也能够通过其疏散退热的作用，缓解寒热交替的症状。

（2）临床应用：柴胡是治疗少阳证的主要药物。当外感病邪深入少阳，出现往来寒热、胸胁苦满、口苦咽干等症状时，柴胡就像一把钥匙，开启了调整机体平衡的大门。柴胡可以调节人体的气血和脏腑功能，使病邪得以疏散。同时，柴胡在疏肝解郁方面也有卓越的功效。在现代社会，人们压力较大，情绪问题容易导致肝郁，柴胡能够帮助恢复肝气的疏畅，缓解焦虑、抑郁等情绪问题所带来的身体不适。

（3）代表方剂：小柴胡汤。

（4）组成：柴胡、黄芩、人参、半夏、生姜、大枣、甘草。柴胡为君药，起到疏散少阳半表半里之邪的主要作用；黄芩苦寒，清泄少阳半里之热，与柴胡相伍，和解少阳；人参、大枣益气健脾，扶正祛邪；半夏、生姜和胃降逆止呕；甘草调和诸药。

（5）功效：和解少阳。用于少阳证，往来寒热、胸胁苦满、口苦咽干等症。小柴胡汤是中医方剂中的经典之作，它通过多种药物的配伍，巧妙地调节了少阳病的复杂病机。当人体处于少阳证的状态时，小柴胡汤能够平衡表里、寒热、虚实之间的关系，使机体恢复正常的生理功能。

2. 葛花

（1）性味与功效：葛花性平，味甘。其性平使得它性质较为平和，不会过于偏寒或偏热，甘味则有补益的作用。葛花具有解酒醒脾、发散解表的作用。酒毒进入人体后，首先会损伤脾胃，而葛花能够化解酒毒对脾胃的伤害，恢复脾胃的正常功能。同时，它还能发散解表，对于因酒毒引发的身体不适，如湿热感冒等，起到缓解作用。

（2）临床应用：葛花主要用于解酒，这是其最为突出的应用场景。在饮酒过量后，人体往往会出现呕吐、胸膈满闷等症状，这是因为酒毒困脾，脾胃运化失常。葛花能够醒脾和胃，使脾胃的气机通畅，缓解呕吐和胸膈满闷的症状。而且，在酒后引起的感冒不适方面，葛花也有很好的效果。例如，在夏季饮酒后又外感湿热之邪，出现头痛、身热、胸闷等症状时，葛花可以化湿解表，帮助身体恢复。

（3）代表方剂：葛花解酒汤。

（4）组成：葛花、白豆蔻、砂仁、神曲、茯苓、木香、枳壳、甘草。葛花为君药，解酒醒脾；白豆蔻、砂仁化湿行气，和中止呕；神曲消食和胃；茯苓利水渗湿，健脾宁心；木香、枳壳行气宽中；甘草调和诸药。

（5）功效：解酒化湿，理气和胃。用于酒毒伤脾、呕吐、胸膈痞满等症。这个方剂是专门针对酒毒为患而设立的，通过各种药物的协同作用，全面地解除酒毒对人体脾胃和气血的不良影响。

3. 香薷

（1）性味与功效：香薷性温，味辛。性温能驱散寒邪，辛味可发散解表。香薷具有发汗解表、化湿和中、利水消肿的功效。在夏季，人们容易外感风寒，同时又兼内伤湿滞。香薷在这种情况下能够发挥独特的作用，既可以通过发汗解表来驱散外感的风寒之邪，又能化湿和中，处理体内的湿邪，恢复脾胃的正常运化功能。对于水肿症状，香薷还能通过利水消肿，促进体内水液的代谢。

（2）临床应用：香薷常用于治疗夏季感冒，尤其是寒湿夹杂引起的恶寒、发热、腹痛、吐泻等症状。夏季人们贪凉，容易受到寒湿之邪的侵袭。当出现这些症状时，香薷可以发汗解表，使寒邪从体表散去，同时化湿和中，缓解腹痛、吐泻等脾胃不适症状。例如，在夏季长时间处于空调环境下，又食用了过多生冷食物后，出现恶寒发热、腹痛吐泻的情况，香薷就可以作为主要药物进行治疗。

（3）代表方剂：香薷散。

（4）组成：香薷、厚朴、白扁豆。香薷为君药，发汗解表，化湿和中；厚朴行气除满，燥湿消痰，辅助香薷化湿和中；白扁豆健脾化湿，和中消暑，增强脾胃功能。

（5）功效：发汗解表，化湿和中。用于夏季感冒，恶寒发热、无汗、腹痛吐泻等症。香薷散是治疗夏季寒湿感冒的经典方剂，通过简单而有效的药物组合，能够迅速缓解夏季感冒的常见症状。

4. 生姜

（1）性味与功效：生姜性温，味辛。其性温能温暖脾胃，驱散寒邪，辛味可发散解表。生姜具有发汗解表、温中止呕、温肺止咳的作用。在风寒感冒时，生姜能够通过发汗解表，使人体微微出汗，驱散寒邪。对于呕吐症状，生姜可以温暖脾胃，抑制胃气上逆，起到温中止呕的效果。在咳嗽方面，尤其是肺寒咳嗽，生姜能够温肺散寒，减轻咳嗽症状。

（2）临床应用：生姜不仅用于风寒感冒，也用于胃寒呕吐、肺寒咳嗽，具有温中散寒的作用，适用于寒性外感和内寒问题。在日常生活中，人们受寒后出现感冒症状，如恶寒发热、头痛等，喝一碗生姜汤往往能够缓解症状。对于胃寒引起的呕吐，如食用过多生冷食物后出现的呕吐，生姜也能起到很好的治疗作用。在肺寒咳嗽，如受寒后咳嗽伴有清稀痰液的情况下，生姜可以温肺化痰，止咳平喘。

（3）代表方剂：生姜汤。

（4）组成：生姜。虽然方剂简单，但生姜的作用却很关键。生姜通过自身的温性和发散作用，发挥温中散寒、发汗解表的功效。

（5）功效：温中散寒，发汗解表。用于风寒感冒，恶寒发热、呕吐、咳嗽等症。生姜汤是一种简单而有效的食疗方剂，在民间广泛应用于治疗寒性疾病。

第二十二章　清热药与清热剂

第一节　清热泻火药

清热泻火药是中药中的一类，主要用于清热、泻火、平肝的作用，适用于因内热、火邪过盛引起的高热、口渴、目赤肿痛、烦躁、头痛等症状。

1. 石膏

（1）性味与功效：石膏性寒，味辛甘。其性寒能清热泻火，辛味可发散，甘味有生津的作用。石膏具有清热泻火、除烦止渴的强大功效。在高热、烦渴、口干等症状出现时，往往是体内热邪炽盛，耗伤津液所致。石膏能够迅速清泻体内的火热之邪，缓解高热状态，同时其生津作用又能补充因热邪而损耗的津液，减轻口渴和口干的症状。对于肺热咳喘，石膏既能清热泻火以减轻肺热，又能通过其辛散之性使肺气宣畅，缓解咳喘。

（2）临床应用：石膏是清热泻火的代表药物，在临床应用中具有广泛的适应证。特别适用于外感或内热引起的高热烦渴、肺热咳喘等症。当人体遭受外感热病，热邪入里化热，或者体内脏腑功能失调产生内热时，往往会出现高热不退、烦躁不安、口渴欲饮等症状。此时，石膏能够发挥其强大的清热泻火作用，迅速降低体温，缓解烦躁情绪，补充津液。在肺热咳喘的情况下，石膏可以与其他药物配伍，共同发挥清热宣肺、止咳平喘的作用。例如，在一些急性肺炎、支气管炎等疾病中，石膏常被用于辅助治疗，以缓解高热和咳喘症状。

（3）代表方剂：白虎汤。

（4）组成：石膏、知母、甘草、粳米。石膏为君药，用量较大，发挥主要的清热泻火作用；知母清热滋阴，辅助石膏增强清热之力，并能生津润燥；甘草和粳米则能养胃和中，防止石膏、知母等寒凉药物损伤脾胃。

（5）功效：清热泻火，生津止渴。用于阳明经热证，表现为发热、汗出、口渴、脉洪大有力等症。阳明经多气多血，热邪易盛，白虎汤能够针对阳明经热证的特点，迅速清除热邪，补充津液，恢复人体的正常生理功能。

2. 栀子

（1）性味与功效：栀子性寒，味苦。其性寒可清热泻火，苦味能降泄。栀子具有清热泻火、除烦、清热利湿的功效。在火热内盛的情况下，人体会出现心烦不眠、目赤肿痛等症状，栀子能够清泻体内的火热之邪，缓解心烦症状，减轻目赤肿痛。对于湿热黄疸，栀子的清热利湿作用能够促进体内湿热的排泄，恢复肝胆的正常功能。

（2）临床应用：栀子擅长清泻三焦之火，这是其独特的临床应用价值所在。人体的三焦包括上焦、中焦和下焦，涵盖了心肺、脾胃、肝肾等脏腑。当心火、肝火、肺火旺盛时，会出现烦热、目赤、黄疸等不同的症状。栀子能够针对不同部位的火热之邪进行清泻，尤其对心火所致的心烦不眠、肝火所致的目赤肿痛、肺火所致的咳嗽咳痰等症状疗效显著。例如，在一些情绪紧张、焦虑引起的心火旺盛患者中，栀子可以与其他药物配伍，起到清心除烦的作用；在肝火上炎的目赤肿痛患者中，栀子常与清肝明目药物配合使用。

（3）代表方剂：栀子豉汤。

（4）组成：栀子、淡豆豉。栀子为君药，清热除烦；淡豆豉宣散透邪，与栀子配伍，既能清宣胸膈郁热，又能防止栀子苦寒伤胃。

（5）功效：清热除烦。用于感冒后余热不退、虚烦不得眠等症。感冒后，人体往往会有余热未清的情况，此时出现的虚烦不得眠，是由于余热扰心所致。栀子豉汤能够清热除烦，使人体的内热得以清除，心神得以安宁。

3. 知母

（1）性味与功效：知母性寒，味苦甘。其性寒能清热泻火，苦味可降泄，甘味能生津润燥。知母具有清热泻火、生津润燥的作用。在外感热病中，知母能够与其他清热药物配合，共同清泻体内的热邪。对于肺热咳喘，知母既能清热泻火以减轻肺热，又能通过其生津润燥的作用，缓解因肺热而导致的咳嗽和口干舌燥等症状。在内热消渴的情况下，知母可以滋阴清热，调节体内的津液代谢，减轻口渴多饮的症状。对于阴虚发热，知母能够滋阴降火，使虚热得以清退。

（2）临床应用：知母不仅清热泻火，还擅长生津润燥，这使其在临床应用中具有独特的优势。特别适用于肺热引起的咳嗽和燥热引起的烦渴。在肺热咳嗽的治疗中，知母可以与润肺止咳药物配伍，增强止咳效果。在燥热引起的烦渴症状中，知母能够补充体内的津液，缓解口渴和烦躁不安。例如，在一些慢性支气管炎、糖尿病等疾病中，知母常被用于辅助治疗，以缓解咳嗽和口渴多饮等症状。

（3）代表方剂：知母汤。

（4）组成：知母、麦冬、甘草。知母为君药，清热泻火，生津润燥；麦冬滋阴润肺，增强知母的生津作用；甘草调和诸药，并能润肺止咳。

（5）功效：清热润燥，养阴生津。用于热病伤津、口渴咽干、烦热等症。热病往往会损伤人体的津液，导致口渴咽干、烦热等症状。知母汤能够清热润燥，补充津液，使人体的阴液得以恢复，缓解热病后的不适症状。

4. 黄连

（1）性味与功效：黄连性寒，味苦。其性寒能清热燥湿，苦味能降泄、燥湿、解毒。黄连具有清热燥湿、泻火解毒的功效。在热病高热的情况下，黄连能够清泻体内的火热之邪，降低体温。对于心火亢盛，黄连可以清心泻火，缓解心烦失眠、口舌生疮等症状。在痢疾的治疗中，黄连的清热燥湿作用能够清除肠道的湿热之邪，止泻止痢。对于疔疮肿毒，黄连的泻火解毒作用能够使热毒得以消散，促进疮疡的愈合。

（2）临床应用：黄连擅长清心火、胃火，是其重要的临床应用特点。心火亢盛会导致心烦失眠、口舌生疮等症状，胃火旺盛则会引起口臭、牙龈肿痛、胃脘灼痛等症状。黄连对这些由心火、胃火引起的症状尤为有效。在湿热或热毒所致的痢疾中，黄连是常用的

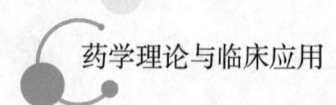

药物之一。痢疾多由湿热或热毒蕴结肠道所致，黄连能够清热燥湿、泻火解毒，清除肠道的湿热之邪，缓解痢疾症状。在口舌生疮、牙龈肿痛等疾病中，黄连也常被用于清热解毒。

（3）代表方剂：黄连解毒汤。

（4）组成：黄连、黄芩、黄柏、栀子。黄连为君药，清心泻火；黄芩清上焦之火；黄柏清下焦之火；栀子清泻三焦之火，导热下行。

（5）功效：清热泻火解毒。用于三焦火毒炽盛，导致的高热烦躁、口舌生疮、疮疡肿毒等症。三焦火毒炽盛时，人体会出现高热、烦躁不安、口舌生疮、疮疡肿毒等严重症状。黄连解毒汤能够全面清泻三焦之火毒，使人体的火热之邪得以清除，恢复健康。

5. 夏枯草

（1）性味与功效：夏枯草性寒，味辛苦。其性寒能清热泻火，苦味能降泄，辛味能发散。夏枯草具有清肝泻火、散结消肿的功效。在肝火上炎的情况下，人体会出现目赤肿痛、头痛眩晕等症状，夏枯草能够清泻肝火，缓解这些症状。对于瘰疬、甲状腺肿大等症，夏枯草的散结消肿作用能够使肿块得以缩小或消散。

（2）临床应用：夏枯草主要用于清泻肝火，这是其主要的临床应用方向。特别适合肝火亢盛引起的头痛、眩晕、目赤肿痛，以及瘰疬、甲状腺肿等症。在现代社会，由于人们生活压力大、情绪紧张等原因，肝火上炎的情况较为常见。夏枯草可以与其他清肝明目药物配伍，治疗肝火上炎引起的各种症状。对于瘰疬、甲状腺肿等疾病，夏枯草常常作为辅助治疗药物，与化痰散结、活血化瘀等药物配合使用，以达到散结消肿的目的。

（3）代表方剂：夏枯草汤。

（4）组成：夏枯草、甘草、菊花。夏枯草为君药，清肝泻火，散结消肿；甘草调和诸药，并能清热解毒；菊花清肝明目，辅助夏枯草增强清肝泻火的作用。

（5）功效：清肝泻火，散结消肿。用于肝火上炎的目赤肿痛、头痛，以及瘰疬、甲状腺肿大等症。夏枯草汤能够针对肝火上炎和瘰疬、甲状腺肿等病证的特点，发挥清肝泻火、散结消肿的功效，帮助患者恢复健康。

第二节 清热解毒药

清热解毒药主要用于治疗热毒炽盛引起的各种感染性、化脓性疾病。热毒表现为高热、咽喉肿痛、疮疡、痈肿、痢疾、疔疮等。清热解毒药具有清热解毒、抗炎抗感染的作用，常用于内外感热毒的病证。

1. 金银花

（1）性味与功效：金银花性寒，味甘。其性寒能清热，甘味则和缓，使金银花在清热解毒的同时不至于过于峻猛。金银花具有清热解毒、疏散风热的强大功效。在治疗外感风热时，金银花能够疏散侵入人体的风热之邪，缓解发热、头痛、咳嗽等症状。对于咽喉肿痛，金银花可以清热解毒，减轻咽喉部的炎症，使疼痛得以缓解。而在痈肿疮疡等病证中，金银花能够清除热毒，促进疮疡的愈合。

（2）临床应用：金银花是清热解毒药中的代表，在临床应用中具有广泛的适应证。

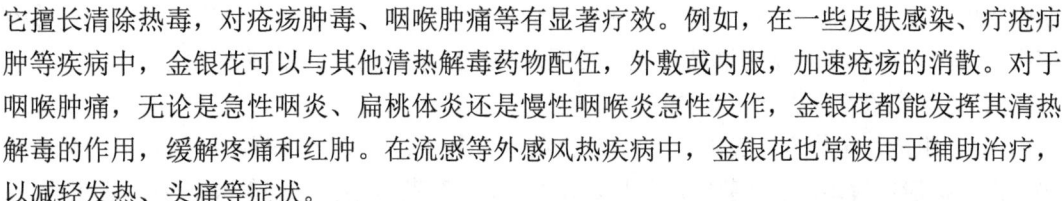

它擅长清除热毒，对疮疡肿毒、咽喉肿痛等有显著疗效。例如，在一些皮肤感染、疔疮疖肿等疾病中，金银花可以与其他清热解毒药物配伍，外敷或内服，加速疮疡的消散。对于咽喉肿痛，无论是急性咽炎、扁桃体炎还是慢性咽喉炎急性发作，金银花都能发挥其清热解毒的作用，缓解疼痛和红肿。在流感等外感风热疾病中，金银花也常被用于辅助治疗，以减轻发热、头痛等症状。

（3）代表方剂：银翘散。

（4）组成：金银花、连翘、薄荷、牛蒡子、荆芥、淡豆豉、竹叶、桔梗、甘草、芦根。在这个方剂中，金银花与连翘共为君药，发挥清热解毒、疏散风热的主要作用。薄荷、牛蒡子等增强疏散风热之力；荆芥、淡豆豉辅助解表；竹叶、芦根清热生津；桔梗、甘草宣肺利咽、调和诸药。

（5）功效：辛凉解表，清热解毒。用于风热感冒、发热、咽喉肿痛等症。当人体遭受风热之邪侵袭，出现发热、咽喉肿痛等症状时，银翘散能够通过多种药物的协同作用，疏散风热、清热解毒，使人体恢复健康。

2. 连翘

（1）性味与功效：连翘性微寒，味苦。其微寒之性可清热，苦味能降泄、燥湿、解毒。连翘具有清热解毒、消肿散结的功效。在治疗外感风热时，连翘能够清热解毒，与金银花等药物配合，共同缓解发热、头痛等症状。对于热毒疮疡、痈肿、咽喉肿痛等症，连翘的消肿散结作用尤为突出，它能够促进热毒的消散，减轻肿胀和疼痛。

（2）临床应用：连翘以清热解毒、散结消肿为主，在临床应用中具有重要价值。特别适用于热毒引起的疮痈、咽喉肿痛等症状。在一些皮肤感染、脓肿等疾病中，连翘可以与其他清热解毒、消肿散结药物配伍，加速疮疡的愈合。对于咽喉肿痛，连翘常与金银花、桔梗等药物配合使用，增强清热解毒、利咽消肿的效果。例如，在急性扁桃体炎、咽炎等疾病中，连翘能够迅速缓解疼痛和红肿。

（3）代表方剂：银翘散。

（4）功效：辛凉解表，清热解毒。用于风热感冒、发热、咽喉肿痛等（与金银花同方）。在银翘散中，连翘与金银花协同作用，共同发挥清热解毒、疏散风热的功效。它们相互配合，增强了方剂的疗效，使方剂在治疗风热感冒等疾病中发挥重要作用。

3. 蒲公英

（1）性味与功效：蒲公英性寒，味苦甘。其性寒能清热，苦味能降泄、燥湿、解毒，甘味则和缓。蒲公英具有清热解毒、消肿散结、利湿通淋的作用。在疔疮肿毒等病证中，蒲公英能够清热解毒，促进疮疡的消散。对于乳痈，蒲公英具有特殊的疗效，能够消肿散结，缓解疼痛。在咽喉肿痛时，蒲公英也能发挥清热解毒的作用，减轻炎症。而在湿热黄疸、热淋等症中，蒲公英的利湿通淋作用能够促进体内湿热的排泄，恢复肝胆和泌尿系统的正常功能。

（2）临床应用：蒲公英擅长清热解毒，消肿散结，在临床应用中具有独特的优势。尤为适合治疗乳痈、疔疮等化脓性疾病及湿热引起的热淋症。在乳痈的治疗中，蒲公英可以单独使用，也可以与其他药物配伍，外敷或内服，都能取得良好的效果。对于疔疮等化

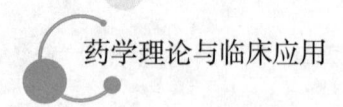

脓性疾病，蒲公英能够清热解毒，促进脓液的排出，加速疮疡的愈合。在湿热引起的热淋症中，蒲公英可以与利湿通淋药物配合使用，缓解尿频、尿急、尿痛等症状。

（3）代表方剂：五味消毒饮。

（4）组成：金银花、紫花地丁、蒲公英、野菊花、天葵子。蒲公英在其中与其他药物共同发挥清热解毒、消肿散结的作用。金银花、野菊花等增强清热解毒之力；紫花地丁、天葵子等加强消肿散结之效。

（5）功效：清热解毒，消肿散结。用于火毒炽盛所致的疔疮痈疡、红肿热痛等症。当人体遭受火毒炽盛的侵袭，出现疔疮痈疡、红肿热痛等症状时，五味消毒饮能够通过多种药物的协同作用，清热解毒、消肿散结，使病情得到缓解。

4. 大青叶

（1）性味与功效：大青叶性寒，味苦。其性寒能清热，苦味能降泄、燥湿、解毒。大青叶具有清热解毒、凉血消斑的功效。在温病发热时，大青叶能够清热解毒，降低体温。对于发斑发疹，大青叶的凉血消斑作用能够使热毒从血分透出，减轻斑疹的症状。在咽喉肿痛、痄腮、丹毒等症中，大青叶能够清热解毒，减轻炎症和肿胀。

（2）临床应用：大青叶具有较强的清热解毒、凉血的作用，在临床应用中具有重要价值。尤其适合血热毒盛的温病发斑及咽喉肿痛、丹毒等。在一些温病高热、发斑发疹的疾病中，大青叶可以与其他清热解毒、凉血药物配伍，加速病情的缓解。对于咽喉肿痛、丹毒等疾病，大青叶能够迅速清热解毒，减轻疼痛和红肿。例如，在流行性腮腺炎（痄腮）等疾病中，大青叶能够发挥其清热解毒的作用，缓解肿胀和疼痛。

（3）代表方剂：普济消毒饮。

（4）组成：黄连、黄芩、连翘、板蓝根、马勃、玄参、牛蒡子、桔梗、甘草、大青叶、陈皮、僵蚕、升麻、柴胡。大青叶在其中与其他药物共同发挥清热解毒、疏风散邪的作用。黄连、黄芩等清热解毒；连翘、板蓝根等增强解毒之力；马勃、玄参等利咽消肿；牛蒡子、桔梗等宣肺利咽；升麻、柴胡等疏散风热；陈皮、僵蚕等理气化痰。

（5）功效：清热解毒，疏风散邪。用于大头瘟、发热恶寒、咽喉肿痛等症。当人体遭受热毒和风热之邪侵袭，出现大头瘟等疾病时，普济消毒饮能够通过多种药物的协同作用，清热解毒、疏风散邪，使病情得到缓解。

5. 板蓝根

（1）性味与功效：板蓝根性寒，味苦。其性寒能清热，苦味能降泄、燥湿、解毒。板蓝根具有清热解毒、凉血利咽的功效。在温病发热时，板蓝根能够清热解毒，降低体温。对于咽喉肿痛，板蓝根可以清热解毒，减轻炎症，缓解疼痛。在丹毒、痄腮等热毒病证中，板蓝根的清热解毒作用能够使热毒得以消散，减轻肿胀和疼痛。

（2）临床应用：板蓝根擅长清热解毒、凉血利咽，在临床应用中具有广泛的适应证。常用于流感、上呼吸道感染引起的发热、咽喉肿痛等症，还对丹毒、痄腮等热毒病证有良好效果。在流感等疾病中，板蓝根可以单独使用，也可以与其他清热解毒药物配伍，缓解发热、头痛、咽喉肿痛等症状。对于丹毒、痄腮等疾病，板蓝根能够迅速清热解毒，减轻肿胀和疼痛。例如，在一些流行性腮腺炎的治疗中，板蓝根常被用于辅助治疗，以加速病情的缓解。

（3）代表方剂：清瘟败毒饮。

（4）组成：石膏、知母、黄连、黄芩、栀子、生地黄、赤芍、玄参、连翘、板蓝根、甘草等。板蓝根在其中与其他药物共同发挥清热解毒、凉血泻火的作用。石膏、知母等清热泻火；黄连、黄芩等清热解毒；栀子、连翘等增强解毒之力；生地黄、赤芍等凉血滋阴；玄参等清热利咽；甘草调和诸药。

（5）功效：清热解毒，凉血泻火。用于瘟疫热毒炽盛，导致的高热、口渴、咽喉肿痛等症。当人体遭受瘟疫热毒炽盛的侵袭，出现高热、口渴、咽喉肿痛等症状时，清瘟败毒饮能够通过多种药物的协同作用，清热解毒、凉血泻火，使病情得到缓解。

第三节　清热凉血药

清热凉血药主要用于治疗热入营血阶段的病证，表现为高热、斑疹、神昏、出血、舌绛、脉细数等。清热凉血药能清解营血分热，凉血止血，常用于治疗温病热毒炽盛、血热出血等病证。

1. 生地黄

（1）性味与功效：生地黄性寒，味甘苦，具有清热凉血、养阴生津的作用，常用于温热病、营血分热引起的高热、舌绛口渴、斑疹、出血等症。

（2）临床应用：生地黄广泛用于治疗温热病引起的血热出血、斑疹等症，也用于阴虚发热、口干舌燥等情况。

（3）代表方剂：清营汤。

（4）组成：生地黄、玄参、麦冬、丹参、银花、连翘、黄连、竹叶心。

（5）功效：清营解毒，透热养阴。用于温热病热入营分、身热夜甚、心烦、神昏、斑疹隐隐等症。

2. 玄参

（1）性味与功效：玄参性寒，味甘苦咸，具有清热凉血、滋阴降火、解毒散结的功效，常用于温热病热入营血、咽喉肿痛、斑疹发热等症。

（2）临床应用：玄参擅长清热凉血、滋阴降火，尤其适合热毒炽盛的斑疹、出血及咽喉肿痛等症。

（3）代表方剂：清营汤。

（4）功效：清营解毒，透热养阴。用于热入营分、身热夜甚、斑疹隐隐、口干舌绛等症（与生地黄同方）。

3. 牡丹皮

（1）性味与功效：牡丹皮性微寒，味辛苦，具有清热凉血、活血化瘀的作用，常用于温热病血热出血、斑疹发热、吐血、衄血等症。

（2）临床应用：牡丹皮能清泻血中伏热，凉血止血的同时又能活血散瘀，适用于血热出血及血瘀兼热的病证。

（3）代表方剂：凉膈散。

（4）组成：大黄、芒硝、栀子、黄芩、连翘、竹叶、薄荷、甘草。

（5）功效：泻火通便，清上凉膈。用于火热内盛、烦躁口渴、吐血衄血、斑疹等症。

4. 赤芍

（1）性味与功效：赤芍性微寒，味苦，具有清热凉血、散瘀止痛的功效，常用于温热病斑疹、出血、热毒疮疡、血瘀疼痛等症。

（2）临床应用：赤芍既清热凉血，又能散瘀止痛，尤其适合热毒血瘀并存的病证，如温热病斑疹、疮疡等。

（3）代表方剂：凉膈散。

（4）功效：清热凉血，散瘀止痛。用于血热出血、斑疹、疮疡等（与牡丹皮同方）。

5. 紫草

（1）性味与功效：紫草性寒，味甘咸，具有清热凉血、解毒透疹的作用，常用于温热病斑疹、麻疹不透、湿热疮疡、血热毒盛等症。

（2）临床应用：紫草擅长清热凉血、解毒透疹，常用于斑疹、麻疹及疮疡等血热毒盛病证，具有明显的凉血解毒效果。

（3）代表方剂：紫草红花汤。

（4）组成：紫草、红花、当归、黄连、甘草、丹皮、赤芍。

（5）功效：清热凉血，透疹解毒。用于血热毒盛的麻疹不透、斑疹及疮疡等症。

第四节　清热燥湿药

清热燥湿药主要用于治疗湿热内盛引起的湿热病证，如湿热泻痢、湿热黄疸、湿热带下、湿疹、痈肿等。这类药物能够清热、燥湿、利湿，适用于湿热表现为发热、身重、脘痞、腹泻、黄疸等症状。

1. 黄芩

（1）性味与功效：黄芩性寒，味苦，具有清热燥湿、泻火解毒、止血安胎的功效，常用于湿热泻痢、湿热黄疸、肺热咳嗽等症。

（2）临床应用：黄芩擅长清上焦的湿热，对湿热引起的痢疾、黄疸、肺热咳嗽疗效显著。

（3）代表方剂：黄芩汤。

（4）组成：黄芩、芍药、甘草、大枣。

（5）功效：清热燥湿，调和肠胃。用于湿热痢疾、腹痛下痢等症。

2. 黄连

（1）性味与功效：黄连性寒，味苦，具有清热燥湿、泻火解毒的作用，常用于湿热痢疾、湿热呕吐、泻泄、湿热黄疸等症。

（2）临床应用：黄连擅长清中焦湿热，对湿热中阻引起的脾胃病变，如湿热呕吐、痢疾、泻泄疗效好。

（3）代表方剂：葛根芩连汤。

（4）组成：葛根、黄芩、黄连、甘草。

（5）功效：解表清里，清热燥湿。用于湿热痢疾、发热口渴、下痢脓血等症。

3. 黄柏

（1）性味与功效：黄柏性寒，味苦，具有清热燥湿、泻火解毒、退虚热的作用，常用于湿热泻痢、黄疸、湿热带下、热毒疮疡等症。

（2）临床应用：黄柏擅长清下焦湿热，适用于湿热带下、湿热泻痢等下焦湿热病证，以及虚热火旺引起的骨蒸潮热。

（3）代表方剂：三妙丸。

（4）组成：黄柏、苍术、牛膝。

（5）功效：清热燥湿，利湿止痛。用于湿热下注引起的足膝肿痛、下肢酸软无力等症。

4. 龙胆草

（1）性味与功效：龙胆草性寒，味苦，具有清热燥湿、泻肝胆火的作用，常用于湿热黄疸、湿热带下、湿疹、肝胆火旺等症。

（2）临床应用：龙胆草专清肝胆经湿热，特别适合湿热黄疸、湿热带下，以及肝火亢盛引起的目赤、头痛、耳鸣等症。

（3）代表方剂：龙胆泻肝汤。

（4）组成：龙胆草、黄芩、栀子、生地黄、当归、泽泻、木通、车前子、柴胡、甘草。

（5）功效：清肝胆湿热，泻火解毒。用于肝胆湿热、肝火上炎，导致的头痛目赤、湿热带下、阴肿阴痒等症。

5. 苦参

（1）性味与功效：苦参性寒，味苦，具有清热燥湿、杀虫解毒的作用，常用于湿热泻痢、湿疹、带下、湿热黄疸、皮肤瘙痒等症。

（2）临床应用：苦参适用于湿热下注引起的湿热泻痢、黄疸、带下及湿疹瘙痒，尤其对湿热性皮肤病疗效显著。

（3）代表方剂：萆薢分清饮。

（4）组成：萆薢、苦参、黄柏、乌药、益智仁、石菖蒲。

（5）功效：清热利湿，分清化浊。用于湿热下注引起的小便频数、浑浊如膏等症。

第五节　清热解暑药

清热解暑药主要用于治疗暑热感冒、暑湿引起的中暑症状，如发热、头痛、口渴、汗出、烦躁、恶心、呕吐、身重倦怠、胸闷腹胀等。清热解暑药能清解暑热、发汗解表、祛暑除湿，适用于暑热或暑湿的病证。

1. 香薷

（1）性味与功效：香薷性温，味辛，具有发汗解表、化湿和中、利水消肿的功效。

常用于夏季外感风寒、暑湿内困、恶寒发热、无汗、腹痛吐泻等症。

（2）临床应用：香薷是夏季解暑的代表药物，尤其适合风寒夹湿的夏季感冒，伴有恶寒、发热、腹泻、呕吐等症状。

（3）代表方剂：香薷散。

（4）组成：香薷、厚朴、白扁豆。

（5）功效：发汗解表，化湿和中。用于夏季外感风寒、内伤湿滞的感冒、腹泻、呕吐等症。

2. 西瓜

（1）性味与功效：西瓜性寒，味甘，具有清热解暑、生津止渴、利尿的作用，常用于暑热烦渴、热病伤津、尿少、口干等症。

（2）临床应用：西瓜是夏季解暑生津的佳品，适合暑热烦渴、口干、心烦、尿少等症，亦可用于热病后的津液不足。

（3）代表方剂：西瓜翠衣汤。

（4）组成：西瓜翠衣、竹叶、甘草。

（5）功效：清暑生津，除烦止渴。用于暑热烦渴、口干、心烦等症。

3. 荷叶

（1）性味与功效：荷叶性平，味苦辛，具有清暑化湿、升发清阳、止血的作用，常用于暑湿感冒、暑热烦渴、湿热泻痢、头痛眩晕等症。

（2）临床应用：荷叶适用于暑湿或暑热夹湿的病证，尤其是暑热烦渴、湿热腹泻、头痛等，具有清暑利湿的作用。

（3）代表方剂：荷叶汤。

（4）组成：荷叶、滑石、竹叶、甘草。

（5）功效：清暑利湿。用于暑湿内盛的发热、头痛、胸闷、腹泻等症。

4. 扁豆

（1）性味与功效：扁豆性微温，味甘，具有健脾化湿、清暑解热的功效，常用于暑湿引起的呕吐、腹泻、倦怠、胸闷等症。

（2）临床应用：扁豆具有清暑化湿、健脾养胃的功效，适用于暑湿内困引起的消化不良、呕吐、腹泻、倦怠等症，特别对暑湿伤脾有效。

（3）代表方剂：六一散。

（4）组成：滑石、甘草、扁豆、藿香。

（5）功效：清暑化湿。用于暑湿引起的消化不良、呕吐、腹泻、倦怠等症。

5. 竹叶

（1）性味与功效：竹叶性寒，味甘淡，具有清热除烦、生津止渴、利尿的作用，常用于暑热烦渴、心烦口渴、尿少等症。

（2）临床应用：竹叶适用于暑热伤津引起的心烦口渴、尿少、热病后的津液不足等，能清热解暑、除烦止渴。

（3）代表方剂：竹叶石膏汤。

（4）组成：竹叶、石膏、人参、麦冬、半夏、粳米、甘草。

（5）功效：清热生津，益气和胃。用于暑热烦渴、心烦、口干、尿少等症。

第六节 清热明目药

清热明目药主要用于治疗由肝火上炎、肝经风热、风热外袭等引起的目赤肿痛、视物昏花、目涩干痛、迎风流泪等眼部症状。这类药物具有清热泻火、疏风清热、凉血明目的功效，常用于肝火、风热引起的眼疾。

1. 决明子

（1）性味与功效：决明子性微寒，味甘苦咸，具有清肝明目、润肠通便的作用，常用于目赤肿痛、目暗不明、视物模糊、大便燥结等症。

（2）临床应用：决明子擅长清肝火、明目，适用于肝火上炎引起的目赤肿痛、视物模糊等症，且有润肠通便的辅助作用。

（3）代表方剂：决明子汤。

（4）组成：决明子、桑叶、菊花、枸杞子。

（5）功效：清肝明目，润肠通便。用于肝火上炎引起的目赤肿痛、视物模糊等症。

2. 桑叶

（1）性味与功效：桑叶性寒，味甘苦，具有疏风清热、清肝明目的作用，常用于风热目赤、目涩干痛、视物模糊等症。

（2）临床应用：桑叶适用于风热引起的眼部疾患，特别是目赤、目涩、干痛等，同时可清肝明目。

（3）代表方剂：桑菊饮。

（4）组成：桑叶、菊花、薄荷、杏仁、桔梗、连翘、甘草、芦根。

（5）功效：疏风清热，宣肺止咳，明目。用于风热感冒及目赤肿痛等症。

3. 菊花

（1）性味与功效：菊花性微寒，味甘苦，具有疏风清热、清肝明目的作用，常用于肝火上炎或风热引起的目赤肿痛、头痛眩晕、视物模糊等症。

（2）临床应用：菊花是常用的清肝明目药，擅长清肝火、明目、疏风散热，尤其适合目赤肿痛、视物模糊等眼部疾病。

（3）代表方剂：杞菊地黄丸。

（4）组成：熟地黄、山茱萸、山药、茯苓、泽泻、牡丹皮、枸杞子、菊花。

（5）功效：滋肾养肝，明目。用于肝肾阴虚引起的目昏干涩、头晕耳鸣等症。

4. 夏枯草

（1）性味与功效：夏枯草性寒，味辛苦，具有清肝泻火、散结消肿的作用，常用于肝火上炎引起的目赤肿痛、头痛眩晕、眼珠胀痛等症。

（2）临床应用：夏枯草常用于肝火亢盛、目赤肿痛、眼珠胀痛等肝火引起的眼疾，同时对肝火所致的头痛、眩晕也有疗效。

（3）代表方剂：夏枯草汤。

（4）组成：夏枯草、菊花、甘草、枸杞子。

（5）功效：清肝泻火，明目消肿。用于肝火上炎引起的目赤肿痛、头痛眩晕等症。

5. 密蒙花

（1）性味与功效：密蒙花性微寒，味甘，具有清热泻火、养肝明目的作用，常用于目赤肿痛、视物模糊、目暗不明等症。

（2）临床应用：密蒙花专长于清热明目，尤其适合肝火上炎或肝阴不足引起的目赤肿痛、视力减退、昏花等眼疾。

（3）代表方剂：密蒙花汤。

（4）组成：密蒙花、菊花、决明子、桑叶。

（5）功效：清肝明目。用于肝火上炎或肝阴不足引起的目赤肿痛、视力模糊等症。

第七节　清虚热药

清虚热药主要用于治疗阴虚、血虚等引起的虚热证候。虚热通常表现为潮热、骨蒸、盗汗、五心烦热、低热不退等。清虚热药能够清除体内因阴虚内热所致的热象，主要用于阴虚发热、骨蒸劳热、夜热早凉等病证。

1. 青蒿

（1）性味与功效：青蒿性寒，味苦辛，具有清虚热、除蒸、解暑、凉血的功效。常用于治疗温病后期阴液耗损、骨蒸劳热、夜热早凉、暑热烦渴等症。

（2）临床应用：青蒿专长于清虚热，特别适合用于治疗阴虚引起的低热、骨蒸潮热等，也常用于暑热引起的发热烦渴。

（3）代表方剂：青蒿鳖甲汤。

（4）组成：青蒿、鳖甲、知母、丹皮、生地黄。

（5）功效：养阴透热。用于温病后期、阴虚发热、夜热早凉、骨蒸劳热等症。

2. 地骨皮

（1）性味与功效：地骨皮性寒，味甘淡，具有凉血退蒸、清肺降火的作用，常用于阴虚潮热、骨蒸盗汗、肺热咳嗽、血热出血等症。

（2）临床应用：地骨皮擅长清虚热，尤其适用于阴虚引起的骨蒸潮热、盗汗，也用于肺热咳嗽及血热出血等症。

（3）代表方剂：地骨皮汤。

（4）组成：地骨皮、桑白皮、黄芩、知母、芍药。

（5）功效：清热凉血，退虚热。用于阴虚内热、骨蒸劳热、盗汗、咳嗽等症。

3. 银柴胡

（1）性味与功效：银柴胡性微寒，味甘，具有清虚热、除疳热的作用，常用于阴虚发热、骨蒸潮热、疳积发热等症。

（2）临床应用：银柴胡主要用于清虚热，适合阴虚潮热、骨蒸劳热及小儿疳积发热等病证。

（3）代表方剂：清骨散。

（4）组成：银柴胡、青蒿、知母、胡黄连、秦艽、鳖甲、地骨皮、甘草。

（5）功效：清虚热，退骨蒸。用于阴虚火旺所致的骨蒸潮热、午后低热、心烦盗汗等症。

4. 胡黄连

（1）性味与功效：胡黄连性寒，味苦，具有清虚热、除疳热、清湿热的作用，常用于阴虚发热、骨蒸劳热、小儿疳积发热、湿热泻痢等症。

（2）临床应用：胡黄连既能清虚热，又能除疳积，适用于阴虚骨蒸潮热及小儿疳积发热，同时对湿热引起的泻痢也有良好效果。

（3）代表方剂：胡黄连散。

（4）组成：胡黄连、黄连、黄柏、黄芩。

（5）功效：清虚热，凉血止血。用于阴虚火旺引起的潮热骨蒸，以及疳积发热等症。

5. 白薇

（1）性味与功效：白薇性寒，味苦咸，具有清虚热、凉血、利尿通淋的功效，常用于阴虚发热、产后虚热、骨蒸潮热、疮疡、淋证等症。

（2）临床应用：白薇擅长清虚热和凉血，特别适合阴虚潮热、产后虚热、骨蒸劳热等病证，同时具有利尿通淋的辅助作用。

（3）代表方剂：白薇散。

（4）组成：白薇、丹参、鳖甲、牡蛎。

（5）功效：清虚热，凉血养阴。用于阴虚潮热、骨蒸劳热、产后虚热等症。

第八节　其他清热药与清热剂

其他清热药与清热剂是指除了清虚热、清热明目、清热解暑、清热燥湿、清热凉血、清热解毒、清热泻火之外的清热药物。这些药物多用于治疗热邪所致的发热、口渴、燥热等各种病证。

1. 栀子

（1）性味与功效：栀子性寒，味苦，具有清热泻火、凉血解毒、消肿止痛、清热利湿的作用，常用于热病烦躁、湿热黄疸、目赤肿痛等症。

（2）临床应用：栀子广泛用于清热泻火和清利三焦湿热，尤其适合湿热黄疸、痈疮肿毒以及火热引起的烦躁、口渴等症。

（3）代表方剂：栀子豉汤。

（4）组成：栀子、淡豆豉。

（5）功效：清热除烦，利湿解毒。用于感冒后余热未退、胸中烦闷、失眠等症。

2. 竹茹

（1）性味与功效：竹茹性寒，味甘，具有清热化痰、除烦止呕的功效，常用于热病烦躁、呕吐、咳嗽痰多、咯血等症。

（2）临床应用：竹茹擅长清肺胃热、化痰止呕，常用于胃热呕吐、痰热咳嗽、心烦失眠等症，尤其对热性呕吐有显著疗效。

（3）代表方剂：温胆汤。

（4）组成：竹茹、半夏、枳实、茯苓、甘草、生姜、大枣。

（5）功效：清热化痰，和胃止呕。用于痰热内扰、胃气不和引起的呕吐、失眠、心烦等症。

3. 淡竹叶

（1）性味与功效：淡竹叶性寒，味甘淡，具有清热除烦、利尿通淋的作用，常用于热病烦渴、小便短赤、口舌生疮等症。

（2）临床应用：淡竹叶清热除烦，利尿通淋，常用于治疗热病后期的心烦口渴、小便不利、口舌生疮等症。

（3）代表方剂：导赤散。

（4）组成：淡竹叶、生地黄、木通、甘草梢。

（5）功效：清心火，利水通淋。用于心火上炎所致的口舌生疮、心烦不安、小便短赤等症。

4. 芦根

（1）性味与功效：芦根性寒，味甘，具有清热生津、止渴除烦、利尿通淋的作用，常用于热病烦渴、咳嗽痰黏、尿少、口干等症。

（2）临床应用：芦根常用于清热生津，适合热病引起的口干舌燥、烦渴不安、尿少不畅等症，也用于肺热咳嗽。

（3）代表方剂：竹叶石膏汤。

（4）组成：竹叶、石膏、人参、麦冬、半夏、粳米、甘草。

（5）功效：清热生津，益气和胃。用于暑热伤津引起的烦渴、口干、尿少等症。

5. 青黛

（1）性味与功效：青黛性寒，味咸，具有清热解毒、凉血止血、泻火定惊的作用，常用于温病热毒、咽喉肿痛、痰热咳嗽、吐血衄血等症。

（2）临床应用：青黛擅长清肺肝热，凉血解毒，常用于治疗咽喉肿痛、肺热咳嗽、出血及痰火内盛引起的烦躁抽搐等症。

（3）代表方剂：青黛散。

（4）组成：青黛、黄连、枯矾、薄荷。

（5）功效：清热解毒，清肺止咳。用于痰热咳嗽、咽喉肿痛、口腔溃疡等症。

第二十三章 泻下药与泻下剂

第一节 攻下药

泻下药主要用于治疗实热、积滞等引起的便秘、腹胀、腹痛等症。根据作用的不同，泻下药分为攻下药、润下药和逐水药。攻下药以峻猛攻积为主，常用于治疗体内积滞、实热便秘等较严重的病证。攻下药通过强力泻下的方式清除体内积滞，疏通肠道。

1. 大黄

（1）性味与功效：大黄性寒，味苦，具有泻下攻积、清热泻火、活血祛瘀、解毒的作用。常用于热结便秘、积滞腹痛、痢疾、湿热黄疸、血热吐衄等症。

（2）临床应用：大黄是最经典的攻下药，适用于实热便秘、积滞腹满等急性积滞症，同时具有清热解毒、活血化瘀的功效。

（3）代表方剂：大承气汤。

（4）组成：大黄、芒硝、枳实、厚朴。

（5）功效：峻下热结，攻积导滞。用于阳明腑实证，便秘、腹满胀痛、潮热、谵语等症。

2. 芒硝

（1）性味与功效：芒硝性寒，味苦咸，具有泻下通便、软坚消痰、清热解毒的作用。常用于实热便秘、燥结不通、痰热结痞、喉痹等症。

（2）临床应用：芒硝以软坚泻下见长，主要用于热结便秘和燥屎坚结，能软化大便，帮助排出积滞，还用于痰热结聚。

（3）代表方剂：大承气汤。

（4）功效：泻下通便，软坚清热。用于热结便秘、腹胀腹痛、燥屎不通等症（与大黄同方）。

3. 番泻叶

（1）性味与功效：番泻叶性寒，味甘苦，具有泻热导滞、通便泄积的作用。常用于热结便秘、腹胀腹痛等症。

（2）临床应用：番泻叶作为攻下药，专用于治疗热结便秘，具有快速泻下的效果，特别适合急性便秘或实热积滞。

（3）代表方剂：番泻叶茶。

（4）组成：番泻叶。

（5）功效：泻热通便。用于实热便秘、腹胀腹痛等症。

4. 芦荟

（1）性味与功效：芦荟性寒，味苦，具有泻热通便、清肝杀虫的作用。常用于热结便秘、

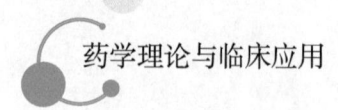

肝火头痛、疳积虫积等症。

（2）临床应用：芦荟主要用于实热便秘，同时能清肝泻火，常用于治疗肝火旺盛引起的头痛、烦躁、便秘等症，并有一定的杀虫功效。

（3）代表方剂：芦荟丸。

（4）组成：芦荟、黄连、黄柏、大黄、枳实、干姜、薄荷、木香、当归、沉香。

（5）功效：泻下通便，清肝泻火。用于实热便秘、肝火旺盛引起的头痛、便秘等症。

5. 巴豆

（1）性味与功效：巴豆性热，有毒，味辛，具有峻下冷积、祛痰利咽、逐水通便的作用。常用于寒积便秘、腹胀腹痛、水肿胀满等症。

（2）临床应用：巴豆峻猛攻下，适用于寒积便秘及顽固性腹胀腹痛，也用于水肿胀满及痰涎壅盛等症，但因毒性较大，须谨慎使用。

（3）代表方剂：巴豆霜丸。

（4）组成：巴豆、甘遂、牵牛子、白矾。

（5）功效：峻下冷积，逐水消胀。用于寒积便秘、腹胀痛等症。

第二节　润下药

润下药是中药泻下药中的一类，主要用于治疗阴液不足、肠燥便秘等引起的便秘。这类药物通过润滑肠道、滋润肠燥，帮助排便，适合体质虚弱、年老体弱或产后便秘的患者。润下药以质地较为滋润、不伤正气为特点，常用于阴虚津亏引起的肠燥便秘。

1. 火麻仁

（1）性味与功效：火麻仁性平，味甘，具有润肠通便、补虚的作用，常用于肠燥便秘、年老体弱、产后便秘等症。

（2）临床应用：火麻仁擅长润肠通便，适用于阴虚津亏、肠道干燥引起的便秘，特别适合年老体弱、产后及虚证便秘的患者。

（3）代表方剂：麻子仁丸。

（4）组成：火麻仁、大黄、枳实、杏仁、厚朴、白芍。

（5）功效：润肠通便，清热泻下。用于肠胃燥热、大便干结、排便困难等症，尤其适合年老体弱者。

2. 郁李仁

（1）性味与功效：郁李仁性平，味辛苦甘，具有润肠通便、利水消肿的作用，常用于肠燥便秘、腹胀水肿、小便不利等症。

（2）临床应用：郁李仁主要用于阴虚便秘、肠道干燥的情况，能润滑肠道，缓解便秘，并有一定的利水消肿作用，适用于伴有水肿的便秘患者。

（3）代表方剂：五仁丸。

（4）组成：郁李仁、杏仁、松子仁、柏子仁、桃仁、陈皮。

（5）功效：润肠通便，补益脾胃。用于阴虚肠燥、大便不通、排便困难等症。

3. 松子仁

（1）性味与功效：松子仁性温，味甘，具有润肠通便、滋养补虚的作用，常用于肠燥便秘、年老体弱、津液不足的便秘。

（2）临床应用：松子仁以润肠通便见长，适合体质虚弱、肠道干燥引起的便秘，特别适合年老、体虚者的长期便秘调养。

（3）代表方剂：松子仁散。

（4）组成：松子仁、杏仁、火麻仁、陈皮。

（5）功效：润肠通便，补益脾胃。用于阴虚肠燥、津液不足引起的便秘。

4. 蜂蜜

（1）性味与功效：蜂蜜性平，味甘，具有润肠通便、补中益气、润肺止咳的功效，常用于肠燥便秘、肺燥咳嗽、阴虚火旺等症。

（2）临床应用：蜂蜜能够润滑肠道，适用于津液不足、阴虚便秘，特别是体虚、肺燥咳嗽伴便秘的患者。其润肠作用温和，非常适合老年和虚弱患者。

（3）代表方剂：蜜煎导。

（4）组成：蜂蜜、大黄、枳实。

（5）功效：润肠通便，清热泻火。用于便秘、肠燥、排便困难等症。

5. 柏子仁

（1）性味与功效：柏子仁性平，味甘，具有润肠通便、宁心安神的功效，常用于肠燥便秘、心悸失眠、虚烦不安等症。

（2）临床应用：柏子仁不仅润肠通便，还能安神宁心，适合心阴不足、心神不安引起的便秘，并有助于缓解失眠、心悸等症状。

（3）代表方剂：柏子仁丸。

（4）组成：柏子仁、茯苓、远志、酸枣仁、当归、熟地黄。

（5）功效：润肠通便，安神养心。用于心阴不足、心神不宁引起的便秘。

第三节　逐水药

逐水药是泻下药中的一类，主要用于治疗水肿、腹水、胸腹积水、痰饮、水湿内停等病证。这类药物具有强烈的泻水逐饮作用，能够通过攻下、逐水、祛湿，迅速排出体内多余的水分，适用于治疗水湿停滞的严重病证，如水肿、腹水、胸水等。由于逐水药药性峻猛，常需谨慎使用，尤其适用于实证水肿。

1. 甘遂

（1）性味与功效：甘遂性寒，有毒，味苦，具有泻水逐饮、消肿散结的作用，常用于水肿、胸水、腹水、痰饮内停、湿热积聚等症。

（2）临床应用：甘遂专门用于逐水泻下，擅长清除胸腹积水及严重的水湿病证，对胸水、腹水、痰饮停滞等具有强效排水作用。

（3）代表方剂：十枣汤。

（4）组成：甘遂、大戟、芫花、枣。

（5）功效：攻逐水饮，消肿散结。用于胸腹积水、胸胁胀痛、咳唾短气、全身浮肿等症。

2. 大戟

（1）性味与功效：大戟性寒，有毒，味苦，具有泻水逐饮、消肿散结的作用，常用于胸水、腹水、体内水湿停滞、痰饮积聚等症。

（2）临床应用：大戟逐水力强，适合用于治疗胸腹积水及严重水肿，也常用于治疗痰饮、积聚、水湿壅滞等症。

（3）代表方剂：十枣汤。

（4）功效：逐水攻下，消除积水。用于胸腹积水、全身水肿、腹水等症（与甘遂同方）。

3. 芫花

（1）性味与功效：芫花性温，有毒，味辛苦，具有泻水逐饮、祛痰止咳、杀虫的作用，常用于胸腹水肿、痰饮咳喘、痰壅等症。

（2）临床应用：芫花用于逐水、消积水，尤其适合治疗痰饮停滞引起的水肿和胸腹积水，也可用于祛痰止咳。

（3）代表方剂：十枣汤。

（4）功效：逐水攻饮，消除积水。用于胸腹积水、痰饮内停、咳喘等症（与甘遂、大戟同方）。

4. 牵牛子

（1）性味与功效：牵牛子性寒，味苦，有毒，具有泻水逐饮、通便、杀虫的作用，常用于水肿腹水、积滞便秘、痰饮喘咳、虫积腹痛等症。

（2）临床应用：牵牛子逐水、通便力强，适用于治疗实证性水肿、腹水及顽固性便秘，同时具有杀虫作用，适合虫积引起的腹痛。

（3）代表方剂：牵牛散

（4）组成：牵牛子、木香、青皮。

（5）功效：逐水通便，攻积杀虫。用于腹水水肿、积滞便秘、虫积等症。

5. 商陆

（1）性味与功效：商陆性寒，有毒，味苦，具有泻水逐饮、消肿通利的作用，常用于水肿腹水、小便不利、二便不通等症。

（2）临床应用：商陆逐水力强，适合用于治疗水肿、腹水，尤其是下肢水肿和小便不利等症，但因其毒性较大，须谨慎使用。

（3）代表方剂：商陆散。

（4）组成：商陆、大黄、芫花。

（5）功效：逐水通便，利水消肿。用于水肿、腹水及小便不利等症。

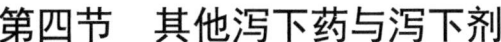

第四节　其他泻下药与泻下剂

其他泻下药与泻下剂是指除了攻下药、润下药和逐水药之外的中药，它们虽然具有泻下作用，但其主要功能可能集中在辅助通便、缓和排毒、疏通肠道等方面。这些药物常配合其他泻下药使用，具有温和的泻下效果，适合用于较轻的便秘或调理肠胃。

1. 枳实

（1）性味与功效：枳实性微寒，味苦辛，具有破气消积、通便导滞、化痰消痞的作用。常用于积滞便秘、腹胀腹痛、食积不化、痰壅胸痹等症。

（2）临床应用：枳实擅长通便导滞，常用于气滞引起的便秘、腹胀等症，同时也用于胸痹痰滞和食积不化。

（3）代表方剂：枳实导滞丸。

（4）组成：枳实、黄芩、黄连、茯苓、白术、泽泻、大黄、神曲。

（5）功效：泻下通便，导滞消积。用于食积内停、腹胀便秘、痰湿阻滞等症。

2. 厚朴

（1）性味与功效：厚朴性温，味苦辛，具有行气除满、燥湿通便的功效，常用于食积便秘、腹满胀痛、腹泻、痰饮咳嗽等症。

（2）临床应用：厚朴常用于治疗气滞引起的便秘，特别适合伴有腹满、腹痛的便秘，同时也用于脾虚湿盛导致的痰饮阻滞。

（3）代表方剂：厚朴三物汤。

（4）组成：厚朴、大黄、枳实。

（5）功效：行气通便，除胀消积。用于食积气滞引起的腹胀便秘等症。

3. 莱菔子

（1）性味与功效：莱菔子性平，味辛甘，具有消食导滞、下气通便、化痰除胀的作用，常用于积滞便秘、腹胀气逆、食积不化等症。

（2）临床应用：莱菔子以消积导滞见长，适用于因食积气滞导致的便秘、腹胀、消化不良，同时也有化痰的作用。

（3）代表方剂：五子衍宗丸。

（4）组成：莱菔子、枸杞子、覆盆子、菟丝子、车前子。

（5）功效：滋补肾阳，通便消积。用于便秘、肾虚精亏等症。

4. 槟榔

（1）性味与功效：槟榔性温，味辛苦，具有消积导滞、行气通便、驱虫截疟的作用，常用于食积便秘、腹胀、痞满、虫积腹痛等症。

（2）临床应用：槟榔擅长行气导滞，尤其适合用于食积引起的便秘，同时对虫积导致的腹痛也有较好疗效。

（3）代表方剂：木香槟榔丸。

（4）组成：木香、槟榔、大黄、黄连、黄柏、青皮、陈皮、枳实。

（5）功效：泻下通便，行气消积。用于积滞便秘、腹胀痞满等症。

第二十四章　温里药与温里剂

第一节　常用温里药

温里药是一类用于温中祛寒、回阳救逆的中药，主要适用于治疗里寒证。里寒证表现为脾胃虚寒、阳虚腹痛、呕吐泄泻、寒邪犯里、手足厥冷、脉沉细等症。温里药多为辛热之品，具有温中散寒、扶阳救逆的作用。

1. 干姜

（1）性味与功效：干姜性热，味辛，具有温中散寒、回阳通脉、温肺化饮的功效。常用于脾胃虚寒、腹痛呕吐、寒湿痰饮、寒凝喘咳等症。

（2）临床应用：干姜擅长温中散寒，适用于脾胃虚寒引起的腹痛、呕吐、泄泻等症，同时有助于温肺化痰止咳。

（3）代表方剂：理中丸。

（4）组成：干姜、人参、白术、甘草。

（5）功效：温中健脾，补气扶阳。用于脾胃虚寒引起的腹痛、呕吐、泄泻等症。

2. 附子

（1）性味与功效：附子性热，有毒，味辛甘，具有回阳救逆、补火助阳、散寒止痛的功效。常用于阳虚欲脱、四肢厥冷、腹痛泄泻、心肾阳虚、寒湿痹痛等症。

（2）临床应用：附子是回阳救逆的主药，适合用于阳虚欲脱、四肢厥冷、心肾阳虚等症，同时也用于寒湿痹痛。

（3）代表方剂：四逆汤。

（4）组成：附子、干姜、甘草。

（5）功效：回阳救逆。用于阳气暴脱引起的四肢厥冷、神疲欲寐等症。

3. 吴茱萸

（1）性味与功效：吴茱萸性热，有小毒，味辛苦，具有温中散寒、降逆止呕、助阳止痛的作用。常用于脾胃虚寒、呕吐、吞酸、寒湿脚气、寒疝腹痛等症。

（2）临床应用：吴茱萸主要用于温中散寒、止呕降逆，适合脾胃虚寒引起的呕吐、腹痛、吞酸等症，同时用于寒湿脚气。

（3）代表方剂：吴茱萸汤。

（4）组成：吴茱萸、人参、大枣、生姜。

（5）功效：温中降逆，温肝散寒。用于脾胃虚寒引起的呕吐、头痛、吞酸、腹痛等症。

4. 肉桂

（1）性味与功效：肉桂性热，味辛甘，具有补火助阳、引火归元、散寒止痛的作用。

常用于肾阳不足、腰膝冷痛、寒邪犯胃、脘腹冷痛、虚阳上浮等症。

（2）临床应用：肉桂擅长补火助阳，适合肾阳虚寒引起的腰膝冷痛、虚阳上浮、腹痛冷痛等症，同时常用于寒邪犯胃的症状。

（3）代表方剂：右归丸。

（4）组成：肉桂、附子、熟地黄、山茱萸、山药、枸杞子、杜仲、菟丝子、鹿角胶、当归。

（5）功效：温补肾阳，填精补髓。用于肾阳不足引起的腰膝冷痛、畏寒肢冷等症。

5. 小茴香

（1）性味与功效：小茴香性温，味辛，具有温肝散寒、理气止痛的功效。常用于寒疝腹痛、胃寒呕吐、脘腹冷痛等症。

（2）临床应用：小茴香主要用于温肝散寒，特别适合寒邪侵袭引起的寒疝腹痛、胃寒呕吐等症。

（3）代表方剂：暖肝煎。

（4）组成：小茴香、肉桂、当归、枸杞子、乌药、沉香、茯苓、生姜。

（5）功效：温肝散寒，理气止痛。用于寒邪凝滞引起的脘腹冷痛、寒疝等症。

第二节　其他温里药与温里剂

其他温里药与温里剂除了常用的温里药物之外，还包括用于温中散寒、回阳救逆的药物，适用于寒邪内盛、阳气虚弱、脾胃虚寒等病证。这些药物在温中祛寒、补益阳气方面有显著作用。

1. 高良姜

（1）性味与功效：高良姜性热，味辛，具有温胃散寒、止痛的作用，常用于胃寒呕吐、胃寒腹痛、脘腹冷痛等症。

（2）临床应用：高良姜主要用于温胃散寒，擅长治疗因胃寒引起的呕吐、腹痛等症，特别适合寒邪中阻、脘腹冷痛者。

（3）代表方剂：良附丸。

（4）组成：高良姜、香附。

（5）功效：温中散寒，行气止痛。用于胃寒气滞引起的脘腹胀痛、寒凝气滞等症。

2. 花椒

（1）性味与功效：花椒性热，味辛，有小毒，具有温中散寒、止痛杀虫的功效，常用于脘腹冷痛、腹泻、呕吐、蛔虫等症。

（2）临床应用：花椒常用于温中祛寒、散寒止痛，特别适合寒邪凝滞导致的腹痛及寒性呕吐等症，同时具有杀虫止痛的作用。

（3）代表方剂：乌梅丸。

（4）组成：乌梅、黄连、黄柏、人参、当归、桂枝、细辛、川椒、附子、干姜。

（5）功效：温中散寒，安蛔止痛。用于蛔厥腹痛、寒热错杂、呕吐等症。

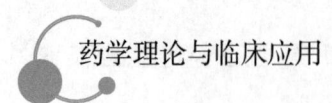

3. 丁香

（1）性味与功效：丁香性温，味辛，具有温中降逆、暖胃止呕的功效，常用于脾胃虚寒、呃逆呕吐、脘腹冷痛等症。

（2）临床应用：丁香常用于温胃止呕，适合脾胃虚寒引起的呃逆、呕吐及腹痛等症，也可用于肾阳不足引起的腰膝冷痛。

（3）代表方剂：丁香柿蒂汤。

（4）组成：丁香、柿蒂、生姜、人参。

（5）功效：温中降逆，止呃止吐。用于胃寒引起的呃逆、呕吐等症。

4. 胡椒

（1）性味与功效：胡椒性热，味辛，具有温中散寒、下气止痛的作用，常用于胃寒呕吐、脘腹冷痛、腹泻等症。

（2）临床应用：胡椒擅长温中散寒，主要用于胃寒引起的脘腹冷痛、呕吐、腹泻等症，常用于治疗寒性消化不良。

（3）代表方剂：胡椒散。

（4）组成：胡椒、五灵脂。

（5）功效：温中散寒，止痛。用于胃寒冷痛、呕吐等症。

5. 肉豆蔻

（1）性味与功效：肉豆蔻性温，味辛，具有温中涩肠、止泻止痛的作用，常用于脾胃虚寒、久泻久痢、脘腹冷痛等症。

（2）临床应用：肉豆蔻以温中散寒、止泻止痛见长，适合用于脾胃虚寒引起的久泻不止及腹痛冷痛，能有效缓解寒性腹泻。

（3）代表方剂：四神丸。

（4）组成：肉豆蔻、补骨脂、吴茱萸、五味子、干姜、大枣。

（5）功效：温肾暖脾，涩肠止泻。用于脾肾虚寒引起的久泻不止、腹痛等症。

第二十五章　理气药与理气剂、和解剂

第一节　常用理气药

理气药是一类主要用于调理气机，疏肝理气、行气止痛、降逆止呕的中药。理气药常用于气滞、气逆等病证，表现为胸胁胀痛、脘腹胀痛、气滞便秘、嗳气呕吐等症。理气药可以疏肝解郁、行气止痛，适用于气机不畅引起的各种病证。

1. 陈皮

（1）性味与功效：陈皮性温，味辛苦，这一性味特点决定了它在中医理论中的功效走向。其温性能够温通脾胃之气，驱散脾胃中的寒邪。味辛能行散，有助于推动气机运行，味苦能燥湿、降泄，使体内的湿气得以排出，从而达到理气健脾、燥湿化痰的功效。在脾胃气滞的情况下，人体的脾胃之气运行不畅，会出现脘腹胀满的症状。陈皮可以通过调节气机，使脾胃之气恢复正常的升降有序状态，缓解胀满之感。对于食少吐泻的症状，陈皮能够帮助脾胃运化食物，增强脾胃的消化功能，同时陈皮的燥湿作用可以防止湿气困脾导致的泄泻，其化痰功能还可以减轻因脾胃运化失常产生的痰湿。

（2）炮制方法：

①生用陈皮：生陈皮保持了陈皮原有的较强的理气化痰特性。在急性病证中，当气滞、湿阻的情况较为严重时，生陈皮能够迅速发挥其行散理气和化痰祛湿的作用。例如，在夏季感受湿邪，出现胸闷、腹胀、痰多等症状时，生陈皮可以直接作用于体内的气滞和痰湿，使气机通畅，痰湿得化。

②蜜炙陈皮：蜜炙是一种传统的炮制方法。蜂蜜本身具有润肺止咳、补中缓急的功效。当陈皮经过蜜炙后，蜂蜜的这些特性与陈皮相结合。蜜炙陈皮不仅能够发挥陈皮本身的理气化痰作用，还通过蜂蜜的滋润作用增强了润肺止咳的效果。对于痰多咳嗽的患者，尤其是肺燥咳嗽伴有痰湿内阻的情况，蜜炙陈皮是一种理想的选择。同时，蜜炙过程在一定程度上减轻了陈皮的燥性，使其对脾胃的刺激减小，更适合长期服用。

③炒制陈皮：炒制陈皮的过程改变了陈皮的部分性质。在炒制过程中，陈皮的辛燥性随着温度的升高和炒制时间的延长而减弱。这种变化使得陈皮的健脾作用得到增强。对于脾虚食少、气滞腹胀的患者来说，炒制陈皮能够在理气的同时，重点发挥其健脾的功效。炒制陈皮可以帮助患者增强脾胃的运化功能，改善食欲，缓解腹胀，并且由于其燥性的降低，减少了对脾胃虚弱患者的不良影响。

（3）炮制作用：蜜炙陈皮的炮制作用主要体现在润肺止咳方面。在中医理论中，肺与脾密切相关，陈皮本身调理脾胃气机，蜜炙后又能兼顾润肺。这种炮制后的陈皮对于既有脾胃痰湿，又有肺燥咳嗽的复杂病证有着很好的治疗效果。炒制陈皮增强了健脾理气作

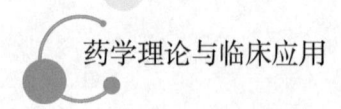

用，对于需要长期调理脾胃或者本身脾胃虚弱的患者而言，炒制陈皮是一种温和且有效的药物。通过炒制，陈皮的性质更加温和，能够在较长时间内帮助患者改善脾胃功能，调节气机，促进身体健康。

2. 青皮

（1）性味与功效：青皮性温，味辛苦，与陈皮性味相似，但青皮的作用更侧重于疏肝破气、消积化滞。其温性同样可以温通气血，味辛行散、苦泄的特性使其在肝郁气滞的情况下能够有效地打破气滞的僵局，使肝气得以疏通畅达。对于胸胁胀痛的症状，青皮能够直接作用于肝经所循行的胸胁部位，消散积聚在那里的气滞。在食积内停的病证中，青皮可以帮助脾胃运化，消除积滞，恢复脾胃的正常功能。

（2）炮制方法：

①生用青皮：生青皮的破气力较强，这是由于它未经炮制，保留了较强的天然药性。在气滞较重、气郁胀痛的急性病证中，生青皮能够迅速发挥其破气作用，使积聚的气滞得以消散。例如，在突然遭受情绪刺激，肝气急剧郁滞，出现胸胁部胀痛难忍的情况下，生青皮可以快速破气解郁，缓解疼痛。

②醋制青皮：醋炙是炮制青皮的一种重要方法。醋味酸，在中医理论中酸入肝，青皮经过醋炙后，其疏肝理气的作用得到增强。对于肝气郁结引起的胸胁胀痛或气滞血瘀等病证，醋制青皮能够更好地发挥其作用。它可以深入肝经，梳理肝气，同时通过其活血作用改善气滞血瘀的状况。

③炒制青皮：炒制青皮后，其破气力稍弱。这是因为炒制过程使青皮的部分烈性成分得到了缓和。对于气滞较轻或虚弱体质的患者，炒制青皮是比较合适的选择。它能够在不过于强烈地破气的情况下，温和地调节气机，缓解气滞症状，同时也更符合虚弱体质患者的身体承受能力。

（3）炮制作用：醋制青皮的炮制作用重点在于增强疏肝理气、活血止痛的功效。在肝气郁结的病证中，往往会伴有气血不畅的情况，醋制青皮通过增强疏肝理气作用，同时促进气血运行，达到止痛的效果。炒制青皮则缓和了其破气性，对于气滞轻症或者身体较为虚弱的患者来说，这种缓和后的青皮更易于被身体接受，能够在不损伤正气的情况下有效地调节气机，缓解气滞相关的症状。

3. 香附

（1）性味与功效：香附性平，味辛微苦，这种性味使其在调理人体气机方面具有独特的优势。性平则不偏寒热，能广泛适用于各种体质的患者。味辛能散，有助于疏散肝郁之气，微苦味能降泄，可调节气机的升降。香附主要用于疏肝解郁、理气止痛，对于肝气郁结导致的胸胁胀痛，能够有效地缓解肝郁气滞，使胀痛减轻。在月经不调的病证中，香附通过调节肝经气血，对月经周期和经量等方面起到调节作用。

（2）炮制方法：

①生用香附：生香附的疏肝理气作用较强，主要用于肝气郁滞引起的胁肋胀痛、情志抑郁等较为典型的肝郁症状。当人体肝气郁滞，胁肋部出现胀痛，同时伴有情绪低落、抑郁等情况时，生香附可以直接作用于肝郁之处，疏散肝气，改善情绪，缓解胀痛。

②醋制香附：醋制香附在中医炮制中是一种常见且有效的方法。由于醋的酸性能够入肝，与香附相结合后，可以增强香附的疏肝解郁作用。对于肝气郁结、气滞血瘀引起的胸胁胀痛、月经不调等症，醋制香附能够更好地发挥其调节肝气、消散瘀血的作用。它可以深入肝经，梳理肝气，使气血通畅，从而改善胀痛和月经不调的症状。

③酒制香附：酒制香附是利用酒的活血通络特性来增强香附的功效。酒性温热，能行血脉，香附经过酒制后，其活血通络、理气止痛的功效得到增强。在气滞血瘀、气血不和的病证中，酒制香附能够有效地促进气血运行，调和气血。例如，在女性月经不调伴有痛经，且经色紫暗、有血块的情况下，酒制香附可以通过活血通络，缓解痛经，调节月经。

（3）炮制作用：醋制香附的炮制作用主要体现在增强疏肝理气、止痛解郁的功效上。在肝郁气滞的病证中，醋制香附能够更加精准地作用于肝经，缓解肝郁引起的各种疼痛和情绪问题。酒制香附则通过增强活血通络作用，适合肝郁血瘀的患者。对于这类患者，气血运行不畅是关键问题，酒制香附能够促进气血的流通，改善血瘀的状况，从而达到治疗疾病的目的。

第二节　其他理气药与理气剂、和解剂

其他理气药是指除了常见的陈皮、香附、川楝子、木香、枳实等之外的中药，这类药物同样具有疏肝理气、行气止痛、降逆止呕等作用，适用于气机不畅、气滞郁结引起的胸胁胀痛、腹胀、呕吐等病证。这些药物常用于调理气机、缓解气滞不畅。

一、理气药

1. 青皮

（1）性味与功效：青皮性温，味苦辛。其性温可助阳气之运行，味苦能泄降，辛味则能行散，故具有疏肝破气、消积化滞的作用。在肝气郁结时，人体的气机不畅，青皮能疏通肝气，打破郁结之气，使肝气得以条达。对于食积腹胀、脘腹胀痛等症，青皮通过其消积化滞的功效，帮助脾胃运化食物，消除积滞，缓解腹部胀满和疼痛。

（2）临床应用：青皮在临床上擅长疏肝破气，对于肝气郁结引起的胸胁胀痛有着显著疗效。当情绪不畅，肝郁气滞，导致肝经所循行的胸胁部位出现胀痛时，青皮能够迅速发挥其破气解郁的作用，使胀痛得以减轻。在食积气滞的情况下，如因暴饮暴食或脾胃运化功能较弱导致食物积滞在胃脘，引起脘腹胀满、食欲下降等症，青皮可通过促进胃肠蠕动，消除积滞，恢复脾胃的正常运化功能，从而缓解脘腹胀满，增进食欲。

（3）代表方剂——四磨汤。

组成：四磨汤由青皮、乌药、人参、槟榔组成。在这个方剂中，青皮为主要的理气药物之一，其疏肝破气作用可调节气机。乌药行气止痛，与人参相伍，使行气而不伤气。槟榔下气导滞，四药合用，共奏行气降逆，宽胸散结之功效。

功效：四磨汤主要用于气滞阻塞、胸闷腹胀、呃逆等症。当人体气机不畅，出现气滞阻塞时，会导致胸闷、腹胀等不适，四磨汤通过调节气机，使气顺则诸症缓解。呃逆多因

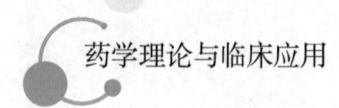

胃气上逆所致,该方剂的行气降逆作用可使胃气和降,从而止住呃逆。

2. 乌药

(1)性味与功效:乌药性温,味辛。其性温可散寒邪,味辛能行散气机,故具有行气止痛、散寒温中、温肾助阳的作用。在脘腹胀痛、寒疝腹痛、胸胁疼痛等症中,乌药通过行气散寒,缓解疼痛。对于尿频症状,其温肾助阳的作用可改善肾气虚寒所致的膀胱气化不利。

(2)临床应用:乌药主要用于行气止痛,尤其适用于寒性气滞引起的脘腹冷痛、胸胁胀痛、寒疝等症。在寒性凝滞的情况下,人体气血运行不畅,导致脘腹、胸胁等部位出现冷痛,乌药的温性可驱散寒邪,行散气机,从而缓解疼痛。同时,对于因中气不足,肾气虚寒引起的尿频,乌药能温肾助阳,增强膀胱的气化功能,减少排尿次数。

(3)代表方剂——暖肝煎。

组成:暖肝煎由乌药、肉桂、小茴香、当归、枸杞子、茯苓、生姜组成。乌药在方剂中发挥行气止痛的关键作用,肉桂、小茴香温肾散寒,当归、枸杞子养血补肝,茯苓健脾渗湿,生姜散寒和胃,诸药协同,达到温肝散寒,行气止痛的功效。

功效:暖肝煎用于肝气郁滞、寒邪内阻引起的脘腹冷痛、寒疝等症。寒邪侵入人体,与肝郁之气相互交结,导致脘腹冷痛或形成寒疝。该方剂通过温肝散寒,驱散寒邪,舒畅肝气,使疼痛得以消除。

3. 橘核

(1)性味与功效:橘核性平,味苦辛。其性平使得橘核在应用时不会产生明显的寒热偏性,味苦能泄降,辛能行散,具有行气止痛、散结消肿的功效。对于睾丸胀痛、疝气腹痛、气滞经闭等症,橘核通过行散气血,消除肿胀和疼痛。

(2)临床应用:橘核专用于治疗气滞疝痛和睾丸肿痛,在寒湿凝滞或气滞血瘀引起的腹痛、疝气等病证中应用效果显著。在寒湿凝滞于腹部或阴囊部位时,会导致气血运行不畅,出现腹痛、疝气或睾丸肿痛等症状,橘核通过行气散结,消除寒湿和瘀血导致的气血阻滞,缓解疼痛和肿胀。

(3)代表方剂——橘核丸。

组成:橘核丸由橘核、木香、青皮、枳实、川楝子、延胡索、桃仁、厚朴、海藻、昆布组成。橘核为君药,发挥主要的行气止痛、散结消肿作用。木香、青皮、枳实加强行气之力,川楝子、延胡索止痛,桃仁活血化瘀,厚朴行气除满,海藻、昆布软坚散结,共同组成行气止痛、散结消肿的方剂。

功效:橘核丸用于气滞疝气、睾丸肿痛等症。当人体出现气滞导致的疝气或睾丸肿痛时,橘核丸通过调节气机,消散结肿,缓解疼痛,使相关病证得到改善。

4. 佛手

(1)性味与功效:佛手性温,味辛甘。其性温可助阳气,味辛能行散肝气,甘味能和中,具有疏肝理气、和胃止呕的作用。在肝胃不和、脘腹胀痛、呕吐、嗳气等症中,佛手通过调节肝胃之气,使肝气得疏,胃气和降。

(2)临床应用:佛手擅长疏肝理气,对于肝胃不和引起的胁肋胀痛、胃脘不适、嗳气呕吐等症有良好的疗效。当情志不畅，肝郁犯胃时，会出现胁肋胀痛、胃脘部胀满不适、嗳气、呕吐等症状，佛手可通过疏肝理气，和胃止呕，缓解不适。同时，对于因情绪问题导致的胸胁胀满，佛手也能起到很好的疏解作用。

（3）代表方剂——佛手散。

组成：佛手散由佛手、陈皮、半夏、茯苓、香附、甘草组成。佛手在方剂中起到疏肝理气的核心作用，陈皮、半夏和胃降逆，茯苓健脾渗湿，香附协助佛手理气，甘草调和诸药，共同实现疏肝理气，和胃止呕的功效。

功效：佛手散用于肝胃不和引起的脘腹胀痛、呕吐等症。通过调节肝胃之气，使肝气条达，胃气和降，从而缓解脘腹胀痛和呕吐症状。

5. 薤白

（1）性味与功效：薤白性温，味辛苦。其性温可温通阳气，味辛苦能行气散结，具有温通阳气、行气散结的功效。在胸痹心痛、痰饮气滞、胸胁胀痛等症中，薤白通过温通胸阳，行散气滞和痰饮，缓解疼痛和胀满。

（2）临床应用：薤白适用于气滞痰阻导致的胸痹心痛、胸闷胁痛等症。在人体阳气不足，寒邪内生，导致气滞痰阻于胸部时，会出现胸痹心痛、胸闷等症状。薤白能温通胸阳，驱散寒邪，行散气滞和痰饮，特别适合寒性气滞和痰阻者。

（3）代表方剂——薤白桂枝汤。

组成：薤白桂枝汤由薤白、桂枝、瓜蒌、厚朴、白酒组成。薤白为主要药物，发挥温通胸阳、行气散结作用，桂枝温阳散寒，瓜蒌化痰散结，厚朴行气除满，白酒通阳宣痹，诸药协同，达到温通胸阳，行气散结的功效。

功效：薤白桂枝汤用于胸痹、心痛、胸满短气等症。当人体出现胸阳不振，气滞痰阻导致的胸痹、心痛、胸满短气时，该方剂通过温通胸阳，消散气滞和痰饮，使胸部气机通畅，疼痛和胀满症状得以缓解。

二、其他和解剂的代表方剂

1. 小柴胡汤

组成：小柴胡汤由柴胡、黄芩、人参、半夏、生姜、大枣、甘草组成。柴胡为君药，其性轻清升散，能透达少阳半表之邪。黄芩为臣，清泄少阳半里之热，二者配伍，和解少阳。人参、大枣益气健脾，扶正以祛邪；半夏、生姜和胃降逆止呕；甘草调和诸药，使全方共奏和解少阳之功。

功效：此方剂主要用于少阳病。少阳病是外感病过程中，病邪已离太阳之表，尚未入阳明之里，处于半表半里的阶段。往来寒热是其典型症状，这是由于正邪相争于半表半里，邪胜则寒，正胜则热。胸胁苦满是因为少阳经脉循行于胸胁部，邪气侵犯少阳，经气不利。心烦欲呕、口苦咽干等症也是少阳病的常见表现，是由于少阳郁热，胆火上炎，影响脾胃所致。小柴胡汤通过和解少阳，使半表半里之邪得以解除，诸症自消。

2. 四逆散

组成：四逆散由柴胡、枳实、白芍、甘草组成。柴胡疏肝解郁，升发阳气，为君药。

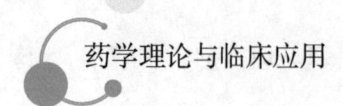

枳实下气破结，与柴胡一升一降，调理气机。白芍养血柔肝，缓急止痛，与柴胡配伍，补肝体而助肝用。甘草调和诸药，缓急止痛，且能调和诸药之性。

功效：用于肝脾不和、气滞郁结的病证。在肝脾不和时，肝郁气滞，会出现胁肋胀痛，这是因为肝经循行于胁肋部。腹痛也是常见症状，是由于肝郁克脾，导致脾胃气机不畅。当气滞进一步郁结化热时，四逆散通过疏肝理气，解郁泄热，使气机通畅，热邪得解，从而缓解胁肋胀痛、腹痛等症状。

3. 半夏泻心汤

组成：半夏泻心汤由半夏、黄连、黄芩、人参、干姜、甘草、大枣组成。半夏为君药，和胃降逆止呕。黄连、黄芩苦寒，清热燥湿；干姜温中散寒，三者配伍，调和寒热。人参、大枣益气健脾，甘草调和诸药，使全方达到和胃降逆、调和寒热的功效。

功效：用于寒热错杂之证。心下痞满是因为寒热互结于中焦，脾胃气机升降失常。呕吐是胃气上逆的表现，而肠鸣下利则是由于寒邪损伤脾阳，运化失常所致。该方剂通过和胃降逆、调和寒热，恢复脾胃的正常升降功能，从而改善心下痞满、呕吐、肠鸣下利等症状。

4. 柴胡桂枝干姜汤

组成：柴胡桂枝干姜汤由柴胡、桂枝、干姜、黄芩、牡蛎、炙甘草、天花粉组成。柴胡和解少阳之邪，黄芩清少阳之热，二者和解少阳。桂枝、干姜温中散寒，以治中焦虚寒。牡蛎软坚散结，天花粉清热生津，炙甘草调和诸药。

功效：用于少阳湿热，兼有中焦虚寒之证。胁痛是少阳经气不利的表现，口苦、心烦是少阳郁热的症状。此方剂通过和解少阳，温中止痛，既能清解少阳湿热，又能温补中焦虚寒，使胁痛、口苦、心烦等症状得到缓解。

第二十六章　理血药与理血剂

第一节　活血药

活血药主要用于活血化瘀，调理血液运行不畅引起的各种病证，如血瘀导致的痛经、胸痛、跌打损伤、瘀血阻滞、关节疼痛等。活血药具有促进血液流通、消散瘀血、止痛等功效，广泛应用于治疗血瘀相关的病证。

1. 川芎

（1）性味与功效：川芎性温，味辛，在中医药理论中占据着独特的地位。其性温之特性赋予了它温通血脉的能力，能够驱散体内的寒邪，促进气血的流畅运行。味辛则使其具有行散之效，能够推动气血的流通，打破气血阻滞的状态。川芎具有活血行气、祛风止痛的功效，这源于其对人体气血运行的积极调节作用。在血瘀引起的胸胁胀痛中，多因气血不畅，瘀血阻滞于胸胁部位。川芎能够活血散瘀，使瘀血得以消散，同时行气以推动气血的正常运行，从而缓解胸胁的胀痛不适。头痛是一种常见的病证，其成因复杂多样，而血瘀所致的头痛往往具有固定不移、刺痛等特点。川芎通过活血行气的作用，改善头部的血液循环，缓解头痛症状。对于痛经而言，川芎能够调理胞宫的气血，消除瘀血，缓解疼痛。

（2）临床应用：川芎在临床应用中表现出卓越的活血行气功效。气滞血瘀是许多疾病的常见病因，当人体气机不畅，血液运行受阻时，就会出现胸胁疼痛、痛经、头痛等症状。川芎擅长针对这种情况进行治疗，其活血行气的作用能够迅速疏通气血阻滞，缓解疼痛。例如，在情绪不畅、肝郁气滞的情况下，气血容易郁结于胸胁部位，导致胸胁疼痛。川芎能够疏肝解郁，行气活血，使气血畅通，疼痛得以缓解。对于痛经，川芎可以调节胞宫的气血，无论是因寒凝血瘀还是肝郁气滞等原因引起的痛经，都能发挥显著的治疗作用。此外，川芎的祛风止痛作用使其在治疗因风邪入侵导致的头痛方面具有独特优势。风邪常与其他邪气结合，侵袭人体，导致气血运行失常，引起头痛。川芎既能祛风散邪，又能活血止痛，标本兼治，对于此类头痛具有良好的疗效。

（3）代表方剂——血府逐瘀汤。

组成：血府逐瘀汤由川芎、当归、赤芍、桃仁、红花、枳壳、柴胡、甘草、生地黄、桔梗、牛膝组成。方剂中川芎作为重要的活血行气药物，与其他药物相互配合，发挥协同作用。当归、赤芍、桃仁、红花等药物共同增强活血祛瘀的功效，使瘀血得以消散。枳壳、柴胡具有理气疏肝的作用，协助川芎行气，进一步促进气血的运行。生地黄清热凉血，防止活血太过而损伤阴液。桔梗载药上行，牛膝引血下行，使药物作用于全身不同部位。甘草则起到调和诸药的作用，使方剂的整体性能更加稳定。

功效：血府逐瘀汤主要用于血瘀气滞引起的胸痛、头痛、痛经等症。当人体气血瘀滞于胸部时，会出现胸痛症状，方剂通过活血行气，消散瘀血，恢复胸部气血的正常流通，从而缓解胸痛。对于头痛，尤其是血瘀所致的顽固性头痛，血府逐瘀汤能够改善头部的血液循环，消除瘀血，减轻疼痛。在痛经方面，该方剂针对血瘀气滞的病因，调理胞宫气血，通经止痛，使女性患者的经期更加舒适。

2. 丹参

（1）性味与功效：丹参性微寒，味苦，其独特的性味决定了它在中医药治疗中的特殊作用。性微寒使其具有清热凉血的功效，能够清除体内的热邪，缓解血热所致的疼痛和不适。味苦则能降泄，有助于疏通经络，消除瘀血。丹参具有活血祛瘀、凉血止痛、养血安神的作用，在血瘀引起的痛经、闭经、胸痹心痛等病证中发挥着重要作用。对于痛经和闭经，丹参能够活血化瘀，调理女性生殖系统的气血运行，促进经血的正常排出。在胸痹心痛中，丹参通过活血祛瘀，通利心脉，缓解心脏的疼痛、不适。此外，丹参的养血安神功效源于其对心血的滋养作用，能够改善因心血不足、心神失养而引起的失眠、心悸等症状。

（2）临床应用：丹参在临床应用中专长于活血祛瘀和养血安神。瘀血阻滞是许多妇科疾病和心血管疾病的常见病因，丹参能够有效地疏通血脉，消除瘀血，适用于月经不调、痛经、心痛等症。例如，在月经不调中，丹参可以调节气血，无论是月经量少、闭经还是经期腹痛，都能发挥积极的治疗作用。对于胸痹心痛，丹参可活血化瘀，通利心脉，改善心脏的血液循环，缓解疼痛。此外，丹参的养血安神功效使其在治疗因心血不足、心神不宁引起的失眠、焦虑等症状时也具有一定的应用价值。通过滋养心血，安定心神，丹参能够帮助患者恢复良好的睡眠质量，缓解焦虑情绪。

（3）代表方剂——丹参饮。

组成：丹参饮由丹参、檀香、砂仁组成。方剂以丹参为君药，发挥活血祛瘀的主要作用。檀香具有行气止痛的功效，能够缓解气滞所致的疼痛。砂仁则具有化湿开胃的作用，有助于改善脾胃功能。三药合用，共同发挥活血祛瘀，行气止痛的功效。

功效：丹参饮主要用于瘀血阻滞引起的心痛、胸痛等症。当瘀血阻滞心脉时，会出现心痛、胸痛等症状，丹参饮通过活血化瘀，行气止痛，改善心脏的血液循环，缓解疼痛。方剂中的丹参能够疏通心脉的瘀血，檀香行气止痛，缓解疼痛症状，砂仁则有助于调理脾胃功能，使药物更好地发挥作用。

3. 桃仁

（1）性味与功效：桃仁性平，味苦甘，其性味特点使其在中医药治疗中具有广泛的应用。性平意味着桃仁的作用较为平和，不偏寒热，适合各种体质的患者使用。味苦能泄降，具有通泄的作用，有助于消除体内的瘀血。甘味能缓急，可缓解疼痛和不适。桃仁具有活血祛瘀、润肠通便、止咳平喘的功效，在月经不调、痛经、瘀血阻滞、肠燥便秘等病证中发挥着重要作用。对于月经不调、痛经和瘀血阻滞，桃仁通过活血祛瘀的作用，改善血液循环，消除瘀血，缓解症状。在肠燥便秘中，桃仁的润肠通便作用可以增加肠道的润滑度，促进粪便的排出。此外，桃仁还具有止咳平喘的作用，对于因肺气不宣、瘀血阻滞所致的咳嗽、气喘等症状有一定的治疗效果。

（2）临床应用：桃仁适合用于血瘀引起的各种病证，尤其是痛经、闭经、月经不调等妇科疾病。在这些病证中，瘀血阻滞胞宫，导致经血不畅，桃仁能够活血化瘀，调理胞宫气血，促进经血的正常排出。同时，对于肠燥便秘的患者，桃仁的润肠通便作用可以缓解便秘之苦。例如，在产后妇女中，由于气血虚弱，容易出现瘀血阻滞和肠燥便秘的情况。桃仁既可以活血化瘀，促进产后恶露的排出，又能润肠通便，缓解便秘症状。此外，桃仁对于因肺气不宣、瘀血阻滞所致的咳嗽、气喘等症状也有一定的治疗作用，通过活血化瘀，止咳平喘，改善患者的呼吸功能。

（3）代表方剂——桃核承气汤。

组成：桃核承气汤由桃仁、大黄、桂枝、芒硝、甘草组成。方剂以桃仁为君药，活血祛瘀。大黄具有泻下通便的作用，能够清除体内的瘀血和积滞。桂枝温通经脉，助桃仁活血。芒硝软坚散结，增强大黄的泻下作用。甘草调和诸药，使方剂的性能更加稳定。

功效：桃核承气汤主要用于下焦瘀热引起的月经不调、便秘等症。当下焦瘀热时，会出现月经不调、便秘等症状，方剂通过活血祛瘀，通便泻热，清除下焦的瘀热，恢复下焦的正常功能。桃仁的活血祛瘀作用能够消除下焦的瘀血，大黄和芒硝的泻下作用可以清除体内的积热和积滞，桂枝温通经脉，促进气血的运行，甘草调和诸药，使方剂的作用更加协调。

4. 红花

（1）性味与功效：红花性温，味辛，其性温和味辛的特点使其在中医药治疗中具有独特的作用。性温可温通血脉，促进血液的流通，缓解因寒邪所致的气血阻滞。味辛能行散，具有推动气血运行的作用，能够消除瘀血。红花具有活血通经、散瘀止痛的功效，在月经不调、痛经、闭经、跌打损伤等病证中发挥着重要作用。对于月经不调、痛经和闭经，红花通过活血通经的作用，调理胞宫气血，促进经血的正常排出。在跌打损伤中，红花能够散瘀止痛，促进瘀血的消散，缓解疼痛。

（2）临床应用：红花擅长活血通经，特别适合用于血瘀导致的月经不调、闭经、痛经等症。在这些病证中，红花能够有效地疏通胞宫的气血，使经血通畅。对于瘀血阻滞引起的跌打损伤、疼痛，红花可迅速发挥其散瘀止痛的作用，促进瘀血的消散，减轻疼痛。例如，在运动损伤或意外事故导致的跌打损伤中，红花可以外用或内服，加速瘀血的吸收，缓解疼痛和肿胀。此外，红花对于因血瘀所致的其他疼痛症状也有一定的治疗作用，通过活血散瘀，缓解疼痛，改善患者的生活质量。

（3）代表方剂——冠心二号方。

组成：冠心二号方由红花、丹参、川芎、当归、降香、甘草组成。方剂中红花与其他药物协同作用，共同发挥活血化瘀、通络止痛的功效。丹参、川芎、当归增强活血之力，降香行气止痛，甘草调和诸药。

功效：冠心二号方主要用于冠心病心绞痛、胸痛等瘀血阻滞病证。冠心病心绞痛多由冠状动脉粥样硬化，导致心肌供血不足，瘀血阻滞心脉所致。该方剂通过活血化瘀，通络止痛，改善心脏的血液循环，缓解心绞痛症状。红花的活血通经作用能够疏通心脉的瘀血，

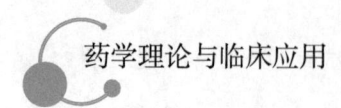

丹参、川芎、当归等药物增强活血之力，降香行气止痛，甘草调和诸药，使方剂的作用更加全面。

5. 益母草

（1）性味与功效：益母草性微寒，味辛苦，其性微寒和味辛苦的特点使其在中医药治疗中具有特殊的功效。性微寒可清热凉血，能够清除体内的热邪，缓解血热所致的症状。味苦能降泄，具有通泄的作用，有助于消除体内的瘀血。辛味能行散，具有推动气血运行的作用。益母草具有活血调经、利水消肿、清热解毒的作用，在月经不调、痛经、水肿、小便不利等病证中发挥着重要作用。对于月经不调、痛经和闭经，益母草通过活血调经的作用，调理胞宫气血，促进经血的正常排出。在水肿、小便不利中，益母草的利水消肿作用可以促进体内多余水分的排泄。此外，益母草还具有清热解毒的功效，对于热毒所致的病证有一定的治疗作用。

（2）临床应用：益母草主要用于活血调经，适合月经不调、痛经、闭经等症。在这些病证中，益母草能够有效地调节胞宫的气血，使经血通畅。对于水肿、小便不利的患者，益母草可以通过利水消肿的作用，改善体内的水液代谢。例如，在产后妇女中，益母草既可以帮助排出恶露，调理月经，又能利水消肿，缓解产后水肿的症状。此外，益母草的清热解毒功效使其在治疗一些热毒所致的妇科疾病时也有一定的应用价值。

（3）代表方剂——益母草汤。

组成：益母草汤由益母草、当归、川芎、生地黄组成。方剂以益母草为君药，发挥活血调经、利水消肿的主要作用。当归、川芎增强活血之力，生地黄清热凉血，防止活血太过而损伤阴液。

功效：益母草汤主要用于月经不调、痛经、水肿等症。通过活血调经，利水消肿，调理女性的生殖系统和水液代谢，缓解相关症状。益母草的活血调经作用能够调理胞宫气血，促进经血的正常排出。当归、川芎增强活血之力，生地黄清热凉血，防止活血太过，使方剂的作用更加全面。

第二节　止血药

止血药主要用于治疗各种出血症状，如咳血、吐血、便血、崩漏、外伤出血等。这类药物通过收敛止血、凉血止血、化瘀止血等机制，帮助止血并调理相关症状。

1. 三七

（1）性味与功效：三七性温，味甘微苦，具有散瘀止血、消肿止痛的作用。常用于外伤出血、内出血、瘀血引起的肿痛、跌打损伤等症。

（2）临床应用：三七是止血化瘀的主药，适合治疗外伤、内出血引起的瘀血阻滞，具有强力的止血和活血化瘀作用。

（3）代表方剂：云南白药。

（4）组成：三七、白及、冰片等。

（5）功效：止血止痛，消肿散瘀。用于外伤出血、跌打损伤引起的肿痛等症。

2. 蒲黄

（1）性味与功效：蒲黄性平，味甘，具有收敛止血、化瘀通淋的功效。常用于血尿、血淋、崩漏、吐血、便血等症。

（2）临床应用：蒲黄用于各种内出血症状，尤其适用于血尿、血淋等尿道出血及崩漏，还可用于瘀血阻滞引起的痛症。

（3）代表方剂：十灰散。

（4）组成：大蓟、小蓟、侧柏叶、茜草、白茅根、棕榈皮、丹皮、栀子、蒲黄、荷叶。

（5）功效：凉血止血。用于血热妄行引起的吐血、便血、尿血等症。

3. 白及

（1）性味与功效：白及性微寒，味苦甘，具有收敛止血、消肿生肌的作用。常用于肺胃出血、咳血、吐血、外伤出血及疮疡溃烂等症。

（2）临床应用：白及擅长收敛止血，特别适合肺胃出血如咳血、吐血，外用时也可治疗外伤出血及疮疡溃烂等症。

（3）代表方剂：白及散。

（4）组成：白及。

（5）功效：收敛止血，消肿生肌。用于外伤出血、溃疡久不愈合等症。

4. 仙鹤草

（1）性味与功效：仙鹤草性平，味苦涩，具有收敛止血、补虚止咳、解毒杀虫的作用。常用于各种出血症如咳血、吐血、便血、崩漏等。

（2）临床应用：仙鹤草适用于各种出血症，尤其对脾虚或气虚引起的慢性出血有良好效果，也可用于咳血、吐血及便血等。

（3）代表方剂：仙鹤草汤。

（4）组成：仙鹤草、生地、白茅根、茜草根、侧柏叶。

（5）功效：收敛止血，养阴止血。用于血虚出血、咳血、吐血、崩漏等症。

5. 侧柏叶

（1）性味与功效：侧柏叶性寒，味苦涩，具有凉血止血、祛痰止咳的作用。常用于血热妄行导致的吐血、咯血、鼻血、尿血等症。

（2）临床应用：侧柏叶擅长凉血止血，特别适合治疗血热引起的出血，如咳血、吐血、鼻血、便血等症状。

（3）代表方剂：柏叶汤。

（4）组成：侧柏叶、生地黄、甘草。

（5）功效：凉血止血。用于血热引起的咯血、吐血、鼻血等症。

第三节　其他理血药与理血剂

理血药是一类调理血液运行、预防和治疗血液病证的中药。理血药分为止血药、活血化瘀药，以及其他理血药。其他理血药包括具有补血、养血、养肝、调血等作用的药物，

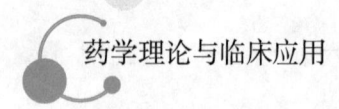

用于血虚、血瘀或其他血液病证。这些药物可以调理血虚、血燥、血瘀等引起的病证。

1. 当归

（1）性味与功效：当归性温，味甘辛，具有补血调经、活血止痛、润肠通便的功效。常用于血虚萎黄、月经不调、痛经、血虚便秘等症。

（2）临床应用：当归是重要的补血药物，擅长调经止痛，适用于血虚引起的月经不调、痛经、经闭等症，还能润肠通便，缓解因血虚津亏引起的便秘。

（3）代表方剂：四物汤。

（4）组成：当归、熟地黄、白芍、川芎。

（5）功效：补血调经。用于血虚导致的月经不调、经闭、痛经等症。

2. 熟地黄

（1）性味与功效：熟地黄性温，味甘，具有补血滋阴、益精填髓的作用。常用于血虚萎黄、月经不调、肝肾阴虚、腰膝酸软等症。

（2）临床应用：熟地黄是补血滋阴的代表药物，适合肝肾阴虚、血虚所致的月经不调、腰膝酸软、骨蒸潮热等病证。

（3）代表方剂：六味地黄丸。

（4）组成：熟地黄、山茱萸、山药、泽泻、茯苓、丹皮。

（5）功效：滋阴补肾。用于肾阴虚导致的腰膝酸软、头晕耳鸣、盗汗等症。

3. 白芍

（1）性味与功效：白芍性凉，味苦酸，具有养血调经、柔肝止痛、敛阴平肝的作用。常用于月经不调、痛经、崩漏、肝郁胁痛等症。

（2）临床应用：白芍养血调经，适用于血虚引起的月经不调、痛经、崩漏等症，还能柔肝止痛，缓解肝气郁滞引起的胁痛、腹痛。

（3）代表方剂：逍遥散。

（4）组成：柴胡、当归、白芍、白术、茯苓、甘草、薄荷、生姜。

（5）功效：疏肝解郁，养血调经。用于肝郁脾虚、气血不和引起的月经不调、胁痛、腹痛等症。

4. 阿胶

（1）性味与功效：阿胶性平，味甘，具有补血滋阴、止血安胎的功效。常用于血虚萎黄、眩晕心悸、肺燥咳嗽、月经过多等症。

（2）临床应用：阿胶擅长补血滋阴，适合血虚导致的面色萎黄、头晕心悸等症，还具有止血作用，可用于月经过多、咳血等出血症。

（3）代表方剂：胶艾汤。

（4）组成：阿胶、艾叶、当归、芍药、地黄、川芎、甘草。

（5）功效：养血止血，调经安胎。用于血虚导致的月经过多、崩漏、胎动不安等症。

第二十七章　补益药与补益剂

第一节　补气药

补气药主要用于补益人体元气，改善气虚引起的症状，如疲倦乏力、气短自汗、食欲下降、脾胃虚弱、气虚便秘等。补气药通过扶助脾肺之气，增强体力、改善气虚体质，适用于气虚的各种病证。

1. 人参

（1）性味与功效：人参性微温，味甘微苦，具有大补元气、补脾益肺、生津止渴、安神益智的作用。常用于气虚欲脱、体倦乏力、气短喘促、自汗、口渴、失眠心悸等症。

（2）临床应用：人参是补气药中的上品，适合用于元气大虚、气虚欲脱、脾肺气虚等重度气虚病证，同时有生津、安神的作用。

（3）代表方剂：四君子汤。

（4）组成：人参、白术、茯苓、甘草。

（5）功效：益气健脾。用于脾胃气虚引起的食欲下降、乏力气短、便溏等症。

2. 党参

（1）性味与功效：党参性平，味甘，具有补中益气、健脾益肺、生津止渴的作用。常用于脾肺气虚、体倦乏力、食欲下降、气短、口渴等症。

（2）临床应用：党参适用于气虚较轻的病证，擅长补脾益肺，特别适合脾胃虚弱、肺气不足引起的乏力、气短、食欲下降等症。

（3）代表方剂：参苓白术散。

（4）组成：党参、茯苓、白术、甘草、山药、薏苡仁、莲子、扁豆、砂仁、桔梗、大枣。

（5）功效：益气健脾，除湿止泻。用于脾虚湿盛、食欲下降、便溏、体倦乏力等症。

3. 黄芪

（1）性味与功效：黄芪性温，味甘，具有补气升阳、固表止汗、利尿消肿、托毒生肌的作用。常用于脾肺气虚、气短乏力、食欲下降、自汗盗汗、水肿、气虚便秘等症。

（2）临床应用：黄芪擅长补气升阳、固表止汗，适合用于气虚表弱、自汗、乏力气短、食欲下降、气虚水肿等症，还能促进伤口愈合。

（3）代表方剂：玉屏风散。

（4）组成：黄芪、白术、防风。

（5）功效：益气固表，止汗祛风。用于体虚易感风邪、自汗表虚、气虚体倦等症。

4. 白术

（1）性味与功效：白术性温，味苦甘，具有补气健脾、燥湿利水、安胎的作用。常

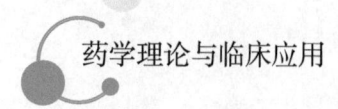

用于脾虚食少、乏力、便溏、气虚水肿、妊娠胎动不安等症。

（2）临床应用：白术擅长补气健脾，适合脾虚导致的消化不良、腹泻便溏、乏力等症，同时能利水消肿，适用于气虚水肿及妊娠胎动不安。

（3）代表方剂：六君子汤。

（4）组成：白术、人参、茯苓、甘草、陈皮、半夏。

（5）功效：补气健脾，和胃化痰。用于脾胃虚弱、痰湿内阻引起的食欲下降、消化不良、咳嗽痰多等症。

5. 山药

（1）性味与功效：山药性平，味甘，具有补脾养胃、益肺生津、补肾涩精的作用。常用于脾胃虚弱、久泻、气短乏力、口干、尿频、遗精等症。

（2）临床应用：山药适用于脾胃虚弱引起的消化不良、乏力、久泻等症，还具有补肺生津的作用，适用于气阴两虚的体质。

（3）代表方剂：四神丸。

（4）组成：山药、补骨脂、吴茱萸、五味子、肉豆蔻。

（5）功效：温肾健脾，涩肠止泻。用于脾肾虚寒导致的久泻不止、腹痛等症。

第二节　补血药

补血药主要用于治疗血虚证，常表现为面色苍白或萎黄、头晕目眩、心悸失眠、月经不调等。补血药通过补益肝脾，生血养血，适用于血虚引起的各种症状。

1. 当归

（1）性味与功效：当归性温，味甘辛，具有补血活血、调经止痛、润肠通便的功效。常用于血虚萎黄、月经不调、痛经、经闭、血虚便秘等症。

（2）临床应用：当归是最常用的补血药之一，擅长补血调经，适合用于血虚引起的月经不调、痛经、经闭等症，也有润肠通便的作用。

（3）代表方剂：四物汤。

（4）组成：当归、熟地黄、白芍、川芎。

（5）功效：补血调经。用于血虚引起的月经不调、经闭、痛经等症。

2. 熟地黄

（1）性味与功效：熟地黄性温，味甘，具有补血滋阴、益精填髓的作用。常用于血虚萎黄、月经不调、肝肾阴虚、腰膝酸软、眩晕耳鸣等症。

（2）临床应用：熟地黄擅长补血滋阴，适合肝肾阴虚和血虚所致的月经不调、腰膝酸软、头晕目眩等症。

（3）代表方剂：六味地黄丸。

（4）组成：熟地黄、山茱萸、山药、泽泻、茯苓、丹皮。

（5）功效：滋阴补肾。用于肾阴虚导致的腰膝酸软、头晕耳鸣、盗汗等症。

3. 白芍

（1）性味与功效：白芍性凉，味苦酸，具有养血调经、柔肝止痛、敛阴平肝的作用。

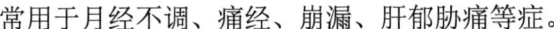

常用于月经不调、痛经、崩漏、肝郁胁痛等症。

（2）临床应用：白芍擅长养血调经，适用于血虚引起的月经不调、痛经、崩漏等症，同时能缓解肝气郁滞引起的胁痛、腹痛。

（3）代表方剂：逍遥散。

（4）组成：柴胡、当归、白芍、白术、茯苓、甘草、薄荷、生姜。

（5）功效：疏肝解郁，养血调经。用于肝郁脾虚、气血不和引起的月经不调、胁痛、腹痛等症。

4. 阿胶

（1）性味与功效：阿胶性平，味甘，具有补血滋阴、止血安胎的功效。常用于血虚萎黄、眩晕心悸、肺燥咳嗽、月经过多等症。

（2）临床应用：阿胶补血滋阴，适合用于血虚萎黄、头晕心悸等症，还可用于月经过多、崩漏等出血病证，具有较好的补血止血作用。

（3）代表方剂：胶艾汤。

（4）组成：阿胶、艾叶、当归、芍药、地黄、川芎、甘草。

（5）功效：养血止血，调经安胎。用于血虚引起的月经过多、崩漏、胎动不安等症。

5. 何首乌

（1）性味与功效：何首乌性微温，味苦甘涩，具有补肝肾、益精血、乌发生发的作用。常用于肝肾不足、血虚萎黄、须发早白、腰膝酸软等症。

（2）临床应用：何首乌补肝肾、益精血，适合肝肾阴虚、血虚所致的腰膝酸软、须发早白等症，还能乌发，对于血虚萎黄、脱发等有显著效果。

（3）代表方剂：首乌延寿丹。

（4）组成：何首乌、枸杞、熟地黄、天冬、茯苓、黄精等。

（5）功效：补益肝肾，滋阴养血。用于肝肾阴虚、精血亏虚引起的腰膝酸软、须发早白等症。

第三节　补阴药

补阴药主要用于治疗阴虚证，常表现为口干咽燥、盗汗、潮热、五心烦热、消瘦、眩晕耳鸣等症。补阴药通过滋阴养液，补充体内阴液不足，调理阴虚体质。

1. 沙参

（1）性味与功效：沙参性微寒，味甘微苦，具有养阴清肺、益胃生津的功效。常用于肺阴虚的干咳、咽干、口渴，以及胃阴虚引起的胃痛、食少等症。

（2）临床应用：沙参擅长养阴清肺，适用于肺阴虚引起的干咳少痰、咽干等症，也能益胃生津，缓解胃阴虚导致的胃痛、口干。

（3）代表方剂：沙参麦冬汤。

（4）组成：沙参、麦冬、玉竹、花粉、甘草、生扁豆、生桑叶。

（5）功效：养阴清肺，生津润燥。用于肺阴虚引起的干咳少痰、咽干口渴等症。

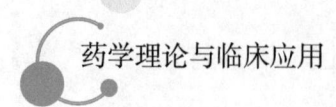

2. 麦冬

（1）性味与功效：麦冬性微寒，味甘微苦，具有养阴润肺、益胃生津、清心除烦的作用。常用于肺阴虚的干咳、咽燥，以及胃阴虚引起的口渴、心烦失眠等症。

（2）临床应用：麦冬常用于肺阴虚引起的干咳、咽燥，也能养胃生津、清心除烦，适合胃阴虚或心阴虚的病证。

（3）代表方剂：养阴清肺汤。

（4）组成：麦冬、玄参、地黄、贝母、丹皮、白芍、甘草、薄荷。

（5）功效：养阴润肺，清热解毒。用于肺阴虚或肺热伤阴引起的干咳、咽干、喉痛等症。

3. 石斛

（1）性味与功效：石斛性微寒，味甘淡，具有养阴清热、生津益胃的作用。常用于阴虚发热、口干烦渴、胃阴虚引起的胃脘痛、食欲下降等症。

（2）临床应用：石斛擅长养阴清热，适用于阴虚发热、口渴咽干等症，尤其适合胃阴不足引起的胃痛、食欲下降、口干咽燥等症。

（3）代表方剂：玉女煎。

（4）组成：石斛、知母、麦冬、熟地黄、牛膝。

（5）功效：养阴清热。用于胃阴不足引起的牙痛、头痛、口干、烦渴等症。

4. 枸杞子

（1）性味与功效：枸杞子性平，味甘，具有补肝肾、益精明目的作用。常用于肝肾阴虚的腰膝酸软、目昏不明、头晕耳鸣、遗精等症。

（2）临床应用：枸杞子擅长滋补肝肾阴精，适用于肝肾阴虚引起的腰膝酸软、头晕耳鸣等症，尤其适合长期阴虚体质者的调理。

（3）代表方剂：杞菊地黄丸。

（4）组成：枸杞子、菊花、熟地黄、山药、山茱萸、泽泻、茯苓、丹皮。

（5）功效：滋补肝肾，明目。用于肝肾阴虚引起的目昏不明、头晕耳鸣、腰膝酸软等症。

5. 百合

（1）性味与功效：百合性微寒，味甘，具有养阴润肺、清心安神的功效。常用于肺阴虚引起的咳嗽、咽干，以及心阴虚引起的心烦失眠等症。

（2）临床应用：百合主要用于养阴润肺，适合肺阴虚引起的干咳少痰、咽干喉痛等症，也能清心安神，缓解心阴虚导致的失眠、心烦等。

（3）代表方剂：百合固金汤。

（4）组成：百合、生地黄、熟地黄、麦冬、玄参、贝母、当归、芍药、甘草。

（5）功效：养阴润肺，化痰止咳。用于肺阴虚或肺热伤阴引起的咳嗽、咽干、咳血等症。

第四节　补阳药

补阳药主要用于治疗阳虚证，表现为畏寒肢冷、疲倦乏力、腰膝酸软、阳痿早泄、尿频便溏等症。补阳药通过温补肾阳、壮阳益气，适用于肾阳不足、脾肾阳虚等引起的多种病证。

1. 鹿茸

（1）性味与功效：鹿茸性温，味甘咸，具有补肾阳、益精血、强筋骨、调冲任的功效。常用于肾阳不足、精血亏虚、腰膝酸软、阳痿、遗精、崩漏等症。

（2）临床应用：鹿茸是补阳壮阳的上品，特别适合肾阳不足引起的性功能减退、腰膝酸软、畏寒肢冷等症，也有强筋骨、益精血的作用。

（3）代表方剂：右归丸。

（4）组成：鹿茸、熟地黄、山茱萸、山药、枸杞子、杜仲、菟丝子、当归、肉桂、附子。

（5）功效：温补肾阳，益精填髓。用于肾阳虚引起的腰膝酸软、阳痿遗精、畏寒肢冷等症。

2. 肉苁蓉

（1）性味与功效：肉苁蓉性温，味甘咸，具有补肾助阳、润肠通便的作用。常用于肾阳虚引起的阳痿、遗精、腰膝酸软、宫冷不孕、肠燥便秘等症。

（2）临床应用：肉苁蓉擅长补肾助阳，适用于肾阳虚引起的阳痿、腰膝酸软、宫寒不孕等症，同时润肠通便，适合老年体虚、肠燥便秘者。

（3）代表方剂：金匮肾气丸。

（4）组成：肉苁蓉、熟地黄、山茱萸、山药、茯苓、泽泻、丹皮、桂枝、附子。

（5）功效：温补肾阳，利水消肿。用于肾阳不足、腰膝酸软、小便不利等症。

3. 杜仲

（1）性味与功效：杜仲性温，味甘，具有补肝肾、强筋骨、安胎的功效。常用于肾阳不足、腰膝酸软、阳痿、遗精、胎动不安等症。

（2）临床应用：杜仲主要用于补肾阳、强筋骨，适用于肾阳虚引起的腰膝酸软、阳痿等症，常用于孕妇胎动不安、安胎补肾。

（3）代表方剂：杜仲汤。

（4）组成：杜仲、肉苁蓉、续断、白芍、甘草、川芎、当归。

（5）功效：补肾壮阳，强筋安胎。用于肾阳虚、腰膝酸痛及孕妇胎动不安等症。

4. 巴戟天

（1）性味与功效：巴戟天性温，味辛甘，具有补肾助阳、祛风除湿的作用。常用于肾阳虚引起的阳痿、遗精、宫寒不孕、风湿痹痛等症。

（2）临床应用：巴戟天擅长补肾阳、强筋骨，适合肾阳虚引起的阳痿早泄、腰膝酸软、宫寒不孕等症，同时有祛风湿、缓解风湿痹痛的作用。

（3）代表方剂：巴戟天汤。

（4）组成：巴戟天、肉苁蓉、杜仲、熟地黄、山茱萸、枸杞子、山药。

（5）功效：温补肾阳，祛风除湿。用于肾阳虚引起的阳痿遗精、腰膝酸软、风湿痹痛等症。

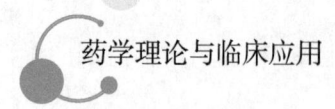

5. 淫羊藿

（1）性味与功效：淫羊藿性温，味辛甘，具有补肾壮阳、强筋骨、祛风除湿的功效。常用于肾阳虚引起的阳痿、遗精、腰膝酸软、风湿痹痛等症。

（2）临床应用：淫羊藿是常用的补肾壮阳药物，适合肾阳虚引起的阳痿、腰膝酸软等症，还能祛风湿、缓解风湿痹痛。

（3）代表方剂：二仙汤。

（4）组成：淫羊藿、仙茅、巴戟天、知母、黄柏、当归。

（5）功效：补肾助阳，调经养血。用于肾阳虚引起的阳痿、腰膝酸软、宫寒不孕等症。

第五节　其他补益药与补益剂

其他补益药和补益剂包括既能补充气血、滋养阴阳，又具备特殊作用的药物，广泛用于调理虚弱体质和疾病恢复期的患者。它们不单纯归类为补气、补血、补阳或补阴，而是兼有多种功效，如滋阴壮阳、补益脾肾、养血润燥、强筋健骨等。以下是常用的其他补益药及其代表方剂，且不与补阳药、补阴药、补血药和补气药的药名重复。

1. 山茱萸

（1）性味与功效：山茱萸性微温，味酸涩，具有补益肝肾、收敛固涩的功效。常用于肾虚不固引起的腰膝酸软、遗精、盗汗、尿频等症。

（2）临床应用：山茱萸主要用于补益肝肾，适合用于肾虚所致的腰膝酸软、遗精、尿频、虚汗等症，还能固涩精气，防止虚损的进一步加重。

（3）代表方剂：左归丸。

（4）组成：熟地黄、山茱萸、山药、枸杞子、鹿角胶、龟板、菟丝子、牛膝。

（5）功效：滋阴补肾。用于肾阴亏虚引起的腰膝酸软、盗汗、头晕耳鸣等症。

2. 枸杞子

（1）性味与功效：枸杞子性平，味甘，具有补肝肾、益精明目的作用。常用于肝肾阴虚引起的腰膝酸软、头晕耳鸣、视物模糊、目赤肿痛等症。

（2）临床应用：枸杞子擅长滋补肝肾、益精养血，适合肝肾虚弱引起的各种虚弱病证，尤其在调理眼部问题（如视物模糊和目赤肿痛）中效果明显。

（3）代表方剂：杞菊地黄丸。

（4）组成：枸杞子、菊花、熟地黄、山药、山茱萸、泽泻、茯苓、丹皮。

（5）功效：滋补肝肾，清肝明目。用于肝肾阴虚引起的目昏、头晕耳鸣等症。

3. 菟丝子

（1）性味与功效：菟丝子性温，味辛甘，具有补肝肾、益精固本、安胎的功效。常用于肾虚引起的腰膝酸软、遗精、阳痿、带下、胎动不安等症。

（2）临床应用：菟丝子既能补益肝肾，又能固本安胎，适合于肾虚体质，特别是伴随生殖系统问题如阳痿、遗精或胎动不安的患者。

（3）代表方剂：菟丝子丸。

（4）组成：菟丝子、续断、枸杞子、五味子、桑椹、山药。

（5）功效：补肾养精，固本安胎。用于肾虚引起的腰膝酸软、遗精、带下、胎动不安等症。

4. 黄精

（1）性味与功效：黄精性平，味甘，具有补脾润肺、益肾填精的作用。常用于脾虚乏力、肺虚干咳、肾虚腰膝酸软、精血亏虚等症。

（2）临床应用：黄精既能补脾胃、滋润肺阴，又能填精益肾，适用于气阴两虚、脾肺肾不足引起的多种虚弱症状，如乏力、干咳、腰膝酸软等。

（3）代表方剂：黄精汤。

（4）组成：黄精、人参、白术、山药、茯苓、甘草。

（5）功效：滋阴润燥，补脾养肺。用于脾肺气阴虚引起的干咳少痰、体倦乏力等症。

5. 女贞子

（1）性味与功效：女贞子性凉，味甘苦，具有补肝肾、乌发明目的功效。常用于肝肾阴虚引起的头晕耳鸣、腰膝酸软、须发早白、视物模糊等症。

（2）临床应用：女贞子擅长补肝肾、滋阴清热，适合肝肾阴虚体质的患者，尤其在改善因阴虚血亏引起的须发早白、视物模糊等症状中有显著效果。

（3）代表方剂：二至丸。

（4）组成：女贞子、旱莲草。

（5）功效：补肝肾，益精血。用于肝肾阴虚导致的头晕耳鸣、腰膝酸软、须发早白等症。

第二十八章　固涩药与固涩剂

第一节　固表止汗药

固表止汗药在中医治疗汗证方面发挥着重要作用。这些药物针对自汗、盗汗等汗证，以固表敛汗、益气固表为主要途径。对于表虚体质的人，其容易出汗且抵抗力低下，固表止汗药能有效地增强体表的固摄能力，减少汗液的不正常外泄。通过调理表虚体质，提高身体的抵抗力，改善体虚出汗的问题，使患者恢复正常的生理状态，提升生活质量，避免因过度出汗而带来的不适和健康隐患。

1. 黄芪

（1）性味与功效：黄芪性温，味甘，具有补气升阳、固表止汗、利水消肿、托毒生肌的功效。常用于自汗、盗汗、体虚易感风邪，以及气虚浮肿等症。

（2）临床应用：黄芪擅长补气固表，适合用于气虚自汗、盗汗等体虚症，还能升阳托毒、消除水肿，是常用的固表止汗药之一。

（3）代表方剂：玉屏风散。

（4）组成：黄芪、白术、防风。

（5）功效：益气固表，止汗祛风。用于表虚自汗、气虚易感风邪等症。

2. 麻黄根

（1）性味与功效：麻黄根性平，味甘涩，具有固表止汗的作用。常用于自汗、盗汗等出汗不止的症状。

（2）临床应用：麻黄根专长于收敛止汗，适合用于各种原因导致的自汗、盗汗，尤其适合表虚、卫气不固引起的汗出不止。

（3）代表方剂：牡蛎散。

（4）组成：麻黄根、牡蛎、黄芪、小麦。

（5）功效：固表止汗，敛汗益气。用于自汗、盗汗、表虚不固等症。

3. 浮小麦

（1）性味与功效：浮小麦性凉，味甘，具有固表止汗、养心安神的功效。常用于自汗、盗汗、心虚烦躁、失眠等症。

（2）临床应用：浮小麦擅长养心固表，适合用于心虚、气虚所致的自汗、盗汗，还能安神镇静，缓解心虚烦躁、失眠等症。

（3）代表方剂：浮小麦汤。

（4）组成：浮小麦、甘草、大枣。

（5）功效：固表止汗，养心安神。用于自汗、盗汗、心虚烦躁等症。

4. 牡蛎

（1）性味与功效：牡蛎性微寒，味咸，具有敛阴止汗、镇惊安神、软坚散结的功效。常用于自汗、盗汗、心神不宁、惊悸失眠等症。

（2）临床应用：牡蛎具有收敛固涩的作用，擅长止汗，适合用于阴虚、心虚导致的自汗、盗汗，还能安神镇惊，适用于虚弱体质的调理。

（3）代表方剂：牡蛎散。

（4）组成：黄芪、麻黄根、牡蛎。

（5）功效：固表止汗。用于自汗、盗汗、表虚不固等症。

5. 五味子

（1）性味与功效：五味子性温，味酸，具有敛肺止咳、收敛止汗、生津敛液的作用。常用于自汗、盗汗、肺虚喘咳、口干咽燥等症。

（2）临床应用：五味子擅长敛汗止咳，适用于肺气虚引起的自汗、盗汗，也可用于肺虚久咳、津液不足引起的口干咽燥等症。

（3）代表方剂：生脉散。

（4）组成：人参、麦冬、五味子。

（5）功效：益气生津，敛汗止咳。用于气虚阴伤导致的自汗、口干咽燥、久咳气短等症。

第二节　敛肺涩肠药

敛肺涩肠药在中医治疗中起着关键作用。对于肺气虚弱、肺失收敛引发的咳嗽、气喘及肺阴虚等症，此类药物能有效收敛肺气，减轻咳嗽频率和气喘程度，缓解肺阴虚带来的不适。而针对脾胃虚弱、肠道不固所致的泄泻、便溏等病证，其通过固涩肠道，增强肠道的固摄功能，减少大便次数和溏稀程度。总之，敛肺涩肠药通过其独特的功效，为肺虚咳嗽和肠道滑脱等病证的患者带来缓解症状、恢复健康的希望。

1. 五味子

（1）性味与功效：五味子性温，味酸，具有敛肺止咳、涩精止泻、生津敛汗的作用。常用于肺虚久咳、气喘、盗汗、自汗、腹泻等症。

（2）临床应用：五味子擅长敛肺止咳，适合用于肺气虚导致的久咳、气喘，同时对气虚引起的自汗、盗汗及肠道滑脱引发的腹泻有效。

（3）代表方剂：生脉散。

（4）组成：人参、麦冬、五味子。

（5）功效：益气生津，敛肺止咳。用于气阴两伤引起的久咳气短、自汗、口干等症。

2. 乌梅

（1）性味与功效：乌梅性平，味酸涩，具有敛肺止咳、涩肠止泻、安蛔止痛的功效。常用于久咳虚喘、久泻久痢、肠风便血、蛔厥腹痛等症。

（2）临床应用：乌梅具有良好的敛肺止咳作用，适合用于肺虚久咳，同时还能涩肠

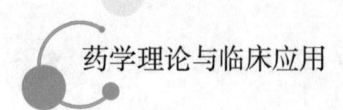

止泻，缓解虚寒引起的久泻痢疾，也用于蛔虫引发的腹痛。

（3）代表方剂：乌梅丸。

（4）组成：乌梅、黄连、黄柏、附子、细辛、干姜、桂枝、人参、当归。

（5）功效：安蛔止痛，敛肺止泻。用于久咳虚喘、久泻痢疾、蛔厥腹痛等症。

3. 诃子

（1）性味与功效：诃子性平，味苦涩，具有敛肺降气、涩肠止泻的作用。常用于久咳久喘、气逆、久泻、痢疾等症。

（2）临床应用：诃子擅长敛肺降气，适用于久咳久喘、气逆不畅，同时能涩肠止泻，治疗肠滑便溏、痢疾不止等症。

（3）代表方剂：四神丸。

（4）组成：诃子、肉豆蔻、补骨脂、吴茱萸、五味子、生姜、大枣。

（5）功效：温补脾肾，涩肠止泻。用于脾肾阳虚引起的久泻不止、腹痛便溏等症。

4. 肉豆蔻

（1）性味与功效：肉豆蔻性温，味辛苦，具有温中行气、涩肠止泻的作用。常用于虚寒腹泻、久泻久痢、胃寒呕吐等症。

（2）临床应用：肉豆蔻主要用于温中行气、涩肠止泻，适合用于脾胃虚寒引起的腹泻、便溏、痢疾等症，也能缓解胃寒呕吐等病证。

（3）代表方剂：四神丸。

（4）组成：肉豆蔻、补骨脂、吴茱萸、五味子。

（5）功效：温补脾肾，涩肠止泻。用于脾肾阳虚引起的久泻不止、腹痛等症。

5. 石榴皮

（1）性味与功效：石榴皮性温，味酸涩，具有涩肠止泻、止血止带的作用。常用于久泻久痢、便血、崩漏带下等症。

（2）临床应用：石榴皮擅长涩肠止泻，适合用于脾虚久泻、久痢不止，也常用于治疗便血、崩漏带下等虚寒出血症状。

（3）代表方剂：石榴皮汤。

（4）组成：石榴皮、乌梅、肉豆蔻、五味子。

（5）功效：涩肠止泻，收敛止血。用于久泻不止、便血、崩漏等症。

第三节　固精缩尿止带药

固精缩尿止带药在临床治疗中有着特定的功效。其主要针对因精关不固、肾气虚弱而出现的多种病证，如遗精、滑精、早泄等反映出男性生殖系统的虚弱问题；尿频、遗尿则体现了泌尿系统的固摄失常；带下病更是女性常见的由肾气不固所致的疾病。这类药物通过发挥固涩精气、缩尿止带的作用，对肾气不固、肾阳虚弱等引起的虚证进行有效干预，增强机体对精气、尿液和带下的固摄能力，从而改善患者的健康状况。

1. 山茱萸

（1）性味与功效：山茱萸性微温，味酸涩，具有补益肝肾、收敛固涩的功效。常用于肾虚不固引起的腰膝酸软、遗精、滑精、尿频、带下等症。

（2）临床应用：山茱萸擅长补肾固精，适用于肾虚不固导致的遗精、滑精、尿频等，还能固涩精气，用于带下病和尿失禁等症。

（3）代表方剂：左归丸。

（4）组成：山茱萸、熟地黄、山药、枸杞子、鹿角胶、龟板、菟丝子、牛膝。

（5）功效：滋阴补肾，固精止遗。用于肾阴不足引起的遗精、腰膝酸软、带下病等症。

2. 覆盆子

（1）性味与功效：覆盆子性微温，味甘酸，具有益肾固精、缩尿的功效。常用于肾虚精关不固引起的遗精、滑精、尿频、遗尿等症。

（2）临床应用：覆盆子主要用于肾虚不固引起的遗精、滑精、尿频等症，尤其适合中老年人肾虚尿频、遗尿等问题。

（3）代表方剂：桑螵蛸散。

（4）组成：桑螵蛸、龙骨、龟板、茯神、人参、当归、远志、覆盆子。

（5）功效：调补心肾，固精缩尿。用于心肾两虚引起的遗尿、尿频、遗精等症。

3. 桑螵蛸

（1）性味与功效：桑螵蛸性平，味甘咸，具有补肾固精、缩尿止遗的作用。常用于肾虚不固引起的遗精、滑精、尿频、遗尿等症。

（2）临床应用：桑螵蛸擅长固涩精气、缩尿止遗，适合肾虚引起的精关不固、尿频、遗尿等症，还能改善男性性功能减退。

（3）代表方剂：桑螵蛸散。

（4）组成：桑螵蛸、龙骨、龟板、茯神、人参、当归、远志、覆盆子。

（5）功效：调补心肾，固精缩尿。用于肾虚引起的遗尿、尿频、滑精等症。

4. 金樱子

（1）性味与功效：金樱子性平，味酸涩，具有固精缩尿、涩肠止泻的作用。常用于遗精、滑精、尿频、遗尿、带下及慢性腹泻等症。

（2）临床应用：金樱子擅长固涩精气、缩尿止泻，适合肾虚导致的遗精、滑精、尿频等症，同时也能用于慢性腹泻、白带过多等病证。

（3）代表方剂：金樱子散。

（4）组成：金樱子、山药、龙骨、牡蛎。

（5）功效：固精缩尿，止泻止带。用于肾虚引起的滑精、遗精、带下过多等症。

5. 益智仁

（1）性味与功效：益智仁性温，味辛，具有温肾固精、缩尿止遗、温脾止泻的功效。常用于肾虚引起的遗精、尿频、遗尿及脾虚泄泻等症。

（2）临床应用：益智仁擅长温肾固精、缩尿止遗，适合用于肾阳虚引起的尿频、遗尿、滑精等症，还能温脾止泻，用于脾肾虚寒的慢性腹泻。

（3）代表方剂：缩泉丸。

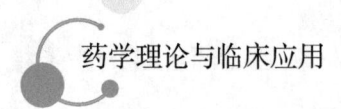

（4）组成：益智仁、乌药、山药。

（5）功效：温肾缩尿。用于肾气不足导致的尿频、遗尿等症。

第四节 其他固涩药与固涩剂

其他固涩药和固涩剂在临床上具有重要作用。它们主要针对虚证，尤其是气虚和阴虚引发的各种过度流失现象。当人体出现精液、体液、津液无节制外泄时，固涩药能发挥收敛、固涩之效。对于异常出血、脱肛、崩漏、久泻不止等症状，这些药物可起到有效的控制作用。通过增强机体的固摄功能，减少物质的过度流失，从而帮助身体恢复正常的生理状态，为虚证患者带来治疗希望，提高其生活质量和健康水平。

1. 赤石脂

（1）性味与功效：赤石脂性温，味甘酸涩，具有涩肠止泻、收敛止血、固崩止带的作用。常用于久泻、久痢、脱肛、便血、崩漏等症。

（2）临床应用：赤石脂擅长收敛固涩，适用于脾虚久泻、久痢不止、便血、崩漏等症，还能止血安胎，常用于体虚崩漏和带下病。

（3）代表方剂：桃花汤。

（4）组成：赤石脂、干姜、粳米。

（5）功效：涩肠止泻。用于脾虚久泻不止、便血等症。

2. 龙骨

（1）性味与功效：龙骨性平，味甘涩，具有镇静安神、收敛固涩、止血的作用。常用于虚汗、自汗、盗汗、崩漏、带下、失眠、惊悸等症。

（2）临床应用：龙骨主要用于安神和收敛固涩，适合心虚烦躁失眠、惊悸等症，还能收涩止汗、止血，适用于自汗、盗汗、崩漏等症。

（3）代表方剂：安神定志丸。

（4）组成：龙骨、远志、人参、茯苓、石菖蒲。

（5）功效：宁心安神，固涩止汗。用于心神不安、失眠、自汗、盗汗等症。

3. 牡蛎

（1）性味与功效：牡蛎性微寒，味咸涩，具有敛汗止血、收敛固涩、软坚散结、镇静安神的作用。常用于虚汗、盗汗、崩漏、带下、惊悸失眠、瘰疬、痰核等症。

（2）临床应用：牡蛎具有收敛固涩、镇静安神作用，适用于虚汗、自汗、盗汗及崩漏等症，还常用于治疗虚弱体质的虚烦失眠。

（3）代表方剂：牡蛎散。

（4）组成：牡蛎、麻黄根、黄芪、小麦。

（5）功效：固表止汗，益气收敛。用于自汗、盗汗、虚烦失眠等症。

4. 椿皮

（1）性味与功效：椿皮性寒，味苦涩，具有清热燥湿、涩肠止带、止血的作用。常用于湿热带下、赤白带下、久泻、崩漏等症。

（2）临床应用：椿皮擅长清热燥湿，特别适合湿热下注引起的带下病、赤白带下等症，还能止血，常用于湿热痢疾或久泻久痢。

（3）代表方剂：椿皮散。

（4）组成：椿皮、白术、黄芩、白芍、车前子。

（5）功效：清热燥湿，止带固涩。用于湿热下注引起的赤白带下、久泻久痢等症。

5. 乌贼骨

（1）性味与功效：乌贼骨性微温，味咸涩，具有固经止带、收敛止血、制酸止痛的功效。常用于崩漏、带下、吐血、便血、胃酸过多、胃痛等症。

（2）临床应用：乌贼骨主要用于固涩止带，适合于肾虚不固引起的崩漏、带下病，还能制酸止痛，治疗胃酸过多引起的胃痛。

（3）代表方剂：固冲汤。

（4）组成：乌贼骨、龙骨、白术、黄芪、白芍、棕榈皮、茜草。

（5）功效：固冲止血，补气固涩。用于气虚下陷、冲脉不固引起的崩漏等症。

第二十九章　祛痰止咳平喘药与祛痰止咳平喘剂

第一节　温化寒痰药

温化寒痰药主要用于治疗痰湿、寒痰等寒邪内盛、阳气不足引起的痰证。常见表现为咳嗽痰多、稀白而清、胸闷、气喘、咳嗽、脾胃虚寒、寒痰阻滞等症。温化寒痰药通过温化寒湿、祛痰利气，调理因寒邪或脾阳不足引起的痰湿问题。

1. 半夏

（1）性味与功效：半夏性温，味辛，具有燥湿化痰、降逆止呕、消痞散结的功效。常用于湿痰、寒痰咳嗽、脘腹痞满、呕吐等症。

（2）临床应用：半夏是温化寒痰的主药，适用于痰湿咳嗽、痰多清稀、寒痰阻滞引起的胸闷气喘，还可用于脾胃虚寒引起的呕吐、恶心等症。

（3）代表方剂：二陈汤。

（4）组成：半夏、陈皮、茯苓、甘草。

（5）功效：燥湿化痰，理气和中。用于痰湿阻肺引起的咳嗽、痰多、胸闷等症。

2. 白芥子

（1）性味与功效：白芥子性温，味辛，具有温肺豁痰、利气散结的作用。常用于寒痰、老痰壅滞、咳嗽气喘、胸胁胀痛等症。

（2）临床应用：白芥子擅长化寒痰、利气散结，适用于寒痰壅滞引起的咳嗽气喘、胸胁胀满等症，常用于治疗陈寒痰饮、痰湿久积。

（3）代表方剂：三子养亲汤。

（4）组成：白芥子、莱菔子、苏子。

（5）功效：温肺化痰，降气消食。用于寒痰、痰多、食滞气逆引起的咳嗽、胸闷等症。

3. 旋覆花

（1）性味与功效：旋覆花性温，味辛苦咸，具有降气化痰、消痰散结的作用。常用于寒痰咳嗽、痰多色白、气逆喘咳、胸胁胀痛等症。

（2）临床应用：旋覆花擅长温化寒痰，适合寒痰阻肺引起的咳嗽气喘、胸闷痰多，还能止呕、化痰止咳。

（3）代表方剂：旋覆代赭汤。

（4）组成：旋覆花、代赭石、人参、生姜、半夏、甘草、大枣。

（5）功效：降气化痰，和胃止呕。用于胃虚气逆、寒痰壅滞引起的咳嗽痰多、气喘、呕吐等症。

4. 姜半夏

（1）性味与功效：姜半夏性温，味辛，具有温化寒痰、降逆止呕的作用。常用于寒痰咳嗽、气喘痰多、脾胃虚寒、呕吐、恶心等症。

（2）临床应用：姜半夏温化寒痰、止咳化痰，适用于寒痰阻滞引起的咳嗽、气喘、痰多清稀，也可用于脾胃虚寒引发的呕吐、恶心等症。

（3）代表方剂：小半夏汤

（4）组成：姜半夏、生姜。

（5）功效：温化寒痰，降逆止呕。用于寒痰咳嗽、痰多清稀、胃寒呕吐等症。

5. 天南星

（1）性味与功效：天南星性温，有毒，味辛苦，具有燥湿化痰、祛风止痉、散结消肿的功效。常用于寒痰咳嗽、痰多、痰核瘰疬、风痰眩晕等症。

（2）临床应用：天南星主要用于温化寒痰，适合寒痰壅滞引起的咳嗽、痰多，也能祛风痰，治疗痰湿引起的中风、癫痫、痰核瘰疬等。

（3）代表方剂：定痫丸。

（4）组成：天南星、半夏、白芥子、胆南星、茯苓、全蝎、僵蚕等。

（5）功效：燥湿化痰，清热定痉。用于风痰、寒痰引起的咳嗽、痰多、癫痫等症。

第二节　清化热痰药

清化热痰药主要用于治疗热痰、燥痰等由火热邪气导致的痰证。热痰常表现为黄稠、难以咯出、咳嗽、气喘、痰中带血、胸痛等症状。清化热痰药通过清热化痰，改善肺热、燥热引起的痰热内盛等问题。

1. 川贝母

（1）性味与功效：川贝母性微寒，味甘苦，具有清热化痰、润肺止咳、散结消肿的功效。常用于肺热燥咳、痰中带血、干咳少痰、胸痛等症。

（2）临床应用：川贝母擅长清热化痰，适合于肺热燥咳、痰中带血、肺燥引起的干咳少痰，还能散结消肿，用于痰热结块引起的肿痛。

（3）代表方剂：贝母瓜蒌散。

（4）组成：川贝母、瓜蒌、桔梗、陈皮、茯苓、花粉。

（5）功效：清热润肺，化痰止咳。用于肺燥咳嗽、痰稠难咯、胸胁胀满等症。

2. 浙贝母

（1）性味与功效：浙贝母性寒，味苦，具有清热化痰、散结消肿的作用。常用于痰热咳嗽、痰中带血、咽痛、痰热结块等症。

（2）临床应用：浙贝母适合清热化痰，尤其适用于热痰壅盛、咳嗽咽痛、痰中带血等症，还能散结消肿，治疗痰热结核、瘰疬等病证。

（3）代表方剂：清气化痰丸。

（4）组成：浙贝母、胆南星、瓜蒌、陈皮、枳实、黄芩、茯苓、姜半夏。

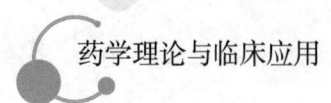

（5）功效：清热化痰，降气止咳。用于痰热壅盛、咳嗽气喘、痰黄稠黏等症。

3. 瓜蒌

（1）性味与功效：瓜蒌性寒，味甘苦，具有清热润燥、化痰散结、宽胸理气的作用。常用于热痰壅肺、咳嗽痰黏、胸痹胸痛等症。

（2）临床应用：瓜蒌擅长清热润燥化痰，适合用于痰热壅肺、痰稠不易咯出、胸满气促等症，同时能散结消肿，用于痰热结节、胸痹等病证。

（3）代表方剂：小陷胸汤。

（4）组成：瓜蒌、黄连、姜半夏。

（5）功效：清热化痰，宽胸散结。用于痰热内结引起的胸痹、胸痛、痰稠不易咯出等症。

4. 竹茹

（1）性味与功效：竹茹性微寒，味甘，具有清热化痰、止呕止血的功效。常用于肺热咳痰、痰热咯血、胃热呕吐等症。

（2）临床应用：竹茹擅长清化痰热，适用于痰热壅盛引起的咳痰黄稠、痰中带血等症，同时能止呕止血，用于胃热呕吐、咳血等。

（3）代表方剂：温胆汤。

（4）组成：竹茹、陈皮、枳实、茯苓、半夏、生姜、大枣。

（5）功效：理气化痰，和胃止呕。用于痰热内阻、胃气不和引起的咳痰黄稠、呕吐、恶心等症。

5. 胆南星

（1）性味与功效：胆南星性寒，味苦，具有清热化痰、定惊止痉的作用。常用于痰热咳嗽、痰热哮喘、惊痫抽搐等症。

（2）临床应用：胆南星擅长清化热痰，适合用于痰热引起的咳喘、痰黄稠黏等症，还能镇静安神，缓解痰热引起的惊风抽搐等病证。

（3）代表方剂：涤痰汤。

（4）组成：胆南星、半夏、枳实、陈皮、茯苓、人参、竹茹、甘草、生姜、大枣。

（5）功效：清热化痰，镇静定惊。用于痰热壅盛引起的咳嗽痰多、哮喘、惊痫抽搐等症。

第三节　止咳平喘药

止咳平喘药主要用于治疗咳嗽、气喘等由肺气失调、痰阻气道或外邪侵犯肺脏引起的病证。这类药物通过止咳、平喘、化痰或清热、温肺等作用，缓解咳嗽气喘等症状。

1. 杏仁

（1）性味与功效：杏仁性温，味苦，具有止咳平喘、润肠通便的作用。常用于风寒咳嗽、痰多喘促、干咳无痰、便秘等症。

（2）临床应用：杏仁擅长止咳平喘，适合用于多种类型的咳嗽气喘，尤其适用于风

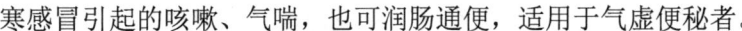

寒感冒引起的咳嗽、气喘，也可润肠通便，适用于气虚便秘者。

（3）代表方剂：三拗汤。

（4）组成：杏仁、麻黄、甘草。

（5）功效：宣肺平喘。用于风寒咳嗽、气喘、痰多、呼吸不畅等症。

2. 紫苏子

（1）性味与功效：紫苏子性温，味辛，具有降气化痰、止咳平喘、润肠通便的功效。常用于痰壅气逆、喘咳痰多、胸闷腹胀、便秘等症。

（2）临床应用：紫苏子擅长降气平喘，尤其适用于痰多气逆导致的咳喘，能有效缓解咳嗽痰多、胸闷气短等症，还可润肠通便，治疗气虚便秘。

（3）代表方剂：苏子降气汤。

（4）组成：紫苏子、半夏、厚朴、前胡、陈皮、肉桂、当归、生姜、大枣、甘草。

（5）功效：降气化痰，止咳平喘。用于痰多气逆、咳嗽喘促、胸闷等症。

3. 枇杷叶

（1）性味与功效：枇杷叶性凉，味苦，具有清肺止咳、降逆止呕的功效。常用于肺热咳嗽、气喘、痰多、胃热呕吐等症。

（2）临床应用：枇杷叶擅长清肺止咳，适合肺热咳嗽、痰多气喘等症，还可降逆止呕，适用于胃热呕吐或干咳不爽的患者。

（3）代表方剂：清肺汤。

（4）组成：枇杷叶、桑白皮、黄芩、地骨皮、甘草。

（5）功效：清肺化痰，止咳平喘。用于肺热咳嗽、气喘、痰黄稠等症。

4. 百部

（1）性味与功效：百部性微温，味甘苦，具有润肺止咳、杀虫的作用。常用于肺热咳嗽、久咳不愈、百日咳及蛔虫引起的腹痛等症。

（2）临床应用：百部擅长止咳平喘，适合用于肺热咳嗽、痰多气喘等症，还能润肺止咳，适用于久咳不愈及百日咳，也用于杀虫止痛。

（3）代表方剂：百部汤。

（4）组成：百部、桑白皮、紫菀、枇杷叶、陈皮、甘草。

（5）功效：润肺止咳，清热化痰。用于肺热咳嗽、久咳不愈、气喘等症。

5. 桑白皮

（1）性味与功效：桑白皮性寒，味甘，具有泻肺平喘、利水消肿的作用。常用于肺热咳喘、痰多气促、水肿尿少等症。

（2）临床应用：桑白皮擅长清泻肺热、平喘止咳，适用于肺热咳喘、痰黄稠等症，还可利水消肿，用于肺热引起的水肿尿少等症。

（3）代表方剂：泻白散。

（4）组成：桑白皮、地骨皮、甘草、粳米。

（5）功效：清泻肺热，止咳平喘。用于肺热壅盛引起的咳嗽、喘息、痰多等症。

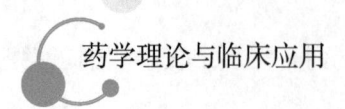

第四节　其他祛痰止咳平喘药与祛痰止咳平喘剂

其他祛痰止咳平喘药与祛痰止咳平喘剂主要用于治疗因痰阻、咳嗽、气喘引起的病证，具有祛痰、止咳、平喘的作用。

1. 紫菀

（1）性味与功效：紫菀性温，味辛苦甘，具有润肺化痰、止咳的功效。常用于咳嗽痰多、久咳不愈、寒热咳嗽等症。

（2）临床应用：紫菀擅长润肺止咳，化痰平喘，适合用于多种咳嗽症状，尤其是寒热咳嗽、痰多不易咯出、久咳不愈等症。

（3）代表方剂：止嗽散。

（4）组成：紫菀、百部、桔梗、陈皮、白前、荆芥、甘草。

（5）功效：止咳化痰，宣肺利气。用于外感咳嗽、痰多、咳嗽不止等症。

2. 白前

（1）性味与功效：白前性微温，味辛苦，具有降气化痰、止咳平喘的作用。常用于咳嗽气喘、痰多、痰稠、胸闷等症。

（2）临床应用：白前适合用于痰多壅盛、气逆不畅引起的咳喘，还能化痰清痰，缓解痰多、气喘等症状。

（3）代表方剂：二母散。

（4）组成：白前、川贝母、知母、黄芩、桑白皮、桔梗。

（5）功效：清热化痰，止咳平喘。用于热痰壅盛、气喘咳嗽、痰黄稠等症。

3. 款冬花

（1）性味与功效：款冬花性温，味辛甘，具有润肺下气、止咳化痰的功效。常用于咳嗽、气喘、痰多、咳痰不爽等症。

（2）临床应用：款冬花主要用于止咳化痰，适合寒性咳嗽及痰多不易咯出的症状，能润肺降气，缓解咳喘痰多。

（3）代表方剂：百合固金汤。

（4）组成：款冬花、百合、生地黄、熟地黄、贝母、甘草、桔梗、麦冬、当归、白芍。

（5）功效：滋阴润肺，止咳化痰。用于肺阴虚引起的干咳少痰、咽干口渴等症。

4. 葶苈子

（1）性味与功效：葶苈子性寒，味苦，具有泻肺平喘、消痰逐水的作用。常用于肺热咳喘、痰壅气逆、水肿尿少等症。

（2）临床应用：葶苈子适合用于肺热壅盛、痰多气喘等症，能有效清肺化痰、平喘利水，适用于肺热引起的咳喘、气促、痰稠。

（3）代表方剂：葶苈大枣泻肺汤。

（4）组成：葶苈子、大枣。

（5）功效：泻肺平喘，消痰逐水。用于肺热壅盛引起的咳嗽气喘、痰黄稠、胸胁胀满等症。

第三十章　祛湿药与祛湿剂

第一节　化湿燥湿药

化湿燥湿药主要用于治疗湿邪困阻脾胃、湿浊内蕴所致的病证，表现为脘腹胀满、食欲下降、便溏腹泻、头重身倦、口黏不渴、苔腻等症。这类药物通过化湿、燥湿，调理因湿邪引起的消化系统和全身不适症状。

1. 藿香

（1）性味与功效：藿香性微温，味辛，具有化湿解暑、和胃止呕的功效。常用于湿浊中阻、脘腹胀满、恶心、呕吐、暑湿感冒等症。

（2）临床应用：藿香擅长化湿解暑，适合湿浊阻滞脾胃引起的腹胀、恶心等症状，尤其适用于暑湿感冒、湿浊困阻脾胃的病证。

（3）代表方剂：藿香正气散。

（4）组成：藿香、紫苏、白芷、半夏、厚朴、大腹皮、茯苓、甘草、陈皮、桔梗、生姜、大枣。

（5）功效：解表化湿，理气和中。用于外感风寒、内伤湿滞引起的恶寒发热、头重身痛、脘腹胀满等症。

2. 佩兰

（1）性味与功效：佩兰性平，味辛，具有化湿解暑、醒脾开胃的作用。常用于湿浊困脾、脘腹胀满、口中甜腻、食欲下降、湿温初起等症。

（2）临床应用：佩兰适用于湿浊中阻、脘腹胀满、口中甜腻等湿滞症状，也可用于湿温初起的热病。

（3）代表方剂：六和汤。

（4）组成：佩兰、藿香、香薷、厚朴、甘草、木通。

（5）功效：化湿解暑。用于暑湿困脾、脘腹胀满、恶心、呕吐、口中甜腻等症。

3. 苍术

（1）性味与功效：苍术性温，味辛苦，具有燥湿健脾、祛风散寒、明目的作用。常用于湿阻脾胃、脘腹胀满、泄泻便溏、风寒湿痹、夜盲症等症。

（2）临床应用：苍术主要用于燥湿健脾，适合于脾胃湿阻引起的消化不良、腹胀、便溏等症，也能祛风散寒，用于风寒湿痹等症。

（3）代表方剂：平胃散。

（4）组成：苍术、厚朴、陈皮、甘草。

（5）功效：燥湿健脾，行气和胃。用于湿滞脾胃引起的脘腹胀满、纳差、便溏等症。

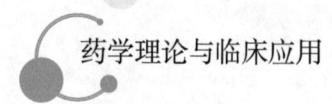
4. 厚朴

（1）性味与功效：厚朴性温，味苦辛，具有行气燥湿、消积导滞的作用。常用于湿阻中焦、脘腹胀满、食积不化、便秘、胸闷气短等症。

（2）临床应用：厚朴适用于湿浊中阻、脘腹胀满、食积不化等症，擅长行气消积，治疗湿滞脾胃或食积痞满等病证。

（3）代表方剂：厚朴温中汤。

（4）组成：厚朴、干姜、茯苓、陈皮、甘草、草果。

（5）功效：行气燥湿，温中止痛。用于寒湿中阻、脘腹胀满、食欲下降等症。

5. 砂仁

（1）性味与功效：砂仁性温，味辛，具有化湿开胃、温中止泻、安胎的功效。常用于湿阻中焦、脘腹胀满、食欲下降、呕吐、泄泻及妊娠呕吐等症。

（2）临床应用：砂仁擅长化湿开胃、温中止泻，适合于湿阻脾胃引起的脘腹胀满、食欲下降等症，还能安胎止呕，常用于妊娠呕吐或胎动不安。

（3）代表方剂：香砂六君子汤。

（4）组成：砂仁、陈皮、白术、茯苓、党参、甘草、木香、半夏。

（5）功效：补气健脾，理气化湿。用于脾虚湿阻引起的脘腹胀满、食欲下降、呕吐等症。

第二节　利水渗湿药

利水渗湿药主要用于治疗水湿内停、水肿、尿少、湿阻中焦等病证，表现为水肿、尿少、腹胀、泄泻、关节疼痛等。利水渗湿药通过利水消肿、渗湿健脾，排除体内多余的水湿，改善因水湿停滞引起的症状。

1. 茯苓

（1）性味与功效：茯苓性平，味甘淡，具有利水渗湿、健脾、宁心的功效。常用于水肿尿少、脾虚湿盛、心神不安等症。

（2）临床应用：茯苓擅长利水渗湿，适合脾虚湿盛、水湿内停引起的水肿、尿少、腹胀，也能健脾宁心，缓解脾虚、心神不宁的症状。

（3）代表方剂：五苓散。

（4）组成：茯苓、泽泻、猪苓、白术、桂枝。

（5）功效：利水渗湿，温阳化气。用于水湿停滞引起的小便不利、水肿、腹胀等症。

2. 猪苓

（1）性味与功效：猪苓性平，味甘淡，具有利水渗湿的功效。常用于水肿尿少、泄泻、带下等症。

（2）临床应用：猪苓是利水渗湿的常用药物，适合水湿壅盛引起的水肿、尿少及湿热带下、湿热泄泻等症。

（3）代表方剂：猪苓汤。

（4）组成：猪苓、茯苓、泽泻、阿胶、滑石。

（5）功效：利水清热，滋阴养血。用于水湿内停、小便不利及湿热泄泻等症。

3. 泽泻

（1）性味与功效：泽泻性寒，味甘淡，具有利水渗湿、泄热的作用。常用于水肿、小便不利、湿热泄泻、头晕等症。

（2）临床应用：泽泻擅长利水渗湿，尤其适用于水湿停滞导致的水肿、小便不利，还能清泄肾经湿热，治疗湿热泄泻及头晕等症。

（3）代表方剂：泽泻汤。

（4）组成：泽泻、茯苓、猪苓、白术、桂枝。

（5）功效：利水消肿，清热渗湿。用于水肿、小便不利、湿热泄泻等症。

4. 车前子

（1）性味与功效：车前子性寒，味甘，具有利尿通淋、清热渗湿、明目的作用。常用于小便不利、湿热淋证、目赤肿痛、水肿等症。

（2）临床应用：车前子擅长利水渗湿、通淋清热，适合湿热内阻引起的淋证、小便不利、湿热泄泻等症，还能明目，用于目赤肿痛等症。

（3）代表方剂：八正散。

（4）组成：车前子、滑石、瞿麦、萹蓄、栀子、木通、甘草、大黄。

（5）功效：清热泻火，利水通淋。用于湿热蕴结引起的小便不利、尿赤涩痛等症。

5. 薏苡仁

（1）性味与功效：薏苡仁性微寒，味甘淡，具有利水渗湿、健脾、除痹的功效。常用于水肿尿少、脾虚湿盛、湿痹拘挛、泄泻等症。

（2）临床应用：薏苡仁既能利水渗湿，又能健脾除痹，适用于湿邪内阻引起的水肿、尿少、湿痹及湿热引发的关节疼痛。

（3）代表方剂：薏苡仁汤。

（4）组成：薏苡仁、白术、茯苓、苍术。

（5）功效：利水渗湿，健脾除痹。用于湿邪困脾引起的水肿、尿少、湿痹等症。

第三节　清热利湿药

清热利湿药主要用于清除体内的湿热邪气，治疗湿热内蕴所致的病证，如湿热泄泻、黄疸、湿疮、尿路感染、带下等。

1. 黄柏

（1）性味与功效：黄柏性寒，味苦，具有清热燥湿、泻火解毒的功效。常用于湿热泻痢、湿热黄疸、带下、热淋、疮疡肿毒等症。

（2）临床应用：黄柏擅长清热燥湿，适用于湿热引起的泻痢、黄疸、带下等症，还能泻火解毒，用于疮疡肿毒等。

（3）代表方剂：二妙散。

（4）组成：黄柏、苍术。

（5）功效：清热燥湿。用于湿热下注引起的下肢痿软、足膝肿痛、湿疮等症。

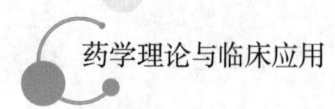

2. 黄芩

（1）性味与功效：黄芩性寒，味苦，具有清热燥湿、泻火解毒、止血安胎的功效。常用于湿热泻痢、湿热黄疸、肺热咳嗽、热毒疮疡等症。

（2）临床应用：黄芩擅长清热燥湿，适用于湿热泻痢、湿热黄疸等症，还能清泻肺热、安胎止血，适用于肺热咳喘、胎热不安等症。

（3）代表方剂：黄芩汤。

（4）组成：黄芩、芍药、甘草、大枣。

（5）功效：清热燥湿，和中止痢。用于湿热内蕴引起的腹泻、泻痢等症。

3. 茵陈

（1）性味与功效：茵陈性微寒，味苦辛，具有清热利湿、退黄的作用。常用于湿热黄疸、湿热泄泻、湿疮、湿热带下等症。

（2）临床应用：茵陈擅长清热利湿、退黄，适用于湿热内蕴引起的黄疸，还可用于湿热泄泻、湿疮及湿热带下等症。

（3）代表方剂：茵陈蒿汤。

（4）组成：茵陈、大黄、栀子。

（5）功效：清热利湿，退黄。用于湿热黄疸、小便不利、腹满胁痛等症。

4. 栀子

（1）性味与功效：栀子性寒，味苦，具有清热泻火、除烦、利湿解毒的功效。常用于湿热黄疸、湿热泻痢、心烦失眠、热毒疮疡等症。

（2）临床应用：栀子擅长清热泻火，尤其适用于湿热黄疸、湿热带下等症，还能除烦解毒，缓解心烦失眠及热毒疮疡。

（3）代表方剂：栀子豉汤。

（4）组成：栀子、淡豆豉。

（5）功效：清热除烦，宣解郁热。用于湿热郁滞、心烦失眠、湿热泻痢等症。

5. 龙胆草

（1）性味与功效：龙胆草性寒，味苦，具有清热燥湿、泻肝胆火的作用。常用于湿热黄疸、湿热带下、肝火上炎、目赤肿痛、湿疹等症。

（2）临床应用：龙胆草擅长清肝胆湿热，尤其适合湿热下注引起的黄疸、带下及肝火上炎导致的目赤肿痛等症。

（3）代表方剂：龙胆泻肝汤。

（4）组成：龙胆草、栀子、黄芩、泽泻、木通、车前子、当归、生地黄、柴胡、甘草。

（5）功效：清肝胆火，利湿退黄。用于肝胆湿热、目赤耳肿、黄疸、带下等症。

第四节　其他祛湿药与祛湿剂

其他祛湿药与祛湿剂主要用于治疗湿邪困阻所引起的病证，如湿热、风湿、寒湿等。这类药物通过祛湿解表、通络利湿，治疗湿气阻滞的症状，如关节疼痛、痹症、皮肤湿疮等。

1. 独活

（1）性味与功效：独活性温，味辛苦，具有祛风湿、止痛、解表的功效。常用于风寒湿痹、关节疼痛、腰膝酸软、感冒头痛等症。

（2）临床应用：独活擅长祛风湿、止痛，适合于风寒湿邪引起的痹症，尤其是下肢关节疼痛、腰膝酸软的患者，还能解表，用于风寒感冒的头痛发热。

（3）代表方剂：独活寄生汤。

（4）组成：独活、桑寄生、杜仲、牛膝、细辛、肉桂、秦艽、茯苓、党参、当归、白芍、川芎、甘草、生地黄。

（5）功效：祛风湿，补肝肾，益气血，止痹痛。用于风寒湿痹、筋骨痿软、腰膝疼痛等症。

2. 威灵仙

（1）性味与功效：威灵仙性温，味辛咸，具有祛风湿、通络止痛、化痰消痞的功效。常用于风湿痹痛、关节不利、肢体麻木、骨鲠咽喉等症。

（2）临床应用：威灵仙擅长祛风湿、通络止痛，适合风湿痹阻引起的关节疼痛、麻木不利，还能化痰消痞，治疗痰湿内蕴引起的胸痞满痛。

（3）代表方剂：威灵仙散。

（4）组成：威灵仙、羌活、苍术、防风、甘草。

（5）功效：祛风散寒，通络止痛。用于风湿痹阻引起的关节疼痛、肢体麻木等症。

3. 秦艽

（1）性味与功效：秦艽性平，味苦辛，具有祛风湿、通络止痛、清虚热的作用。常用于风湿痹痛、筋骨拘挛、骨节疼痛、虚热烦躁等症。

（2）临床应用：秦艽既能祛风湿、通络止痛，适合用于风湿痹症、关节疼痛，还能清虚热，常用于骨蒸潮热等虚热症状。

（3）代表方剂：三痹汤。

（4）组成：秦艽、当归、独活、细辛、川芎、肉桂、甘草、黄芩。

（5）功效：祛风散寒，通络止痛。用于风寒湿痹、关节疼痛、腰膝痿软等症。

4. 防己

（1）性味与功效：防己性寒，味辛苦，具有祛风湿、止痛、利水消肿的作用。常用于风湿痹痛、关节疼痛、水肿、小便不利等症。

临床应用：防己擅长祛风湿止痛，适合风湿痹阻引起的关节疼痛，还能利水消肿，适用于湿邪壅盛引发的水肿、尿少。

（3）代表方剂：防己黄芪汤。

（4）组成：防己、黄芪、白术、甘草、生姜、大枣。

（5）功效：益气祛风，利水消肿。用于风湿痹阻、水肿、风水及体虚表弱等症。

第三十一章 祛风湿药与祛风湿剂

第一节 常用祛风湿药

祛风湿药主要用于治疗风湿痹证，常表现为关节疼痛、肢体麻木、屈伸不利等。这类药物具有祛风除湿、通络止痛的重要作用，在中医药领域中占据着关键地位。

1. 秦艽

（1）性味与功效：秦艽性微寒，味苦辛。其性微寒之特性使其在发挥祛风湿功效的同时，不至于过于温热而加重体内热象。味苦能降泄，辛可发散，二者结合赋予秦艽独特的药效。秦艽具有祛风湿、舒筋通络、清虚热的强大功效。在风湿痹痛、筋脉拘急、关节不利、骨蒸潮热等症中，秦艽能够发挥关键作用。当人体遭受风湿之邪侵袭时，气血运行受阻，经络不通，导致关节疼痛、筋脉拘急、关节不利等症状。秦艽的祛风湿作用能够驱散风湿之邪，疏通经络，缓解疼痛和拘急。同时，秦艽还能舒筋通络，进一步改善筋脉的拘挛状态，恢复关节的正常活动功能。对于骨蒸潮热，秦艽的清虚热功效能够清除体内的虚热，调节阴阳平衡，缓解潮热症状。

（2）临床应用：秦艽擅长祛风湿，在临床应用中表现出卓越的疗效。尤其适用于风湿痹痛、关节疼痛、筋脉拘急等症。其作用机制主要是通过调节人体的免疫系统，减轻炎症反应，缓解疼痛和拘急。此外，秦艽还能清虚热，对于阴虚发热及骨蒸潮热具有显著的疗效。在这些病证中，秦艽能够滋阴清热，调节人体的阴阳平衡，降低体温，缓解潮热症状。

（3）代表方剂——大秦艽汤。

组成：大秦艽汤由秦艽、独活、当归、川芎、白芍、熟地黄、羌活、防风、白术、茯苓、黄芩、石膏、甘草组成。这个方剂中，秦艽为君药，发挥主要的祛风清热、养血活血作用。独活、羌活、防风等药物增强了祛风除湿的功效；当归、川芎、白芍、熟地黄等药物则具有养血活血的作用；白术、茯苓健脾利湿；黄芩、石膏清热泻火；甘草调和诸药。

功效：大秦艽汤具有祛风清热，养血活血的功效。主要用于风邪侵袭引起的肢体麻木、关节疼痛、筋脉拘急等症。方剂中的各种药物相互协同，共同发挥祛风除湿、清热养血、活血通络的作用，从而有效地缓解风湿痹证的症状。

2. 桑寄生

（1）性味与功效：桑寄生性平，味甘苦。其性平之特性使其适用范围广泛，不易引起明显的寒热偏性。味甘能补，苦可燥湿，桑寄生具有祛风湿、补肝肾、强筋骨、安胎的重要功效。在风湿痹痛、腰膝酸软、关节疼痛、胎动不安等症中，桑寄生能够发挥关键作用。当人体遭受风湿之邪侵袭时，关节和腰膝容易受到影响，出现疼痛和酸软等症状。桑

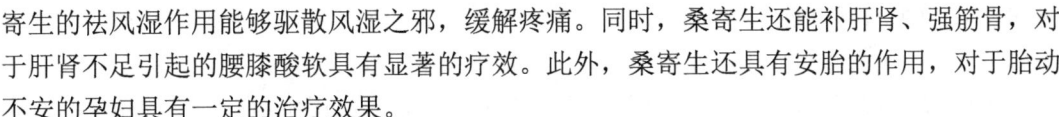

寄生的祛风湿作用能够驱散风湿之邪，缓解疼痛。同时，桑寄生还能补肝肾、强筋骨，对于肝肾不足引起的腰膝酸软具有显著的疗效。此外，桑寄生还具有安胎的作用，对于胎动不安的孕妇具有一定的治疗效果。

（2）临床应用：桑寄生擅长祛风湿，在临床应用中广泛用于腰膝酸软、关节疼痛、风湿痹症等病证。其作用机制主要是通过调节人体的免疫系统，减轻炎症反应，缓解疼痛。同时，桑寄生还能补肝肾、强筋骨，特别适合肝肾不足引起的腰膝酸软。对于胎动不安，桑寄生能够通过调节孕妇的身体机能，起到安胎的作用。

（3）代表方剂——桑寄生汤。

组成：桑寄生汤由桑寄生、当归、川芎、杜仲、续断、牛膝、防风、白芍、茯苓、甘草组成。这个方剂中，桑寄生为君药，发挥主要的祛风湿、补肝肾、强筋骨作用。当归、川芎、白芍养血活血；杜仲、续断、牛膝补肝肾、强筋骨；防风祛风除湿；茯苓健脾利湿；甘草调和诸药。

功效：桑寄生汤具有祛风湿，补肝肾，强筋骨的功效。主要用于风湿痹痛、腰膝酸软、肝肾不足等症。方剂中的各种药物相互协同，共同发挥祛风湿、补肝肾、强筋骨的作用，从而有效地缓解风湿痹证和肝肾不足的症状。

3. 川乌

（1）性味与功效：川乌性热，有毒，味辛苦。其性热之特性使其具有强烈的温经散寒作用，味辛苦则使其具有祛风除湿、温经止痛的功效。川乌常用于风寒湿痹、关节疼痛、寒疝腹痛等症。当人体遭受风寒湿邪侵袭时，关节和经络容易受到影响，出现疼痛和麻木等症状。川乌的祛风除湿作用能够驱散风湿之邪，缓解疼痛和麻木。同时，川乌还能温经散寒，对于寒性较重的疼痛和寒疝腹痛具有显著的疗效。

（2）临床应用：川乌擅长祛风寒湿，在临床应用中主要用于寒湿痹症引起的关节疼痛、肢体麻木等症。其作用机制主要是通过温通经络，驱散寒湿之邪，缓解疼痛和麻木。对于寒性较重的疼痛，川乌的温经散寒作用能够有效地缓解症状。此外，川乌还能用于寒疝腹痛，通过温经散寒，缓解腹部疼痛。

（3）代表方剂——乌头汤。

组成：乌头汤由川乌、麻黄、芍药、黄芪、甘草组成。这个方剂中，川乌为君药，发挥主要的祛风除湿、温经止痛作用。麻黄发汗解表，协助川乌驱散寒湿之邪；芍药和甘草缓急止痛；黄芪益气固表。

功效：乌头汤具有祛风除湿，温经止痛的功效。主要用于风寒湿痹引起的关节疼痛、肢体麻木、寒疝腹痛等症。方剂中的各种药物相互协同，共同发挥祛风除湿、温经散寒、止痛的作用，从而有效地缓解寒湿痹证的症状。

4. 防风

（1）性味与功效：防风性微温，味辛甘。其性微温之特性使其具有温和的祛风解表作用，味辛能发散，甘可缓急，防风具有祛风解表、胜湿止痛的重要功效。防风常用于风寒湿痹、关节疼痛、肢体麻木、风寒感冒等症。当人体遭受风寒湿邪侵袭时，关节和肢体容易受到影响，出现疼痛和麻木等症状。防风的祛风解表作用能够驱散风寒之邪，缓解疼

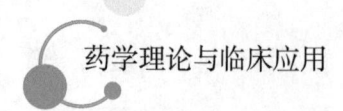

痛和麻木。同时，防风还能胜湿止痛，对于风湿痹证引起的疼痛具有显著的疗效。此外，防风还可用于风寒感冒，通过发散风寒之邪，缓解感冒症状。

（2）临床应用：防风既能祛风湿，又能解表，在临床应用中具有广泛的用途。适用于风湿痹症引起的关节疼痛、肢体麻木等症，也常用于外感风寒所致的感冒发热。其作用机制主要是通过调节人体的免疫系统，减轻炎症反应，缓解疼痛和麻木。对于风寒感冒，防风能够发散风寒之邪，缓解感冒症状。

（3）代表方剂——防风汤。

组成：防风汤由防风、白术、茯苓、甘草组成。这个方剂中，防风为君药，发挥主要的祛风胜湿、益气健脾作用。白术、茯苓健脾利湿；甘草调和诸药。

功效：防风汤具有祛风湿，益气健脾的功效。主要用于风湿痹痛、关节疼痛、风寒感冒等症。方剂中的各种药物相互协同，共同发挥祛风除湿、益气健脾的作用，从而有效地缓解风湿痹证和风寒感冒的症状。

5. 徐长卿

（1）性味与功效：徐长卿性温，味辛。其性温之特性使其具有温通经络的作用，味辛能发散，徐长卿具有祛风止痛、止痒、解毒的重要功效。徐长卿常用于风湿痹痛、关节疼痛、风湿瘙痒、疮疡肿毒等症。当人体遭受风湿之邪侵袭时，关节容易受到影响，出现疼痛等症状。徐长卿的祛风止痛作用能够驱散风湿之邪，缓解疼痛。同时，徐长卿还能止痒、解毒，对于湿疹、皮肤瘙痒及疮疡肿毒等病证具有显著的疗效。

（2）临床应用：徐长卿擅长祛风止痛，在临床应用中适合用于风湿痹症引起的关节疼痛、肢体麻木。其作用机制主要是通过调节人体的免疫系统，减轻炎症反应，缓解疼痛。此外，徐长卿还可用于湿疹、皮肤瘙痒及疮疡肿毒等病证，通过止痒、解毒的作用，缓解症状。

（3）代表方剂——徐长卿散。

组成：徐长卿散由徐长卿、防风、秦艽、独活、白芍、甘草组成。这个方剂中，徐长卿为君药，发挥主要的祛风除湿、止痹痛作用。防风、秦艽、独活增强祛风除湿的功效；白芍缓急止痛；甘草调和诸药。

功效：徐长卿散具有祛风除湿，止痹痛的功效。主要用于风湿痹痛、关节疼痛、湿疹瘙痒等症。方剂中的各种药物相互协同，共同发挥祛风除湿、止痛止痒的作用，从而有效地缓解风湿痹证和皮肤瘙痒等症状。

第二节　其他祛风湿药与祛风湿剂

其他祛风湿药与祛风湿剂通过祛除风湿邪气、舒筋通络，在治疗风湿痹症、关节疼痛、肢体麻木等病证方面发挥着重要作用。

1. 羌活

（1）性味与功效：羌活性温，味辛苦。其性温之特性赋予羌活温通发散的能力，能够驱散寒湿之邪。味辛能行能散，苦可燥湿降泄。羌活具有祛风散寒、除湿止痛的强大作

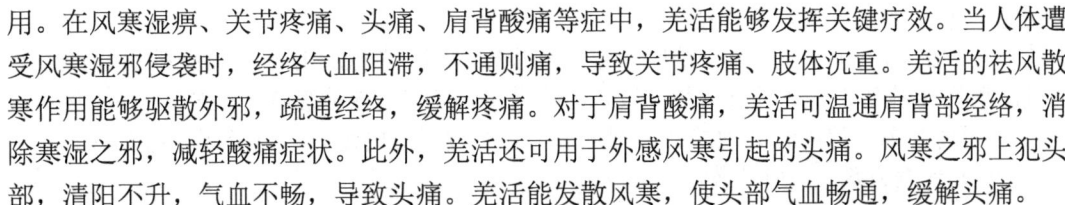

用。在风寒湿痹、关节疼痛、头痛、肩背酸痛等症中，羌活能够发挥关键疗效。当人体遭受风寒湿邪侵袭时，经络气血阻滞，不通则痛，导致关节疼痛、肢体沉重。羌活的祛风散寒作用能够驱散外邪，疏通经络，缓解疼痛。对于肩背酸痛，羌活可温通肩背部经络，消除寒湿之邪，减轻酸痛症状。此外，羌活还可用于外感风寒引起的头痛。风寒之邪上犯头部，清阳不升，气血不畅，导致头痛。羌活能发散风寒，使头部气血畅通，缓解头痛。

（2）临床应用：羌活擅长祛风散寒，在临床应用中表现出卓越的疗效。尤其适用于风寒湿痹引起的关节疼痛、肢体沉重、肩背酸痛。其作用机制主要是通过调节人体的免疫系统，减轻炎症反应，缓解疼痛和沉重感。同时，羌活还可用于外感风寒引起的头痛，通过发散风寒之邪，改善头部血液循环，缓解头痛症状。

（3）代表方剂——九味羌活汤。

组成：九味羌活汤由羌活、防风、苍术、细辛、川芎、白芷、生地黄、黄芩、甘草组成。方剂中，羌活为君药，发挥主要的祛风散寒、除湿止痛作用。防风协助羌活增强祛风之力；苍术燥湿健脾，协助羌活除湿；细辛、川芎、白芷祛风止痛，通利头面诸窍；生地黄、黄芩清泄里热，防止辛温燥烈之品伤阴；甘草调和诸药。

功效：九味羌活汤具有发汗祛湿，兼清内热的功效。主要用于外感风寒湿引起的头痛、关节疼痛、发热恶寒等症。方剂中的各种药物相互协同，共同发挥祛风散寒、除湿止痛、清泄内热的作用，从而有效地缓解外感风寒湿邪所致的各种症状。

2. 海桐皮

（1）性味与功效：海桐皮性平，味辛苦。其性平之特性使其适用范围较为广泛，不易引起明显的寒热偏性。味辛能行散，苦可燥湿。海桐皮具有祛风湿、通络止痛的重要功效。在风湿痹痛、四肢麻木、筋脉拘急、关节疼痛等症中，海桐皮能够发挥关键作用。当人体遭受风湿之邪侵袭时，经络阻滞，气血运行不畅，导致关节疼痛、四肢麻木、筋脉拘急。海桐皮的祛风湿作用能够祛除风湿之邪，疏通经络。其通络止痛的功效则能够缓解疼痛症状，改善肢体功能。

（2）临床应用：海桐皮擅长通络止痛，在临床应用中广泛用于风湿痹症引起的关节疼痛、肢体麻木及筋脉拘急等症。其作用机制主要是通过调节人体的经络气血运行，减轻炎症反应，缓解疼痛和拘急。对于关节变形和功能受限的患者，海桐皮能够通过改善经络气血循环，促进关节功能的恢复。

（3）代表方剂——海桐皮汤。

组成：海桐皮汤由海桐皮、桑寄生、杜仲、五加皮、独活、鸡血藤、羌活组成。方剂中，海桐皮为君药，发挥主要的祛风湿、通络止痛作用。桑寄生、杜仲、五加皮补肝肾、强筋骨；独活、羌活祛风除湿；鸡血藤活血通络。

功效：海桐皮汤具有祛风除湿，通络止痛的功效。主要用于风湿痹痛、关节不利等症。方剂中的各种药物相互协同，共同发挥祛风湿、通经络、止痛的作用，从而有效地缓解风湿痹证的症状。

3. 川乌

（1）性味与功效：川乌性热，有毒，味辛苦。其性热之特性使其具有强烈的温通散寒作用，味辛能行散，苦可燥湿。川乌具有祛风湿、散寒止痛的重要作用。在寒湿痹痛、关节冷痛、腰膝冷痛等症中，川乌能够发挥关键疗效。当人体遭受寒湿之邪侵袭时，寒邪凝滞，湿邪阻滞，导致关节冷痛、腰膝冷痛。川乌的祛风湿作用能够祛除寒湿之邪，其散

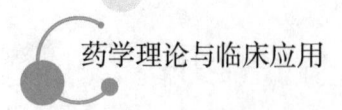

寒止痛的功效则能够缓解疼痛症状。

（2）临床应用：川乌擅长祛风除湿，在临床应用中特别适用于寒湿痹症引起的关节冷痛、腰膝冷痛等症。其具有较强的散寒止痛效果，能够有效地缓解寒湿之邪所致的疼痛。但由于川乌有毒，使用时必须严格控制剂量，并经过适当的炮制，以降低其毒性。

（3）代表方剂——川乌散。

组成：川乌散由川乌、麻黄、当归、羌活、白芷、细辛、甘草组成。方剂中，川乌为君药，发挥主要的祛风散寒、止痛通络作用。麻黄发汗解表，协助川乌驱散寒湿之邪；当归活血养血，防止川乌等药物过于辛燥伤血；羌活、白芷、细辛增强祛风散寒止痛之力；甘草调和诸药。

功效：川乌散具有祛风散寒，止痛通络的功效。主要用于寒湿痹痛、腰膝冷痛等症。方剂中的各种药物相互协同，共同发挥祛风散寒、止痛通络的作用，从而有效地缓解寒湿痹证的症状。

4. 五加皮

（1）性味与功效：五加皮性温，味辛苦。其性温之特性使其具有温通经络、散寒除湿的作用，味辛能行散，苦可燥湿。五加皮具有祛风湿、补肝肾、强筋骨、利水消肿的重要功效。在风湿痹痛、肢体麻木、腰膝酸软、肾虚水肿等症中，五加皮能够发挥关键作用。当人体遭受风湿之邪侵袭时，经络气血阻滞，导致风湿痹痛、肢体麻木。五加皮的祛风湿作用能够祛除风湿之邪，疏通经络。其补肝肾、强筋骨的功效则能够改善肝肾不足所致的腰膝酸软等症状。此外，五加皮还具有利水消肿的作用，对于肾虚水肿的患者具有一定的治疗效果。

（2）临床应用：五加皮擅长祛风湿、强筋骨，在临床应用中适用于风湿痹痛、肢体麻木及筋骨无力等症。其作用机制主要是通过调节人体的免疫系统，减轻炎症反应，同时滋补肝肾，增强筋骨的力量。对于水肿患者，尤其是肾虚导致的浮肿，五加皮能够通过利水消肿的作用，改善水肿症状。

（3）代表方剂——五加皮汤。

组成：五加皮汤由五加皮、桑寄生、杜仲、防风、独活、肉桂组成。方剂中，五加皮为君药，发挥主要的祛风湿、强筋骨、利水消肿作用。桑寄生、杜仲补肝肾、强筋骨；防风、独活祛风除湿；肉桂温通经脉，协助五加皮发挥作用。

功效：五加皮汤具有祛风湿，强筋骨，利水消肿的功效。主要用于风湿痹症、腰膝酸软、筋骨无力等症。方剂中的各种药物相互协同，共同发挥祛风湿、强筋骨、利水消肿的作用，从而有效地缓解风湿痹证和肾虚水肿的症状。

5. 伸筋草

（1）性味与功效：伸筋草性微温，味辛苦。其性微温之特性使其具有温和的温通经络作用，味辛能行散，苦可燥湿。伸筋草具有祛风湿、舒筋活络的重要功效。在风湿痹痛、筋脉拘急、关节不利、跌打损伤等症中，伸筋草能够发挥关键作用。当人体遭受风湿之邪侵袭时，经络气血阻滞，导致筋脉拘急、关节不利。伸筋草的祛风湿作用能够祛除风湿之邪，其舒筋活络的功效则能够缓解筋脉拘急症状，改善关节功能。对于跌打损伤后的关节

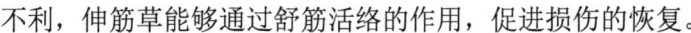

不利，伸筋草能够通过舒筋活络的作用，促进损伤的恢复。

（2）临床应用：伸筋草擅长舒筋活络，在临床应用中尤其适用于风湿痹症引起的筋脉拘急、关节疼痛及跌打损伤后的关节不利。其作用机制主要是通过调节人体的经络气血运行，减轻炎症反应，缓解拘急和疼痛症状，促进损伤的恢复。

（3）代表方剂——伸筋草汤。

组成：伸筋草汤由伸筋草、威灵仙、羌活、木瓜、桑寄生、五加皮组成。方剂中，伸筋草为君药，发挥主要的舒筋活络、祛风湿止痛作用。威灵仙祛风除湿，通络止痛；羌活祛风散寒；木瓜舒筋活络；桑寄生、五加皮补肝肾、强筋骨。

功效：伸筋草汤具有舒筋活络，祛风湿止痛的功效。主要用于风湿痹痛、筋脉拘急、关节不利等症。方剂中的各种药物相互协同，共同发挥舒筋活络、祛风湿止痛的作用，从而有效地缓解风湿痹证的症状。

第三十二章　平肝熄风药与平肝息风剂

平肝熄风药和平肝息风剂主要用于治疗肝阳上亢、肝风内动等病证，常表现为头痛、眩晕、耳鸣、肢体震颤、抽搐等症状。这类药物具有平肝潜阳、熄风止痉的作用，调理因肝阳上亢或肝风内动引起的病证。

1. 石决明

（1）性味与功效：石决明性寒，味咸，具有平肝潜阳、清肝明目的作用。常用于肝阳上亢引起的头晕目眩、头痛、目赤肿痛、视物模糊等症。

（2）临床应用：石决明擅长平肝潜阳，适合于肝阳上亢引起的头痛眩晕等症状，也可用于目赤肿痛、视物模糊等肝火上炎导致的眼疾。

（3）代表方剂：天麻钩藤饮。

（4）组成：天麻、钩藤、石决明、黄芩、川牛膝、杜仲、桑寄生、栀子、益母草、夜交藤、茯神。

（5）功效：平肝潜阳，清热活血。用于肝阳上亢引起的头痛、眩晕、失眠等症。

2. 天麻

（1）性味与功效：天麻性平，味甘，具有平肝熄风、止痉的功效。常用于肝风内动、眩晕头痛、肢体麻木、抽搐等症。

（2）临床应用：天麻擅长平肝熄风，适合于肝风内动引起的头痛眩晕、抽搐等症，还可用于肢体麻木、关节疼痛等病证。

（3）代表方剂：天麻钩藤饮。

（4）组成：天麻、钩藤、石决明、黄芩、杜仲、川牛膝、桑寄生、栀子、夜交藤、益母草、茯神。

（5）功效：平肝熄风，清热活血。用于肝阳上亢及肝风内动引起的头痛、眩晕、肢体麻木等症。

3. 钩藤

（1）性味与功效：钩藤性微寒，味甘，具有清热平肝、熄风止痉的作用。常用于肝风内动、头痛眩晕、高热惊痫等症。

（2）临床应用：钩藤擅长清热息风，适合于肝阳上亢及肝风内动引起的头痛、眩晕、惊痫等症，特别适用于小儿高热惊风。

（3）代表方剂：羚角钩藤汤。

（4）组成：羚羊角、钩藤、桑叶、菊花、生地黄、白芍、川贝母、竹茹、茯神、甘草。

（5）功效：平肝熄风，清热凉血。用于肝风内动、头痛眩晕、高热惊痫等症。

4. 珍珠母

（1）性味与功效：珍珠母性寒，味咸，具有平肝潜阳、安神定惊、明目的功效。常

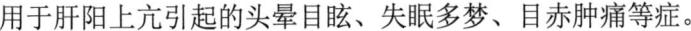

用于肝阳上亢引起的头晕目眩、失眠多梦、目赤肿痛等症。

（2）临床应用：珍珠母擅长平肝潜阳，适用于肝阳上亢引起的头痛眩晕、失眠等症，也能明目，治疗目赤肿痛、视物模糊等眼疾。

（3）代表方剂：镇肝熄风汤。

（4）组成：怀牛膝、代赭石、龙骨、牡蛎、龟板、天冬、麦冬、玄参、白芍、川楝子、茵陈、甘草。

（5）功效：平肝潜阳，熄风镇惊。用于肝阳上亢及肝风内动引起的头痛、眩晕、耳鸣等症。

5. 羚羊角

（1）性味与功效：羚羊角性寒，味咸，具有清热息风、平肝潜阳、清肝明目的作用。常用于高热惊厥、肝风内动、头痛眩晕、目赤肿痛等症。

（2）临床应用：羚羊角擅长清热息风，适用于高热惊厥、肝风内动引起的头痛、眩晕等症，也能清肝明目，治疗目赤肿痛。

（3）代表方剂：羚角钩藤汤。

（4）组成：羚羊角、钩藤、桑叶、菊花、生地黄、白芍、竹茹、茯神、甘草。

（5）功效：平肝熄风，清热凉血。用于高热惊厥、肝风内动引起的头痛、眩晕等症。

6. 代赭石

（1）性味与功效：代赭石性寒，味苦，具有平肝潜阳、降逆止呕、镇静安神的功效。常用于肝阳上亢、头痛眩晕、呕吐、嗳气等症。

（2）临床应用：代赭石擅长平肝潜阳，适用于肝阳上亢引起的头痛眩晕、呕吐、打嗝等症，也有镇静安神的作用，用于惊悸失眠。

（3）代表方剂：旋覆代赭汤。

（4）组成：旋覆花、代赭石、人参、生姜、甘草、大枣、半夏。

（5）功效：平肝潜阳，降逆止呕。用于肝阳上亢引起的头痛、眩晕、呕吐等症。

第三十三章　安神药与安神剂

安神药和安神剂主要用于治疗心神不安、失眠、多梦、心悸、惊悸等神志不宁的病证。这类药物通过镇静安神、养心益气，帮助调理因心神失养或惊恐引起的情绪不稳和睡眠问题。

1. 朱砂

（1）性味与功效：朱砂性寒，味甘，具有镇心安神、清热解毒的作用。常用于心神不安、失眠、多梦、心悸、惊悸等症。

（2）临床应用：朱砂擅长镇心安神，适合用于心神不宁、失眠多梦等症，还能清心火，用于热扰心神引起的心悸、惊恐。

（3）代表方剂：朱砂安神丸。

（4）组成：朱砂、黄连、当归、生地黄、炙甘草。

（5）功效：镇心安神，清热养阴。用于心火亢盛引起的失眠多梦、心悸惊恐等症。

2. 磁石

（1）性味与功效：磁石性寒，味咸，具有平肝潜阳、镇静安神、聪耳明目的作用。常用于肝阳上亢引起的头晕目眩、耳鸣耳聋、心悸失眠等症。

（2）临床应用：磁石擅长平肝潜阳、镇静安神，适用于肝阳上亢或心神不宁引起的头晕、耳鸣、心悸、失眠等症，还能聪耳明目。

（3）代表方剂：磁朱丸。

（4）组成：磁石、朱砂、神曲。

（5）功效：镇心安神，聪耳明目。用于肝阳上亢、心神不宁引起的心悸失眠、耳鸣等症。

3. 酸枣仁

（1）性味与功效：酸枣仁性平，味甘酸，具有养心安神、敛汗生津的功效。常用于心神不安、失眠、多梦、心悸、体虚自汗等症。

（2）临床应用：酸枣仁擅长养心安神，适合用于失眠多梦、心悸等症，还能敛汗生津，适用于虚汗及津液不足引起的烦渴。

（3）代表方剂：酸枣仁汤。

（4）组成：酸枣仁、茯苓、知母、川芎、甘草。

（5）功效：养血安神，清热除烦。用于血虚肝热引起的失眠多梦、心悸等症。

4. 柏子仁

（1）性味与功效：柏子仁性平，味甘，具有养心安神、润肠通便的作用。常用于心神不安、失眠多梦、心悸惊悸、肠燥便秘等症。

（2）临床应用：柏子仁擅长养心安神，适用于心神失养引起的失眠多梦、心悸惊悸等症，还能润肠通便，适合年老体虚便秘者。

（3）代表方剂：天王补心丹。

（4）组成：柏子仁、酸枣仁、丹参、生地黄、五味子、茯苓、远志、天冬、麦冬、当归、人参、桔梗、玄参、朱砂。

（5）功效：养心安神，滋阴清热。用于心阴不足、心神不宁引起的失眠多梦、心悸等症。

5. 远志

（1）性味与功效：远志性温，味苦辛，具有安神益智、祛痰开窍的功效。常用于心神不宁、失眠健忘、痰壅气滞、咳嗽痰多等症。

（2）临床应用：远志擅长安神益智，适合用于心神不安、失眠健忘等症，还能祛痰开窍，用于痰气壅滞、咳嗽痰多。

（3）代表方剂：远志汤。

（4）组成：远志、酸枣仁、茯苓、柏子仁、甘草。

（5）功效：安神益智，滋阴养心。用于心神不宁、失眠健忘等症。

6. 珍珠

（1）性味与功效：珍珠性寒，味甘咸，具有安神定惊、明目解毒的作用。常用于心神不安、惊悸失眠、癫痫抽搐、目赤肿痛等症。

（2）临床应用：珍珠擅长安神定惊，适合心神不宁引起的失眠多梦、惊悸等症，还能清肝明目，用于目赤肿痛、癫痫抽搐等症。

（3）代表方剂：安神定志丸。

（4）组成：远志、茯苓、珍珠、龙齿、人参、石菖蒲。

（5）功效：安神定志，养心益气。用于心虚胆怯、心神不宁引起的失眠、健忘、惊悸等症。

第三十四章 开窍药与开窍剂

开窍药和开窍剂主要用于治疗闭证、神昏、痰浊蒙窍、热邪入心等引起的昏迷、神志不清、癫痫、抽搐等症状。这类药物具有开窍醒神、通窍化浊的作用。

1. 麝香

（1）性味与功效：麝香性温，味辛。其性温能通阳散寒，辛味可发散走窜。麝香具有开窍醒神、活血通络、止痛的强大作用。在热病神昏的情况下，人体热邪炽盛，扰乱心神，导致神志不清。麝香能够迅速开窍醒神，使神明归位，恢复意识。中风痰厥是由于风邪夹痰阻滞经络，蒙蔽清窍所致，麝香可以开窍化痰，恢复人体的正常功能。癫痫发作多与风痰上扰有关，麝香能够息风化痰，缓解癫痫症状。对于胸痹心痛，麝香的活血通络、止痛作用能够疏通心脉，缓解疼痛。

（2）临床应用：麝香擅长开窍醒神，在临床应用中具有重要地位。适用于热病神昏、痰厥神昏、中风昏迷等症。在热病过程中，热邪内陷心包，导致神志昏迷，麝香能够迅速开窍，使患者恢复意识。对于痰厥神昏，即因痰浊阻滞清窍而引起的昏迷，麝香可以化痰开窍，醒神复苏。在中风昏迷的患者中，麝香能够促进气血运行，恢复脑部的功能。此外，麝香还能活血通络，缓解胸痹心痛。胸痹心痛多由心脉瘀阻所致，麝香可以疏通心脉，缓解疼痛，改善心脏的供血功能。例如，在急性心肌梗死、心绞痛等疾病中，麝香常被用于辅助治疗，以缓解疼痛和改善病情。

（3）代表方剂：苏合香丸。

（4）组成：麝香、苏合香、安息香、冰片、丁香、沉香、白术、朱砂、木香、香附、砂仁、檀香。麝香为君药，发挥开窍醒神的主要作用；苏合香、安息香、冰片等增强开窍之力；丁香、沉香等行气散寒；白术健脾燥湿；朱砂镇心安神；木香、香附、砂仁、檀香等理气止痛。

（5）功效：芳香开窍，温通理气。用于寒闭证引起的神昏、痰厥、胸闷等症。当人体遭受寒邪侵袭，导致气机阻滞，出现神昏、痰厥、胸闷等症状时，苏合香丸能够通过芳香开窍、温通理气的作用，使人体的气机通畅，神志恢复清醒。

2. 冰片

（1）性味与功效：冰片性凉，味辛苦。其性凉能清热，辛苦之味可开窍醒神、清热止痛。冰片具有开窍醒神、清热止痛的功效。在热病神昏的情况下，冰片能够清热开窍，使神志恢复清醒。对于癫痫发作，尤其是痰热蒙窍引起的癫痫，冰片可以清热化痰，开窍醒神。在痈肿疮疡、目赤肿痛等症中，冰片的清热止痛作用能够减轻炎症和疼痛。

（2）临床应用：冰片擅长开窍醒神，适用于热病神昏、痰热蒙窍引起的癫痫发作。在热病过程中，热邪上扰心神，导致神志昏迷，冰片可以清热开窍，醒神复苏。对于痰热蒙窍引起的癫痫，冰片能够清热化痰，平息癫痫发作。此外，冰片还能清热止痛，缓解痈肿疮疡及目赤肿痛等症。在皮肤感染、眼部炎症等疾病中，冰片常被用于辅助治疗，以减轻疼痛和炎症。例如，在结膜炎、麦粒肿等眼部疾病中，冰片可以与其他药物配合使用，缓解目赤肿痛的症状。

（3）代表方剂：安宫牛黄丸。

（4）组成：牛黄、麝香、冰片、黄连、黄芩、山栀子、郁金、朱砂、雄黄、珍珠。冰片在其中与牛黄、麝香等共同发挥开窍醒神的作用。黄连、黄芩、山栀子等清热泻火；郁金清热开窍；朱砂、雄黄等镇心安神；珍珠清热解毒。

（5）功效：清热解毒，开窍醒神。用于热闭证引起的高热惊厥、神昏谵语等症。当人体遭受热邪侵袭，出现高热惊厥、神昏谵语等症状时，安宫牛黄丸能够通过清热解毒、开窍醒神的作用，使人体的热邪得以清除，神志恢复清醒。

3. 牛黄

（1）性味与功效：牛黄性凉，味苦甘。其性凉能清热，苦味能降泄、燥湿、解毒，甘味则和缓。牛黄具有清热解毒、化痰开窍、息风止痉的功效。在热病神昏的情况下，牛黄能够清热解毒，开窍醒神。对于痰热闭窍，牛黄可以清热化痰，打开闭阻的清窍。中风昏迷多与风痰上扰有关，牛黄能够息风化痰，恢复人体的正常功能。在惊痫抽搐等症中，牛黄的息风止痉作用能够平息抽搐，缓解症状。

（2）临床应用：牛黄擅长清热解毒、开窍醒神，在临床应用中具有广泛的适应证。适用于痰热闭窍、热病神昏、中风昏迷等症。在痰热闭窍的患者中，牛黄能够清热化痰，开窍醒神，使患者恢复意识。在热病神昏的情况下，牛黄可以清热解毒，缓解高热和神志昏迷的症状。对于中风昏迷，牛黄能够息风化痰，促进脑部的血液循环，恢复脑部的功能。此外，牛黄还能息风止痉，治疗高热惊厥、癫痫抽搐等。在小儿高热惊厥、癫痫等疾病中，牛黄常被用于辅助治疗，以平息抽搐和缓解症状。

（3）代表方剂：至宝丹。

（4）组成：牛黄、麝香、冰片、安息香、琥珀、朱砂、金箔、银箔、犀角、玳瑁。牛黄为君药，发挥清热解毒、化浊开窍的主要作用；麝香、冰片等增强开窍之力；安息香、琥珀等化痰开窍；朱砂、金箔、银箔等镇心安神；犀角、玳瑁等清热解毒。

（5）功效：清热解毒，化浊开窍。用于热闭证引起的神昏、痰热闭窍等症。当人体遭受热邪侵袭，出现神昏、痰热闭窍等症状时，至宝丹能够通过清热解毒、化浊开窍的作用，使人体的热邪得以清除，神志恢复清醒。

4. 石菖蒲

（1）性味与功效：石菖蒲性温，味辛苦。其性温能通阳散寒，辛苦之味可开窍醒神、化湿和胃。石菖蒲具有开窍醒神、化湿和胃的功效。在神昏痰迷的情况下，石菖蒲能够开窍化痰，使神志恢复清醒。癫痫痰厥多与痰浊阻滞经络有关，石菖蒲可以开窍化痰，平息癫痫发作。对于胸闷脘痞等症，石菖蒲的化湿和胃作用能够消除体内的湿浊，恢复脾胃的正常功能。

（2）临床应用：石菖蒲擅长开窍醒神，适合痰浊蒙窍引起的神志不清、癫痫发作等症。在脑部疾病、神经系统疾病中，石菖蒲常被用于辅助治疗，以开窍醒神，恢复患者的意识。

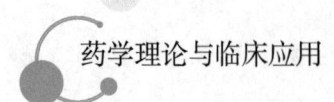

此外，石菖蒲还能化湿和胃，治疗湿浊中阻引起的胸闷脘痞等病证。在一些消化系统疾病中，石菖蒲可以与其他化湿和胃的药物配合使用，缓解胸闷、脘痞、食欲下降等症状。例如，在慢性胃炎、消化不良等疾病中，石菖蒲能够发挥其化湿和胃的作用，改善患者的消化功能。

（3）代表方剂：安神定志丸。

（4）组成：石菖蒲、远志、茯苓、龙齿、人参、珍珠。石菖蒲为君药，发挥开窍醒神的主要作用；远志安神益智；茯苓健脾宁心；龙齿镇惊安神；人参补气安神；珍珠清热解毒。

（5）功效：安神定志，开窍醒神。用于心神不宁、痰浊蒙窍引起的神志不清、失眠健忘等症。当人体出现心神不宁、痰浊蒙窍等症状时，安神定志丸能够通过安神定志、开窍醒神的作用，使人体的心神安定，神志恢复清醒。

5. 郁金

（1）性味与功效：郁金性寒，味辛苦。其性寒能清热，辛苦之味可开窍醒神、行气解郁、凉血止血。郁金具有清热开窍、行气解郁、凉血止血的作用。在热病神昏的情况下，郁金能够清热开窍，使神志恢复清醒。对于癫痫发作，尤其是痰热蒙窍引起的癫痫，郁金可以清热化痰，开窍醒神。在心胸郁闷等症中，郁金的行气解郁作用能够疏通气机，缓解郁闷情绪。对于血热出血，郁金的凉血止血作用能够清热凉血，止血化瘀。

（2）临床应用：郁金擅长清热开窍，适合用于热病神昏、痰热蒙窍引起的癫痫发作。在热病过程中，热邪内陷心包，导致神志昏迷，郁金能够清热开窍，醒神复苏。对于痰热蒙窍引起的癫痫，郁金可以清热化痰，平息癫痫发作。此外，郁金还能行气解郁，缓解气滞郁结导致的心胸郁闷。在情绪不良、肝郁气滞的患者中，郁金常被用于辅助治疗，以缓解郁闷情绪，改善心情。例如，在抑郁症、焦虑症等疾病中，郁金能够发挥其行气解郁的作用，帮助患者恢复心理健康。

（3）代表方剂：郁金散。

（4）组成：郁金、白芍、枳壳、川芎、木香。郁金为君药，发挥行气解郁、开窍醒神的主要作用；白芍养血柔肝；枳壳行气宽中；川芎活血行气；木香理气止痛。

（5）功效：行气解郁，开窍醒神。用于气滞血瘀引起的心胸郁闷、癫痫痰厥等症。当人体出现气滞血瘀、心胸郁闷等症状时，郁金散能够通过行气解郁、开窍醒神的作用，使人体的气机通畅，神志恢复清醒。

6. 苏合香

（1）性味与功效：苏合香性温，味辛。其性温能通阳散寒，辛味可发散走窜。苏合香具有芳香开窍、行气止痛的功效。在寒闭神昏的情况下，人体遭受寒邪侵袭，气机阻滞，导致神志昏迷。苏合香能够芳香开窍，使神明归位，恢复意识。对于胸痹心痛，苏合香的行气止痛作用能够疏通心脉，缓解疼痛。在腹痛肢厥等症中，苏合香可以行气散寒，缓解疼痛和四肢厥冷的症状。

（2）临床应用：苏合香擅长芳香开窍，适合寒闭证引起的神昏及胸痹心痛、气滞腹痛等症。在寒闭神昏的患者中，苏合香能够迅速开窍，使患者恢复意识。对于胸痹心痛，苏合香可以疏通心脉，缓解疼痛，改善心脏的供血功能。在气滞腹痛的情况下，苏合香能够行气散寒，缓解疼痛。例如，在冠心病、心绞痛等疾病中，苏合香常被用于辅助治疗，以缓解疼痛和改善病情。此外，苏合香还能行气止痛，用于气滞血瘀引起的胸胁疼痛。在胸部疼痛、胁肋胀痛等疾病中，苏合香可以与其他行气止痛的药物配合使用，缓解疼痛症状。

（3）代表方剂：苏合香丸。

（4）组成：苏合香、麝香、安息香、冰片、丁香、沉香、白术、朱砂、木香、香附、檀香、砂仁。苏合香为君药，发挥芳香开窍、行气止痛的主要作用；麝香、安息香、冰片等增强开窍之力；丁香、沉香等行气散寒；白术健脾燥湿；朱砂镇心安神；木香、香附、檀香、砂仁等理气止痛。

（5）功效：芳香开窍，行气止痛。用于寒闭神昏、胸痹心痛、腹痛肢厥等症。当人体遭受寒邪侵袭，出现寒闭神昏、胸痹心痛、腹痛肢厥等症状时，苏合香丸能够通过芳香开窍、行气止痛的作用，使人体的气机通畅，神志恢复清醒，疼痛得到缓解。

第三十五章　消食药与消食剂

消食药和消食剂主要用于治疗食积、脘腹胀满、消化不良等症状，具有促进消化、化积导滞的作用。

1. 山楂

（1）性味与功效：山楂性微温，味酸甘，具有消食化积、行气散瘀的功效。常用于肉食积滞、脘腹胀满、泻痢、疝气、血瘀痛症等症。

（2）临床应用：山楂擅长消肉食积滞，尤其适合于因食肉过多引起的消化不良，还能活血化瘀，用于疝气、血瘀痛症等。

（3）代表方剂：保和丸。

（4）组成：山楂、神曲、莱菔子、陈皮、半夏、茯苓、连翘。

（5）功效：消食化滞，理气和胃。用于饮食积滞引起的脘腹胀满、嗳气、腹泻等症。

2. 神曲

（1）性味与功效：神曲性温，味甘辛，具有消食健胃、和中化湿的作用。常用于食积不化、脘腹胀满、消化不良等症。

（2）临床应用：神曲擅长消食化滞，适用于各种食物引起的消化不良，尤其是酒食不化引起的脘腹胀满和消化不良。

（3）代表方剂：香砂六君子汤。

（4）组成：神曲、陈皮、砂仁、半夏、党参、茯苓、甘草、木香。

（5）功效：健脾益气，化湿消食。用于脾胃虚弱、食积不化、脘腹胀满等症。

3. 麦芽

（1）性味与功效：麦芽性平，味甘，具有消食和中、回乳的功效。常用于淀粉类食物引起的消化不良、脘腹胀满、乳汁郁积、脾胃虚弱等症。

（2）临床应用：麦芽擅长消食和中，适用于米面、淀粉类食物引起的积滞，也可用于乳汁郁积或断乳。

（3）代表方剂：焦三仙。

（4）组成：麦芽、山楂、神曲。

（5）功效：消食健脾，行气化滞。用于食积不化、脘腹胀满、消化不良等症。

4. 莱菔子

（1）性味与功效：莱菔子性平，味辛甘，具有消食除胀、降气化痰的作用。常用于食积气滞、脘腹胀满、痰多咳喘等症。

（2）临床应用：莱菔子擅长消食除胀，尤其适合食积气滞导致的脘腹胀满和嗳气，还能降气化痰，用于痰多咳喘。

（3）代表方剂：三子养亲汤。

（4）组成：莱菔子、白芥子、紫苏子。

（5）功效：降气化痰，消食除胀。用于脘腹胀满、痰壅咳喘、食积不化等症。

5. 鸡内金

（1）性味与功效：鸡内金性平，味甘，具有消食健胃、涩精止遗、化石通淋的功效。常用于食积不化、脘腹胀满、小儿疳积、遗精遗尿、胆结石等症。

（2）临床应用：鸡内金擅长消食健胃，尤其适用于积食停滞引起的脘腹胀满、小儿疳积等症，还能化结石，用于胆结石及泌尿系结石。

（3）代表方剂：健脾丸。

（4）组成：鸡内金、白术、茯苓、陈皮、甘草、神曲、麦芽。

（5）功效：消食健脾，化积止泻。用于脾虚消化不良、食积不化、脘腹胀满等症。

6. 谷芽

（1）性味与功效：谷芽性平，味甘，具有消食健脾、和中益气的作用。常用于米面食积、脘腹胀满、食欲下降、脾虚泄泻等症。

（2）临床应用：谷芽擅长消食健脾，尤其适合米面食物引起的消化不良、脘腹胀满，也可用于脾虚食少及泄泻等症。

（3）代表方剂：启脾丸。

（4）组成：谷芽、山楂、麦芽、神曲、白术、陈皮、茯苓、甘草。

（5）功效：健脾益气，消食化积。用于脾虚食少、食积不化、脘腹胀满等症。

第三十六章　催吐药与催吐剂

催吐药和催吐剂主要用于清除胃中的毒物、宿食等，通过引起呕吐的方式以排除体内有害物质。这类药物常用于急性中毒、食物停滞等病证的治疗。

1. 瓜蒂

（1）性味与功效：瓜蒂性寒，味苦，具有催吐涤痰、逐水退黄的作用。常用于宿食停滞、痰涎壅盛、黄疸及中毒性昏迷等症。

（2）临床应用：瓜蒂是常用的催吐药，适用于痰涎壅盛、宿食停滞，尤其是食积或中毒引起的神志不清等症，还用于湿热黄疸。

（3）代表方剂：瓜蒂散。

（4）组成：瓜蒂、赤小豆。

（5）功效：催吐涤痰，祛湿退黄。用于宿食停滞、痰涎壅盛、湿热黄疸等症。

2. 常山

（1）性味与功效：常山性寒，味苦辛，有毒，具有催吐祛痰、截疟的作用。常用于痰涎壅盛、疟疾发作及食积中毒等症。

（2）临床应用：常山擅长催吐涤痰，特别适用于痰涎壅盛、疟疾等症状，也可用于宿食不化引起的腹胀或中毒。

（3）代表方剂：常山饮。

（4）组成：常山、槟榔、知母、黄芩、甘草。

（5）功效：催吐祛痰，截疟退热。用于痰涎壅盛、疟疾发作、宿食停滞等症。

3. 胆矾

（1）性味与功效：胆矾性寒，有毒，味酸涩，具有催吐祛痰、解毒止痛的功效。常用于中毒、痰涎壅盛、宿食停滞等症，也用于疮疡毒肿。

（2）临床应用：胆矾是强效的催吐药，适合用于急性中毒、痰涎壅盛、宿食不化等症，同时有较好的解毒作用。

（3）代表方剂：胆矾散。

（4）组成：胆矾、瓜蒂。

（5）功效：催吐祛痰，解毒止痛。用于急性中毒、宿食停滞、痰涎壅盛等症。

4. 藜芦

（1）性味与功效：藜芦性寒，有毒，味辛苦，具有催吐祛痰、杀虫的作用。常用于痰涎壅盛、宿食停滞、癫痫及杀虫灭虱等症。

（2）临床应用：藜芦擅长催吐涤痰，适合用于痰涎壅盛、癫痫发作、食积不化等症，还能杀虫灭虱，外用治疗皮肤感染。

（3）代表方剂：藜芦散。

（4）组成：藜芦、白术、干姜。

（5）功效：催吐祛痰，和胃止痛。用于痰涎壅盛、宿食停滞、癫痫发作等症。

5. 枳实

（1）性味与功效：枳实性寒，味苦辛，具有破气消积、化痰除胀、催吐涤痰的作用。常用于食积停滞、痰涎壅盛、胸胁胀满等症。

（2）临床应用：枳实具有破气消积的作用，适合用于宿食停滞、食积不化引起的脘腹胀满，还能催吐痰涎壅盛引起的痰喘、神昏。

（3）代表方剂：枳实导滞丸。

（4）组成：枳实、白术、茯苓、神曲、麦芽、黄连、黄芩、泽泻。

（5）功效：消积导滞，化痰除胀。用于食积停滞、痰涎壅盛、脘腹胀满等症。

6. 苦参

（1）性味与功效：苦参性寒，味苦，具有清热燥湿、解毒杀虫、催吐涤痰的作用。常用于痰涎壅盛、热毒积滞、疮疡等症。

（2）临床应用：苦参擅长催吐祛痰，适合痰涎壅盛、宿食停滞等症，还能清热燥湿、杀虫解毒，用于疮疡肿毒。

（3）代表方剂：苦参散。

（4）组成：苦参、黄连、胆矾、芒硝。

（5）功效：清热燥湿，催吐涤痰。用于痰涎壅盛、宿食停滞、热毒疮疡等症。

第三十七章　驱虫药与驱虫剂

驱虫药和驱虫剂主要用于治疗体内寄生虫病，包括蛔虫、钩虫、绦虫、蛲虫等寄生虫引起的腹痛、腹胀、食欲下降等症状。通过驱逐体内寄生虫，调理肠胃和全身健康。

1. 使君子

（1）性味与功效：使君子性温，味甘，具有杀虫消积的作用。常用于小儿蛔虫病、腹痛、食欲下降、面黄肌瘦等症。

（2）临床应用：使君子擅长驱蛔虫，尤其适合小儿蛔虫病，还能帮助改善因寄生虫引起的消化不良和食积停滞。

（3）代表方剂：使君子散。

（4）组成：使君子、槟榔、茯苓、陈皮。

（5）功效：杀虫消积。用于小儿蛔虫病、腹痛、食欲下降等症。

2. 槟榔

（1）性味与功效：槟榔性温，味辛苦，具有杀虫消积、行气化湿的功效。常用于驱杀绦虫、蛔虫、钩虫及腹胀、食积等症。

（2）临床应用：槟榔对绦虫有显著的驱除作用，还可用于蛔虫、钩虫病等症，并能消积导滞、行气化湿，治疗食积停滞、腹胀等。

（3）代表方剂：化虫丸。

（4）组成：槟榔、使君子、苦楝根皮、胡黄连、黄连、黄柏、鹤虱、雷丸、牵牛子。

（5）功效：杀虫消积，清热止痛。用于寄生虫病、腹痛、食欲下降等症。

3. 苦楝皮

（1）性味与功效：苦楝皮性寒，味苦，有小毒，具有杀虫疗癣的作用。常用于驱杀蛔虫、钩虫、绦虫及疥癣等症。

（2）临床应用：苦楝皮擅长驱蛔虫、钩虫等，还能用于治疗疥癣等皮肤寄生虫病。

（3）代表方剂：苦楝皮散。

（4）组成：苦楝皮、槟榔、雷丸。

（5）功效：杀虫消积。用于蛔虫、钩虫、疥癣等症。

4. 鹤虱

（1）性味与功效：鹤虱性苦温，有小毒，具有杀虫消积的功效。常用于驱除蛔虫、蛲虫、钩虫等虫积病证。

（2）临床应用：鹤虱擅长杀虫，尤其适用于蛲虫病和蛔虫病，常用于驱除寄生虫引起的腹痛、消化不良、面黄等症。

（3）代表方剂：鹤虱丸。

（4）组成：鹤虱、苦楝皮、槟榔、牵牛子。

（5）功效：杀虫消积。用于蛔虫、蛲虫、腹痛等症。

5. 雷丸

（1）性味与功效：雷丸性寒，味苦，有毒，具有杀虫消积的功效。常用于驱除蛔虫、蛲虫、钩虫等寄生虫病证。

（2）临床应用：雷丸擅长杀虫，特别适用于蛔虫、蛲虫、钩虫等寄生虫病，常用于治疗寄生虫引起的腹痛、食欲下降等症。

（3）代表方剂：雷丸丸。

（4）组成：雷丸、苦楝皮、槟榔。

（5）功效：杀虫消积。用于蛔虫、钩虫、蛲虫等寄生虫病。

6. 南瓜子

（1）性味与功效：南瓜子性平，味甘，具有杀虫、补虚的作用。常用于驱除绦虫、蛔虫、血吸虫病等寄生虫病。

（2）临床应用：南瓜子尤其对绦虫有较好的驱除作用，适用于治疗绦虫病、蛔虫病等症状，还能用于辅助治疗血吸虫病。

（3）代表方剂：南瓜子汤。

（4）组成：南瓜子、槟榔。

（5）功效：杀虫消积。用于绦虫、蛔虫等寄生虫病。

第三十八章 外用药与外用剂

外用药和外用剂主要用于皮肤、肌肉、关节等外部病证的治疗，包括外伤、疮疡、皮肤感染、止痛消肿等。

1. 大黄

（1）性味与功效：大黄性寒，味苦，具有泻下通便、清热解毒、消肿止痛的功效。外用常用于疮疡肿毒、外伤感染、烧烫伤等症。

（2）临床应用：大黄擅长外用消肿止痛、清热解毒，适用于皮肤外伤、疮疡肿痛及烧烫伤，还可以外敷治疗局部炎症。

（3）代表方剂：大黄牡丹汤。

（4）组成：大黄、牡丹皮、冬瓜子、桃仁、芒硝。

（5）功效：泻热破瘀，散结消肿。用于肠痈初期腹痛、局部炎症红肿热痛等症。

2. 冰片

（1）性味与功效：冰片性凉，味辛苦，具有开窍醒神、清热止痛、消肿生肌的功效。常用于外伤、疮疡、烧烫伤等症。

（2）临床应用：冰片外用常用于创伤、疮疡及皮肤溃疡，有较好的止痛消肿和生肌作用，也用于局部感染或外伤引起的红肿疼痛。

（3）代表方剂：冰硼散。

（4）组成：冰片、硼砂、朱砂、玄明粉。

（5）功效：清热解毒，消肿止痛。用于口舌生疮、咽喉肿痛、外伤感染等症。

3. 白芷

（1）性味与功效：白芷性温，味辛，具有散风止痛、消肿排脓的作用。外用常用于疮疡肿毒、皮肤溃烂、鼻渊头痛等症。

（2）临床应用：白芷外用擅长治疗疮疡、外伤红肿疼痛，也能排脓生肌，促进创面愈合。常用于鼻渊、头痛及皮肤感染。

（3）代表方剂：玉真散。

（4）组成：白芷、天南星、防风、白芍、羌活、甘草。

（5）功效：祛风化痰，消肿止痛。用于外伤感染、疮疡肿毒、牙关紧闭等症。

4. 硼砂

（1）性味与功效：硼砂性寒，味甘咸，具有清热解毒、化痰消肿的作用。常用于治疗口疮、咽喉肿痛、皮肤湿疹等症。

（2）临床应用：硼砂外用具有较好的清热解毒和消肿止痛作用，适用于咽喉肿痛、口舌生疮、皮肤湿疹等症，也能治疗局部炎症。

（3）代表方剂：冰硼散。

（4）组成：硼砂、冰片、朱砂、玄明粉。

（5）功效：清热解毒，消肿止痛。用于咽喉肿痛、口舌生疮等症。

5. 青黛

（1）性味与功效：青黛性寒，味咸，具有清热解毒、凉血消肿的功效。外用常用于疮疡肿毒、皮肤溃烂、湿疹等症。

（2）临床应用：青黛外用擅长治疗疮疡肿痛、皮肤感染和湿疹，也能清热凉血、解毒消肿，用于局部红肿疼痛及炎症。

（3）代表方剂：青黛散。

（4）组成：青黛、黄连、白矾、冰片、黄柏。

（5）功效：清热解毒，消肿止痛。用于皮肤感染、湿疹、疮疡等症。

6. 炉甘石

（1）性味与功效：炉甘石性平，味甘，具有收湿止痒、敛疮生肌的作用。常用于湿疹、皮肤瘙痒、外伤溃疡、烫伤等症。

（2）临床应用：炉甘石外用常用于治疗湿疹、皮肤瘙痒、溃疡、烫伤等症，具有良好的收湿止痒和生肌敛疮作用。

（3）代表方剂：炉甘石洗剂。

（4）组成：炉甘石、滑石粉、氧化锌。

（5）功效：收湿止痒，清热解毒。用于皮肤湿疹、溃疡、烫伤等症。

第四篇
西药理论与临床应用

第三十九章 心血管系统疾病用药

第一节 钙离子通道阻滞药

在心血管系统疾病的治疗中，西药起到了至关重要的作用，常用的药物能够有效控制血压、调节心率、预防血栓形成等。

1. 阿司匹林

（1）药物分类：抗血小板药。

（2）作用机制：阿司匹林通过不可逆地抑制环氧化酶，减少血小板内的血栓素 A_2 的合成，从而抑制血小板的聚集，防止血栓形成。

（3）适应证：用于预防心肌梗死、脑卒中及动脉粥样硬化患者的二级预防。

（4）使用方式与剂量：①预防剂量：低剂量阿司匹林用于预防心血管事件，常规剂量为 75～100mg，每日 1 次，口服。②急性冠状动脉综合征剂量：用于急性冠状动脉综合征的初始治疗时，剂量为 300mg，口服负荷剂量，之后维持剂量 75～100mg，每日 1 次。

2. 阿托伐他汀

（1）药物分类：他汀类药物，HMG-CoA 还原酶抑制剂。

（2）作用机制：阿托伐他汀通过抑制肝中 HMG-CoA 还原酶，减少胆固醇的合成，降低低密度脂蛋白（LDL）水平，从而预防动脉粥样硬化和心血管事件。

（3）适应证：用于高胆固醇血症、预防冠心病、脑卒中等动脉粥样硬化性心血管疾病。

（4）使用方式与剂量：①常规剂量：10～20mg，每日 1 次，口服。必要时根据血脂水平调整至 40～80mg，每日 1 次。②最大剂量：不超过 80mg，每日 1 次。

3. 氨氯地平

（1）药物分类：钙通道阻滞剂（CCB）。

（2）作用机制：氨氯地平通过阻断 L 型钙通道，减少钙离子进入血管平滑肌细胞，导致血管扩张，从而降低血压，减轻心脏负担。

（3）适应证：用于高血压、冠心病、心绞痛的长期治疗。

（4）使用方式与剂量：①初始剂量：5mg，每日 1 次，口服。②维持剂量：5～10mg，每日 1 次，依据血压反应调整剂量。

4. 比索洛尔

（1）药物分类：选择性 β_1 受体阻滞剂。

（2）作用机制：比索洛尔通过选择性阻断心脏中的 β_1 肾上腺素能受体，减少心率、降低心肌耗氧量，起到减轻心脏负担、降低血压的作用。

（3）适应证：用于治疗高血压、慢性稳定性心绞痛、心力衰竭。

（4）使用方式与剂量：①高血压、心绞痛治疗：初始剂量为 2.5～5mg，每日 1 次，口服。②最大剂量：不超过 20mg，每日 1 次。③心力衰竭治疗：开始时使用低剂量 1.25mg，每日 1 次，逐渐增加至 10mg，每日 1 次。

5. 华法林

（1）药物分类：维生素 K 拮抗剂，抗凝药。

（2）作用机制：华法林通过抑制维生素 K 依赖的凝血因子的合成，达到抗凝作用，预防血栓形成。

（3）适应证：用于预防和治疗静脉血栓栓塞、肺栓塞、心房颤动相关的血栓形成，以及心脏瓣膜置换术后的抗凝治疗。

（4）使用方式与剂量：①起始剂量：2～5mg，每日 1 次，口服，根据国际标准化比值（INR）调整剂量。②维持剂量：常规维持剂量为 2～10mg，每日 1 次，依据 INR 值调整，通常目标 INR 在 2.0～3.0 之间。

第二节　血管紧张素转化酶抑制剂

血管紧张素转化酶抑制剂（ACEI）是治疗高血压、心力衰竭、慢性肾病及其他心血管相关疾病的主要药物之一。ACEI 通过抑制血管紧张素转化酶，减少血管紧张素 II 的生成，从而降低血压、减轻心脏负担、保护肾功能。

1. 卡托普利

（1）药物分类：ACEI。

（2）作用机制：通过抑制血管紧张素转化酶，减少血管紧张素 II 的生成，降低外周血管阻力，减少血压，改善心功能。

（3）适应证：用于高血压、心力衰竭、急性心肌梗死、糖尿病肾病。

（4）使用方式与剂量：①高血压治疗：初始剂量为 12.5～25mg，每日 2～3 次，口服，逐渐增加剂量。②最大剂量：每日不超过 450mg。③心力衰竭治疗：初始剂量为 6.25～12.5mg，每日 2～3 次，依据反应调整剂量。

2. 依那普利

（1）药物分类：ACEI。

（2）作用机制：依那普利抑制血管紧张素转化酶，减少血管紧张素 II 的产生，导致血管扩张，降低血压并改善心功能。

（3）适应证：用于治疗高血压、心力衰竭、糖尿病肾病。

（4）使用方式与剂量：①高血压治疗：初始剂量为 5mg，每日 1 次，口服。根据血压反应可增加至每日 10～40mg，分次服用或每日 1 次。②心力衰竭治疗：初始剂量为 2.5mg，每日 1 次，逐渐增加至维持剂量 10～20mg，每日 1 次或分 2 次服用。

3. 赖诺普利

（1）药物分类：ACEI。

（2）作用机制：赖诺普利通过阻断血管紧张素 II 的生成，导致血管扩张，减少血压

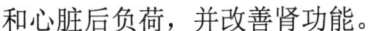

和心脏后负荷，并改善肾功能。

（3）适应证：用于治疗高血压、心力衰竭、心肌梗死后的左心室功能不全。

（4）使用方式与剂量：①高血压治疗：初始剂量为10mg，每日1次，口服，维持剂量为20～40mg，每日1次。②心力衰竭治疗：初始剂量为2.5～5mg，每日1次，逐渐增加至维持剂量20～40mg，每日1次。③心肌梗死后治疗：初始剂量为5mg，每日1次，第2日可增加至10mg，每日1次。

4. 培哚普利

（1）药物分类：ACEI。

（2）作用机制：通过减少血管紧张素Ⅱ的生成，抑制血管收缩，减轻心脏负荷和降低血压，改善心脏功能并延缓肾损伤。

（3）适应证：用于高血压、心力衰竭、冠心病的预防。

（4）使用方式与剂量：①高血压治疗：初始剂量为4mg，每日1次，口服，根据病情可逐渐增加至8mg，每日1次。②心力衰竭治疗：初始剂量为2mg，每日1次，维持剂量为2～4mg，每日1次。

5. 雷米普利

（1）药物分类：ACEI。

（2）作用机制：雷米普利通过抑制血管紧张素Ⅱ的生成，扩张血管，降低血压，改善心脏功能，具有良好的肾保护作用。

（3）适应证：用于治疗高血压、心力衰竭、急性心肌梗死后预防、肾病。

（4）使用方式与剂量：①高血压治疗：初始剂量为2.5mg，每日1次，口服，根据血压反应可逐渐增加至5～10mg，每日1次。②心力衰竭治疗：初始剂量为1.25mg，每日1次，逐渐增加至5mg，每日1次。③心肌梗死后治疗：初始剂量为2.5mg，每日1次，逐渐增加至5mg，每日1次。

第三节　血管紧张素Ⅱ受体拮抗剂

血管紧张素Ⅱ受体拮抗剂（ARBs）是用于治疗高血压、心力衰竭及肾病的重要药物，通过阻断血管紧张素Ⅱ的受体，减少血管收缩，降低血压。

1. 缬沙坦

（1）药物分类：ARBs。

（2）作用机制：缬沙坦通过阻断血管紧张素Ⅱ1型受体（AT_1），减少血管收缩和醛固酮分泌，降低血压并减轻心脏负荷。

（3）适应证：用于高血压、心力衰竭、心肌梗死后的心功能不全。

（4）使用方式与剂量：①高血压治疗：初始剂量为80mg，每日1次，口服，根据血压反应可增加至160～320mg，每日1次或分2次服用。②心力衰竭治疗：初始剂量为40mg，每日2次，维持剂量为160mg，每日2次。③心肌梗死后治疗：初始剂量为20mg，每日2次，逐渐增加至160mg，每日2次。

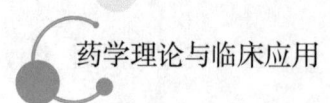

2. 氯沙坦

（1）药物分类：ARBs。

（2）作用机制：氯沙坦通过阻断血管紧张素 II 的 AT_1 受体，抑制血管收缩及醛固酮分泌，降低血压和减轻心脏负担。

（3）适应证：用于高血压、糖尿病性肾病、心力衰竭。

（4）使用方式与剂量：①高血压治疗：初始剂量为 50mg，每日 1 次，口服。根据血压反应可增加至 100mg，每日 1 次。②糖尿病性肾病治疗：常规剂量为 50mg，每日 1 次，必要时可增加至 100mg，每日 1 次。③心力衰竭治疗：初始剂量为 12.5mg，每日 1 次，逐渐增加至 150mg，每日 1 次。

3. 厄贝沙坦

（1）药物分类：ARBs。

（2）作用机制：厄贝沙坦通过阻断血管紧张素 II 的作用，减少血管收缩和醛固酮分泌，达到降低血压和保护肾的作用。

（3）适应证：用于治疗高血压、糖尿病性肾病。

（4）使用方式与剂量：①高血压治疗：常规剂量为 150mg，每日 1 次，口服，必要时可增加至 300mg，每日 1 次。②糖尿病性肾病治疗：起始剂量为 150mg，每日 1 次，维持剂量为 300mg，每日 1 次。

4. 替米沙坦

（1）药物分类：ARBs。

（2）作用机制：替米沙坦通过阻断血管紧张素 II 的 AT_1 受体，减少血管收缩和水钠潴留，具有强效的降压作用和心血管保护作用。

（3）适应证：用于治疗高血压、预防心血管事件（如心肌梗死、脑卒中）。

（4）使用方式与剂量：①高血压治疗：常规剂量为 40mg，每日 1 次，口服，可根据血压反应增加至 80mg，每日 1 次。②心血管风险预防：推荐剂量为 80mg，每日 1 次，长期使用。

5. 坎地沙坦

（1）药物分类：ARBs。

（2）作用机制：坎地沙坦通过选择性阻断血管紧张素 II 的 AT_1 受体，减少血管收缩和醛固酮分泌，降低血压、保护心脏和肾功能。

（3）适应证：用于治疗高血压、心力衰竭。

（4）使用方式与剂量：①高血压治疗：初始剂量为 8mg，每日 1 次，口服，可逐渐增加至 32mg，每日 1 次。②心力衰竭治疗：初始剂量为 4mg，每日 1 次，逐渐增加至 32mg，每日 1 次，依据病情调整。

第四节　β 受体拮抗剂

β 受体拮抗剂主要用于治疗高血压、心绞痛、心律失常、心力衰竭等心血管疾病。这类药物通过阻断肾上腺素和去甲肾上腺素对心脏的 β 受体作用，降低心率、减少心肌耗氧

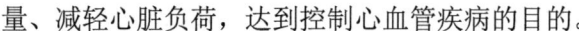

量、减轻心脏负荷，达到控制心血管疾病的目的。

1. 美托洛尔

（1）药物分类：选择性 β_1 受体拮抗剂。

（2）作用机制：美托洛尔主要选择性阻断心脏的 β_1 受体，降低心率、减少心肌耗氧量、降低血压，减轻心脏负担。

（3）适应证：用于治疗高血压、心绞痛、心律失常、慢性心力衰竭。

（4）使用方式与剂量：①高血压治疗：初始剂量为 50mg，每日 1 次或分 2 次服用，口服。必要时可增加至每日 100～200mg。②心绞痛治疗：常规剂量为 50～100mg，每日 2 次，口服。③心力衰竭治疗：初始剂量为 12.5～25mg，每日 1 次，逐渐增加至 200mg，每日 1 次。

2. 比索洛尔

（1）药物分类：选择性 β_1 受体拮抗剂。

（2）作用机制：比索洛尔通过选择性阻断心脏的 β_1 受体，降低心率、减少心肌耗氧量，主要用于心力衰竭、冠心病和高血压的治疗。

（3）适应证：用于治疗高血压、冠心病、慢性心力衰竭。

（4）使用方式与剂量：①高血压治疗：初始剂量为 5mg，每日 1 次，口服。必要时可增加至 10mg，每日 1 次，每日最大剂量不超过 20mg。②心力衰竭治疗：初始剂量为 1.25mg，每日 1 次，逐渐增加至 10mg，每日 1 次。

3. 普萘洛尔

（1）药物分类：非选择性 β 受体拮抗剂。

（2）作用机制：普萘洛尔阻断心脏和支气管的 β_1 和 β_2 受体，降低心率、减少心肌耗氧量，同时具有平滑肌松弛作用，用于治疗高血压、心绞痛、心律失常等。

（3）适应证：用于治疗高血压、心绞痛、心律失常、偏头痛预防、震颤。

（4）使用方式与剂量：①高血压治疗：初始剂量为 40mg，每日 2 次，口服，可根据反应增加至 80～240mg，每日分次服用。②心绞痛治疗：初始剂量为 20～40mg，每日 3 次，必要时可增加至每日 120～240mg。③心律失常治疗：常规剂量为 10～30mg，每日 3～4 次。

4. 卡维地洛

（1）药物分类：非选择性 β 受体和 α_1 受体拮抗剂。

（2）作用机制：卡维地洛通过阻断心脏的 β_1 受体和血管平滑肌的 α_1 受体，既能降低心率和心肌耗氧量，还能扩张血管，减轻心脏负荷。

（3）适应证：用于治疗高血压、心力衰竭、左心室功能不全。

（4）使用方式与剂量：①高血压治疗：初始剂量为 6.25mg，每日 2 次，口服，必要时可逐渐增加至 25mg，每日 2 次。②心力衰竭治疗：初始剂量为 3.125mg，每日 2 次，逐渐增加至 25mg，每日 2 次，视病情调整剂量。

5. 阿替洛尔

（1）药物分类：选择性 β_1 受体拮抗剂。

（2）作用机制：阿替洛尔选择性阻断心脏的 $β_1$ 受体，降低心率和心肌收缩力，减少心肌耗氧量，达到降压和抗心绞痛的作用。

（3）适应证：用于治疗高血压、心绞痛、心律失常。

（4）使用方式与剂量：①高血压治疗：初始剂量为 25～50mg，每日 1 次，口服，必要时可增加至 100mg，每日 1 次。②心绞痛治疗：常规剂量为 50mg，每日 1 次，必要时增加至 100mg，每日 1 次。

第五节　利尿剂

利尿剂是用于促进体内水分和电解质排出、减少水肿和控制血压的药物，常用于治疗高血压、心力衰竭、肾疾病等病症。

1. 呋塞米

（1）药物分类：袢利尿剂。

（2）作用机制：呋塞米通过抑制髓袢升支粗段的钠－钾－氯共同转运系统，增加钠和水的排泄，起到强效利尿作用。

（3）适应证：用于治疗水肿性疾病，如心力衰竭、肾病综合征、肝硬化、急性肺水肿、高血压。

（4）使用方式与剂量：①口服：成人初始剂量为 20～40mg，每日 1 次，根据反应调整，维持剂量为 20～80mg，每日 1 次或分 2 次服用。②静脉注射：急性水肿时，可用 20～40mg，静脉推注，必要时每 2 小时增加剂量至 80～160mg。

2. 氢氯噻嗪

（1）药物分类：噻嗪类利尿剂。

（2）作用机制：氢氯噻嗪通过抑制远曲小管的钠－氯同向转运，减少钠的重吸收，增加钠和水的排泄，降低血容量和血压。

（3）适应证：用于治疗高血压、水肿（心力衰竭、肝硬化、肾病等）。

（4）使用方式与剂量：①高血压治疗：初始剂量为 12.5～25mg，每日 1 次，口服，可根据需要增加至 50mg，每日 1 次。②水肿治疗：25～100mg，每日 1 次或分次服用。

3. 螺内酯

（1）药物分类：保钾利尿剂。

（2）作用机制：螺内酯通过抑制远曲小管和集合管的醛固酮受体，减少钠的重吸收并保留钾，从而增加水分的排泄，具有利尿和抗高血压作用。

（3）适应证：用于治疗高血压、心力衰竭伴水肿、肝硬化腹水、原发性醛固酮增多症。

（4）使用方式与剂量：①水肿治疗：初始剂量为 25～100mg，每日 1 次或分次服用，每日维持剂量为 50～200mg。②高血压治疗：常规剂量为 2～50mg，每日 1 次，必要时可增加至每日 100mg。

4. 托拉塞米

（1）药物分类：袢利尿剂。

（2）作用机制：托拉塞米通过抑制髓袢升支粗段的钠-钾-氯共同转运系统，增加钠、钾、水的排泄，从而减少水肿。

（3）适应证：用于治疗水肿性疾病，如心力衰竭、肾病综合征、肝硬化等，还可用于高血压治疗。

（4）使用方式与剂量：①水肿治疗：口服剂量为 5 ～ 20mg，每日 1 次，必要时可增加剂量。②高血压治疗：常规剂量为 2.5mg，每日 1 次，必要时可增加至每日 5mg。

5. 氨苯蝶啶

（1）药物分类：保钾利尿剂。

（2）作用机制：氨苯蝶啶通过直接作用于远曲小管和集合管，减少钠的重吸收并保留钾，具有弱效利尿作用，通常与噻嗪类药物合用。

（3）适应证：用于预防低钾血症，尤其是与其他利尿剂联合使用时，治疗高血压、水肿性疾病。

（4）使用方式与剂量：①水肿治疗：常规剂量为 5 ～ 10mg，每日 1 次，口服，必要时可增加至每日 20mg。②高血压治疗：剂量为5mg，每日 1 次，通常与其他降压药物联合使用。

第六节　α受体拮抗剂及其他降压药

α受体拮抗剂和其他类型的降压药通过不同的机制控制血压，适用于高血压的长期管理或特定情况下的降压治疗。这些药物通过阻断α受体或其他作用机制，导致血管扩张、减少外周阻力，进而降低血压。

1. 多沙唑嗪

（1）药物分类：选择性 α_1 受体拮抗剂。

（2）作用机制：多沙唑嗪通过选择性阻断 α_1 受体，减少血管平滑肌的收缩，扩张血管，降低外周阻力，从而降低血压。

（3）适应证：用于治疗高血压，也用于良性前列腺增生伴尿路梗阻症状。

（4）使用方式与剂量：①高血压治疗：初始剂量为 1mg，每日 1 次，口服，服用前建议在睡前服用，逐渐增加至 2 ～ 8mg，每日 1 次，最大剂量不超过 16mg，每日 1 次。②前列腺增生治疗：初始剂量为 1mg，每日 1 次，可根据病情增加至 2 ～ 4mg，每日 1 次。

2. 特拉唑嗪

（1）药物分类：选择性 α_1 受体拮抗剂。

（2）作用机制：特拉唑嗪通过阻断 α_1 受体，扩张血管平滑肌，减少血管阻力，降低血压，同时改善前列腺平滑肌张力，改善尿流。

（3）适应证：用于治疗高血压、良性前列腺增生。

（4）使用方式与剂量：①高血压治疗：初始剂量为 1mg，每日 1 次，建议在睡前服用，逐渐增加至 5 ～ 10mg，每日 1 次。②前列腺增生治疗：初始剂量为 1mg，每日 1 次，可逐渐增加至 10mg，每日 1 次，最大剂量为 20mg，每日 1 次。

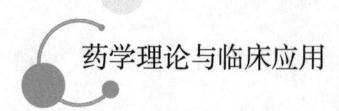
3. 氯胺酮

（1）药物分类：中枢性降压药，α_2 受体激动剂。

（2）作用机制：氯胺酮通过激活中枢的 α_2 受体，减少交感神经活性，降低心率和血管紧张度，从而降低血压。

（3）适应证：用于治疗高血压，也用于治疗难治性疼痛和戒断综合征。

（4）使用方式与剂量：①高血压治疗：初始剂量为 0.1mg，每日 2 次，口服，可根据反应每周增加 0.1mg，最大剂量为每日 0.6mg。②维持剂量：0.2 ~ 0.4mg，每日分 2 次服用。

4. 甲基多巴

（1）药物分类：中枢性降压药，α_2 受体激动剂。

（2）作用机制：甲基多巴通过在中枢神经系统中转化为 α- 甲基去甲肾上腺素，刺激 α_2 受体，抑制交感神经输出，降低血压。

（3）适应证：用于治疗妊娠期高血压和慢性高血压。

（4）使用方式与剂量：①高血压治疗：初始剂量为 250mg，每日 2 ~ 3 次，口服，根据血压反应逐渐增加至每日 500 ~ 1000mg，分次服用。②最大剂量：每日 3g，分次服用。

5. 米诺地尔

（1）药物分类：外周血管扩张药。

（2）作用机制：米诺地尔通过直接作用于血管平滑肌细胞钾通道，扩张小动脉，减少外周阻力，显著降低血压。

（3）适应证：用于治疗严重难治性高血压，尤其在对其他药物反应不佳的患者中使用。

（4）使用方式与剂量：①高血压治疗：初始剂量为 2.5mg，每日 1 次，口服，根据反应逐渐增加至每日 5 ~ 10mg，分次服用。②最大剂量：每日不超过 100mg。

第七节　溶血栓药物

溶血栓药物，又称纤溶药物，主要用于急性血栓性疾病的治疗，如急性心肌梗死、急性脑梗死（中风）、肺栓塞和深静脉血栓等。这类药物通过溶解已经形成的血栓，恢复受阻的血液流动。

1. 阿替普酶

（1）药物分类：重组组织型纤溶酶原激活剂（rt-PA）。

（2）作用机制：阿替普酶通过激活纤溶酶原转化为纤溶酶，溶解血栓内的纤维蛋白，促进血栓的溶解。

（3）适应证：用于急性心肌梗死、急性缺血性脑卒中、急性肺栓塞的溶栓治疗。

（4）使用方式与剂量：①急性心肌梗死：静脉注射 15mg，然后以 0.75mg/kg（不超过 50mg）在 30 分钟内输注，随后以 0.5mg/kg（不超过 35mg）在 60 分钟内输注，总剂量不超过 100mg。②急性缺血性脑卒中：建议在症状发作后 3 小时内给药，初始剂量为 0.9mg/kg，最大剂量为 90mg，10% 剂量静脉注射，剩余部分在 60 分钟内输注。③急性肺栓塞：总剂量 100mg，在 2 小时内静脉输注。

2. 瑞替普酶

（1）药物分类：重组组织型纤溶酶原激活剂（r-PA）。

（2）作用机制：瑞替普酶与阿替普酶相似，通过激活纤溶酶原，使其转化为纤溶酶，从而分解纤维蛋白，溶解血栓。

（3）适应证：主要用于急性心肌梗死的溶栓治疗。

（4）使用方式与剂量：用于急性心肌梗死，静脉注射 10U，30 分钟后再次静脉注射 10U，每次注射应在 2 分钟内完成。

3. 链激酶

（1）药物分类：非特异性纤溶酶原激活剂。

（2）作用机制：链激酶与纤溶酶原结合形成激活复合物，激活纤溶酶原转化为纤溶酶，溶解血栓。

（3）适应证：用于急性心肌梗死、肺栓塞、深静脉血栓、动脉栓塞的溶栓治疗。

（4）使用方式与剂量：①急性心肌梗死：静脉注射 150 万 U，在 30 ～ 60 分钟内缓慢输注。②肺栓塞：静脉注射 25 万 U，然后以 10 万 U/h 维持 24 小时。

4. 尿激酶

（1）药物分类：非特异性纤溶酶原激活剂。

（2）作用机制：尿激酶通过直接激活纤溶酶原为纤溶酶，溶解血栓中的纤维蛋白，促进血栓溶解。

（3）适应证：用于急性心肌梗死、肺栓塞、深静脉血栓等。

（4）使用方式与剂量：①急性心肌梗死：静脉注射 150 万 U，在 60 ～ 90 分钟内输注。②肺栓塞：初始剂量为 4400IU/kg，随后以 4400IU/kg/h 维持 24 小时。

5. 替奈普酶

（1）药物分类：重组组织型纤溶酶原激活剂（rt-PA）。

（2）作用机制：替奈普酶是一种修饰过的纤溶酶原激活剂，具有更长的半衰期，能够选择性激活血栓内的纤溶酶原，溶解血栓。

（3）适应证：用于急性心肌梗死的溶栓治疗。

（4）使用方式与剂量：①急性心肌梗死：根据体重静脉注射：体重＜ 60kg 者给予 30mg，60 ～ 70kg 者给予 35mg，70 ～ 80kg 者给予 40mg，80 ～ 90kg 者给予 45mg，＞ 90kg 者给予 50mg，一次静脉注射。

第八节　调血脂药物

调血脂药物用于降低血液中的胆固醇、低密度脂蛋白（LDL）、甘油三酯，或升高高密度脂蛋白（HDL），帮助预防动脉粥样硬化性心血管疾病如心肌梗死、中风等。

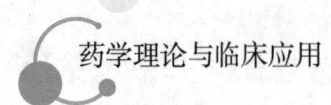

1. 阿托伐他汀

（1）药物分类：他汀类药物（HMG-CoA 还原酶抑制剂）。

（2）作用机制：通过抑制肝中 HMG-CoA 还原酶，减少胆固醇的合成，降低血清中低密度脂蛋白（LDL）水平，升高高密度脂蛋白（HDL），并降低甘油三酯。

（3）适应证：用于原发性高胆固醇血症、混合型高脂血症、冠心病的一级和二级预防。

（4）使用方式与剂量：①常规剂量：10～20mg，每日 1 次，口服。②高强度治疗：40～80mg，每日 1 次，口服。③最大剂量：不超过 80mg，每日 1 次。

2. 瑞舒伐他汀

（1）药物分类：他汀类药物（HMG-CoA 还原酶抑制剂）。

（2）作用机制：通过抑制肝脏 HMG-CoA 还原酶，降低低密度脂蛋白（LDL）、总胆固醇、甘油三酯，升高高密度脂蛋白（HDL）。

（3）适应证：用于高胆固醇血症、混合型高脂血症、冠心病的一级和二级预防。

（4）使用方式与剂量：①常规剂量：5～10mg，每日 1 次，口服。②高强度治疗：20～40mg，每日 1 次，口服。③最大剂量：40mg，每日 1 次。

3. 非诺贝特

（1）药物分类：纤维酸类药物。

（2）作用机制：通过激活过氧化物酶体增殖物激活受体，促进脂肪酸的氧化，降低甘油三酯和低密度脂蛋白（LDL），并升高高密度脂蛋白（HDL）。

（3）适应证：用于高甘油三酯血症、混合型高脂血症，尤其适用于以高甘油三酯为主要问题的患者。

（4）使用方式与剂量：①常规剂量：160mg，每日 1 次，口服。②最大剂量：200mg，每日 1 次。

4. 依折麦布

（1）药物分类：胆固醇吸收抑制剂。

（2）作用机制：通过抑制小肠对胆固醇的吸收，减少肝胆固醇储备，降低血清低密度脂蛋白（LDL）和总胆固醇。

（3）适应证：用于治疗高胆固醇血症，尤其适用于不能耐受高剂量他汀类药物的患者，常与他汀类药物联合使用。

（4）使用方式与剂量：常规剂量为10mg，每日 1 次，口服，与或不与他汀类药物联合使用。

5. ω-3 脂肪酸乙酯

（1）药物分类：ω-3 脂肪酸类药物。

（2）作用机制：ω-3 脂肪酸乙酯通过减少肝脏中甘油三酯的合成，显著降低血清甘油三酯水平，且有轻度升高高密度脂蛋白（HDL）的作用。

（3）适应证：用于高甘油三酯血症，尤其是甘油三酯水平极高的患者。

（4）使用方式与剂量：①常规剂量：4g，每日 1 次或分次服用（每次 2g，分 2 次服用）。②最大剂量：每日 4g。

第九节 抗心律失常药物

抗心律失常药物主要用于治疗心房颤动、室性心动过速等异常心律问题，通过调节心脏电活动恢复正常节律。根据沃恩－威廉姆斯分类，抗心律失常药物分为四类。

1. 胺碘酮

（1）药物分类：Ⅲ类抗心律失常药（钾通道阻滞剂）。

（2）作用机制：胺碘酮通过延长动作电位的复极化过程，阻断钾通道，延长心脏传导系统的复极时间，具有较强的抗心律失常作用。

（3）适应证：用于治疗心房颤动、室性心动过速、心室颤动及其他顽固性心律失常。

（4）使用方式与剂量：①静脉注射（急性期）：初始剂量为 150～300mg 静脉注射，随后以 1mg/min 维持 6 小时，接着以 0.5mg/min 维持 18 小时。②口服（维持治疗）：初始剂量为 200～400mg，每日 1～2 次，维持剂量为 100～200mg，每日 1 次。

2. 利多卡因

（1）药物分类：Ib 类抗心律失常药（钠通道阻滞剂）。

（2）作用机制：利多卡因通过阻断钠通道，减少心肌细胞的兴奋性，特别有效于治疗缺血性心肌引起的心律失常，如急性心肌梗死后的室性心律失常。

（3）适应证：用于治疗急性室性心动过速、心室纤颤等。

（4）使用方式与剂量：①静脉注射：初始剂量为 1～1.5mg/kg，静脉注射，必要时每 5～10 分钟追加 0.5～0.75mg/kg，最大剂量不超过 3mg/kg。②维持输注：初始剂量后，维持剂量为 1～4mg/min，静脉滴注。

3. 普罗帕酮

（1）药物分类：Ic 类抗心律失常药（钠通道阻滞剂）。

（2）作用机制：普罗帕酮通过显著阻断钠通道，减慢传导速度，延长动作电位时间，特别适用于心房颤动及心房扑动的转复和预防。

（3）适应证：用于治疗心房颤动、心房扑动、室性心律失常。

（4）使用方式与剂量：①口服：初始剂量为 150mg，每日 3 次，口服，可根据病情增加至 300mg，每日 2～3 次。②静脉注射：剂量为 1～2mg/kg，缓慢静脉注射，必要时每 8 小时重复。

4. 美托洛尔

（1）药物分类：Ⅱ类抗心律失常药（β受体阻滞剂）。

（2）作用机制：美托洛尔通过选择性阻断心脏的 $β_1$ 受体，减慢心率，抑制过度的交感神经活动，特别适合用于高交感紧张引发的心律失常，如心房颤动。

（3）适应证：用于控制心房颤动、室性心动过速、心动过速引发的心律失常。

（4）使用方式与剂量：①口服：50～100mg，每日 2 次，维持剂量为 100～200mg，每日 1 次或分 2 次服用。②静脉注射：急性治疗时 5mg 静脉缓慢推注，每 5 分钟可重复一次，总剂量不超过 15mg。

第四十章 呼吸系统疾病用药

第一节 抗微生物药物

呼吸系统感染是常见的临床问题，使用抗微生物药物治疗细菌、真菌或其他微生物引起的呼吸道感染至关重要。

1. 阿莫西林 / 克拉维酸

（1）药物分类：广谱青霉素类抗生素（β- 内酰胺酶抑制剂联合用药）。

（2）作用机制：阿莫西林抑制细菌细胞壁合成，克拉维酸抑制 β- 内酰胺酶，增强阿莫西林对耐药菌株的杀菌作用。

（3）适应证：用于社区获得性肺炎、急性支气管炎、慢性阻塞性肺疾病急性加重、扁桃体炎等。

（4）使用方式与剂量：①口服：常规剂量为 500/125mg（阿莫西林 / 克拉维酸），每 8 小时 1 次，或 875/125mg，每 12 小时 1 次，严重感染时可增加剂量。②静脉注射：初始剂量 1.2g 为（阿莫西林 1g/ 克拉维酸 200mg），每 6 ～ 8 小时静脉注射，严重感染可增加至 2.2g，每 6 小时 1 次。

2. 左氧氟沙星

（1）药物分类：喹诺酮类抗生素。

（2）作用机制：左氧氟沙星通过抑制细菌 DNA 旋转酶和拓扑异构酶Ⅳ，阻止细菌 DNA 的复制和修复，具有广谱抗菌作用。

（3）适应证：用于社区获得性肺炎、支气管炎、结核病的辅助治疗，以及其他呼吸道感染。

（4）使用方式与剂量：采用口服或静脉注射，常规剂量为 500mg，每日 1 次，疗程通常为 7 ～ 14 日，严重感染可增加至 750mg，每日 1 次，疗程为 5 日。

3. 阿奇霉素

（1）药物分类：大环内酯类抗生素。

（2）作用机制：阿奇霉素通过与细菌核糖体 50S 亚基结合，抑制蛋白质合成，从而达到抑菌作用，特别对肺炎支原体、衣原体、嗜肺军团菌等非典型病原体有效。

（3）适应证：用于社区获得性肺炎、支气管炎、慢性阻塞性肺疾病急性加重、非典型肺炎。

（4）使用方式与剂量：①口服：初始剂量为 500mg，首日 1 次，接着剂量为 250mg，每日 1 次，连续 3 ～ 5 日。②静脉注射：初始剂量为 500mg，每日 1 次，静脉输注 2 日后改为口服，疗程为 5 ～ 7 日。

4. 头孢曲松

（1）药物分类：第三代头孢菌素类抗生素。

（2）作用机制：头孢曲松通过抑制细菌细胞壁的合成，导致细菌的裂解和死亡，主要对革兰阳性和部分革兰阴性菌有效。

（3）适应证：用于严重的社区获得性肺炎、支气管炎、慢性阻塞性肺疾病急性加重等。

（4）使用方式与剂量：采用静脉注射或肌肉注射，常规剂量为 1～2g，每日 1 次或分 2 次，每日最大剂量不超过 4g，疗程依据感染严重程度。

5. 万古霉素

（1）药物分类：糖肽类抗生素。

（2）作用机制：万古霉素通过抑制细菌细胞壁的合成，特别对耐甲氧西林金黄色葡萄球菌（MRSA）等革兰阳性菌有效。

（3）适应证：用于耐药革兰阳性菌引起的严重肺炎，如医院获得性肺炎、MRSA 感染等。

（4）使用方式与剂量：静脉注射，常规剂量为 15～20mg/kg，每 8～12 小时静脉输注，需要根据肾功能调整剂量，维持血药浓度在有效范围内。

第二节　平喘药和支气管扩张剂

平喘药和支气管扩张剂是用于缓解支气管哮喘、慢性阻塞性肺疾病（COPD）等呼吸系统疾病的常用药物。它们通过扩张支气管、减少气道阻力，从而改善气流和呼吸困难。

1. 沙丁胺醇

（1）药物分类：短效 β_2 受体激动剂（SABA）。

（2）作用机制：沙丁胺醇通过刺激气道平滑肌上的 β_2 受体，导致支气管扩张，缓解支气管痉挛，快速改善呼吸困难。

（3）适应证：用于急性哮喘发作、支气管痉挛，预防运动诱发的哮喘。

（4）使用方式与剂量：①吸入剂：成人和儿童规常剂量为 100～200μg（1～2 喷），每 4～6 小时根据需要使用，不超过每日 800μg（8 喷）。②雾化吸入：常规剂量为 2.5mg，每 4～6 小时一次，必要时可增加剂量。

2. 福莫特罗

（1）药物分类：长效 β_2 受体激动剂（LABA）。

（2）作用机制：福莫特罗通过选择性激活支气管平滑肌的 β_2 受体，导致持久的支气管扩张，适合长期控制哮喘和 COPD 的症状。

（3）适应证：用于中重度哮喘、慢性阻塞性肺疾病的长期控制，也可预防运动诱发的哮喘。

（4）使用方式与剂量：①吸入剂：成人和 6 岁以上儿童，每次 12μg（1 喷），每日 2 次，必要时每日剂量可增加至 24μg（2 喷）。②雾化吸入：常规剂量为每次 20μg，每日 2 次。

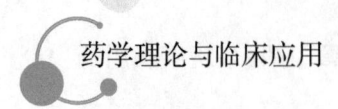

3. 噻托溴铵

（1）药物分类：长效抗胆碱药（LAMA）。

（2）作用机制：噻托溴铵通过阻断支气管平滑肌的 M_3 胆碱能受体，抑制迷走神经对支气管的收缩作用，从而产生持久的支气管扩张作用。

（3）适应证：用于慢性阻塞性肺疾病（COPD）的长期治疗，减少急性加重的发生。

（4）使用方式与剂量：①吸入剂：常规剂量为 18μg，每日 1 次，通过专用吸入器吸入。②雾化吸入：常规剂量为每次 2.5μg，每日 1 次。

4. 布地奈德 / 福莫特罗

（1）药物分类：吸入性糖皮质激素 / 长效 β_2 受体激动剂（ICS/LABA）联合制剂。

（2）作用机制：布地奈德通过抗炎作用减少气道炎症，福莫特罗提供支气管扩张效果，适合长期控制哮喘和 COPD。

（3）适应证：用于中重度哮喘、慢性阻塞性肺疾病的长期控制，减少急性发作。

（4）使用方式与剂量：吸入剂常规剂量为布地奈德 80～320μg/ 福莫特罗 4.5～9μg，每日 2 次，具体剂量需要根据病情调整。

5. 茶碱

（1）药物分类：磷酸二酯酶抑制剂。

（2）作用机制：茶碱通过抑制磷酸二酯酶，增加细胞内的环磷酸腺苷（cAMP），导致支气管扩张和抗炎作用，还具有轻度的利尿和心脏兴奋作用。

（3）适应证：用于哮喘、慢性阻塞性肺疾病（COPD）的长期治疗，缓解气道阻塞症状。

（4）使用方式与剂量：①口服缓释片：成人常规剂量为 200～400mg，每日 2 次，根据血药浓度和病情调整剂量。②静脉注射：急性期静脉推注剂量为 5mg/kg，后续剂量根据血药浓度调整。

第三节　糖皮质激素

糖皮质激素是呼吸系统疾病中常用的抗炎药物，尤其用于哮喘和慢性阻塞性肺疾病（COPD）的长期控制和急性加重的治疗。它们通过抑制炎症介质的释放，减轻气道炎症，改善气道功能。

1. 布地奈德

（1）药物分类：吸入性糖皮质激素（ICS）。

（2）作用机制：布地奈德通过抑制炎症介质的释放，减少气道炎症和支气管高反应性，适合长期控制哮喘和 COPD。

（3）适应证：用于哮喘、慢性阻塞性肺疾病的长期控制，预防急性发作。

（4）使用方式与剂量：①吸入剂：常规剂量为 200～400μg，每日 2 次，严重患者可增加至 800～1600μg，每日 2 次，通过吸入器使用。②雾化吸入：成人常规剂量为 0.5～1mg，每日 2 次，儿童每次 0.25～0.5mg，每日 2 次。

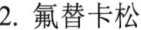

2. 氟替卡松

（1）药物分类：吸入性糖皮质激素（ICS）。

（2）作用机制：氟替卡松具有强效抗炎作用，通过抑制气道的炎症反应，减少哮喘和 COPD 症状。

（3）适应证：用于中重度哮喘、慢性阻塞性肺疾病的长期管理。

（4）使用方式与剂量：①吸入剂：常规剂量为 $100 \sim 250\mu g$，每日 2 次，严重患者可增加至 $500 \sim 1000\mu g$，每日 2 次，使用吸入器。②联合使用：常与长效 β_2 受体激动剂（LABA）（如沙美特罗）联合使用。

3. 倍氯米松

（1）药物分类：吸入性糖皮质激素（ICS）。

（2）作用机制：倍氯米松通过抑制炎症介质的释放，减少气道的炎症反应，适合长期控制哮喘和 COPD 症状。

（3）适应证：用于控制哮喘、慢性阻塞性肺疾病，预防急性发作。

（4）使用方式与剂量：①吸入剂：常规剂量为 $100 \sim 200\mu g$，每日 2 次，严重患者可增加至 $400 \sim 800\mu g$，每日 2 次，使用吸入器。②雾化吸入：成人常规剂量为每次 $0.2 \sim 0.4mg$，每日 2 次。

4. 甲泼尼龙

（1）药物分类：全身性糖皮质激素。

（2）作用机制：甲泼尼龙通过广泛的抗炎和免疫抑制作用，减少气道的急性炎症反应，适用于急性加重期的哮喘和 COPD。

（3）适应证：用于哮喘急性发作、COPD 急性加重、变态反应等需要全身抗炎的情况。

（4）使用方式与剂量：①口服：成人常规剂量为每日 $4 \sim 48mg$，分次服用，具体剂量需要根据病情调整。②静脉注射：急性发作时，初始剂量为 $40 \sim 60mg$，每日 1 次或分次静脉注射，随后根据病情调整。

5. 泼尼松

（1）药物分类：全身性糖皮质激素。

（2）作用机制：泼尼松通过抑制炎症介质的释放，减少免疫反应，控制急性气道炎症，常用于急性发作期的哮喘和 COPD。

（3）适应证：用于哮喘、COPD 急性加重期以及其他呼吸系统疾病的急性炎症反应。

（4）使用方式与剂量：①口服：成人常规剂量为每日 $5 \sim 60mg$，通常起始剂量为每日 $40 \sim 60mg$，逐渐减量，具体剂量根据病情调整。②儿童剂量：每日 $1 \sim 2mg/kg$，分次服用。

第四节　祛痰药

祛痰药主要用于增加或稀释呼吸道分泌物，促进痰液排出，常用于慢性支气管炎、支气管扩张、肺炎、慢性阻塞性肺疾病（COPD）等呼吸系统疾病。

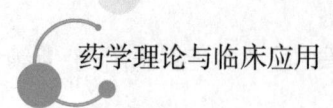

1. 盐酸氨溴索

（1）药物分类：祛痰药、黏液溶解药。

（2）作用机制：氨溴索通过促进肺泡Ⅱ型细胞分泌表面活性物质，降低痰液黏稠度，增强纤毛运动，促进痰液排出。

（3）适应证：用于急性或慢性呼吸道疾病引起的痰液黏稠、难以咳出的情况，如慢性支气管炎、COPD、支气管扩张等。

（4）使用方式与剂量：①口服：成人常规剂量为30mg，每日3次，或75mg缓释片，每日1次。②雾化吸入：成人常规剂量为15～22.5mg，每日1～2次，儿童每次7.5～15mg，每日1～2次。

2. 乙酰半胱氨酸

（1）药物分类：黏液溶解药。

（2）作用机制：乙酰半胱氨酸通过打断痰液中的二硫键，降低痰液黏稠度，使痰液更易被咳出。

（3）适应证：用于黏液黏稠或痰液排出困难的呼吸系统疾病，如慢性支气管炎、COPD、支气管扩张、肺炎等。

（4）使用方式与剂量：①口服：常规剂量为200mg，每日2～3次，或每日600mg。②雾化吸入：常规剂量为300mg，每日1次。

3. 氯化铵

（1）药物分类：祛痰药。

（2）作用机制：氯化铵刺激胃肠道，反射性增强支气管腺体分泌，使痰液稀释，促进排痰。

（3）适应证：用于痰液黏稠、咳痰困难的呼吸道感染或慢性支气管炎。

（4）使用方式与剂量：口服，成人常规剂量为300～500mg，每日3次，儿童每次50～100mg，每日3次。

4. 愈创甘油醚

（1）药物分类：祛痰药。

（2）作用机制：愈创甘油醚通过刺激呼吸道黏膜，增加分泌物，降低痰液黏稠度，增强纤毛运动，帮助排痰。

（3）适应证：用于上呼吸道感染、支气管炎等伴有痰液分泌增多的疾病。

（4）使用方式与剂量：口服，成人常规剂量为200～400mg，每日3～4次，最大剂量每日不超过2.4g。

5. 羧甲司坦

（1）药物分类：黏液溶解药。

（2）作用机制：羧甲司坦通过调整支气管腺体的分泌功能，减少黏稠分泌物的生成，稀释痰液，促进纤毛运动，帮助排痰。

（3）适应证：用于慢性支气管炎、COPD等伴有痰液黏稠难以咳出的情况。

（4）使用方式与剂量：①口服：成人常规剂量为750mg，每日3次，病情控制后可减至1.5g，每日1次。②儿童剂量：儿童按体重25～30mg/kg，每日分3次服用。

第四十一章　消化系统疾病用药

第一节　抗酸药及抗消化性溃疡药

抗酸药和抗消化性溃疡药物是消化系统疾病中常用的药物，主要用于缓解胃酸过多引起的症状和促进溃疡愈合。它们通过中和胃酸、抑制胃酸分泌或保护胃黏膜，治疗胃溃疡、十二指肠溃疡、胃食管反流病（GERD）等。

1. 奥美拉唑

（1）药物分类：质子泵抑制剂（PPI）。

（2）作用机制：奥美拉唑通过不可逆地抑制胃壁细胞的 H^+/K^+-ATP 酶（质子泵），从而减少胃酸分泌，降低胃内容物的酸度，促进溃疡愈合。

（3）适应证：用于胃溃疡、十二指肠溃疡、胃食管反流病（GERD）、幽门螺杆菌感染相关的消化性溃疡。

（4）使用方式与剂量：①口服：常规剂量为 20mg，每日 1 次，饭前 30 分钟服用，持续 4～8 周。严重患者可增加至 40mg，每日 1 次。②静脉注射：20～40mg，每日 1 次，用于不能口服的患者。

2. 雷贝拉唑

（1）药物分类：质子泵抑制剂（PPI）。

（2）作用机制：雷贝拉唑与奥美拉唑类似，通过抑制胃壁细胞的 H^+/K^+-ATP 酶，强效抑制胃酸分泌，减轻胃黏膜损伤，促进溃疡愈合。

（3）适应证：用于胃溃疡、十二指肠溃疡、胃食管反流病（GERD）、幽门螺杆菌感染相关的消化性溃疡。

（4）使用方式与剂量：口服，常规剂量为 20mg，每日 1 次，饭前 30 分钟服用，疗程 4～8 周。对于反流性食管炎，维持剂量为 10～20mg，每日 1 次。

3. 法莫替丁

（1）药物分类：H_2 受体拮抗剂

（2）作用机制：法莫替丁通过竞争性抑制胃壁细胞的 H_2 受体，减少胃酸的基础分泌和刺激分泌，减少胃内容物的酸性，促进消化性溃疡愈合。

（3）适应证：用于治疗胃溃疡、十二指肠溃疡、胃食管反流病（GERD）、胃酸过多相关疾病。

（4）使用方式与剂量：①口服：常规剂量为 20mg，每日 2 次，或 40mg，每日 1 次，睡前服用，疗程通常为 4～8 周。②静脉注射：20mg，每日 2 次，用于严重患者或无法口服的患者。

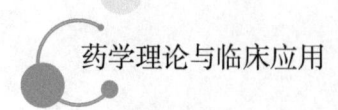

4. 铝碳酸镁

（1）药物分类：抗酸药。

（2）作用机制：铝碳酸镁通过中和胃酸，缓解酸过多引起的症状，还具有保护胃黏膜的作用，有助于缓解胃痛和促进溃疡愈合。

（3）适应证：用于胃酸过多、胃食管反流病（GERD）、消化性溃疡等伴有胃酸过多的症状。

（4）使用方式与剂量：口服，常规剂量为 800mg ~ 1600mg，每日 3 ~ 4 次，餐后 1 ~ 2 小时和睡前服用，或根据症状需要使用。

5. 米索前列醇

（1）药物分类：前列腺素 E_1 类似物。

（2）作用机制：米索前列醇通过模拟前列腺素 E_1 的作用，增强胃黏膜的防御功能，增加胃黏液和碳酸氢盐的分泌，同时减少胃酸分泌，从而预防和治疗消化性溃疡。

（3）适应证：用于预防和治疗与非甾体抗炎药（NSAIDs）相关的胃溃疡和十二指肠溃疡。

（4）使用方式与剂量：口服，常规剂量为 200μg，每日 4 次，或 400μg，每日 2 次，餐后或睡前服用，预防 NSAIDs 引起的溃疡时可长期使用。

第二节　助消化药

助消化药物用于帮助消化系统更有效地分解食物，缓解消化不良、腹胀等症状，常用于慢性胃炎、胰腺功能不全、消化不良等消化系统疾病。

1. 胰酶

（1）药物分类：酶类助消化药。

（2）作用机制：胰酶含有胰蛋白酶、淀粉酶和脂肪酶，帮助分解蛋白质、淀粉和脂肪，适用于胰腺功能不全引起的消化不良。

（3）适应证：用于胰腺功能不全、慢性胰腺炎、囊性纤维化等导致的消化不良症状。

（4）使用方式与剂量：口服，成人常规剂量为每餐 1 万 ~ 2.5 万 U，餐时服用。根据消化情况调整剂量，最大剂量不超过每餐 5 万 U。

2. 多酶片

（1）药物分类：复方酶类助消化药。

（2）作用机制：多酶片含有淀粉酶、蛋白酶、胰酶等多种酶类，能够帮助分解食物中的蛋白质、碳水化合物和脂肪，促进食物消化。

（3）适应证：用于功能性消化不良、胃肠胀气、食积等症状。

（4）使用方式与剂量：口服，成人每次 1 ~ 2 片，每日 3 次，餐时或餐后服用。根据病情可适当增加剂量。

3. 胃蛋白酶合剂

（1）药物分类：酶类助消化药。

（2）作用机制：胃蛋白酶通过帮助胃内蛋白质的消化，增强胃的分解功能，促进蛋白质的分解和吸收。

（3）适应证：用于蛋白质消化不良、慢性胃炎、胃酸缺乏等引起的消化不良症状。

（4）使用方式与剂量：口服，成人常规剂量为每次 5～10mL（1～2 勺），每日 3 次，饭后服用。

4. 乳酸菌

（1）药物分类：益生菌助消化药。

（2）作用机制：乳酸菌通过调节肠道菌群，促进有益菌的繁殖，抑制有害菌的生长，改善肠道环境，增强肠道蠕动，帮助消化食物。

（3）适应证：用于功能性消化不良、腹泻、肠道菌群失调等症状。

（4）使用方式与剂量：口服，成人常规剂量为每次 1～2 片（每片含乳酸菌约 10 亿个），每日 3 次，餐前或餐后服用。儿童剂量减半。

5. 西甲硅油

（1）药物分类：抗胀气药。

（2）作用机制：西甲硅油通过降低胃肠道内气泡的表面张力，使气体从消化道内排出，缓解腹胀和胀气感。

（3）适应证：用于腹胀、胀气及与消化不良相关的胀气症状。

（4）使用方式与剂量：口服，成人常规剂量为每次 40～80mg，每日 3～4 次，餐后和睡前服用。儿童剂量根据年龄和体重调整。

第三节　止吐药

止吐药主要用于控制恶心和呕吐的症状，常用于多种消化系统疾病、晕动病、药物反应或术后呕吐。它们通过不同的机制抑制呕吐反射。

1. 昂丹司琼

（1）药物分类：$5-HT_3$ 受体拮抗剂。

（2）作用机制：昂丹司琼通过阻断中枢和外周的 5-羟色胺 3 型（$5-HT_3$）受体，抑制迷走神经引起的呕吐反射，特别用于化学治疗、放射治疗引起的恶心、呕吐。

（3）适应证：用于化学治疗、放射治疗、术后引起的恶心和呕吐。

（4）使用方式与剂量：①口服：成人常规剂量为 8mg，每 12 小时 1 次，化学治疗前 30 分钟服用。②静脉注射：成人常规剂量为 8mg 静脉注射，化学治疗前 30 分钟注射，严重者可追加剂量。

2. 甲氧氯普胺

（1）药物分类：多巴胺 D_2 受体拮抗剂。

（2）作用机制：甲氧氯普胺通过阻断中枢化学感受区的多巴胺 D_2 受体，同时促进胃排空和上消化道蠕动，减轻恶心和呕吐。

（3）适应证：用于消化不良、胃轻瘫、放射治疗或药物引起的恶心、呕吐。

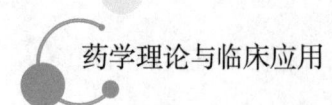

（4）使用方式与剂量：①口服：成人常规剂量为 10mg，每日 3 次，餐前 30 分钟服用。②静脉注射：常规剂量为 10mg，每 8 小时 1 次，可根据反应调整剂量。

3. 多潘立酮

（1）药物分类：多巴胺 D_2 受体拮抗剂。

（2）作用机制：多潘立酮通过阻断外周多巴胺 D_2 受体，促进胃排空和食管下括约肌收缩，减少胃内容物反流和呕吐。

（3）适应证：用于胃排空延迟、胃食管反流、消化不良引起的恶心呕吐。

（4）使用方式与剂量：①口服：成人常规剂量为 10mg，每日 3 次，饭前服用，严重患者可增加至 20mg，每日 3 次。②儿童剂量：按体重 0.25mg/kg，每日 3 次。

4. 地塞米松

（1）药物分类：糖皮质激素。

（2）作用机制：地塞米松通过抑制炎症介质的释放，并在中枢化学感受区起到抗炎和抗恶心作用，常与其他止吐药联合使用，尤其在术后或化学治疗时。

（3）适应证：用于化学治疗、放射治疗引起的恶心、呕吐，术后恶心、呕吐。

（4）使用方式与剂量：①口服：成人常规剂量为 4～8mg，每日 1 次，化学治疗前服用。②静脉注射：术后恶心呕吐预防时，8mg 静脉注射一次，化学治疗时可与昂丹司琼联合使用。

5. 阿瑞吡坦

（1）药物分类：神经激肽 1（NK_1）受体拮抗剂。

（2）作用机制：阿瑞吡坦通过阻断中枢神经系统内的 NK1 受体，抑制 P 物质引起的呕吐反射，尤其对延迟性恶心和呕吐有效。

（3）适应证：用于化学治疗引起的急性和延迟性恶心、呕吐。

（4）使用方式与剂量：①口服：成人常规剂量为 125mg，在化学治疗开始前 1 小时服用，随后剂量为 80mg，每日 1 次，连续 2 日。

第四节　促胃肠动力药

促胃肠动力药主要通过增加胃肠道蠕动、加快胃排空和减少反流等方式，帮助缓解与消化系统相关的动力性障碍，如胃食管反流病、胃轻瘫和功能性消化不良。

1. 甲氧氯普胺

（1）药物分类：多巴胺 D_2 受体拮抗剂。

（2）作用机制：甲氧氯普胺通过阻断胃肠道的多巴胺 D_2 受体，促进胃排空和上消化道蠕动，缓解胃食管反流和消化不良引起的恶心、呕吐。

（3）适应证：用于胃轻瘫、胃食管反流病、消化不良引起的恶心、呕吐。

（4）使用方式与剂量：①口服：成人常规剂量为 10mg，每日 3 次，餐前 30 分钟服用。②静脉注射：常规剂量为 10mg，每 8 小时 1 次，适用于严重恶心或无法口服的患者。

2. 多潘立酮

（1）药物分类：多巴胺 D_2 受体拮抗剂。

（2）作用机制：多潘立酮通过选择性阻断胃肠道外周多巴胺 D_2 受体，增强胃蠕动，加快胃排空，减少胃食管反流。

（3）适应证：用于胃排空延迟、胃食管反流病、消化不良。

（4）使用方式与剂量：①口服：成人常规剂量为 10mg，每日 3 次，饭前 30 分钟服用，必要时可增加至 20mg，每日 3 次。②儿童剂量：按体重 0.25mg/kg，每日 3 次。

3. 西沙必利

（1）药物分类：$5-HT_4$ 受体激动剂

（2）作用机制：西沙必利通过激活肠道 5-羟色胺 4 型（$5-HT_4$）受体，增强胃肠蠕动，加快胃排空，并增加下食管括约肌的张力，减少胃食管反流。

（3）适应证：用于胃食管反流病、功能性消化不良、胃轻瘫。

（4）使用方式与剂量：口服，成人常规剂量为 5 ～ 10mg，每日 3 ～ 4 次，餐前和睡前服用。疗程需要根据症状调整。

4. 莫沙必利

（1）药物分类：$5-HT_4$ 受体激动剂。

（2）作用机制：莫沙必利通过选择性激活胃肠道的 $5-HT_4$ 受体，促进胃肠道平滑肌的蠕动，改善胃排空和肠蠕动。

（3）适应证：用于功能性消化不良、胃轻瘫、胃食管反流病。

（4）使用方式与剂量：口服，成人常规剂量为 5mg，每日 3 次，饭前服用，症状缓解后可适当减少剂量。

5. 伊托必利

（1）药物分类：多巴胺 D_2 受体拮抗剂及乙酰胆碱酯酶抑制剂。

（2）作用机制：伊托必利通过阻断胃肠道多巴胺 D_2 受体，并抑制乙酰胆碱酯酶活性，增强乙酰胆碱在肠道的作用，增加胃肠蠕动，加快胃排空。

（3）适应证：用于胃食管反流病、功能性消化不良、胃轻瘫。

（4）使用方式与剂量：口服，成人常规剂量为 50mg，每日 3 次，饭前服用。

第四十二章　儿科疾病的药物治疗

第一节　概述

儿科疾病的药物治疗与成人相比确实存在显著差异，这主要归因于儿童独特的生理和药代动力学特征。儿童处于生长发育的动态过程中，各个器官和系统尚未完全成熟，这使得药物在儿童体内的作用过程与成人有很大不同。因此，在药物的选择、剂量确定、给药方式选择及药物安全性评估等方面都需要格外谨慎。儿科用药的主要治疗目标是缓解症状、控制疾病进展及促进儿童健康成长。

（一）药物的剂量和用法

1. 体重和体表面积

在儿科用药中，儿童的药物剂量通常根据体重（mg/kg）或体表面积（mg/m^2）来计算，这是因为相同剂量的药物对不同体重的儿童会产生不同的药效和不良反应。儿童的体重差异较大，如果不根据体重调整药物剂量，可能会导致药物剂量过高，引起严重的不良反应，或者剂量过低，达不到治疗效果。体表面积也是一个重要的参考指标，因为它与儿童的代谢率和药物分布有关。通过计算体表面积，可以更准确地确定药物剂量，尤其是对于毒性较大的药物。例如，化学治疗药物通常根据体表面积来计算剂量，以确保在达到治疗效果的同时，最大限度地减少不良反应的发生。

2. 按年龄调整剂量

随着儿童的生长发育，不同年龄段的药代动力学特征会发生变化。儿童的肝代谢和肾排泄功能在不同年龄段有很大差异。新生儿的肝酶系统尚未完全发育，对药物的代谢能力较弱，因此需要较低的药物剂量。随着年龄的增长，肝代谢功能逐渐增强，药物的代谢速度也会加快。同样，儿童的肾排泄功能也在不断发育。婴幼儿时期，肾的排泄能力相对较弱，药物在体内的半衰期可能会延长。而随着年龄的增长，肾排泄功能逐渐完善，药物的排泄速度也会加快。这意味着需要根据年龄调整药物剂量，以确保药物在儿童体内的浓度处于安全有效的范围内。例如，抗生素在不同年龄段的儿童中的剂量就需要根据年龄进行调整。新生儿和婴幼儿可能需要较低的剂量，而年长儿童和青少年则需要较高的剂量。

3. 剂型的选择

由于儿童的生理特点，他们往往不能吞咽片剂，因此常使用液体剂型（如糖浆、口服溶液），或可咀嚼片、颗粒剂等剂型。这些剂型易于儿童服用，提高了儿童的用药依从性。液体剂型可以根据儿童的体重和年龄准确调整剂量，而且口感较好，容易被儿童接受。可咀嚼片和颗粒剂则适合年龄稍大一些的儿童，它们可以在口腔中咀嚼或溶解后服用，方便快捷。此外，静脉注射、雾化吸入等也是常见的给药方式。静脉注射可以直接将药物注入血液循环系统，迅速发挥药效，适用于病情较重的儿童。雾化吸入则主要用于治疗呼吸道疾病，药物通过雾化器变成微小颗粒，直接作用于呼吸道黏膜，提高了药物的局部浓度，减少了全身不良反应的发生。例如，对于哮喘儿童，雾化吸入糖皮质激素是一种常用的治疗方法，可以有效地缓解呼吸道炎症，改善呼吸功能。总之，在选择药物剂型和给药方式时，需要综合考虑儿童的年龄、病情、用药依从性等因素，以确保药物的安全有效使用。

（二）药物的安全性

1. 药物的毒性和不良反应

在儿科用药领域，药物的毒性和不良反应是至关重要的考虑因素。儿童的生理机能尚未完全成熟，身体各个系统的发育仍在进行中，这使得他们对某些药物的耐受性明显低于成人。以阿司匹林为例，这种在成人中广泛使用的药物在儿童中是被禁用的。这是因为儿童在感染病毒，如流感病毒、水痘病毒等之后，使用阿司匹林可能会引发瑞氏综合征。瑞氏综合征是一种严重的、可能危及生命的疾病，主要影响肝和大脑。它会导致急性脑病和肝脂肪变性，患儿可能出现呕吐、精神错乱、惊厥等症状，严重情况下会昏迷甚至死亡。

除阿司匹林，还有许多药物在儿童使用时需要格外谨慎。儿童的身体组织和器官相对稚嫩，对药物的反应可能更为强烈和复杂。有些药物可能会对儿童的生长发育产生不良影响，如某些激素类药物如果使用不当，可能会干扰儿童正常的内分泌系统，影响骨骼生长、性发育等生理过程。

2. 避免过度使用抗生素

儿科患者由于免疫系统尚未完全发育成熟，确实更容易发生感染。然而，这并不意味着可以随意使用抗生素。抗生素的过度使用是一个全球性的公共卫生问题，尤其在儿科领域更为突出。在呼吸道和耳部感染的治疗中，这种现象尤为常见。

当抗生素被过度使用时，细菌会逐渐适应并产生耐药性。这些耐药菌株的出现，使得原本有效的抗生素失去作用。这不仅会增加治疗的难度和成本，还可能导致感染的反复发生，甚至在严重情况下，会使感染无法得到有效控制。因此，在儿科临床实践中，医生需要准确判断感染是否是由细菌引起，只有在明确有细菌感染指征时，才能合理使用抗生素。

3. 药物的特殊代谢

婴儿和儿童的肝酶系统尚处于发育阶段，这对药物代谢有着深远的影响。肝是药物代谢的主要器官之一，肝中的酶负责将药物转化为更容易排出体外的形式。然而，儿童的肝酶系统未发育完全，使得某些药物的代谢过程比成人更慢。

以扑热息痛（对乙酰氨基酚）为例，它是一种常用的解热镇痛药。在儿童体内，由于肝代谢相对缓慢，如果过量使用，药物可能会在体内累积。这种累积可能会引发肝损伤，对儿童的健康造成严重威胁。因此，在给儿童使用这类药物时，必须严格按照正确的剂量使用，并且要密切关注药物在体内的累积情况。

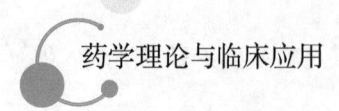

（三）用药原则

1. 遵循"最低有效剂量"原则

儿童的身体对药物的敏感性较高，这是由他们的生理特点决定的。儿童的器官功能和生理调节机制尚未成熟，药物在体内的作用可能会被放大。因此，在治疗过程中，应尽量使用最低有效剂量来达到预期的治疗效果。这不仅可以减少药物不良反应的发生风险，还能避免因药物过量对儿童身体造成不必要的伤害。

2. 个体化治疗

每个患儿都是独一无二的，其年龄、体重、病情严重程度等因素都会影响药物的治疗效果和安全性。因此，儿科用药必须进行个体化治疗。不能简单地将成人药物剂量按照比例缩减后用于儿童。例如，新生儿的药物代谢和排泄能力与幼儿、学龄儿童有很大差异，同样的药物在不同年龄段的儿童中，其剂量和给药方式可能完全不同。而且，对于患有多种疾病或存在特殊生理状况的儿童，更需要综合考虑各种因素，制定个性化的用药方案。

3. 监测与随访

在儿科药物治疗过程中，监测与随访是必不可少的环节。特别是对于使用长期药物治疗的患儿，如使用糖皮质激素治疗哮喘、肾病综合征，或者使用抗癫痫药控制癫痫发作等情况。定期监测药物的疗效，可以及时了解治疗是否有效，是否需要调整治疗方案。同时，密切关注药物的不良反应也非常重要，一旦发现可能的不良反应，如使用糖皮质激素可能导致的生长迟缓、骨质疏松，或者抗癫痫药可能引起的皮疹、肝肾功能损害等，就可以及时采取措施，如调整药物剂量、更换药物等，以确保患儿的用药安全和治疗效果。

第二节　新生儿呼吸窘迫综合征

新生儿呼吸窘迫综合征（NRDS），又称为肺透明膜病，主要发生于早产儿，是由于肺部表面活性物质不足导致的肺泡萎陷、低氧血症和呼吸窘迫。NRDS 的治疗药物主要集中在补充肺表面活性物质、呼吸支持及辅助药物管理。

1. 肺表面活性物质

（1）药物分类：肺表面活性物质作为一种重要的肺表面活性物质补充剂，在新生儿医学领域中占据着关键地位。它是专门为了应对早产儿肺部发育不成熟而研发的药物类别，旨在弥补早产儿体内肺表面活性物质的不足，从而改善呼吸功能。

（2）作用机制：肺表面活性物质在维持正常的呼吸生理过程中起着至关重要的作用。它通过减少肺泡表面张力这一关键机制，有效地防止肺泡在呼气末发生萎陷。在正常情况下，肺泡表面存在一层薄薄的肺表面活性物质，它能够降低肺泡内气体与液体之间的表面张力，使得肺泡在呼吸过程中能够保持开放状态，从而保证气体的正常交换。对于早产儿而言，由于其肺部发育尚未完全成熟，肺表面活性物质的合成和分泌不足，导致肺泡表面张力增大，容易出现肺泡萎陷，进而引起呼吸窘迫综合征。通过外源性补充肺表面活性物质，可以迅速降低肺泡表面张力，改善氧合和肺顺应性，促进呼吸功能的恢复。肺顺应性的改善意味着肺部在呼吸过程中更容易扩张和收缩，减少呼吸做功，提高氧气的摄入和二

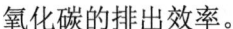

氧化碳的排出效率。

（3）适应证：肺表面活性物质主要用于预防和治疗早产儿的新生儿呼吸窘迫综合征。早产儿由于胎龄不足，肺部的发育尚未成熟，尤其是肺表面活性物质的缺乏使得他们在出生后极易发生呼吸窘迫综合征。这种疾病表现为呼吸困难、发绀、呼吸急促等症状，严重威胁着早产儿的生命健康。通过及时给予肺表面活性物质，可以有效地降低呼吸窘迫综合征的发生率和严重程度，提高早产儿的存活率和生存质量。

（4）常用制剂及使用方式与剂量：贝力苏作为一种源自牛肺提取物的肺表面活性物质制剂，含有天然的肺表面活性物质成分。其使用方式为气管内滴注，每次剂量为100mg/kg。在实际应用中，如果病情需要，可在间隔6小时后重复使用1～3次，最多不超过4剂。这种给药方式能够直接将肺表面活性物质输送到早产儿的肺部，迅速发挥作用。在使用过程中，医生会根据早产儿的具体病情和体重等因素，精确计算药物剂量，以确保治疗的安全有效。

2. 地塞米松

（1）药物分类：地塞米松属于糖皮质激素药物类别，具有强大的抗炎和免疫调节作用。在新生儿医学中，地塞米松被广泛应用于特定的临床情况。

（2）作用机制：地塞米松通过发挥抗炎和减少肺水肿的作用机制，对患有呼吸窘迫综合征的早产儿产生积极影响。炎症反应在呼吸窘迫综合征的发展过程中起着重要作用，它会导致肺部组织的损伤和水肿，进一步加重呼吸困难。地塞米松能够抑制炎症细胞的活化和炎症介质的释放，降低炎症反应的强度。同时，它还可以减少肺水肿的形成，改善肺顺应性。通过这些作用，地塞米松可以帮助降低呼吸机依赖的早产儿和严重NRDS的患儿的病情严重程度，促进呼吸功能的恢复。

（3）适应证：地塞米松主要用于治疗或减少呼吸窘迫综合征中因炎症导致的呼吸困难，并减少机械通气时间。对于病情较为严重、需要依赖呼吸机辅助呼吸的早产儿，地塞米松可以帮助减轻炎症反应，改善肺部功能，从而减少对呼吸机的依赖，缩短机械通气的时间。这对于降低早产儿的并发症发生率和提高生存质量具有重要意义。

（4）使用方式与剂量：地塞米松通常采用静脉注射的方式给药。常规剂量为0.15mg/kg，每12小时1次，连续使用3日。在使用过程中，医生会根据患儿的病情变化逐渐减量，以避免长期大剂量使用糖皮质激素带来的不良反应。

3. 多巴胺

（1）药物分类：多巴胺作为一种血管活性药物，属于正性肌力药类别。它在新生儿医学中主要用于调节心血管功能和改善血流动力学状态。

（2）作用机制：多巴胺通过激活 β_1 受体来增加心输出量，从而改善血压，维持全身和肺部的血液灌注。在合并低血压或心功能不全的NRDS患儿中，心输出量的不足和血压的下降会影响全身的血液循环，尤其是肺部的血液供应。多巴胺的作用机制在于它能够刺激心脏，增强心肌收缩力，提高心输出量，同时通过收缩血管来升高血压。这样可以保证全身和肺部的血液灌注充足，为肺部的气体交换提供良好的血液循环基础。

（3）适应证：多巴胺主要用于NRDS患儿合并低血压、心功能不全的情况，以改善

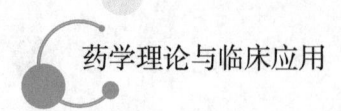

血流动力学稳定性。对于这些患儿，维持稳定的血压和心脏功能对于呼吸功能的恢复至关重要。通过使用多巴胺，可以有效地改善患儿的血流动力学状态，为治疗呼吸窘迫综合征提供有利的生理条件。

（4）使用方式与剂量：多巴胺通常采用静脉滴注的方式给药。初始剂量为 2 ～ 5μg/kg/min，根据患儿的血压和心脏功能调整剂量至 5 ～ 10μg/kg/min，最大剂量为20μg/kg/min。在使用过程中，医生会密切监测患儿的血压、心率、尿量等指标，根据患儿的具体情况调整多巴胺的剂量，以确保治疗的安全有效。

第三节　新生儿溶血病

新生儿溶血病（HDN）是一种由母婴血型不合引发的严重疾病，对新生儿的健康构成重大威胁。主要由 Rh 或 ABO 血型不合引起的免疫性溶血反应，可导致新生儿的红细胞破坏、贫血和黄疸等一系列症状。及时有效的治疗对于减少溶血、缓解黄疸、预防脑损伤（如胆红素脑病）及恢复正常血红蛋白水平至关重要。

1. 静脉免疫球蛋白

（1）药物分类：静脉免疫球蛋白作为一种重要的免疫调节剂，在新生儿溶血病的治疗中发挥着关键作用。它是从大量健康人血浆中提取的免疫球蛋白制剂，含有多种抗体成分，能够调节人体的免疫功能。

（2）作用机制：在新生儿溶血病中，静脉免疫球蛋白通过多种机制发挥治疗作用。首先，它能够减少抗体介导的红细胞破坏。当母婴血型不合时，母体产生的抗体通过胎盘进入胎儿体内，攻击新生儿的红细胞，导致红细胞破坏和溶血。静脉免疫球蛋白中的抗体可以与母体抗体竞争结合新生儿红细胞表面的抗原位点，从而减少母体抗体对新生儿红细胞的攻击，降低溶血的严重性。其次，静脉免疫球蛋白还可以抑制炎症反应，减轻溶血引起的组织损伤。此外，它还能减少换血的需要。换血疗法虽然是治疗严重新生儿溶血病的有效方法，但存在一定的风险和并发症。通过使用静脉免疫球蛋白，可以在一定程度上避免或减少换血的次数，降低治疗风险。

（3）适应证：静脉免疫球蛋白主要用于治疗新生儿溶血病中伴随严重溶血和高胆红素血症的患儿。在这些患儿中，红细胞破坏严重，胆红素水平升高，容易引发胆红素脑病等严重并发症。静脉免疫球蛋白可以迅速降低溶血的程度，减少胆红素的产生，从而降低发生胆红素脑病的风险。

（4）使用方式与剂量：静脉注射是静脉免疫球蛋白的常用给药方式。常规剂量为500 ～ 1000mg/kg（0.5 ～ 1g/kg）静脉注射一次。在实际应用中，剂量通常根据胆红素水平及病情调整。如果患儿的胆红素水平较高，病情较为严重，可能需要增加剂量。必要时在 12 小时后可重复一次。在使用过程中，医生会密切监测患儿的血常规、胆红素水平、肝肾功能等指标，以评估治疗效果和调整剂量。

2. 白蛋白

（1）药物分类：白蛋白作为血浆代用品，在新生儿溶血病的治疗中具有重要地位。

它是人体血浆中最主要的蛋白质成分之一，具有多种生理功能。

（2）作用机制：白蛋白在新生儿溶血病的治疗中主要通过以下机制发挥作用。首先，它通过增加血液中的结合位点，结合间接胆红素。新生儿溶血病中，红细胞破坏释放出大量的胆红素，其中未结合胆红素具有神经毒性，容易引发胆红素脑病。白蛋白可以与未结合胆红素结合，形成无毒的复合物，减少游离胆红素的毒性，从而预防胆红素脑病的发生。其次，白蛋白还具有扩容作用，可改善循环状态。在新生儿溶血病中，由于红细胞破坏和溶血，可能会导致循环血量减少和组织灌注不足。白蛋白的扩容作用可以增加循环血量，改善组织灌注，为机体提供更好的氧气和营养物质供应。

（3）适应证：白蛋白主要用于合并高胆红素血症的新生儿溶血病，特别是在光疗或换血疗法前使用。光疗和换血疗法是治疗新生儿高胆红素血症的常用方法，但在进行这些治疗之前，使用白蛋白可以降低胆红素水平，减轻病情，为后续治疗创造更好的条件。

（4）使用方式与剂量：静脉注射是白蛋白的常用给药方式。常规剂量为 1g/kg，静脉注射。通常在换血或光疗前 1～2 小时给予，以便在治疗前迅速降低胆红素水平。如果病情需要，必要时可重复。在使用过程中，医生会根据患儿的体重、胆红素水平和临床反应等因素调整剂量。同时，还会密切监测患儿的生命体征、尿量、肝肾功能等指标，以确保治疗的安全有效。

3. 苯巴比妥

（1）药物分类：苯巴比妥属于巴比妥类药物，同时也是一种肝酶诱导剂。在新生儿溶血病的治疗中，苯巴比妥主要通过诱导肝脏内的酶活性来发挥作用。

（2）作用机制：苯巴比妥通过诱导肝内的葡萄糖醛酸转移酶的活性，促进未结合胆红素的结合和排泄。在正常情况下，肝中的葡萄糖醛酸转移酶可以将未结合胆红素转化为结合胆红素，结合胆红素水溶性增加，容易通过胆汁排出体外。在新生儿溶血病中，由于红细胞破坏和胆红素生成过多，肝的代谢负担加重，葡萄糖醛酸转移酶的活性可能不足。苯巴比妥可以刺激肝细胞合成更多的葡萄糖醛酸转移酶，提高酶的活性，从而促进未结合胆红素的结合和排泄，降低血中胆红素浓度，防止胆红素脑病的发生。

（3）适应证：苯巴比妥用于新生儿溶血病合并高胆红素血症的预防，尤其在光疗或换血疗法之外使用。它可以作为辅助治疗方法，与光疗和换血疗法等联合应用，提高治疗效果。

（4）使用方式与剂量：苯巴比妥可以口服或静脉注射给药。初始剂量为每日 5～8mg/kg，分次使用。在实际应用中，医生会根据患儿的体重、年龄、病情严重程度等因素调整剂量和给药次数。疗程视胆红素水平及临床反应调整，通常疗程为 3～5 日。在使用过程中，医生会密切监测患儿的胆红素水平、肝肾功能、神经系统症状等指标，以评估治疗效果和调整治疗方案。同时，还需要注意苯巴比妥的不良反应，如嗜睡、呼吸抑制等，一旦出现不良反应，应及时调整剂量或停药。

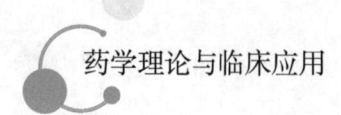

第四节　新生儿出血症

新生儿出血症（HDN），又称维生素 K 缺乏性出血症，是由于维生素 K 缺乏导致的凝血因子生成不足，进而引起的新生儿出血。维生素 K 是合成凝血因子Ⅱ、Ⅶ、Ⅸ、Ⅹ的必需因子，因此其缺乏会导致凝血障碍。

1. 维生素 K_1

（1）药物分类：维生素 K_1 属于脂溶性维生素，在人体的生理过程中发挥着不可或缺的作用。脂溶性维生素的特点是可以在体内的脂肪组织中储存，并且在吸收过程中需要脂肪的参与。这种特性使得维生素 K_1 在体内的代谢和作用方式与水溶性维生素有所不同。

（2）作用机制：维生素 K_1 是肝脏合成凝血因子的必需因子，这一过程涉及到复杂的生化反应。在人体的凝血机制中，凝血因子Ⅱ、Ⅶ、Ⅸ和Ⅹ起着关键作用。维生素 K_1 通过参与肝脏细胞内的羧化反应，使得这些凝血因子的前体能够转化为具有活性的凝血因子。具体来说，它作为一种辅酶，能够激活这些凝血因子前体分子中的谷氨酸残基，使其能够与钙离子结合，进而参与凝血过程中的级联反应。当人体缺乏维生素 K_1 时，这些凝血因子的合成受到阻碍，导致凝血功能异常，出现出血倾向。维生素 K_1 的补充可以纠正这种由于缺乏而导致的凝血因子不足，恢复正常的凝血功能。

（3）适应证：维生素 K_1 主要用于预防和治疗新生儿维生素 K 缺乏导致的出血症。新生儿由于其生理特点，容易出现维生素 K 缺乏的情况。这是因为新生儿肠道内的细菌群落尚未完全建立，而肠道细菌是合成维生素 K 的重要来源之一。此外，母乳中维生素 K 的含量相对较低，这些因素综合起来使得新生儿体内维生素 K 的储备不足。维生素 K 缺乏导致的出血症在新生儿期是一种较为严重的疾病，可表现为皮肤瘀斑、脐带残端出血、胃肠道出血等多种形式，严重时甚至会危及生命。因此，预防和及时治疗这种出血症至关重要。

（4）使用方式与剂量：①预防用药：在新生儿护理中，建议所有新生儿出生后 1 小时内肌内注射 1mg 维生素 K_1。这一预防性措施能够有效降低新生儿维生素 K 缺乏出血症的发生率。对于早产儿或低出生体重儿，由于其生理功能相对更不成熟，维生素 K 的储备和利用能力可能更低，所以剂量调整为 0.5mg。这种根据不同情况调整剂量的做法体现了治疗的个体化原则，确保了预防措施的有效性和安全性。②治疗用药：当新生儿出现出血症状时，需要采取更积极的治疗措施。此时给予 1～2mg 的维生素 K_1，通过静脉注射或肌内注射的方式给药。静脉注射能够使药物更快地进入血液循环，发挥作用；肌内注射则相对较为安全，药物吸收也较为稳定。在必要时，每 8 小时可以重复给药，直至凝血功能恢复。这一过程需要密切监测新生儿的凝血指标，如凝血酶原时间（PT）、活化部分凝血活酶时间（APTT）等，以评估治疗效果并及时调整治疗方案。

2. 新鲜冰冻血浆

（1）药物分类：新鲜冰冻血浆作为一种血制品，在治疗出血性疾病中具有重要地位。它是通过对全血进行离心、分离等处理后，在短时间内迅速冰冻保存的血浆成分，含有丰富的凝血因子和其他血浆蛋白。

（2）作用机制：新鲜冰冻血浆含有所有的凝血因子，这是其能够纠正凝血障碍的关键所在。尤其是在新生儿出血症中，当维生素 K 依赖的凝血因子缺乏时，新鲜冰冻血浆能够直接补充这些缺乏的凝血因子。在凝血过程的级联反应中，这些凝血因子相互作用，形成纤维蛋白凝块，从而止住出血。它的作用机制就像是为凝血过程提供了"原材料"，当体内凝血因子不足时，及时补充这些成分可以迅速恢复凝血功能。

（3）适应证：新鲜冰冻血浆主要用于新生儿出血症伴有严重出血和凝血功能障碍的情况。尤其是在维生素 K 补充后未能迅速纠正凝血功能的情况下，使用新鲜冰冻血浆可以作为一种有效的补救措施。例如，当新生儿因维生素 K 缺乏出现严重的颅内出血或消化道出血，且单纯补充维生素 K_1 后出血情况仍未得到有效控制时，新鲜冰冻血浆的输注能够快速补充凝血因子，制止出血，防止病情进一步恶化。

（4）使用方式与剂量：新鲜冰冻血浆通常采用静脉注射的方式给药。常规剂量为 $10 \sim 15mL/kg$ 静脉输注。这个剂量是根据新生儿的体重来计算的，以确保能够提供足够的凝血因子来纠正凝血障碍。在输注过程中，需要密切观察新生儿的出血情况和凝血功能监测结果。根据这些反馈信息，决定是否需要重复给药。如果出血仍未停止，凝血功能仍未恢复正常，可能需要适当增加剂量或再次输注。

3. 凝血酶原复合物

（1）药物分类：凝血酶原复合物属于凝血因子浓缩制剂，是一种经过特殊处理的血液制品。它主要是通过对血浆进行分离、提纯等工艺，将其中的凝血酶原等凝血因子进行浓缩，以提高其治疗效果。

（2）作用机制：凝血酶原复合物含有高浓度的维生素 K 依赖性凝血因子（凝血因子 Ⅱ、Ⅶ、Ⅸ、Ⅹ），这使得它在纠正凝血障碍方面具有显著的优势。当新生儿出现出血症时，这些高浓度的凝血因子能够迅速补充体内的缺乏部分，直接参与凝血过程的级联反应，快速纠正凝血障碍，达到迅速止血的目的。与新鲜冰冻血浆相比，凝血酶原复合物的凝血因子浓度更高，能够在更短的时间内发挥作用。

（3）适应证：凝血酶原复合物主要用于新生儿出血症的急性出血管理。在一些紧急情况下，如新生儿出现严重的急性出血，且新鲜冰冻血浆不易获得时，凝血酶原复合物可以作为一种有效的替代治疗方法。例如，在一些偏远地区或血库储备不足的情况下，当新生儿发生颅内出血等危及生命的出血情况时，凝血酶原复合物能够及时提供所需的凝血因子，控制出血。

（4）使用方式与剂量：凝血酶原复合物通过静脉注射给药。常规剂量为 $30 \sim 50IU/kg$，这个剂量的确定是基于大量的临床研究和实践经验。在实际应用中，需要依据出血严重程度和凝血功能监测结果进行调整。如果出血非常严重，可能需要适当增加剂量；而当出血得到控制，凝血功能逐渐恢复时，可以适当减少剂量或停止给药。在整个治疗过程中，密切的监测和个体化的治疗方案调整是确保治疗效果和安全性的关键。

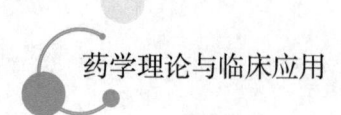

第五节　肝豆状核变性

肝豆状核变性是一种常染色体隐性遗传病，主要由于铜代谢障碍导致体内铜过量沉积在肝、脑部和其他器官，造成肝损伤和神经系统症状。治疗的目标是减少体内铜负荷，防止铜的进一步沉积，并缓解症状。

1. 青霉胺

（1）药物分类：青霉胺作为一种铜螯合剂，在治疗因铜代谢异常引起的疾病方面发挥着关键作用。它属于一类能够特异性地与金属离子结合的化合物，通过化学作用改变金属离子在体内的存在形式和代谢途径，从而达到治疗目的。

（2）作用机制：青霉胺与铜离子结合形成可溶性络合物这一过程是其发挥治疗作用的核心机制。在人体正常生理状态下，铜离子参与多种生理过程，但在肝豆状核变性这种疾病中，铜离子在体内异常蓄积，对组织和器官造成损害。青霉胺能够精准地与铜离子发生化学反应，形成稳定的可溶性络合物。这种络合物的形成使得铜离子的化学性质发生改变，从而更容易通过肾随尿液排出体外。通过增加尿铜排泄，青霉胺有效地降低了体内铜负荷，减轻了过量铜离子对身体，尤其是神经系统、肝等重要器官的毒性作用。它作为肝豆状核变性治疗的经典药物，在改善患者的症状和预后方面有着不可替代的地位。

（3）适应证：青霉胺主要用于肝豆状核变性的初期及维持治疗，尤其对于出现神经系统症状的患者更为适用。肝豆状核变性是一种常染色体隐性遗传的铜代谢障碍疾病，患者体内铜在肝、大脑等器官过度沉积，导致肝功能损害、神经系统功能障碍等一系列严重后果。在疾病初期，使用青霉胺可以尽早地启动排铜治疗，阻止铜离子进一步蓄积，延缓疾病的进展。对于已经出现神经系统症状的患者，如震颤、肌张力障碍、舞蹈样动作等，青霉胺能够通过降低体内铜负荷，减轻铜离子对神经细胞的毒性，从而在一定程度上改善这些症状。

（4）使用方式与剂量：口服是青霉胺的主要给药方式。初始剂量为250mg，每日1次，这个较低的起始剂量是为了观察患者对药物的耐受性。之后逐渐增加至每日750～1500mg，分次服用（每日2～4次）。这种逐渐增加剂量的方式有助于减少药物初期可能引起的不良反应。在整个治疗过程中，剂量的调整是根据临床反应及尿铜排泄量来进行的。临床反应包括患者的症状改善情况，如神经系统症状是否减轻、肝功能是否有所恢复等。尿铜排泄量是直接反映药物排铜效果的指标，通过定期检测尿铜含量，可以了解体内铜离子的排出情况，从而合理调整青霉胺的剂量。同时，青霉胺需与食物分开服用，这是因为食物可能会影响其吸收。在治疗期间，还需要密切监测铜、锌水平及肾功能。铜水平的监测可以评估排铜效果，锌水平的监测是因为锌在体内的代谢可能会受到青霉胺的影响，而肾功能监测则是由于药物及其代谢产物主要通过肾脏排泄，以确保药物治疗的安全性。

2. 曲恩汀

（1）药物分类：曲恩汀同样被归类为铜螯合剂，和青霉胺在治疗理念上有相似之处，都是通过与铜结合来调节体内铜的代谢。

（2）作用机制：曲恩汀作为一种有效的螯合剂，其作用机制主要是与铜紧密结合形成络合物。在体内，这种络合物的形成使得铜离子能够以一种新的形式存在，并且更有利于通过尿液排出体外。通过这种方式，曲恩汀增加了尿铜排泄，减少了体内铜的积累，从而减轻了铜过量对机体造成的损害。它在对青霉胺耐受不良的患者中发挥着重要的替代治疗作用，为这些患者提供了另一种有效的排铜途径。

（3）适应证：曲恩汀主要用于肝豆状核变性特别是对青霉胺不耐受的患者的治疗。有些患者在使用青霉胺过程中可能会出现严重的不良反应，如变态反应、血液系统异常等，这些情况使得他们无法继续使用青霉胺。此时，曲恩汀就成为了一个合适的替代选择。它能够在不引起类似不良反应的情况下，对体内铜离子进行有效的螯合和排泄，从而控制肝豆状核变性的病情发展。

（4）使用方式与剂量：口服是曲恩汀的给药方式。常规剂量为每日 750 ～ 1500mg，分次服用（每日 2 ～ 3 次）。服药时需空腹服用，这是为了保证药物的最佳吸收效果，避免与食物或其他药物同服，防止药物与其他物质发生相互作用而影响其疗效。和青霉胺一样，曲恩汀的剂量调整也是根据患者的尿铜排泄和临床症状来进行的。同时，在治疗过程中需要定期监测铜、锌水平及肝肾功能。这是因为虽然曲恩汀在排铜方面有良好的效果，但它也可能会对其他金属离子的代谢及肝和肾功能产生影响，通过监测可以及时发现并处理可能出现的问题。

3. 锌盐

（1）药物分类：锌盐被定义为铜吸收抑制剂，这表明它在调节铜代谢过程中的作用方式与铜螯合剂有所不同。它主要是从源头上对铜的吸收进行控制，从而达到治疗目的。

（2）作用机制：锌通过诱导金属硫蛋白的合成来发挥其抑制铜吸收的作用。金属硫蛋白是一种富含半胱氨酸的低分子量蛋白质，它对金属离子具有很强的结合能力。在肠道内，锌诱导合成的金属硫蛋白可以优先与铜离子结合，从而减少肠道对铜的吸收。同时，这种结合后的复合物还可以促进铜在肠道内的排泄，进一步降低铜的吸收量。锌疗法通常用于肝豆状核变性早期的预防性治疗或维持治疗，通过控制铜的吸收，防止铜在体内过度蓄积，对疾病的发展起到一定的延缓作用。

（3）适应证：锌盐主要用于无症状的肝豆状核变性携带者或作为铜螯合剂治疗后的维持治疗。对于无症状的携带者，早期使用锌盐可以在疾病尚未出现明显症状之前，就开始对铜的吸收进行控制，避免铜在体内的过量积累，预防疾病的发作。在经过铜螯合剂治疗后，患者体内铜负荷得到一定程度的降低，此时使用锌盐进行维持治疗，可以巩固治疗效果，持续抑制铜的吸收，防止病情复发。

（4）使用方式与剂量：口服是锌盐的主要给药方式。成人和儿童的常规剂量为 50mg锌（元素锌），每日 3 次，空腹服用（饭前 1 小时或饭后 2 小时）。这种空腹服用的方式有助于提高锌的吸收效率。在治疗过程中，需要定期监测铜水平和锌水平，这是因为锌盐的治疗效果与体内铜、锌的平衡密切相关。如果锌过量，可能会引起一些不良反应，如铁吸收受抑制等，通过监测可以及时调整剂量，确保治疗的安全性和有效性。

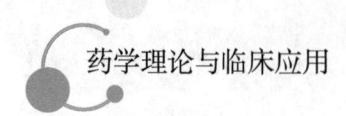

第六节 川崎病

川崎病是一种儿童常见的急性全身性血管炎，主要累及中小血管，尤其是冠状动脉。如果不及时治疗，川崎病可能导致冠状动脉瘤等严重的心脏并发症。其治疗目标是抑制炎症反应，预防冠状动脉病变。

1. 静脉注射免疫球蛋白（IVIG）

（1）药物分类：静脉注射免疫球蛋白作为一种免疫调节剂，在免疫调节领域占据重要地位。它是从大量健康人血浆中提取的免疫球蛋白G（IgG）的混合物，含有多种抗体成分，这些成分能够对人体免疫系统产生广泛的调节作用。

（2）作用机制：在川崎病的发病过程中，免疫系统过度激活，引发全身性血管炎，尤其对冠状动脉造成严重威胁。静脉注射免疫球蛋白通过多种复杂的机制来调节免疫系统，抑制这种过度的免疫反应。它能够中和自身抗体和循环免疫复合物，阻止它们对血管内皮细胞的损伤。同时，IVIG可以调节免疫细胞的功能，如抑制单核-巨噬细胞系统的过度活化，减少炎性细胞因子的释放。这些炎性细胞因子在川崎病的炎症过程中起着关键的驱动作用，它们的减少能够有效降低炎症程度，进而降低冠状动脉病变的发生率。通过这些综合的免疫调节作用，IVIG在川崎病的治疗中发挥着至关重要的作用。

（3）适应证：静脉注射免疫球蛋白是川崎病的一线治疗药物，尤其在急性期的应用效果显著。川崎病是一种儿童时期常见的急性自限性血管炎，主要累及中小动脉，特别是冠状动脉。在急性期，患儿体内的免疫反应处于高峰，冠状动脉病变的风险急剧上升。早期使用IVIG能够有效干预这一病理过程，降低冠状动脉并发症的发生风险，改善患儿的预后。

（4）使用方式与剂量：静脉注射是IVIG的标准给药方式。标准剂量为2g/kg，一次性静脉输注，通常在10～12小时内输注完成。这种大剂量、相对集中的给药方式是基于大量临床研究和实践经验确定的，旨在迅速调节患儿的免疫系统，发挥最佳的治疗效果。剂量的调整主要根据患儿的体重进行精确计算，以确保每个患儿都能获得合适的治疗剂量。早期治疗对于川崎病至关重要，通常在发病后10日内给药效果最佳。这是因为在疾病早期，血管炎症尚未造成严重的冠状动脉损伤，IVIG能够及时抑制免疫反应，阻止病情的进一步恶化。若首次IVIG治疗无效或病情复发，可考虑再次使用IVIG治疗，不过再次使用时需要综合评估患儿的病情、身体状况及首次治疗的反应等因素。

2. 阿司匹林

（1）药物分类：阿司匹林属于非甾体抗炎药（NSAIDs）这一广泛应用的药物类别。它具有多种药理作用，这些作用主要是通过抑制环氧合酶（COX）的活性来实现的。

（2）作用机制

阿司匹林通过不可逆地抑制环氧合酶（COX），干扰前列腺素合成的关键步骤。在人体生理过程中，前列腺素参与了许多炎症、发热和疼痛相关的反应。阿司匹林抑制前列腺素合成后，能够发挥抗炎、解热、镇痛作用。同时，阿司匹林还具有抗血小板聚集作用，这是因为它可以抑制血小板中的COX-1，减少血栓素A2（TXA_2）的生成，从而阻止血小板聚集。在川崎病中，阿司匹林的这些作用机制都具有重要的治疗意义。高剂量用于急性期抑制炎症反应，缓解患儿的发热、皮疹、黏膜炎症等症状；低剂量用于预防血栓形成，这对于预防冠状动脉病变导致的血栓形成尤为关键。

（3）适应证：阿司匹林用于川崎病的急性期治疗和预防血栓形成，特别是在预防冠状动脉病变方面发挥着不可或缺的作用。川崎病患儿在急性期通常会出现高热、全身血管炎等症状，阿司匹林的抗炎和解热作用能够有效减轻这些症状。随着病情的进展，冠状动脉病变可能导致血栓形成，阿司匹林的抗血小板聚集作用可以降低这种风险。

（4）使用方式与剂量：①急性期高剂量：30～50mg/kg，每日分4次服用（每6小时1次），这种频繁的给药方式能够在急性期持续维持体内有效的药物浓度，以充分发挥其抗炎作用，抑制炎症反应。通常持续到发热消退后48小时，这是因为发热是川崎病急性期炎症反应的一个重要标志，当发热消退后，炎症反应在一定程度上得到缓解，但仍需要一段时间的巩固治疗。②维持期低剂量：退热后改为3～5mg/kg，每日1次，持续6～8周或更长时间，直到确认冠状动脉病变的风险降低。这一阶段的低剂量治疗主要是为了预防血栓形成。部分患儿可能由于冠状动脉病变较为严重或其他高危因素，需要长期低剂量治疗以维持抗血栓的效果。在整个治疗过程中，需要密切监测患儿的症状、血小板功能、冠状动脉情况等，以确保阿司匹林的治疗效果和安全性。

3. 糖皮质激素

（1）药物分类：糖皮质激素是一类具有强大抗炎和免疫抑制作用的药物，甲泼尼龙是其中常用的一种。它们在调节机体的免疫反应和炎症过程中发挥着关键作用。

（2）作用机制：糖皮质激素（以甲泼尼龙为例）通过与细胞内的糖皮质激素受体结合，调节一系列基因的表达，进而发挥其抗炎和免疫抑制作用。它能够抑制炎症细胞的趋化、聚集和活化，减少炎性介质如白细胞介素-1（IL-1）、白细胞介素-6（IL-6）和肿瘤坏死因子-α（TNF-α）等的释放。在川崎病中，血管炎症是主要的病理改变，糖皮质激素可以有效地减少血管炎症，减轻血管内皮细胞的损伤。尤其适用于对IVIG治疗反应不佳的川崎病患儿，当IVIG不能有效控制免疫反应和炎症时，糖皮质激素能够作为一种有力的补充治疗手段。

（3）适应证：糖皮质激素主要用于对标准IVIG治疗无反应的川崎病，或伴有严重心血管并发症的患者。对于这些病情较为复杂或严重的患儿，单独使用IVIG可能无法有效控制病情，糖皮质激素的加入可以增强抗炎和免疫抑制效果，改善患儿的预后。

（4）使用方式与剂量：静脉注射（冲击治疗）为常规剂量为30mg/kg，每日1次，静脉注射，持续3日，这种冲击治疗方式能够在短时间内迅速发挥糖皮质激素的强大抗炎和免疫抑制作用。在冲击治疗后，通常根据临床反应逐渐减量至口服糖皮质激素。具体的减量方案和口服维持治疗的剂量及时间需要根据患儿的具体情况进行调整，如患儿的症状改善情况、炎症指标的变化、冠状动脉病变的恢复程度等。在使用糖皮质激素治疗过程中，需要密切关注其可能带来的不良反应，如感染风险增加、生长发育迟缓、骨质疏松等，通过合理的剂量调整和监测来平衡治疗效果和不良反应之间的关系。

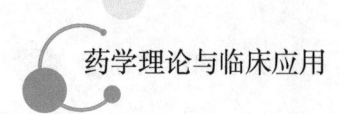

第七节　珠蛋白生成障碍性苏

珠蛋白生成障碍性贫血，包括地中海贫血和其他与珠蛋白合成异常相关的疾病，是一种遗传性贫血疾病。其主要特点是珠蛋白链的合成减少或异常，导致红细胞生成障碍和溶血，进而引起贫血。药物治疗的目标主要是减少铁负荷、补充必需营养素，以及在严重贫血时进行支持性治疗。

1. 去铁胺

（1）药物分类：去铁胺属于铁螯合剂这一特定的药物类别。铁螯合剂的主要作用是与铁离子进行特异性结合，形成稳定的络合物结构，从而对铁离子的代谢和排泄产生影响。

（2）作用机制：在长期输血治疗的地中海贫血患者中，铁过载是一个极为常见且严重的并发症。正常情况下，人体对铁的吸收、利用和排泄处于一种相对平衡的状态。然而，对于频繁接受输血的地中海贫血患者，大量的外源性铁随着输血进入体内，远远超过了身体正常的排泄能力，导致铁在体内各器官中逐渐蓄积。去铁胺能够精准地与这些过量的铁结合，形成可溶性络合物。这种络合物的形成改变了铁在体内的存在形式，使其更容易通过尿液或胆汁排出体外。通过这种方式，去铁胺有效地降低了体内铁负荷，减轻了铁过载对身体各个器官的毒性损害。例如，铁过载可能会对心脏、肝等重要器官造成损伤，引发心肌病、肝硬化等严重疾病。去铁胺的使用可以预防和治疗这些铁过载相关的器官损伤，延长患者的生命并提高其生活质量。

（3）适应证：去铁胺主要用于长期输血导致的慢性铁负荷过量（铁过载），尤其是重型地中海贫血患者。重型地中海贫血患者由于自身基因缺陷，导致红细胞的正常生成严重受损，需要长期依赖输血来维持生命。这种频繁的输血不可避免地会引起铁过载，因此去铁胺对于这类患者来说是必不可少的治疗药物。

（4）使用方式与剂量：去铁胺通常采用皮下输注的方式给药，剂量为每日 $20 \sim 40mg/kg$，持续 $8 \sim 12$ 小时，每周 $5 \sim 7$ 日。这种长时间的缓慢输注方式有助于维持体内稳定的药物浓度，使其能够持续有效地结合并清除体内过量的铁。皮下注射的方式相对较为安全，并且可以使药物在较长时间内缓慢释放。静脉注射则适用于无法皮下注射或需要紧急治疗的患者，剂量与皮下注射类似。在治疗期间，定期监测铁代谢指标（如血清铁蛋白）及器官功能（如心脏、肝）是至关重要的。血清铁蛋白是反映体内铁储存状态的重要指标，通过监测其水平可以评估去铁胺的治疗效果，确定是否需要调整剂量。同时，对心脏和肝功能的监测可以及时发现铁过载可能已经导致的器官损伤，以及判断去铁胺是否有效地预防了进一步的损伤。

2. 叶酸

（1）药物分类：叶酸属于维生素类，具体为维生素 B_9。它是人体必需的一种水溶性维生素，在许多生理过程中发挥着关键作用。

（2）作用机制：叶酸在红细胞生成过程中扮演着不可或缺的角色。它是 DNA 合成的重要辅酶，参与了 DNA 合成的关键步骤。在红细胞的生成过程中，细胞需要进行 DNA 复制以保证细胞的正常分裂和增殖。由于珠蛋白生成障碍性贫血患者存在持续的溶血现象，骨髓会代偿性地增加红细胞生成。这种红细胞生成的增加导致了对叶酸需求量的相对升高。如果叶酸供应不足，红细胞的生成过程就会受到影响，出现巨幼红细胞贫血等问题。因此，补充叶酸对于维持这些患者正常的红细胞生成，防止因叶酸缺乏而导致的贫血等并发症是非常必要的。

（3）适应证：叶酸主要用于预防和治疗因红细胞生成增加导致的叶酸缺乏，尤其在地中海贫血及其他溶血性贫血患者中应用广泛。地中海贫血患者由于溶血导致红细胞破坏增加，骨髓造血功能增强，叶酸的消耗加快，很容易出现叶酸缺乏。通过补充叶酸，可以满足身体对叶酸的额外需求，保证红细胞的正常生成，维持血液系统的稳定。

（4）使用方式与剂量：叶酸通常采用口服的方式给药，成人和儿童的常规剂量为 1～5mg，每日 1 次。对于地中海贫血患者来说，由于其病情的特殊性，往往需要长期进行叶酸补充。这种长期补充的方式可以持续为身体提供足够的叶酸，以应对持续增加的红细胞生成需求。在治疗过程中，也需要关注患者的血常规等指标，以确保叶酸的补充剂量能够满足身体的需求，并且不会因过量补充而产生不良反应。

3. 羟基脲

（1）药物分类：羟基脲属于抗肿瘤药物中的核苷酸还原酶抑制剂。核苷酸还原酶是 DNA 合成过程中的关键酶，羟基脲通过抑制该酶的活性，对 DNA 合成产生影响。

（2）作用机制：在珠蛋白生成障碍性贫血患者中，羟基脲发挥着重要的治疗作用。它通过抑制 DNA 合成，诱导胎儿血红蛋白（HbF）的产生增加。胎儿血红蛋白具有较高的氧亲和力，能够在一定程度上弥补患者因珠蛋白生成障碍而导致的正常血红蛋白不足。HbF 的增加可以减少无效造血，因为它能够使红细胞的生成更加有效，从而改善血红蛋白水平。同时，HbF 的增加还可以减少溶血的发生，降低患者对输血的需求。在伴有严重贫血或并发症的珠蛋白生成障碍性贫血患者中，羟基脲能够通过这种方式显著减轻患者的症状，提高患者的生活质量。

（3）适应证：羟基脲主要用于地中海贫血和其他严重珠蛋白生成障碍性贫血的患者，以增加胎儿血红蛋白并减少贫血相关的症状。这些患者通常面临着严重的贫血问题，以及由此引发的一系列并发症，如疲劳、生长发育迟缓等。羟基脲的使用为改善这些症状提供了一种有效的治疗手段。

（4）使用方式与剂量：羟基脲通常采用口服的方式给药，成人和儿童的常规起始剂量为 10～20mg/kg，每日 1 次。由于不同患者对羟基脲的反应可能存在差异，剂量可根据患者的临床反应和血红蛋白水平逐步调整，最大剂量为每日 35mg/kg。在使用过程中，需要密切观察患者的症状改善情况、血常规指标等，以确保药物的剂量调整能够达到最佳的治疗效果，同时避免因药物过量而产生不良反应。

第八节　血友病

血友病是一种遗传性凝血功能障碍性疾病，主要分为血友病 A（因凝血因子Ⅷ缺乏）和血友病 B（因凝血因子 Ⅸ 缺乏）。该病的治疗目标是通过补充缺乏的凝血因子来预防

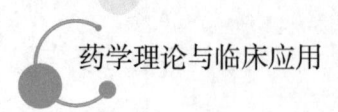
药学理论与临床应用

和控制出血。

1. 凝血因子Ⅷ

（1）药物分类：凝血因子替代疗法。

（2）作用机制：血友病 A 患者由于先天性缺乏凝血因子Ⅷ，导致凝血途径中断。通过静脉注射浓缩的凝血因子Ⅷ，恢复正常凝血过程，控制出血。

（3）适应证：用于血友病 A 患者的急性出血控制、预防性治疗（如手术前）及长期预防性治疗。

（4）使用方式与剂量：①急性出血治疗：根据出血的严重程度，剂量为 20～50IU/kg。如轻度出血时，每次 20～25IU/kg，中度或严重出血时可增至 30～50IU/kg。注射后，每 8～12 小时可重复给药，直至出血停止。②预防性治疗：常规剂量为 25～50IU/kg，每 2～3 日静脉注射 1 次，剂量和间隔根据患者的出血风险和活动水平调整。

2. 凝血因子 IX

（1）药物分类：凝血因子替代疗法。

（2）作用机制：血友病 B 患者因先天性缺乏凝血因子 IX，通过补充外源性凝血因子 IX，恢复正常的凝血过程，预防和控制出血。

（3）适应证：用于血友病 B 患者的急性出血控制、手术前预防及长期预防性治疗。

（4）使用方式与剂量：①急性出血治疗：剂量为 30～60IU/kg，根据出血严重程度决定剂量。对于轻度至中度出血，剂量为 30～50IU/kg，对于严重出血（如关节或肌肉出血），剂量为 50～60IU/kg。②预防性治疗：常规剂量为 25～40IU/kg，每 3～4 日静脉注射 1 次，预防出血。剂量根据患者活动水平、体重及出血风险调整。

3. 氨甲环酸

（1）药物分类：抗纤溶药。

（2）作用机制：氨甲环酸通过抑制纤维蛋白溶解酶的活性，减少纤维蛋白的降解，帮助维持血凝块的稳定性，从而减少出血时间。它通常与凝血因子替代疗法联合使用，以增强止血效果，尤其是在黏膜出血（如口腔出血）时。

（3）适应证：用于血友病患者，尤其在口腔、鼻腔及术后出血等部位，预防和减少出血量。

（4）使用方式与剂量：①口服：常规剂量为 25mg/kg，每 8 小时服用，成人最大剂量为 1～1.5g，每日 3 次。②静脉注射：常规剂量为 10mg/kg，每 6～8 小时注射 1 次，剂量和疗程根据出血部位和严重程度调整。

第九节　中枢性尿崩症

中枢性尿崩症（CDI）是由于下丘脑或垂体后叶分泌的抗利尿激素（ADH，又称为加压素）不足，导致肾无法有效浓缩尿液，从而引起多尿和口渴等症状。治疗的目标是通过补充或模拟抗利尿激素，减少尿量，维持水、电解质平衡。

1. 去氨加压素

（1）药物分类：合成抗利尿激素类似物。

（2）作用机制：去氨加压素是一种抗利尿激素类似物，选择性作用于肾的 V_2 受体，促进水的重吸收，减少尿量。它是中枢性尿崩症的首选治疗药物。

（3）适应证：用于中枢性尿崩症的长期管理，减少多尿、减少口渴和预防脱水。

（4）使用方式与剂量：①口服片剂：成人和儿童的初始剂量为100μg，每日2～3次，根据临床反应和尿量调整剂量，通常维持剂量为每日100～600μg。②鼻用喷雾剂：每侧鼻孔10～20μg，每日2次。③皮下或静脉注射：适用于不能口服或急性期患者，剂量为每日1～2μg，分次注射。

2. 氯磺丙脲

（1）药物分类：磺脲类药物。

（2）作用机制：氯磺丙脲通过增强肾对抗利尿激素的反应，促进水的重吸收，从而减少尿量。尽管其主要用于治疗糖尿病，但也可用于部分中枢性尿崩症患者。

（3）适应证：用于对去氨加压素治疗不完全响应的中枢性尿崩症患者。

（4）使用方式与剂量：口服为常规剂量为125～250mg，每日1次，根据病情和反应可增加至500mg，每日1次。需定期监测血糖水平，因为该药物会增加低血糖风险。

3. 噻嗪类利尿剂

（1）药物分类：利尿剂

（2）作用机制：虽然利尿剂通常会增加尿量，但在中枢性尿崩症中，噻嗪类利尿剂通过减少肾小管的钠重吸收，降低肾的稀释能力，从而减少尿量，并且可以通过降低肾小管中的液体流速，减少水分丢失。

（3）适应证：用于去氨加压素治疗无效或不能耐受的中枢性尿崩症患者，通常与低盐饮食联合使用。

（4）使用方式与剂量：口服为成人和儿童的常规剂量为12.5～25mg，每日1～2次。使用时应监测电解质水平，尤其是钠和钾，以预防低钠血症或低钾血症。

第十节　先天性甲状腺功能减低症

先天性甲状腺功能减低症（CH）是一种由于甲状腺发育不全或功能异常导致的甲状腺激素缺乏，影响新生儿的生长发育和智力发育。早期诊断和及时治疗对防止严重的智力和身体发育障碍至关重要。

1. 左甲状腺素钠

（1）药物分类：左甲状腺素钠属于合成甲状腺激素，这一分类表明它在化学结构和功能上与人体自然分泌的甲状腺激素相似。作为一种人工合成的 T_4 激素，它在治疗甲状腺功能相关疾病中发挥着关键作用。

（2）作用机制：左甲状腺素钠能够补充患儿体内缺乏的甲状腺激素，这对于维持机体正常的生理功能至关重要。甲状腺激素在人体的新陈代谢过程中充当着重要的调节者角色。它可以促进细胞的新陈代谢，使机体能够有效地利用能量物质，如葡萄糖、脂肪等。在脑发育方面，甲状腺激素对于神经元的分化、迁移及神经髓鞘的形成都有着不可或缺的作用。特别是在婴幼儿时期，大脑处于快速发育阶段，充足的甲状腺激素能够保证大脑正常的结构和功能发育。对于骨骼生长，甲状腺激素可以刺激成骨细胞的活性，促进骨的生长和发育。通过补充左甲状腺素钠，能够恢复患儿正常的甲状腺功能，从而保证这些生理过程的正常进行。

（3）适应证：左甲状腺素钠主要用于先天性甲状腺功能减退症的替代治疗，并且是该疾病的首选治疗药物。先天性甲状腺功能减退症是一种由于甲状腺发育不全或甲状腺激素合成障碍等原因引起的疾病。患儿体内甲状腺激素分泌不足，会导致生长发育迟缓、智力障碍等一系列严重问题。及时使用左甲状腺素钠进行替代治疗，可以有效避免这些不良后果的发生。

（4）使用方式与剂量：①口服：对于新生儿及婴幼儿，左甲状腺素钠的初始剂量为每日 $10 \sim 15\mu g/kg$。这一剂量的确定是基于该年龄段患儿的生理需求和对甲状腺激素的代谢特点。在治疗过程中，需要根据血清甲状腺功能（如 TSH 和 T_4 水平）调整剂量。TSH（促甲状腺激素）是反映甲状腺功能的敏感指标之一，当甲状腺功能不足时，TSH 水平会升高；T_4 是甲状腺激素的一种主要形式，监测其水平可以直接了解甲状腺激素的补充情况。通过定期检测这些指标，能够精确调整左甲状腺素钠的剂量，以达到最佳的治疗效果。②长期治疗：在婴儿的长期治疗过程中，需要每 $4 \sim 6$ 周监测甲状腺激素水平。这是因为婴儿的身体在不断生长发育，甲状腺激素的需求也会随之变化。调整剂量的目的是维持血清游离 T_4 在正常范围，通常维持剂量为每日 $3 \sim 6\mu g/kg$。这样可以保证甲状腺激素的供应既不过量，也不会不足，从而为婴儿的健康成长提供稳定的激素支持。

2. 三碘甲状腺原氨酸

（1）药物分类：三碘甲状腺原氨酸同样属于合成甲状腺激素，它与左甲状腺素钠在结构和功能上有一定的相似性，但也存在差异。

（2）作用机制：三碘甲状腺原氨酸（T_3）是甲状腺激素的活性形式，其作用比左甲状腺素更快、更强。在体内，T_4 需要经过脱碘转化为 T_3 才能发挥其最大的生理活性。对于严重甲状腺功能减低症的患儿，尤其是在急性期，机体对甲状腺激素的需求非常迫切。T_3 能够迅速进入细胞，与细胞核内的受体结合，调节基因的表达，从而快速纠正甲状腺激素的缺乏，促进机体的新陈代谢等生理功能的恢复。

（3）适应证：三碘甲状腺原氨酸主要用于需要快速纠正甲状腺功能的急性期治疗，常与左甲状腺素联合使用。在一些紧急情况下，如患儿出现严重的甲状腺功能减退危象，或者在先天性甲状腺功能减低症确诊初期，为了尽快改善患儿的甲状腺功能状态，T_3 可以发挥其快速起效的优势，与左甲状腺素协同作用，使甲状腺激素水平快速上升至合适范围。

（4）使用方式与剂量：口服为常规剂量为每日 $5 \sim 10\mu g$，不过这个剂量会根据临床需要和甲状腺功能调整。在严重患者中，短期联合 T_4 和 T_3 治疗可提供快速效果。由于 T_3 的作用较强，在使用后需要密切监测心脏功能和甲状腺激素水平。甲状腺激素对心脏有正

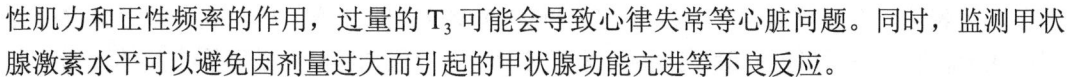

性肌力和正性频率的作用，过量的 T_3 可能会导致心律失常等心脏问题。同时，监测甲状腺激素水平可以避免因剂量过大而引起的甲状腺功能亢进等不良反应。

3. 碘化钾

（1）药物分类：碘化钾属于碘补充剂，它的主要作用是为机体提供碘元素。碘在人体生理过程中具有特殊的地位，是甲状腺激素合成的必要元素。

（2）作用机制：在甲状腺激素的合成过程中，碘是不可或缺的原料。甲状腺细胞通过摄取血液中的碘离子，经过一系列复杂的化学反应，将其整合到甲状腺球蛋白上，最终合成甲状腺激素。当机体碘缺乏时，甲状腺激素的合成会受到限制，从而可能导致甲状腺功能减退。碘化钾通过提供足量的碘，能够促进甲状腺激素的正常合成，保证甲状腺功能的正常运行。

（3）适应证：碘化钾主要用于因碘缺乏引起的先天性甲状腺功能减退症或甲状腺功能减退的预防性治疗。在一些碘缺乏地区，孕妇、新生儿等人群容易出现碘缺乏相关的甲状腺疾病。通过预防性地补充碘化钾，可以有效降低先天性甲状腺功能减退症的发生率。对于已经出现甲状腺功能减退症状且是由碘缺乏引起的患者，碘化钾也可以作为补充治疗的手段。

（4）使用方式与剂量：口服为常规剂量为每日 $65 \sim 130mg$，这个剂量的设定是综合考虑了人体对碘的生理需求及碘缺乏的常见程度。然而，剂量的调整需要根据病情及碘缺乏的程度进行。长期补碘需要在医生的指导下进行，这是因为过量的碘摄入也会导致甲状腺功能紊乱。例如，长期高碘摄入可能会诱发自身免疫性甲状腺疾病或甲状腺功能亢进等问题，所以在补碘过程中，必须严格遵循医嘱，确保补碘的安全性和有效性。

第十一节 先天性肾上腺皮质增生症

先天性肾上腺皮质增生症（CAH）是一组因肾上腺皮质激素合成途径中酶缺陷导致的遗传性疾病，最常见的是21-羟化酶缺乏症。该疾病导致皮质醇和盐皮质激素合成不足，并伴随性激素过多产生，引发一系列内分泌紊乱。治疗的目标是通过激素替代恢复正常激素水平，防止并发症。

1. 氢化可的松

（1）药物分类：氢化可的松作为糖皮质激素的重要代表之一，在医学领域中具有关键的地位。糖皮质激素是一类具有广泛生理作用的激素，对机体的代谢、免疫、炎症等多个方面起着重要的调节作用。

（2）作用机制：氢化可的松作为一种短效糖皮质激素，在先天性肾上腺皮质增生症的治疗中发挥着核心作用。先天性肾上腺皮质增生症是由于肾上腺皮质激素合成过程中某些酶的缺陷，导致皮质醇合成不足，进而引起促肾上腺皮质激素（ACTH）分泌增加。ACTH 的过度分泌会刺激肾上腺皮质过度分泌雄激素等其他激素，从而引发一系列临床症状。

氢化可的松能够替代患儿体内不足的皮质醇，通过与细胞内的糖皮质激素受体结合，

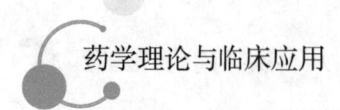

调节基因表达，发挥多种生理效应。它可以抑制 ACTH 的分泌，从而减少肾上腺过度分泌雄激素。这一作用机制有助于维持正常的代谢功能，包括糖、脂肪和蛋白质的代谢。此外，氢化可的松还具有抗炎、抗过敏和免疫抑制等作用，在一定程度上可以减轻先天性肾上腺皮质增生症患者可能出现的炎症反应和免疫异常。

（3）适应证：氢化可的松主要用于所有类型的先天性肾上腺皮质增生症，尤其是21- 羟化酶缺乏症。21- 羟化酶缺乏是先天性肾上腺皮质增生症最常见的类型，由于该酶的缺乏，皮质醇合成受阻，导致 ACTH 分泌增加，进而引起肾上腺皮质增生和雄激素分泌过多。患者可能表现为女性男性化、男性性早熟、高血压、低血钾等症状。氢化可的松的应用可以有效地补充体内缺乏的皮质醇，抑制 ACTH 的分泌，从而改善患者的临床症状。

（4）使用方式与剂量：①口服：对于新生儿和婴幼儿来说，口服氢化可的松是常用的给药方式之一。初始剂量为每日 $10 \sim 15mg/m^2$，分 3 次口服。这种给药方式的设计是基于新生儿和婴幼儿的生理特点和代谢需求。早晨给予较大剂量是因为人体在早晨的皮质醇分泌水平相对较高，这样可以更好地模拟生理状态。晚间剂量较小则是为了避免药物在夜间过度抑制肾上腺皮质的功能。在治疗过程中，需要根据临床表现和实验室结果调整剂量。临床表现包括患者的生长发育情况、血压、血钾水平、性征发育等方面。实验室结果主要包括血清皮质醇水平、ACTH 水平、电解质水平等。通过综合评估这些指标，可以确定是否需要增加或减少氢化可的松的剂量，以达到最佳的治疗效果。对于青少年和成人，口服氢化可的松的剂量通常为每日 $10 \sim 20mg/m^2$。青少年和成人的身体发育和代谢水平与婴幼儿不同，因此剂量也有所差异。同样，在治疗过程中也需要根据患者的具体情况进行剂量调整。②急性危象：在先天性肾上腺皮质增生症患者中，可能会出现急性危象，如感染、手术、创伤等应激状态下，患者的病情可能会急剧恶化。此时，需要增加氢化可的松的剂量。一般来说，应激状态下剂量可增加至平时剂量的 $2 \sim 3$ 倍。这是因为在应激状态下，人体对皮质醇的需求增加，需要更高剂量的氢化可的松来维持正常的生理功能。增加剂量后，需要密切观察患者的病情变化，根据患者的恢复情况逐渐调整剂量至正常水平。

2. 氟氢可的松

（1）药物分类：氟氢可的松作为盐皮质激素，在调节体内电解质平衡方面具有重要作用。盐皮质激素是一类主要作用于肾，调节钠、钾和水代谢的激素。

（2）作用机制：氟氢可的松是一种矿物皮质激素，其主要作用是替代体内不足的盐皮质激素醛固酮。在先天性肾上腺皮质增生症患者中，尤其是伴有盐丢失型的患者，醛固酮的合成可能受到影响，导致钠和水的排泄增加，钾的排泄减少，从而引起低钠血症、脱水和高钾血症等电解质紊乱。

氟氢可的松通过与肾中的盐皮质激素受体结合，促进钠离子的重吸收和钾离子的排泄，调节钠和水的平衡。它可以增加肾小管对钠离子的重吸收，减少钠离子的排泄，从而提高血钠水平。同时，它还可以促进钾离子的排泄，降低血钾水平。通过这种方式，氟氢可的松可以有效地防止低钠血症、脱水和高钾血症的发生，维持体内电解质的平衡。

（3）适应证：氟氢可的松主要用于伴有盐丢失型的先天性肾上腺皮质增生症患者。这些患者由于醛固酮合成不足，容易出现电解质紊乱，特别是低钠血症和脱水。氟氢可的松的应用可以帮助维持电解质平衡，改善患者的临床症状。

（4）使用方式与剂量：口服是氟氢可的松的常见给药方式。常规剂量为每日0.05～0.2mg，一次或分次服用。具体剂量需要根据血钠、血钾水平和临床表现进行调整。血钠和血钾水平是反映电解质平衡的重要指标，通过定期检测这些指标，可以了解患者的电解质状态，调整氟氢可的松的剂量。临床表现包括患者的口渴、尿量、血压、心率等方面。如果患者出现低钠血症的症状，如乏力、恶心、呕吐等，可能需要增加氟氢可的松的剂量。如果患者出现高钾血症的症状，如肌肉无力、心律失常等，可能需要减少剂量。

通常情况下，新生儿需要较高剂量的氟氢可的松，而年长儿童剂量稍低。这是因为新生儿的肾功能尚未完全发育成熟，对盐皮质激素的需求相对较高。在炎热天气或大量出汗时，人体会丢失大量的钠离子和水分，此时可能需要增加盐摄入或调整氟氢可的松的剂量，以维持电解质平衡。

3. 盐溶液

（1）药物分类：盐溶液作为电解质补充剂，在维持体内电解质和水的平衡方面起着重要作用。它主要由氯化钠组成，可以提供钠离子，维持正常的生理功能。

（2）作用机制：在先天性肾上腺皮质增生症患者中，特别是伴有严重盐丢失的患者，盐溶液与氟氢可的松合用，可以有效地补充钠离子，维持体内电解质和水的平衡。盐溶液中的钠离子是维持细胞外液渗透压和酸碱平衡的重要离子。当患者出现盐丢失时，血钠水平下降，会导致细胞外液渗透压降低，水分从细胞外液向细胞内转移，引起细胞水肿。同时，低钠血症还会影响神经肌肉的兴奋性，导致肌肉无力、抽搐等症状。

通过补充盐溶液，可以增加血钠水平，恢复细胞外液渗透压，防止水分过多地进入细胞内。此外，盐溶液还可以与氟氢可的松协同作用，促进钠离子的重吸收，维持电解质平衡。

（3）适应证：盐溶液主要用于盐丢失型CAH的初期治疗，特别是新生儿期需要补充钠的患者。在新生儿期，由于胎儿期的激素环境突然改变，加上先天性肾上腺皮质增生症的影响，患者容易出现严重的盐丢失。此时，及时补充盐溶液可以有效地纠正低钠血症和脱水，防止病情进一步恶化。

（4）使用方式与剂量：口服是盐溶液的一种给药方式。常规剂量为每日1～2g食盐。对于新生儿，由于其吞咽能力有限，通常需要通过喂食含钠溶液进行补充。每日2～4mEq/kg的含钠溶液可以满足新生儿的钠需求。在严重脱水时，也可通过静脉注射生理盐水进行快速纠正。静脉注射生理盐水可以迅速提高血钠水平，改善循环功能，缓解脱水症状。但是，静脉注射需要严格掌握剂量和速度，避免引起高钠血症等不良反应。在使用盐溶液进行治疗时，需要密切监测血钠水平和临床表现，根据患者的具体情况调整剂量，以确保治疗的安全有效。

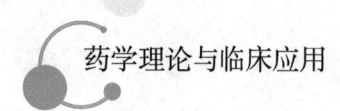

第十二节　生长激素缺乏症

生长激素缺乏症（GHD）是一种由于垂体分泌不足导致的生长激素缺乏，造成儿童身材矮小、骨骼发育迟缓等问题。其主要治疗目的是补充生长激素，促进儿童的正常生长和发育。

1. 重组人生长激素（rhGH）

（1）药物分类：重组人生长激素作为一种重要的药物类别，在治疗生长发育相关疾病中发挥着关键作用。它是通过生物技术手段合成的生长激素，旨在模拟天然生长激素的生理功能，为患者提供有效的治疗选择。

（2）作用机制：重组人生长激素具有多方面的重要作用机制。首先，它能够促进蛋白质合成。在人体细胞中，生长激素与特定的受体结合，激活一系列信号通路，促进蛋白质的合成代谢。这对于儿童和青少年的生长发育至关重要，尤其是在骨骼、肌肉等组织的生长和修复过程中。通过增加蛋白质的合成，rhGH 为身体提供了构建新组织所需的物质基础。

其次，rhGH 对骨骼生长起着关键的推动作用。它作用于骨骼生长板中的软骨细胞，刺激细胞增殖和分化，促进骨骼的纵向生长。生长激素能够增加软骨细胞合成胶原蛋白和其他基质成分的能力，为骨骼的延长提供结构支持。同时，它还调节钙、磷等矿物质在骨骼中的沉积和代谢，确保骨骼的强度和稳定性。此外，rhGH 有助于肌肉发育。它可以促进肌肉细胞的增殖和肥大，增加肌肉质量和力量。这不仅对于生长发育中的儿童和青少年具有重要意义，也对于因疾病或损伤导致肌肉萎缩的患者具有治疗价值。最后，rhGH 参与脂肪代谢的调节。它可以促进脂肪分解，减少脂肪堆积，提高身体的代谢率。这有助于维持身体的能量平衡，为生长和发育提供充足的能量。

（3）适应证：rhGH 主要用于治疗生长激素缺乏症导致的生长迟缓。生长激素缺乏症是一种由于垂体前叶分泌生长激素不足而引起的疾病，患者通常表现为身材矮小、生长速度缓慢。rhGH 的应用可以有效地弥补体内生长激素的不足，促进患者的生长发育，提高他们的最终身高。

除了生长激素缺乏症，rhGH 还可用于治疗其他相关疾病，如特纳综合征和慢性肾病等。特纳综合征是一种染色体异常疾病，患者通常伴有身材矮小等症状。rhGH 可以帮助特纳综合征患者增加身高，改善生活质量。慢性肾病患者往往存在生长发育迟缓的问题，rhGH 的使用可以促进他们的生长，减轻疾病对身体发育的不良影响。

（4）使用方式与剂量：皮下注射是 rhGH 的常规给药方式。这种方式可以使药物缓慢释放，延长药物的作用时间，提高药物的生物利用度。常规剂量为每日 0.025 ~ 0.05mg/kg，通常每晚皮下注射一次。这个剂量是根据大量的临床研究和实践经验确定的，旨在提供有效的治疗效果，同时尽量减少不良反应的发生。

然而，rhGH 的剂量需要根据患儿的体重、病情及治疗反应进行调整。对于体重较轻的患儿，剂量可能需要适当减少，以避免药物过量引起的不良反应。对于病情较为严重的患者，可能需要增加剂量以达到更好的治疗效果。在治疗过程中，医生会定期监测患儿的生长速度和血液指标（如 IGF-1 水平）。生长速度是评估 rhGH 治疗效果的重要指标，通过定期测量患儿的身高，可以了解治疗是否有效。IGF-1 是生长激素的下游效应分子，其水平可以反映生长激素的活性。如果 IGF-1 水平过高，可能提示药物剂量过大，需要适当减少剂量；如果 IGF-1 水平过低，可能需要增加剂量。

2. 促生长激素释放激素类似物

（1）药物分类：促生长激素释放激素类似物是另一类重要的生长发育治疗药物。它们通过模拟生长激素释放激素的作用，刺激垂体分泌内源性生长激素，从而达到促进生长的目的。

（2）作用机制：促生长激素释放激素类似物的作用机制主要是通过刺激下丘脑来实现的。下丘脑是人体内分泌系统的重要调节中枢，它分泌生长激素释放激素（GHRH），作用于垂体，促使垂体分泌生长激素。促生长激素释放激素类似物与下丘脑的 GHRH 受体结合，激活相应的信号通路，增强下丘脑对垂体的刺激作用，从而增加垂体分泌内源性生长激素的量。

这种作用机制适用于部分具有下丘脑功能障碍但垂体功能正常的患者。对于这些患者，由于下丘脑不能正常分泌 GHRH，导致垂体分泌生长激素不足，从而引起生长迟缓。促生长激素释放激素类似物可以弥补下丘脑功能的不足，刺激垂体分泌足够的生长激素，促进患者的生长发育。

（3）适应证：促生长激素释放激素类似物主要用于部分生长激素缺乏症患者，尤其是垂体功能尚可但下丘脑激素分泌障碍的患者。这些患者通常表现为生长速度缓慢、身材矮小等症状。通过使用促生长激素释放激素类似物，可以刺激垂体分泌生长激素，改善患者的生长状况。

（4）使用方式与剂量：皮下注射是促生长激素释放激素类似物的常规给药方式。常规剂量为 $1 \sim 2\mu g/kg$，每日 3 次皮下注射，或根据具体药物的说明调整剂量。这种频繁的给药方式是为了持续刺激下丘脑，确保垂体能够持续分泌生长激素。

此类药物通常较少用于垂体损伤导致的生长激素缺乏症，因为在这种情况下，垂体本身的功能受损，即使刺激下丘脑也无法分泌足够的生长激素。而对于下丘脑功能不足引起的生长激素缺乏症，促生长激素释放激素类似物具有较好的治疗效果。

3. 促性腺激素释放激素类似物

（1）药物分类：促性腺激素释放激素类似物是一类在生长发育治疗中具有特殊作用的药物。它们通过调节下丘脑－垂体－性腺轴，对生长发育过程中的性发育和生长激素分泌进行调控。

（2）作用机制：GnRH 类似物的作用机制主要是通过调节下丘脑－垂体－性腺轴来实现的。在正常的生理过程中，下丘脑分泌促性腺激素释放激素（GnRH），作用于垂体，促使垂体分泌促性腺激素（如黄体生成素和卵泡刺激素）。促性腺激素作用于性腺，调节性激素的分泌和性发育。

GnRH 类似物与 GnRH 受体结合，但其作用与天然 GnRH 有所不同。它们可以抑制过早的性激素分泌，从而延缓性发育的进程。在生长激素缺乏症伴性早熟的患者中，过早

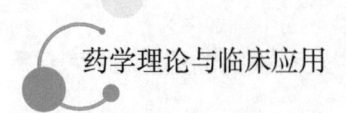

的性发育会加速骨骼的成熟，导致生长板过早闭合，影响最终身高。通过使用 GnRH 类似物，可以抑制性激素的分泌，延缓性发育，为骨骼的生长提供更多的时间，促进骨骼的正常生长。

（3）适应证：GnRH 类似物主要用于生长激素缺乏症伴性早熟的患者。这些患者在生长激素缺乏的同时，出现了过早的性发育，如女孩过早出现乳房发育、月经初潮，男孩过早出现睾丸增大、遗精等症状。性早熟会影响患者的生长激素治疗效果，导致最终身高受损。通过使用 GnRH 类似物，可以延缓性发育，促进骨骼的正常生长，提高患者的最终身高。

（4）使用方式与剂量：皮下注射或肌内注射是 GnRH 类似物的常见给药方式。常规剂量为 $0.1 \sim 0.3 \mathrm{mg/kg}$，每日 1 次皮下注射，或每月 1 次肌内注射。剂量的选择取决于患者的体重和临床反应。对于体重较轻的患者，剂量可能需要适当减少；对于病情较为严重的患者，可能需要增加剂量。

在长期治疗过程中，需要定期监测激素水平和骨龄发育情况。激素水平的监测可以了解 GnRH 类似物的治疗效果，判断是否需要调整剂量。骨龄发育情况是评估患者生长发育状态的重要指标，通过定期拍摄 X 线检查骨龄，可以了解骨骼的成熟程度，调整治疗方案，确保患者能够获得最佳的治疗效果。

第十三节　病毒性心肌炎

病毒性心肌炎是由病毒感染引起的心肌炎症性疾病，以心肌细胞损伤、炎性细胞浸润和纤维化为主要特征。其发病机制主要与病毒直接侵犯心肌细胞及宿主免疫反应有关，病情可轻可重，临床表现多样，从轻度心悸到严重的心力衰竭甚至猝死不等。

1. 利巴韦林

（1）药物分类：利巴韦林是一种广谱抗病毒药物，在病毒性心肌炎等多种病毒感染性疾病的治疗中发挥着重要作用。它属于核苷类抗病毒药物，通过抑制病毒复制来减缓疾病进程，对多种 RNA 病毒具有显著疗效。

（2）作用机制：在病毒感染性疾病中，利巴韦林通过多种机制发挥治疗作用。首先，它能够直接抑制病毒的 RNA 依赖性 RNA 聚合酶，从而干扰病毒 RNA 的合成和复制，减少病毒的扩散。其次，利巴韦林可以通过诱导病毒基因突变，削弱病毒的感染力，降低病毒对宿主细胞的破坏能力。此外，它还能通过增强宿主抗病毒免疫反应，抑制病毒相关的炎症反应，减轻病毒感染导致的组织损伤。

（3）适应证：利巴韦林主要用于治疗病毒感染性疾病中由 RNA 病毒引起的病变，包括病毒性心肌炎、呼吸道合胞病毒感染和其他 RNA 病毒感染引起的疾病。在病毒性心肌炎中，利巴韦林通过抑制病毒复制和调节炎症反应来减轻心肌损伤。对于呼吸道合胞病毒感染，尤其是在婴幼儿严重的呼吸道感染中，利巴韦林可缓解症状并减少并发症。此外，它还用于治疗罕见但严重的病毒感染，如拉沙热和出血热。

（4）使用方式与剂量：利巴韦林的给药方式包括静脉注射、口服和雾化吸入，具体用法根据患者病情和感染类型确定。静脉注射推荐剂量为 $10 \sim 15mg/(kg \cdot d)$，分次滴注，每次滴注时间应不少于 2 小时，疗程通常为 $5 \sim 10$ 日，具体视病情调整。口服剂型每日剂量为 $20 \sim 30mg/kg$，分 $2 \sim 3$ 次服用，疗程根据临床反应调整，一般为 $7 \sim 14$ 日。雾化吸入推荐使用 $20mg/mL$ 的雾化溶液，每次 20 分钟，每日 $2 \sim 3$ 次，疗程通常为 $5 \sim 7$ 日，用于呼吸道感染患者。在实际应用中，医生需根据患者的年龄、体重、感染类型和病情严重程度调整剂量，同时严密监测治疗过程中的反应和不良反应。

2. 更昔洛韦

（1）药物分类：更昔洛韦是一种抗病毒药物，属于核苷类似物类药物。它对多种 DNA 病毒具有显著的抑制作用，特别是巨细胞病毒（CMV）。更昔洛韦通过干扰病毒 DNA 合成起作用，是治疗巨细胞病毒感染的重要药物。

（2）作用机制：更昔洛韦通过多种机制抑制病毒复制。首先，它在病毒感染的细胞内被病毒编码的激酶（如 CMV 编码的 UL97 激酶）磷酸化为活性三磷酸形式。更昔洛韦三磷酸能够竞争性地抑制病毒 DNA 聚合酶，从而阻断病毒 DNA 的延伸与复制。此外，它还能通过插入病毒 DNA 链导致链的终止，进一步抑制病毒的增殖和传播。

（3）适应证：更昔洛韦主要用于治疗和预防与巨细胞病毒相关的感染性疾病。包括器官移植后巨细胞病毒感染的预防与治疗、艾滋病患者中的巨细胞病毒视网膜炎，以及其他免疫功能低下患者的巨细胞病毒感染。此外，更昔洛韦在治疗疱疹病毒、EB 病毒感染相关的疾病中也有一定应用。

（4）使用方式与剂量：更昔洛韦主要通过静脉注射给药，也有口服制剂，具体用药方式和剂量根据病情而定。静脉注射的常规剂量为 $5mg/kg$，每 12 小时 1 次，疗程通常为 $14 \sim 21$ 日，用于急性感染的初始治疗。维持治疗时，推荐剂量为 $5mg/kg$，每日 1 次或 $6mg/kg$，每周 5 次。口服剂量通常为 $1g$，每日 3 次，用于预防 CMV 感染。使用过程中需根据患者的肾功能调整剂量，以避免药物蓄积和毒性反应。在实际应用中，医生会密切监测患者的血常规、肝肾功能及病毒学指标，以确保疗效和安全性。

3. 静脉注射免疫球蛋白（IVIG）

（1）药物分类：静脉注射免疫球蛋白是一种重要的免疫调节剂，广泛用于多种免疫相关疾病的治疗和预防。它由大量健康人血浆中提取的免疫球蛋白制成，富含多种抗体成分，能够增强机体的免疫功能，调节免疫系统反应。

（2）作用机制：静脉注射免疫球蛋白通过多种机制发挥作用。首先，它提供了广谱的抗体，能够中和病原体的毒素和抗原，增强机体抗感染能力。其次，它通过调节体液免疫和细胞免疫，抑制异常的免疫反应，减轻自身免疫性疾病中的炎症损伤。此外，静脉免疫球蛋白可以调节补体系统，降低免疫复合物引起的组织损伤，还可通过 Fc 受体的竞争性抑制减少病理性抗体介导的细胞破坏。

（3）适应证：静脉注射免疫球蛋白广泛用于治疗免疫缺陷病、自身免疫性疾病和某些感染性疾病。在原发性免疫缺陷病中，它用于补充体内缺乏的抗体；在自身免疫性疾病中，如川崎病、特发性血小板减少性紫癜（ITP）和吉兰 - 巴雷综合征（GBS），它能调节过度活跃的免疫反应；在严重感染或败血症中，静脉免疫球蛋白通过增强免疫功能提高

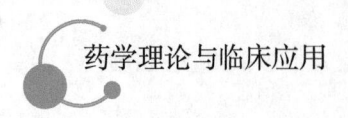

患者的抗感染能力。此外，它还可用于预防移植后的排斥反应和治疗某些病毒感染（如巨细胞病毒感染）。

（4）使用方式与剂量：静脉注射是静脉免疫球蛋白的标准给药方式。剂量和疗程因适应证而异。对于川崎病，推荐剂量为 2g/kg，在 24 小时内一次性滴注；对于 ITP，常规剂量为 0.4g/kg，每日 1 次，连续 2～5 日；对于原发性免疫缺陷病，维持治疗通常为 0.2～0.4g/kg，每 3～4 周静脉滴注一次。给药时需缓慢滴注，初始速度通常为 0.01～0.02mL/（kg·min），根据患者耐受情况逐步增加滴速。使用过程中需密切监测患者的生命体征、过敏反应及血液学指标，尤其是肾功能受损患者，以防止严重不良反应的发生。

第十四节　感染性心内膜炎

感染性心内膜炎（IE）是指由细菌、真菌或其他微生物感染引起的心内膜和心脏瓣膜的炎症性疾病。病变通常表现为赘生物形成、炎性细胞浸润及心瓣膜和周围心组织的破坏，严重时可导致心功能障碍、全身性栓塞及多器官损伤。

1. 青霉素 G

（1）药物分类：青霉素 G 是一种广谱抗菌药物，属于 β- 内酰胺类抗生素。它是通过抑制细菌细胞壁的合成来发挥杀菌作用的经典药物，尤其对革兰阳性菌和某些革兰阴性菌感染具有显著疗效，是治疗链球菌感染的首选药物之一。

（2）作用机制：青霉素 G 通过与细菌细胞壁合成过程中起关键作用的青霉素结合蛋白（PBPs）结合，抑制转肽酶的活性，从而阻止细菌细胞壁中肽聚糖的交联形成。这种作用使细菌细胞壁的完整性受损，在渗透压的作用下导致细菌裂解和死亡。青霉素 G 对正在分裂和增殖的细菌效果最佳，具有高度的杀菌活性。

（3）适应证：青霉素 G 广泛用于多种由敏感菌引起的感染性疾病的治疗，包括链球菌感染（如风湿热、链球菌性咽炎、猩红热）、感染性心内膜炎（尤其是草绿色链球菌引起的病例）、梅毒（包括神经梅毒）、肺炎链球菌引起的肺炎或脑膜炎，以及其他由敏感菌引起的感染（如破伤风、炭疽、钩端螺旋体病和淋病等）。

（4）使用方式与剂量：青霉素 G 需通过注射给药，因其口服后易被胃酸破坏。剂量和疗程因感染的类型和严重程度而异。用于感染性心内膜炎时，每日剂量为 200,000～300,000IU/kg，分 4～6 次静脉滴注，疗程通常为 4～6 周；用于链球菌感染时，每日剂量为 100,000～200,000IU/kg，分次静脉滴注；用于早期梅毒时，推荐单次肌内注射 240 万 U，而晚期或神经梅毒需延长疗程，通常为每日 240 万 U 静脉滴注，持续 10～14 日。在实际应用中，医生会根据患者的年龄、体重和肾功能调整剂量，同时监测疗效和不良反应。

2. 苯唑西林

（1）药物分类：苯唑西林是一种半合成青霉素类抗生素，属于耐酶青霉素类药物。它通过抑制细菌细胞壁的合成发挥杀菌作用，主要用于治疗对青霉素酶稳定的革兰阳性菌

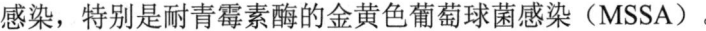

感染，特别是耐青霉素酶的金黄色葡萄球菌感染（MSSA）。

（2）作用机制：苯唑西林通过与细菌细胞壁合成中的青霉素结合蛋白（PBPs）结合，抑制转肽酶的活性，阻止细菌细胞壁肽聚糖的交联形成。这种作用破坏了细菌细胞壁的结构完整性，使细菌在渗透压作用下裂解死亡。苯唑西林对分裂期细菌的杀菌作用最强，并能耐受细菌产生的青霉素酶（β- 内酰胺酶），对甲氧西林敏感金黄色葡萄球菌（MSSA）特别有效。

（3）适应证：苯唑西林主要用于治疗由耐青霉素酶金黄色葡萄球菌（MSSA）引起的感染，包括败血症、感染性心内膜炎、肺炎、骨髓炎、皮肤和软组织感染等。此外，它也可用于治疗敏感菌株引起的其他革兰阳性菌感染，但对甲氧西林耐药金黄色葡萄球菌（MRSA）无效。

（4）使用方式与剂量：苯唑西林需通过静脉或肌内注射给药。常规剂量为每日100 ～ 200mg/kg，分 4 ～ 6 次静脉滴注，用于严重感染如败血症和感染性心内膜炎；轻中度感染可采用肌肉注射，推荐剂量为每日 50 ～ 100mg/kg，分次注射。具体剂量需根据患者的年龄、体重和感染的严重程度调整。在治疗过程中，应根据病原体药敏试验结果和患者病情调整用药方案，同时监测肾功能和药物的不良反应。

3. 万古霉素

（1）药物分类：万古霉素是一种糖肽类抗生素，主要用于治疗由耐药革兰阳性菌引起的严重感染，包括耐甲氧西林金黄色葡萄球菌（MRSA）感染。万古霉素通过抑制细菌细胞壁的合成发挥杀菌作用，对革兰阴性菌无效。

（2）作用机制：万古霉素通过与细菌细胞壁前体的 D-Ala-D-Ala 末端结合，阻止肽聚糖的聚合和交联，从而抑制细胞壁的合成。这种机制使细菌细胞壁缺乏结构完整性，在渗透压的作用下破裂并死亡。由于其独特的作用机制，万古霉素对 β- 内酰胺类抗生素耐药的革兰阳性菌具有良好的疗效。

（3）适应证：万古霉素主要用于治疗由耐药革兰阳性菌引起的感染，包括耐甲氧西林金黄色葡萄球菌（MRSA）引起的感染性心内膜炎、肺炎和软组织感染。它还用于治疗其他严重感染，如由对青霉素过敏患者中链球菌或肠球菌引起的感染。此外，万古霉素还是治疗抗生素相关性艰难梭菌肠炎的选择药物之一（口服剂型）。

（4）使用方式与剂量：万古霉素需通过静脉注射给药，剂量需根据患者的年龄、体重及肾功能调整。推荐剂量为 15 ～ 20mg/kg，每 8 ～ 12 小时静脉滴注，每次滴注时间不少于 1 小时，以降低红人综合征的风险。对于严重感染或耐药菌感染的患者，可使用较高的负荷剂量（25 ～ 30mg/kg），随后根据药物浓度监测结果调整维持剂量。用于艰难梭菌感染时，口服剂量为 125 ～ 250mg，每 6 小时一次，疗程通常为 10 ～ 14 日。在治疗过程中，应密切监测血清药物浓度、肾功能和听力，以避免肾毒性和耳毒性的发生。

第十五节　心肌病

心肌病是一组以心肌结构和功能异常为特征的心脏疾病，不包括冠状动脉病、高血压、瓣膜病和先天性心脏病等引起的继发性心肌病变。其主要表现为心脏收缩或舒张功能障碍，

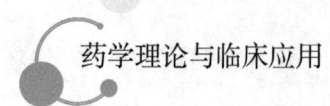

常伴有心腔扩大、心肌肥厚或心肌纤维化，最终可能导致心力衰竭、恶性心律失常或猝死。心肌病可分为原发性和继发性，原发性心肌病是指原因不明的心肌病变，而继发性心肌病是由全身性疾病或其他明确因素所致。

1. 血管紧张素转换酶抑制剂（ACEI）

（1）药物分类：血管紧张素转换酶抑制剂（ACEI）是一类通过抑制血管紧张素转换酶活性来阻断肾素 - 血管紧张素 - 醛固酮系统（RAAS）的药物。它属于抗高血压药物和心血管保护药物，广泛用于高血压、心力衰竭、扩张型心肌病、糖尿病肾病等疾病的治疗。ACEI 在控制血压、保护心脏和延缓肾功能衰退方面具有重要作用，是临床上使用最广泛的心血管基础药物之一。

（2）作用机制：ACEI 通过抑制血管紧张素转换酶（ACE）的活性，阻止血管紧张素 Ⅰ 转化为血管紧张素 Ⅱ，减少血管紧张素 Ⅱ 的生成。血管紧张素 Ⅱ 是一种强效的血管收缩剂，其减少可降低全身血管阻力、降低血压，并减少醛固酮的分泌，从而减少钠水潴留，降低心脏前后负荷。同时，ACEI 还能通过增加缓激肽水平来促进血管扩张，改善血管内皮功能，抑制心肌纤维化和心室重构。长期使用 ACEI 可以改善心功能，减少心血管事件的发生，并在一定程度上延缓肾功能的恶化，尤其是伴有蛋白尿的患者。

（3）适应证：ACEI 广泛用于多种心血管和肾相关疾病的治疗。首先，它是治疗高血压的一线药物，尤其适用于伴有糖尿病、蛋白尿或左心室肥厚的患者；其次，在心力衰竭的管理中，ACEI 可以减轻症状、改善预后，是慢性心力衰竭患者的基础用药之一；对于扩张型心肌病，ACEI 通过降低心脏后负荷、抑制心肌纤维化，改善心室功能；在急性心肌梗死后，ACEI 有助于减轻心室重构，降低心力衰竭的发生率；此外，在糖尿病肾病和非糖尿病性慢性肾病患者中，ACEI 通过减少肾小球高压和减少蛋白尿起到保护肾功能的作用。

（4）使用方式与剂量：ACEI 通常以口服给药方式使用，具体剂量根据患者病情、体重、年龄及肾功能调整。常用药物包括依那普利、卡托普利和贝那普利。依那普利起始剂量为 0.1mg/（kg·d），分 1～2 次服用，最大剂量为 0.5mg/（kg·d）；卡托普利起始剂量为 0.3～0.5mg/（kg·d），分 3 次服用，最大剂量为 6mg/（kg·d）；贝那普利起始剂量为 0.1mg/（kg·d），每日 1 次，最大剂量为 0.5mg/（kg·d）。治疗初期建议从低剂量开始，根据耐受情况逐渐加量。在治疗过程中，需根据患者的病情动态监测药物疗效及安全性，同时避免因剂量过高而导致的不良反应。在特殊人群（如肾功能受损患者）中，应进一步调整剂量以降低药物相关风险。

2. 正性肌力药物

（1）药物分类：正性肌力药物是一类通过增强心肌收缩力来改善心脏泵血功能的药物，广泛应用于急性和慢性心力衰竭的治疗。这些药物主要通过调节心肌细胞内钙离子浓度、增强钙离子的利用效率或激活交感神经系统，从而提高心肌收缩力，改善心输出量。正性肌力药物根据作用机制不同，可分为强心苷类（如地高辛）、β 受体激动剂（如多巴酚丁胺）和磷酸二酯酶抑制剂（如米力农）等。

（2）作用机制：正性肌力药物通过多种机制增强心肌收缩力，从而改善心功能。强心苷类药物通过抑制心肌细胞膜上的 Na^+，K^+-ATP 酶活性，间接增加细胞内 Ca^{2+} 浓度，从而增强心肌收缩力；同时，它还能通过迷走神经兴奋作用降低心率，改善心脏的舒张期灌注。β 受体激动剂通过激活 $β_1$ 肾上腺素能受体，促进腺苷酸环化酶生成环磷酸腺苷（cAMP），进而增强心肌细胞内 Ca^{2+} 浓度，提高心肌收缩力。磷酸二酯酶抑制剂则通过抑制磷酸二酯酶III，减少 cAMP 的降解，增加心肌细胞内 Ca^{2+} 的可用性，同时产生血管扩张效应，从而降低心脏前后负荷。

（3）适应证：正性肌力药物主要用于急性和慢性心力衰竭的治疗，特别是在伴有低心输出量综合征的患者中。此外，它们还用于心源性休克的短期治疗，以及特定情况下的心功能支持。强心苷类药物如地高辛广泛用于伴有心房颤动的慢性心力衰竭患者，通过减慢心室率改善心功能。β 受体激动剂如多巴酚丁胺主要用于急性心力衰竭或心源性休克患者，以迅速提高心输出量并改善灌注。磷酸二酯酶抑制剂如米力农用于治疗严重心力衰竭或对其他药物治疗无效的患者，同时具有血管扩张作用，可进一步降低心脏负担。

（4）使用方式与剂量：正性肌力药物的使用方式和剂量需根据患者的病情和治疗目的个体化调整。强心苷类药物（如地高辛）通常通过口服或静脉注射给药，初始负荷剂量为 $10 \sim 15μg/kg$，维持剂量为每日 $2.5 \sim 5μg/kg$，需根据血药浓度和心率调整剂量，以避免药物中毒。多巴酚丁胺需通过静脉滴注给药，推荐剂量为每分钟 $2 \sim 20μg/kg$，剂量应根据心功能监测结果逐步调整，用于短期支持心功能。米力农通常通过静脉给药，起始负荷剂量为 $50μg/kg$，持续输注剂量为每分钟 $0.375 \sim 0.75μg/kg$，疗程通常不超过 48 小时。在使用过程中需严密监测血压、心率及心功能参数，以确保疗效和安全性。

3. 抗凝药物

（1）药物分类：抗凝药物是一类通过抑制血液凝固过程中的关键环节，防止血栓形成或扩大的药物。它们主要分为直接作用和间接作用两大类，包括维生素 K 拮抗剂（如华法林）、肝素类药物（如普通肝素和低分子肝素）、直接凝血酶抑制剂（如达比加群）和 Xa 因子抑制剂（如利伐沙班）。抗凝药物广泛用于治疗和预防与血栓相关的疾病，如静脉血栓栓塞（VTE）、心房颤动相关血栓及机械瓣膜置换术后的血栓预防。

（2）作用机制：抗凝药物通过干扰凝血瀑布的不同阶段发挥作用。维生素 K 拮抗剂通过抑制维生素 K 环氧化酶的活性，阻止凝血因子 II、VII、IX 和 X 的活化，从而减缓凝血过程。肝素类药物通过与抗凝血酶III结合增强其抑制凝血因子 Xa 和凝血酶（IIa）的活性，发挥抗凝效果。直接凝血酶抑制剂（如达比加群）通过直接结合凝血酶抑制其活性，阻止纤维蛋白形成。Xa 因子抑制剂（如利伐沙班和阿哌沙班）选择性抑制凝血因子 Xa，阻断凝血级联反应的核心环节。不同抗凝药物作用机制的多样性，使其适用于多种临床场景和个体化治疗需求。

（3）适应证：抗凝药物广泛用于治疗和预防与血栓形成相关的疾病。首先，抗凝药物是静脉血栓栓塞（包括深静脉血栓和肺栓塞）的主要治疗药物。其次，抗凝药物在心房颤动相关血栓的预防中具有重要作用，可显著降低缺血性脑卒中和全身性栓塞的发生风险。在人工机械心脏瓣膜置换术后，长期使用抗凝药物是预防瓣膜周围血栓形成的核心措施。此外，抗凝药物还用于急性冠状动脉综合征（ACS）的抗栓治疗，以及预防某些高危患者

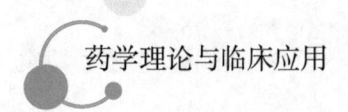

（如长期卧床、肿瘤患者）发生血栓事件。在妊娠期合并血栓性疾病时，低分子肝素是首选抗凝药物，因其对胎儿安全性较高。

（4）使用方式与剂量：抗凝药物的使用方式和剂量根据药物种类、适应证及患者个体差异进行调整。维生素 K 拮抗剂如华法林通常每日 1 次口服，剂量根据国际标准化比值（INR）调整，目标 INR 一般为 2.0～3.0，特殊情况下可能需要更高或更低的目标值。普通肝素通常通过静脉滴注给药，起始剂量为 70～100U/kg，随后调整剂量以维持活化部分凝血活酶时间（APTT）在 1.5～2.5 倍正常范围。低分子肝素如依诺肝素常通过皮下注射给药，治疗剂量为每 12 小时 1mg/kg，用于预防时剂量可减半。达比加群等直接凝血酶抑制剂口服使用，常用剂量为每日 150mg，分 2 次口服，用于心房颤动相关血栓的预防。利伐沙班等Ⅹa因子抑制剂也以口服为主，常用剂量为每日 1 次 10～20mg，具体剂量根据适应证和肾功能调整。

第十六节　急性上呼吸道感染

急性上呼吸道感染（AURI）是由病毒、细菌或其他病原体感染引起的以鼻腔、鼻咽、咽喉为主要病变部位的急性炎症性疾病，俗称感冒。在儿科中，AURI 是最常见的感染性疾病，多发生于免疫系统尚未成熟的婴幼儿。该病具有高度传染性，传播途径包括飞沫传播、直接接触或间接接触。主要病原体以病毒为主，占 90% 以上，包括鼻病毒、冠状病毒、流感病毒、副流感病毒、腺病毒等；少数患者由细菌如溶血性链球菌或肺炎链球菌引起。

1. 抗病毒药物

（1）药物分类：治疗急性上呼吸道感染的抗病毒药物主要针对病毒感染引起的病因进行干预，常用药物包括神经氨酸酶抑制剂（如奥司他韦）、广谱抗病毒药物（如利巴韦林）及针对特定病毒的干扰素类药物。这些药物通过抑制病毒复制、减轻炎症反应及增强宿主免疫功能来控制感染进程，广泛应用于病毒性上呼吸道感染的治疗，尤其是流感病毒和其他 RNA 病毒引起的感染。

（2）作用机制：抗病毒药物通过多种机制抑制病毒复制并减轻病毒对机体的损伤。神经氨酸酶抑制剂（如奥司他韦）通过抑制流感病毒的神经氨酸酶活性，阻止病毒从宿主细胞中释放，从而抑制病毒传播。广谱抗病毒药物（如利巴韦林）通过抑制病毒 RNA 依赖性 RNA 聚合酶活性，干扰病毒 RNA 的合成和复制，减轻病毒扩散并降低宿主细胞损伤。干扰素类药物通过激活宿主细胞的抗病毒蛋白表达，抑制病毒复制并增强宿主免疫应答。这些药物的作用机制多样且互补，可根据不同病毒感染的特点选择最适合的药物方案。

（3）适应证：抗病毒药物主要用于治疗由病毒引起的急性上呼吸道感染，特别是由流感病毒、副流感病毒、呼吸道合胞病毒和腺病毒等引起的感染。奥司他韦是甲型和乙型流感的首选治疗药物，可用于发病 48 小时内的流感患者及高危人群的流感预防。利巴韦林对呼吸道合胞病毒感染和其他 RNA 病毒感染（如拉沙热、腺病毒等）有效，常用于重症患者的治疗。干扰素类药物适用于病毒性咽炎或气管炎等症状严重且伴有免疫功能低下的患者。此外，对于非特异性病毒性上呼吸道感染的患儿，抗病毒药物的应用需综合考虑

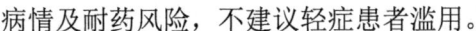

病情及耐药风险，不建议轻症患者滥用。

（4）使用方式与剂量：抗病毒药物的使用方式与剂量需根据患者的病情、体重及感染类型进行调整。奥司他韦通常通过口服给药，用于治疗流感的剂量为每日2次，每次2mg/kg，疗程为5日；用于预防流感时，剂量为每日1次，疗程为10日。利巴韦林常用于重症呼吸道感染的治疗，推荐静脉注射给药，剂量为每日10～15mg/kg，分次滴注，每次滴注时间不少于2小时，疗程通常为5～7日。对于需要干扰素治疗的患者，常选用α干扰素，每次剂量为1～2μg/kg，皮下注射，每周2～3次，疗程根据病情调整，通常为1～2周。在治疗过程中，应结合患者的病情和耐受性动态调整剂量，并注意避免因过量用药引起的毒性反应。

2. 解热镇痛药

（1）药物分类：儿科治疗急性上呼吸道感染的解热镇痛药主要通过抑制前列腺素合成来缓解发热和疼痛，属于非甾体抗炎药（NSAIDs）和非阿片类解热镇痛药。常用的药物包括对乙酰氨基酚和布洛芬，它们是儿科解热镇痛的首选药物，具有显著的解热、镇痛作用，并且安全性较高。

（2）作用机制：解热镇痛药通过抑制环氧化酶（COX）的活性，减少前列腺素的合成，从而发挥解热和镇痛作用。对乙酰氨基酚选择性抑制中枢神经系统中的COX，降低下丘脑体温调节中枢的设定点，从而迅速退热，并通过减少中枢痛觉神经的敏感性缓解疼痛。布洛芬为非选择性COX抑制剂，既能在中枢神经系统抑制COX-2，发挥解热和镇痛作用，又能在外周抑制COX-1，减少炎性前列腺素的生成，进一步缓解与感染相关的炎症性疼痛。两种药物均具有良好的安全性和可控性，在儿童患者中的使用较为广泛。

（3）适应证：解热镇痛药主要用于缓解急性上呼吸道感染引起的发热和轻至中度疼痛。对乙酰氨基酚适用于各种原因引起的发热及头痛、咽喉痛和肌肉酸痛等症状，特别适合胃肠道敏感或不耐受NSAIDs的儿童患者。布洛芬则适用于伴有炎症性疼痛的发热，如咽炎、扁桃体炎等急性上呼吸道感染，同时对关节疼痛或肌肉酸痛效果较佳。

（4）使用方式与剂量：解热镇痛药的剂量和使用方式需根据儿童的体重和年龄个体化调整。对乙酰氨基酚的推荐剂量为10～15mg/kg，每4～6小时一次，最大剂量不超过75mg/（kg·d）；可通过口服、栓剂或静脉注射给药，口服为最常见形式。布洛芬的常用剂量为5～10mg/kg，每6～8小时一次，最大剂量为40mg/（kg·d）；通常以口服悬液或片剂形式给药。两种药物在使用时应注意给药间隔，避免重复用药引起剂量过高。此外，在高热（体温超过39℃）或症状控制不佳时，可交替使用两种药物，但需注意严格遵循医嘱，并避免同时使用。

3. 抗组胺药

（1）药物分类：抗组胺药是一类通过拮抗组胺在组织中的 H_1 受体作用来减轻过敏反应和炎症反应的药物，广泛应用于治疗因急性上呼吸道感染引起的过敏性症状。根据作用特点，抗组胺药分为第一代和第二代两大类。第一代抗组胺药（如氯苯那敏和苯海拉明）具有中枢镇静作用，同时能够缓解流涕、打喷嚏和鼻塞等症状；第二代抗组胺药（如地氯雷他定和西替利嗪）选择性更强，对 H_1 受体的阻断作用较为持久，且中枢副作用较少，

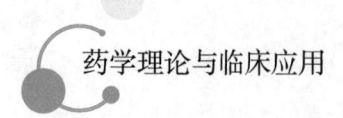

更适合长时间使用。抗组胺药在儿科急性上呼吸道感染的治疗中发挥重要的辅助作用，通过缓解过敏性症状提高患儿的生活质量。

（2）作用机制：抗组胺药主要通过竞争性阻断组胺与 H_1 受体的结合，抑制组胺在感染部位引起的毛细血管扩张、黏膜水肿和腺体分泌过度，从而减轻过敏和炎症反应。第一代抗组胺药可穿透血脑屏障，与中枢神经系统中的 H_1 受体结合，导致镇静和嗜睡作用，同时具有抗胆碱能作用，有助于减轻鼻腔分泌物的量。第二代抗组胺药因其较弱的中枢作用，能选择性阻断外周 H_1 受体，对鼻黏膜和咽部黏膜的过敏性症状起到更持久的缓解作用，同时不易引起嗜睡等不良反应。抗组胺药在急性上呼吸道感染的治疗中，通过缓解症状促进患儿的快速康复。

（3）适应证：抗组胺药主要用于治疗急性上呼吸道感染中伴有过敏性症状的患儿，包括流涕、鼻塞、打喷嚏、咽部瘙痒等。第一代抗组胺药（如氯苯那敏）适用于短期缓解急性症状，尤其是伴有严重流涕和黏膜水肿的患儿。第二代抗组胺药（如地氯雷他定和西替利嗪）更适用于过敏性鼻炎症状的长期控制，或需要较少镇静作用的情况。对于同时存在哮喘或过敏性体质的儿童，抗组胺药可作为综合治疗的一部分。此外，抗组胺药还常用于预防和减轻由感染引发的药物过敏或免疫反应性并发症。

（4）使用方式与剂量：抗组胺药的使用方式和剂量需根据患儿的年龄、体重及症状的严重程度调整。氯苯那敏为常用的第一代抗组胺药，推荐口服剂量为每次 0.1mg/kg，每日 2～3 次，症状缓解后逐步停药。地氯雷他定作为第二代抗组胺药，推荐剂量为 1.25～2.5mg，每日 1 次，具体剂量根据患儿年龄调整，6 岁以上儿童可增加至 5mg，每日 1 次。西替利嗪推荐剂量为每次 2.5mg，每日 1 次，适用于 2 岁以上儿童；对于 6 岁以上儿童，剂量可增加至 10mg，每日 1 次。抗组胺药通常以口服液或片剂形式给药，易于儿童接受，必要时可与其他对症治疗药物联合使用。在使用过程中需严格遵循医嘱，避免超剂量用药引起不良反应。

第十七节　支气管肺炎

支气管肺炎是指以支气管、细支气管及周围肺组织的急性炎症为特征的肺部感染性疾病，是儿科常见的呼吸系统疾病之一。该病多见于婴幼儿和免疫功能较弱的儿童，其发病率较高，病情变化快。支气管肺炎主要由病毒、细菌或其他病原体引起，常继发于上呼吸道感染。常见的病原体包括呼吸道合胞病毒（RSV）、流感病毒、副流感病毒、肺炎链球菌、金黄色葡萄球菌及肺炎支原体等。此外，不良的卫生环境、营养不良及免疫缺陷等也是支气管肺炎的危险因素。

1. 阿莫西林 - 克拉维酸钾

（1）药物分类：阿莫西林 - 克拉维酸钾是一种复合抗生素，属于 β- 内酰胺类抗生素与 β- 内酰胺酶抑制剂的联合制剂。阿莫西林为广谱青霉素类抗生素，具有抑制细菌细胞壁合成的作用；克拉维酸钾是一种不可逆的 β- 内酰胺酶抑制剂，通过抑制细菌产生的 β-内酰胺酶来增强阿莫西林对耐药菌的活性。此药物广泛用于治疗由敏感菌引起的各种感染，

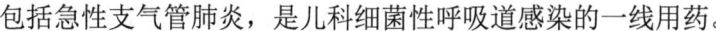

包括急性支气管肺炎，是儿科细菌性呼吸道感染的一线用药。

（2）作用机制：阿莫西林通过与细菌细胞壁合成中关键酶青霉素结合蛋白（PBPs）结合，抑制细胞壁中肽聚糖的交联形成，从而导致细菌细胞壁结构不完整，最终导致细菌死亡。然而，许多细菌可产生 β- 内酰胺酶，降解阿莫西林的 β- 内酰胺环，使其失活。克拉维酸钾通过与 β- 内酰胺酶结合并不可逆抑制其活性，保护阿莫西林免受酶降解，从而扩大了阿莫西林的抗菌谱，特别是对耐药菌株（如金黄色葡萄球菌、流感嗜血杆菌和大肠埃希菌）的活性显著增强。

（3）适应证：阿莫西林 - 克拉维酸钾广泛用于治疗由敏感菌引起的感染性疾病，特别是在细菌性急性支气管肺炎中的应用尤为广泛。主要适应证包括由肺炎链球菌、流感嗜血杆菌及其他 β- 内酰胺酶产生菌引起的急性支气管肺炎、急性中耳炎、鼻窦炎等上呼吸道及下呼吸道感染。此外，该药物也适用于泌尿系统感染、皮肤及软组织感染、骨髓炎及牙源性感染。在急性支气管肺炎中，阿莫西林 - 克拉维酸钾可有效控制感染源，缓解炎症反应，改善患儿的临床症状，减少并发症的发生。

（4）使用方式与剂量：阿莫西林 - 克拉维酸钾的用药剂量需根据患儿的年龄、体重及感染严重程度个体化调整。常规推荐剂量为每日 40 ～ 50mg/kg，按阿莫西林含量计算，分 2 ～ 3 次口服或静脉滴注，用于轻中度感染。对于重症感染或耐药菌感染的患儿，可增加剂量至每日 90mg/kg，分 2 次服用。婴幼儿通常选用口服混悬液，每次剂量需按体重精确计算，避免用药不足或过量。静脉用药时推荐起始剂量为每次 25 ～ 50mg/kg，分次滴注，严重患儿需每 6 ～ 8 小时一次，具体剂量和疗程需依据临床疗效及细菌培养结果调整。标准疗程一般为 7 ～ 10 日，但对于顽固性或复杂性感染，可延长至 14 日。在用药过程中，应确保充分补水以减少可能的胃肠道不适，并根据患者的耐受情况选择合适的剂型和给药途径。

2. 布洛芬

（1）药物分类：布洛芬是一种非甾体抗炎药（NSAIDs），具有解热、镇痛和抗炎作用，广泛应用于儿科治疗急性支气管肺炎中的高热、咳嗽引起的胸痛及炎性症状。作为一种环氧化酶（COX）抑制剂，布洛芬通过抑制前列腺素的生成发挥作用，是儿科常用的对症治疗药物之一，特别适用于控制炎症性发热和缓解患儿的不适症状。

（2）作用机制：布洛芬的主要作用机制是通过非选择性抑制环氧化酶（COX-1 和 COX-2），阻断前列腺素的合成。前列腺素在发热、炎症和疼痛的发生中起重要作用，其抑制可降低下丘脑体温调节中枢的设定点，从而发挥退热作用；在炎症部位减少炎性介质释放，从而缓解炎症引起的疼痛。布洛芬对外周和中枢的 COX 均有抑制作用，因此既能控制炎症反应，又能缓解与急性支气管肺炎相关的发热和咳嗽引起的胸痛。此外，布洛芬的抗炎作用在控制肺部感染性炎症扩散中也有辅助作用，对患儿的整体恢复起到积极作用。

（3）适应证：布洛芬主要用于治疗急性支气管肺炎中由感染性炎症引起的发热、胸痛及炎症反应性不适症状。布洛芬是儿童发热控制的首选药物之一，适用于体温超过38.5℃的中高热患儿。对于伴有胸痛或肌肉酸痛的患儿，布洛芬的镇痛作用可明显缓解症

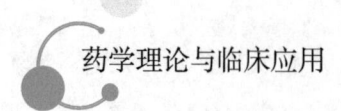

状。此外，对于急性支气管肺炎中伴有显著炎症反应的患儿，布洛芬可通过减轻炎症扩散，促进症状缓解和病情恢复。布洛芬的多效特性使其在儿科急性呼吸道感染的对症治疗中具有广泛适用性。

（4）使用方式与剂量：布洛芬的使用剂量需根据患儿的体重和年龄进行个体化调整，通常采用口服或肛门栓剂给药。推荐口服剂量为每次 5～10mg/kg，每 6～8 小时一次，最大剂量为 40mg/（kg·d），通常用于轻中度发热或疼痛的控制。对于体重较小或不能耐受口服的患儿，可选用布洛芬栓剂，每次剂量为 5～10mg/kg，疗程通常为 3～5 日，具体时间根据病情决定。布洛芬的口服制剂通常为混悬液，易于患儿接受；在高热或炎症较重的情况下，可考虑短期增加剂量，但需严格遵循医嘱，避免剂量过高引起不良反应。在治疗过程中，需注意给药时间间隔，不宜频繁或过量使用，以减少药物不良反应的发生。

3. 支气管扩张剂

（1）药物分类：支气管扩张剂是一类通过松弛气道平滑肌、改善气道阻力、缓解支气管痉挛的药物，广泛应用于儿科急性支气管肺炎合并喘息、气道痉挛或呼吸困难的治疗中。根据作用机制不同，常用的支气管扩张剂分为 β_2 受体激动剂（如沙丁胺醇、特布他林）、抗胆碱能药物（如异丙托溴铵）和甲基黄嘌呤类药物（如氨茶碱）。这些药物能够迅速缓解气道阻塞，改善通气功能，是急性呼吸道疾病对症治疗的重要组成部分。

（2）作用机制：支气管扩张剂通过不同的途径松弛气道平滑肌，从而扩张支气管，缓解气道阻塞。β_2 受体激动剂通过激活气道平滑肌细胞上的 β_2 肾上腺素能受体，激活腺苷酸环化酶并增加细胞内环磷酸腺苷（cAMP）水平，从而松弛气道平滑肌、抑制炎症介质释放，迅速改善气道通畅性。抗胆碱能药物通过阻断迷走神经释放的乙酰胆碱与气道平滑肌上的 M3 胆碱能受体结合，减少平滑肌收缩和腺体分泌，进一步缓解气道痉挛和黏液分泌过度。甲基黄嘌呤类药物则通过抑制磷酸二酯酶（PDE），减少 cAMP 降解，同时拮抗腺苷对气道的收缩作用，达到支气管扩张的效果。这些药物的不同作用机制使其可单独使用或联合应用，根据病情需要灵活调整。

（3）适应证：支气管扩张剂主要用于治疗急性支气管肺炎中因气道痉挛或分泌物阻塞引起的喘息、呼吸困难和气促症状。对于患儿出现明显的喘息、鼻翼扇动、三凹征或氧饱和度下降的情况，支气管扩张剂可迅速缓解症状，改善氧合状态。沙丁胺醇等 β_2 受体激动剂适用于伴有气道痉挛和喘息的患儿，是急性支气管肺炎的首选对症治疗药物。异丙托溴铵等抗胆碱能药物适用于合并大量分泌物或难以控制的喘息症状的患儿，可与 β_2 受体激动剂联合应用。氨茶碱常用于中重度喘息和严重呼吸窘迫的患儿，特别是在对雾化治疗反应欠佳或需要持续通气支持的情况下使用。

（4）使用方式与剂量：支气管扩张剂的使用方式主要包括雾化吸入、口服和静脉注射，具体剂量根据患儿的体重、年龄及症状严重程度调整。沙丁胺醇通常通过雾化吸入给药，每次剂量为 0.15mg/kg，每日 3～4 次，严重喘息时可间隔 20 分钟重复使用；口服剂型的推荐剂量为每次 0.1～0.2mg/kg，每日 3 次。异丙托溴铵雾化吸入的推荐剂量为每次 0.25mg，每日 2～3 次，可与沙丁胺醇联合雾化以增强疗效。氨茶碱通常通过静脉滴注给药，起始负荷剂量为每次 5mg/kg，维持剂量为每小时 0.1～0.2mg/kg，需根据血药浓度监测调整剂量，以避免毒性反应。在急性发作期，建议首选雾化吸入方式给药，其起效迅速，局部作用明显且全身不良反应较少，尤其适用于年幼患儿。对于严重喘息或呼吸困难的患儿，可采用静脉注射或联合多种药物的治疗方案。

第十八节　细菌性肺炎

细菌性肺炎是由细菌感染引起的肺实质急性炎症，表现为肺泡、支气管和间质的炎性渗出，伴有不同程度的气体交换障碍。细菌性肺炎是儿科中常见的下呼吸道感染性疾病，多见于免疫系统尚未完全发育的婴幼儿。常见的病原体包括肺炎链球菌、金黄色葡萄球菌、流感嗜血杆菌、肺炎克雷伯菌及少见的铜绿假单胞菌和大肠埃希菌等。根据感染的严重程度和病原菌的类型，细菌性肺炎可表现为轻症社区获得性肺炎或重症院内获得性肺炎，病情进展迅速且并发症风险高。

1. 头孢曲松

（1）药物分类：头孢曲松是一种第三代头孢菌素类抗生素，属于β-内酰胺类抗菌药物，其特点是广谱、高效和耐酶性。头孢曲松通过抑制细菌细胞壁的合成发挥杀菌作用，对多种革兰阳性和革兰阴性菌均有效，尤其适用于治疗细菌性肺炎中的常见病原体如肺炎链球菌、流感嗜血杆菌和大肠埃希菌等。由于其广泛的抗菌谱和较长的半衰期，头孢曲松是儿科重症细菌感染包括细菌性肺炎的首选药物之一。

（2）作用机制：头孢曲松通过抑制细菌细胞壁合成中必需的酶——青霉素结合蛋白（PBPs）发挥抗菌作用。该药物可阻断肽聚糖的交联过程，导致细菌细胞壁结构不完整，最终引起细菌的溶解和死亡。头孢曲松具有较高的稳定性，不易被许多β-内酰胺酶水解，因此对耐药菌株具有较强的活性。同时，其广泛分布于体内组织和体液，包括肺组织和呼吸道分泌物，使其在治疗肺部感染时能够迅速发挥作用，控制感染的扩散并减轻炎症反应。

（3）适应证：头孢曲松广泛应用于治疗由敏感菌引起的中重度感染疾病，特别适用于儿科细菌性肺炎的治疗。其主要适应证包括社区获得性肺炎、医院获得性肺炎及合并胸腔积液或脓胸的复杂性肺炎。此外，头孢曲松还用于治疗败血症、脑膜炎、中耳炎、骨髓炎及泌尿系统感染等严重或复杂的感染性疾病。在细菌性肺炎中，头孢曲松对肺炎链球菌和流感嗜血杆菌等常见致病菌具有良好的治疗效果，是重症或住院患儿的一线治疗药物之一。

（4）使用方式与剂量：头孢曲松通常通过静脉滴注或肌内注射给药，其剂量和疗程需根据患儿的体重、感染的类型和严重程度调整。常规剂量为每日50～100mg/kg，分次或一次静脉滴注，最大剂量不超过4g/d。对于轻中度感染，可采用一次性给药方式，而重症感染建议分次给药以维持有效的血药浓度。疗程通常为7～14日，具体时间根据病原学检测结果及临床症状缓解情况决定。在严重感染或细菌耐药性较高的情况下，可联合其他抗生素如万古霉素或氨基糖苷类药物以增强抗菌效果。

2. 氨溴索

（1）药物分类：氨溴索是一种黏液调节剂，属于痰液稀释剂类药物，在儿科呼吸系

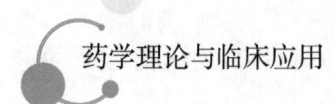

统疾病治疗中被广泛使用。氨溴索通过稀释气道分泌物、增强纤毛运动和促进痰液排出，从而改善气道通畅性。作为治疗细菌性肺炎的辅助药物，氨溴索能有效减轻痰液潴留导致的气道阻塞和炎症反应，常与抗生素、解热镇痛药等联合应用，是儿科急性下呼吸道感染的对症治疗重要组成部分。

（2）作用机制：氨溴索的作用机制主要体现在三个方面。首先，氨溴索能够刺激气道杯状细胞和腺体，增加黏液分泌，并通过调节痰液中酸性糖蛋白和中性糖蛋白的比例，降低痰液黏度，使其更易排出。其次，氨溴索通过增强气道上皮纤毛摆动频率，促进痰液向外运输，从而改善气道的自净功能。最后，氨溴索还具有抗氧化和抗炎作用，可减轻炎症介质对气道的损伤，降低气道高反应性，从而进一步缓解因细菌感染引起的肺部炎症和呼吸不畅。这些多重机制使氨溴索在儿科细菌性肺炎的治疗中具有显著的辅助疗效。

（3）适应证：氨溴索广泛适用于多种呼吸系统疾病中伴有痰液潴留的患儿，尤其在细菌性肺炎中具有重要价值。主要适应证包括由肺炎链球菌、流感嗜血杆菌和其他病原菌引起的急性细菌性肺炎，以及伴有大量痰液或黏稠痰液的慢性支气管炎、支气管扩张症和支气管哮喘。此外，在细菌性肺炎的治疗过程中，氨溴索有助于缓解由气道阻塞引起的喘息、气促和咳嗽症状，改善肺部通气功能并减少二次感染风险。氨溴索特别适用于痰液较多且咳嗽排痰困难的婴幼儿，能够显著提高治疗效果和患儿的舒适度。

（4）使用方式与剂量：氨溴索的使用方式包括口服、雾化吸入和静脉滴注，具体剂量根据患儿的年龄、体重和病情严重程度调整。口服剂型常用于轻中度症状，推荐剂量为每日 $1.2 \sim 1.6$mg/kg，分 $2 \sim 3$ 次服用，通常采用混悬液或滴剂形式，便于儿童接受。雾化吸入适用于伴有明显喘息或气道分泌物潴留的患儿，每次剂量为 $15 \sim 30$mg，每日 $1 \sim 2$ 次，可与支气管扩张剂联合使用以增强疗效。对于重症细菌性肺炎患儿，尤其是合并显著炎症反应或肺功能障碍的患儿，可使用静脉滴注形式，推荐剂量为每次 15mg/kg，每日 $2 \sim 3$ 次，疗程通常为 $5 \sim 7$ 日。在治疗过程中，应根据患儿的病情变化动态调整剂量，同时注意避免长期使用导致的依赖性或耐受性问题。

3. 抗真菌药

（1）药物分类：抗真菌药是一类通过抑制真菌生长或杀灭真菌用于治疗真菌感染的药物。在儿科细菌性肺炎的治疗中，抗真菌药主要用于合并真菌感染或长期使用广谱抗生素后继发真菌感染的患儿。常用药物包括两性霉素 B、氟康唑和伊曲康唑等。这些药物根据作用机制和靶点不同，可分为多烯类（如两性霉素 B）、唑类（如氟康唑、伊曲康唑）及棘白菌素类（如卡泊芬净），抗真菌药在治疗儿科复杂感染特别是侵袭性真菌感染中发挥着重要作用。

（2）作用机制：抗真菌药通过干扰真菌细胞膜或细胞壁的合成，抑制其生长或直接杀灭真菌。多烯类药物（如两性霉素 B）通过与真菌细胞膜上的麦角固醇结合，形成孔道结构，导致细胞内离子外泄和细胞溶解。唑类药物（如氟康唑和伊曲康唑）通过抑制真菌麦角固醇合成的关键酶——14α- 去甲基化酶，破坏细胞膜的完整性，抑制真菌的繁殖。棘白菌素类药物（如卡泊芬净）通过抑制真菌细胞壁 β-1,3- 葡聚糖的合成，导致细胞壁结构不完整，从而抑制真菌生长。这些药物的多靶点作用机制，使其在复杂和耐药真菌感

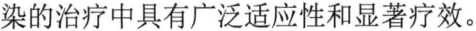

染的治疗中具有广泛适应性和显著疗效。

（3）适应证：抗真菌药主要用于治疗由真菌引起的肺部感染，包括侵袭性曲霉菌病、假丝酵母菌性肺炎及其他机会性真菌感染，尤其是在免疫功能低下的患儿中表现显著。此外，抗真菌药也用于长期应用广谱抗生素或糖皮质激素后继发的真菌性肺炎。两性霉素 B 适用于侵袭性曲霉菌感染及其他危及生命的真菌感染；氟康唑广泛用于假丝酵母菌性肺炎及其他酵母菌感染；伊曲康唑在治疗曲霉菌病和球孢子菌病中疗效显著。对于疑似或确诊的侵袭性真菌感染，抗真菌药是治疗的核心，能够有效控制感染、减轻炎症反应并改善患儿预后。

（4）使用方式与剂量：抗真菌药的使用方式包括静脉注射、口服和雾化吸入，具体剂量根据患儿的体重、感染类型及病情严重程度调整。两性霉素 B 常通过静脉滴注给药，推荐剂量为每次 0.5 ～ 1.0mg/kg，每日 1 次，疗程通常为 2 ～ 4 周，根据患儿的耐受情况可调整剂量。氟康唑可通过口服或静脉给药，常用剂量为每日 3 ～ 6mg/kg，每日 1 次，适用于假丝酵母菌感染或中度曲霉菌感染。伊曲康唑多为口服给药，每日剂量为 5mg/kg，分 2 次服用，适用于轻中度曲霉菌病或其他酵母菌感染。对于重症患儿，尤其是免疫功能低下的患儿，可考虑联合多种抗真菌药以增强治疗效果，同时减少耐药发生。

第十九节　支气管哮喘

支气管哮喘是由多种细胞（如肥大细胞、嗜酸性粒细胞等）和细胞因子参与的慢性气道炎症性疾病，其特征是气道高反应性和可逆性气流受限。哮喘的发病机制复杂，与遗传、免疫和环境因素密切相关。其特点是反复发作的喘息、气促、胸闷和咳嗽，尤其在夜间和清晨加重，可伴有明显的呼气相延长和哮鸣音。支气管哮喘在儿童中较为常见，是全球范围内重要的儿童慢性疾病，严重影响患儿的生活质量。

1. 吸入性糖皮质激素（ICS）

（1）药物分类：吸入性糖皮质激素（ICS）是治疗儿科支气管哮喘的基础药物，属于糖皮质激素类抗炎药物。ICS 以其显著的局部抗炎作用而成为长期控制哮喘症状和减少急性发作的首选药物。常用的 ICS 包括布地奈德、氟替卡松和倍氯米松等，这些药物通过吸入方式直接作用于气道黏膜，能够有效减轻炎症，改善气道功能，同时系统性不良反应较少，适用于不同年龄段的哮喘患儿。

（2）作用机制：吸入性糖皮质激素通过多种机制发挥抗炎作用，是哮喘长期控制中的核心药物。ICS 能抑制气道炎症细胞（如嗜酸性粒细胞、肥大细胞和 T 淋巴细胞）及其炎症介质的释放，减少气道炎症反应。同时，ICS 能够降低气道上皮细胞对外界刺激的敏感性，减轻气道高反应性，减少气道黏液分泌和水肿。此外，ICS 还具有一定的抗气道重塑作用，通过抑制纤维母细胞的增生和胶原蛋白的沉积，减轻气道结构的不可逆性改变，从而改善哮喘的预后。这些作用机制使 ICS 在控制哮喘症状和预防急性发作中发挥了不可替代的作用。

（3）适应证：吸入性糖皮质激素广泛用于不同严重程度哮喘的长期控制治疗。主要

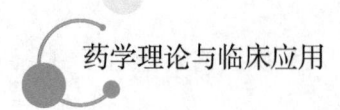

适应证包括间歇性哮喘、轻度持续性哮喘和中重度持续性哮喘的日常维持治疗，以及哮喘急性发作后缓解期的巩固治疗。对于夜间哮喘发作频繁或运动诱发性哮喘的患儿，ICS 的使用能显著减少症状发生频率和严重程度。此外，ICS 也适用于需要降低系统性糖皮质激素使用频率或剂量的患儿，是长期控制哮喘的核心药物之一。

（4）使用方式与剂量：吸入性糖皮质激素的使用方式包括干粉吸入、气雾剂吸入和雾化吸入，根据患儿的年龄、病情和依从性选择适合的给药方式。布地奈德是常用的 ICS 之一，推荐雾化吸入剂量为每日 $0.5 \sim 2mg$，分 2 次吸入，轻度患儿可减至每日 0.5mg，重度患儿可增至每日 2mg；氟替卡松推荐剂量为每日 $100 \sim 400\mu g$，分 2 次吸入；倍氯米松的常用剂量为每日 $200 \sim 800\mu g$，分 2 次吸入。ICS 通常需要每日规律使用，其疗效通常在 2 周内显现，$4 \sim 6$ 周后达到稳定。治疗过程中应根据患儿的症状控制情况、肺功能和依从性动态调整剂量，逐步寻找最小有效剂量以减少潜在的不良反应。

2. 支气管扩张剂

（1）药物分类：支气管扩张剂是一类用于缓解支气管痉挛、松弛气道平滑肌、改善气流受限的药物，是治疗儿科支气管哮喘的重要对症药物。根据作用机制和起效时间的不同，支气管扩张剂可分为短效 β_2 受体激动剂（SABA，如沙丁胺醇）、长效 β_2 受体激动剂（LABA，如福莫特罗）、抗胆碱能药物（如异丙托溴铵）和甲基黄嘌呤类药物（如氨茶碱）。这些药物广泛用于哮喘的急性发作、症状缓解及长期控制治疗中，能够迅速改善患儿的呼吸困难、喘息和气促症状。

（2）作用机制：支气管扩张剂通过多种机制作用于气道平滑肌，从而达到扩张支气管、改善气道通畅性的效果。短效 β_2 受体激动剂（SABA）通过选择性激活气道平滑肌细胞上的 β_2 肾上腺素能受体，增加细胞内环磷酸腺苷（cAMP）水平，从而松弛平滑肌，迅速缓解气道痉挛，是哮喘急性发作的首选药物。长效 β_2 受体激动剂（LABA）通过类似机制提供持续的支气管扩张作用，常与吸入性糖皮质激素（ICS）联合使用以增强疗效和延长作用时间。抗胆碱能药物通过阻断迷走神经释放的乙酰胆碱与气道平滑肌上的 M3 胆碱能受体结合，减少平滑肌收缩和腺体分泌，尤其适用于伴有大量分泌物或顽固性气道痉挛的患儿。甲基黄嘌呤类药物（如氨茶碱）则通过抑制磷酸二酯酶（PDE），减少 cAMP 降解，同时拮抗腺苷对气道的收缩作用，达到支气管扩张和抗炎的双重效果。

（3）适应证：支气管扩张剂广泛用于支气管哮喘的急性发作和长期控制治疗。短效 β_2 受体激动剂（SABA）适用于哮喘急性发作时的症状缓解，如喘息、气促和呼吸困难，是应急治疗的必备药物。长效 β_2 受体激动剂（LABA）主要用于中重度持续性哮喘的长期控制治疗，常与 ICS 联合应用，减少哮喘夜间症状和运动诱发性哮喘的发生。抗胆碱能药物（如异丙托溴铵）适用于伴有顽固性气道痉挛或对 SABA 反应不佳的患儿，可与 SABA 联合用于急性发作的治疗。甲基黄嘌呤类药物（如氨茶碱）适用于哮喘急性发作和重症患儿，尤其是在对其他支气管扩张剂反应不佳的情况下。

（4）使用方式与剂量：支气管扩张剂的使用方式包括雾化吸入、定量气雾剂吸入、干粉吸入和静脉滴注等，具体剂量需根据患儿的年龄、体重及病情调整。沙丁胺醇作为常用的 SABA，推荐雾化吸入剂量为每次 0.15mg/kg，每日 $3 \sim 4$ 次，可根据需要重复使用；

定量气雾剂的标准剂量为每次 1 ～ 2 喷，每次 100μg。福莫特罗作为 LABA 的代表药物，每日推荐剂量为 12 ～ 24μg，分次吸入，通常与 ICS 联合使用。异丙托溴铵的雾化吸入推荐剂量为每次 0.25mg，每日 2 ～ 3 次，严重喘息时可与沙丁胺醇联合雾化以增强疗效。氨茶碱的静脉滴注剂量为每次 5mg/kg 的负荷剂量，随后维持剂量为每小时 0.1 ～ 0.2mg/kg，需根据血药浓度动态调整以减少毒性风险。

3. 孟鲁司特

（1）药物分类：孟鲁司特是一种白三烯受体拮抗剂（LTRA），属于抗炎类药物，在儿科支气管哮喘的长期管理中占有重要地位。孟鲁司特通过阻断白三烯受体，抑制白三烯介导的气道炎症、平滑肌收缩和黏液分泌，是轻中度哮喘患儿的一线辅助治疗药物，尤其适用于伴有过敏性疾病或运动诱发性哮喘的患儿。该药物以口服制剂为主，包括咀嚼片和颗粒剂形式，具有良好的依从性和安全性，是儿科哮喘管理中常用的非激素类药物。

（2）作用机制：孟鲁司特通过选择性拮抗半胱氨酰白三烯受体 1（CysLT1），阻止白三烯（包括 LTC4、LTD4 和 LTE4）与气道平滑肌和上皮细胞上的 CysLT1 受体结合，从而抑制白三烯介导的炎症反应。白三烯是哮喘发病中的关键炎性介质，可引起气道平滑肌收缩、血管渗透性增加和黏液分泌过多，进而导致气道高反应性和气流受限。孟鲁司特通过阻断这一炎症通路，有效减轻气道炎症、缓解气道痉挛并减少哮喘症状的发作频率。此外，孟鲁司特还具有一定的抗过敏作用，通过抑制嗜酸性粒细胞浸润和降低气道黏膜水肿，进一步改善哮喘患儿的气道状况和症状控制。

（3）适应证：孟鲁司特适用于治疗轻中度支气管哮喘，特别是需要长期控制治疗的患儿，包括伴有过敏性鼻炎的哮喘患儿。此外，该药物对运动诱发性哮喘具有预防作用，可显著减少运动后出现的气道收缩和喘息症状。孟鲁司特也可用于急性哮喘发作后的缓解期治疗，帮助巩固病情控制并减少复发风险。对于不愿使用吸入性糖皮质激素（ICS）或 ICS 耐受性差的患儿，孟鲁司特是重要的替代药物。其安全性和依从性使其特别适合于学龄前儿童和学龄儿童。

（4）使用方式与剂量：孟鲁司特主要通过口服给药，推荐每日 1 次，通常在晚上服用，以增强其夜间抗炎和缓解气道症状的效果。对于 6 个月至 5 岁的患儿，建议使用 4mg 的颗粒剂；6 ～ 14 岁的患儿可使用 5mg 的咀嚼片；15 岁及以上儿童和成人可使用 10mg 的片剂。对于运动诱发性哮喘，可在运动前 2 小时单次服用孟鲁司特，剂量为上述推荐剂量。该药物起效较快，通常在首次用药后数小时内见效，但完整的治疗效果需持续服用数日至数周。治疗过程中应根据患儿的症状控制情况和病情变化调整剂量，并确保家长按时按量给予药物以维持疗效。

第二十节　常见胸廓畸形

胸廓畸形是指胸部骨骼、软骨或肌肉结构发育异常，导致胸廓外形发生改变的一类疾病。其病因包括先天性发育异常、后天性疾病或遗传因素，可能对心肺功能及外观造成影响，严重者可引起呼吸困难、心血管功能障碍甚至心理问题。胸廓畸形在儿童中较为常见，

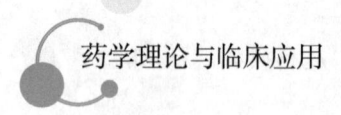

典型类型包括漏斗胸、鸡胸、波兰综合征及脊柱侧凸伴胸廓变形等。

胸廓畸形的治疗以手术矫形和物理治疗为主，药物治疗主要用于控制并发症和辅助治疗，具体药物选择根据病情、症状及并发症类型而定。

1. 止痛药（用于术后疼痛管理或胸廓疼痛症状）

（1）药物分类：止痛药是一类用于缓解疼痛的药物，主要通过抑制疼痛信号的产生或传导来发挥作用。在儿科治疗常见胸廓畸形的过程中，止痛药是术后管理和疼痛控制的重要药物。根据作用机制不同，常用的止痛药包括对乙酰氨基酚和非甾体抗炎药（NSAIDs）（如布洛芬）等。对乙酰氨基酚主要用于轻中度疼痛的缓解，具有解热和镇痛作用，而NSAIDs通过抑制炎症介质发挥镇痛和抗炎作用，适用于伴有炎性水肿的疼痛症状。这些药物在术后或胸廓畸形相关疼痛管理中被广泛应用，以减轻患儿的不适症状并促进术后恢复。

（2）作用机制：止痛药通过不同的机制作用于中枢和外周神经系统，从而缓解疼痛和改善患儿的舒适度。对乙酰氨基酚通过抑制中枢神经系统中的环氧化酶（COX），减少前列腺素的合成，从而降低疼痛信号的传递，并同时发挥解热作用。其主要作用于中枢，因而对胃肠道的刺激较小，适合儿童长期使用。布洛芬等非甾体抗炎药则通过抑制COX-1和COX-2，减少外周组织中前列腺素的合成，从而减轻炎症、降低疼痛强度并缓解术后水肿。这种双重作用机制使NSAIDs在术后伴有炎症反应的疼痛管理中具有显著优势。这些止痛药的快速起效和安全性使其成为儿科常见胸廓畸形治疗中的首选药物。

（3）适应证：止痛药主要用于常见胸廓畸形的术后疼痛管理及与畸形相关的胸廓疼痛症状。对于漏斗胸矫形术或鸡胸矫形术后的患儿，止痛药能够显著缓解术后切口疼痛及骨骼矫形过程中软组织的牵拉疼痛。此外，对于胸廓畸形引起的慢性肌肉疼痛或骨性疼痛，如脊柱侧凸伴胸廓变形的患儿，止痛药也能有效减轻疼痛症状，提高日常活动能力和生活质量。对于轻度疼痛的患儿，可单独使用对乙酰氨基酚，而对于伴有显著炎症反应的术后患儿，推荐联合或单独使用布洛芬等NSAIDs以增强镇痛效果。

（4）使用方式与剂量：止痛药的给药方式主要为口服，根据患儿的年龄、体重及疼痛强度调整剂量。对乙酰氨基酚的常规口服剂量为每次10～15mg/kg，每4～6小时一次，最大剂量不超过75mg/（kg·d），适用于轻中度疼痛或术后镇痛管理。布洛芬的口服剂量为每次5～10mg/kg，每6～8小时一次，最大剂量为40mg/（kg·d），适用于中度以上疼痛或伴有术后炎症的患儿。对于术后疼痛严重或无法口服药物的患儿，可选择直肠栓剂作为给药方式，每日剂量根据体重调整。此外，使用过程中需密切观察患儿的疼痛缓解情况，必要时联合物理治疗或心理干预以进一步改善疗效。

2. 支气管扩张剂（用于合并呼吸功能障碍的患儿）

（1）药物分类：支气管扩张剂是一类通过松弛气道平滑肌、改善气流受限的药物，广泛应用于儿科合并呼吸功能障碍的胸廓畸形患儿中。根据作用机制的不同，支气管扩张剂主要分为 β_2 受体激动剂（如沙丁胺醇）、抗胆碱能药物（如异丙托溴铵）及甲基黄嘌呤类药物（如氨茶碱）。这类药物主要用于缓解胸廓畸形压迫肺组织引起的气道痉挛和呼

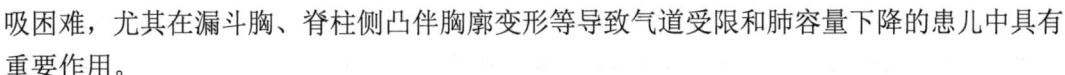

吸困难，尤其在漏斗胸、脊柱侧凸伴胸廓变形等导致气道受限和肺容量下降的患儿中具有重要作用。

（2）作用机制：支气管扩张剂通过不同的作用机制改善气道通畅性，缓解呼吸功能障碍。β_2 受体激动剂通过激活气道平滑肌细胞上的 β_2 肾上腺素能受体，促进腺苷酸环化酶的激活，增加细胞内环磷酸腺苷（cAMP）的水平，从而松弛平滑肌，迅速缓解气道痉挛，改善气流受限。抗胆碱能药物如异丙托溴铵通过阻断迷走神经释放的乙酰胆碱与气道平滑肌上的 M3 胆碱能受体结合，减少气道平滑肌的过度收缩和腺体分泌，从而进一步缓解呼吸道阻塞。甲基黄嘌呤类药物如氨茶碱通过抑制磷酸二酯酶（PDE）和拮抗腺苷作用，减少气道平滑肌收缩，同时具有轻度抗炎作用。这些不同机制的药物可单独使用，也可联合应用以增强疗效，根据病情选择合适的治疗方案能够显著改善患儿的呼吸状况。

（3）适应证：支气管扩张剂适用于因胸廓畸形压迫肺组织或气道而引起的呼吸功能障碍，包括气促、喘息和呼吸困难等症状。对于严重漏斗胸或脊柱侧凸伴胸廓变形导致肺功能下降的患儿，支气管扩张剂能够有效缓解症状，改善氧饱和度。此外，在术后恢复期，若患儿因气道狭窄或炎症反应出现气道阻塞或痉挛，也可使用支气管扩张剂进行辅助治疗。对于合并慢性阻塞性肺疾病或哮喘样症状的胸廓畸形患儿，支气管扩张剂是对症治疗的核心药物之一，能够提高患儿的生活质量并减少呼吸并发症的发生。

（4）使用方式与剂量：支气管扩张剂的使用方式包括雾化吸入、定量气雾剂吸入、干粉吸入和静脉注射，具体剂量需根据患儿的年龄、体重和症状严重程度调整。沙丁胺醇作为短效 β_2 受体激动剂，推荐剂量为每次 0.15mg/kg，雾化吸入，每日 2～3 次，必要时可重复使用。对于持续性症状，可选用长效 β_2 受体激动剂如福莫特罗，推荐剂量为每日 12～24μg，分次吸入，一般与吸入性糖皮质激素（ICS）联合使用以增强疗效。异丙托溴铵的推荐剂量为每次 0.25mg，雾化吸入，每日 2～3 次，可与沙丁胺醇联合雾化以进一步改善气道通畅性。氨茶碱用于重症呼吸困难或其他治疗无效的情况，初始剂量为每次 5mg/kg，静脉滴注，维持剂量为每小时 0.1～0.2mg/kg，需根据血药浓度监测调整剂量以避免毒性反应。雾化吸入是儿童常用的给药方式，具有起效快、不良反应少的优点，特别适用于年幼患儿或不配合口服和吸入剂使用的患儿。

3. 维生素和矿物质补充剂（辅助骨骼健康及发育）

（1）药物分类：维生素和矿物质补充剂是一类通过促进骨骼生长和发育、改善骨代谢的药物，广泛应用于儿科常见胸廓畸形的辅助治疗中。常用的维生素和矿物质包括维生素 D、钙剂和其他骨骼健康相关元素如镁、磷等。这些药物通过调节骨代谢、增强骨强度，帮助改善因胸廓畸形导致的骨骼结构异常，是矫形手术的辅助措施之一，尤其适用于伴有骨质疏松、发育迟缓或营养不良的患儿。

（2）作用机制：维生素和矿物质补充剂通过多种机制支持骨骼的健康发育和代谢。维生素 D 通过促进小肠对钙和磷的吸收，增强骨基质矿化，维持骨骼的强度和韧性，同时还可通过调节成骨细胞和破骨细胞的活性，维持骨代谢的平衡，避免骨质疏松的发生。钙是骨骼和牙齿的主要组成成分，也是维持肌肉收缩、神经传导和血液凝固的关键元素。补充钙剂能够直接提供骨基质所需的原料，尤其在快速生长期的儿童中作用显著。此外，

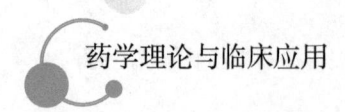

镁和磷等矿物质在骨骼基质的形成和代谢中也发挥重要作用，与维生素 D 和钙剂协同促进骨骼健康。这些药物的综合作用可显著改善因胸廓畸形导致的骨发育问题，提高骨密度，增强手术矫形的效果并减少并发症的发生。

（3）适应证：维生素和矿物质补充剂主要适用于胸廓畸形伴骨质疏松或骨骼发育异常的患儿，特别是漏斗胸、鸡胸或脊柱侧凸合并胸廓变形的患儿。此外，对于接受胸廓矫形术的患儿，这些补充剂可帮助促进术后骨骼恢复，减少并发症风险。维生素 D 缺乏或钙摄入不足的患儿尤其适合使用，能够预防因营养不良导致的骨矿化障碍。在胸廓畸形患儿的长期管理中，维生素和矿物质补充剂作为基础性支持治疗，可以显著改善骨骼健康，辅助矫形效果并促进全身发育。

（4）使用方式与剂量：维生素和矿物质补充剂的剂量需根据患儿的年龄、体重、骨骼发育状况及血清维生素 D 和钙的水平个体化调整。维生素 D 推荐每日补充 400～1000U，视具体缺乏程度调整剂量，严重缺乏时可采用大剂量冲击疗法，随后进行维持治疗；钙剂推荐每日 300～600mg，根据患儿的日常饮食和钙摄入量调整补充量，通常分 2～3 次服用以提高吸收率；镁剂和磷补充剂的使用需视骨代谢状态决定，通常每日剂量为 100～200mg。对于不能口服药物的患儿，可选择静脉注射维生素 D 或钙剂，但需严格监测血清钙和肾功能指标以避免过量。建议补充剂与食物同服以提高吸收率，尤其是与富含脂肪的食物同时服用维生素 D 效果最佳。在治疗过程中，应定期监测患儿的骨密度、血清钙、磷和维生素 D 水平，根据检测结果动态调整剂量以达到最佳治疗效果。

第二十一节　小儿腹泻

小儿腹泻是指儿童排便次数增多（通常为每日 3 次或 3 次以上）、粪便性状改变（如稀便、水样便）的一种常见消化系统疾病，是儿童尤其是婴幼儿时期的重要健康问题。腹泻可以由感染性病因（如病毒、细菌、寄生虫）或非感染性病因（如饮食不当、乳糖不耐受、炎症性肠病等）引起，急性腹泻（少于 14 日）和慢性腹泻（持续 14 日以上）的病程不同，治疗和管理策略也有所差异。

1. 阿奇霉素

（1）药物分类：阿奇霉素是一种大环内酯类抗生素，在儿科感染性疾病治疗中广泛应用。其独特的抗菌谱和长效特点使其成为治疗小儿细菌性腹泻的重要药物之一。阿奇霉素通过抑制细菌蛋白质合成，具有广泛的抗菌活性，尤其对沙门菌、志贺菌、弯曲菌等常见肠道致病菌具有显著疗效。此外，由于其组织穿透性强、半衰期长、服药次数少，阿奇霉素在儿科应用中具有良好的依从性和安全性。

（2）作用机制：阿奇霉素通过抑制细菌核糖体 50S 亚基，与转移 RNA 结合位点竞争，从而阻止肽链的延长，抑制细菌蛋白质合成，最终导致细菌的生长抑制或死亡。阿奇霉素对多种革兰阳性菌、革兰阴性菌及某些非典型病原体（如弯曲菌、军团菌）具有广谱抗菌作用。在小儿腹泻中，阿奇霉素能够快速清除肠道致病菌，减少毒素的产生和释放，从而减轻肠道炎症反应，缩短病程，改善患儿的症状。此外，阿奇霉素在肠道黏膜中的高浓度

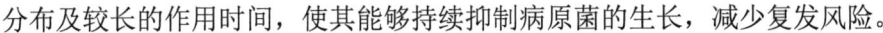

分布及较长的作用时间，使其能够持续抑制病原菌的生长，减少复发风险。

（3）适应证：阿奇霉素主要用于治疗由敏感病原菌引起的小儿细菌性腹泻，包括沙门菌感染、志贺菌感染和弯曲菌感染等。对于伴随高热、血便或全身感染表现的细菌性腹泻患儿，阿奇霉素可显著缩短症状持续时间，降低并发症的发生率。此外，阿奇霉素也适用于其他伴发肠道感染的系统性疾病或旅途中常见的旅行者腹泻。在部分难以区分病因的腹泻患儿中，阿奇霉素作为广谱抗菌药物具有一定的经验性治疗价值。

（4）使用方式与剂量：阿奇霉素的常规给药方式为口服，根据患儿的体重和感染类型调整剂量。推荐剂量为每日 10mg/kg，首剂通常为较高剂量，随后每日 5mg/kg，每日1 次，疗程通常为 3 ～ 5 日。对于症状较重或伴有高热的患儿，可考虑适当延长疗程或联合其他抗生素以增强疗效。阿奇霉素宜在餐前或餐后 2 小时服用，以避免食物影响其吸收效率。在治疗过程中，应密切监测患儿的病情变化及治疗效果，必要时结合病原学检测结果调整用药方案。

2. 蒙脱石散

（1）药物分类：蒙脱石散是一种肠黏膜保护剂，在儿科治疗小儿腹泻中具有重要作用。其主要成分为天然矿物质蒙脱石，具有优异的吸附和保护性能，能够缓解腹泻症状、修复肠黏膜并改善肠道环境。蒙脱石散广泛用于病毒性腹泻、细菌性腹泻及抗生素相关性腹泻的辅助治疗，是儿科临床中安全性较高且疗效显著的非处方药之一。

（2）作用机制：蒙脱石散通过多重作用机制改善腹泻症状。首先，其强大的吸附能力使其能够选择性吸附肠道中的致病菌、病毒及其代谢产物，同时固定肠道内的有毒物质，从而减少这些病原和毒素对肠道黏膜的刺激。其次，蒙脱石散在肠道内能够形成保护膜，覆盖在受损的肠黏膜表面，起到物理屏障的作用，促进肠黏膜细胞的再生与修复，减少炎症反应。此外，蒙脱石散还能通过调节肠道菌群平衡，促进有益菌的生长，抑制致病菌的繁殖，从而改善肠道微生态环境。这些作用共同作用，帮助患儿迅速缓解腹泻症状、恢复肠道功能并提高整体免疫力。

（3）适应证：蒙脱石散主要用于治疗儿童的急性腹泻和慢性腹泻，适用于由病毒、细菌、寄生虫等多种病因引起的腹泻症状缓解。此外，对于抗生素相关性腹泻、消化不良导致的腹泻及胃肠功能紊乱引起的腹泻，蒙脱石散也具有显著的治疗效果。特别适用于伴有肠道黏膜损伤的患儿，如轮状病毒感染、细菌性肠炎或服用抗生素后出现的黏膜受损情况。在某些情况下，蒙脱石散也可用于肠道感染引起的腹痛、腹胀等症状的辅助治疗。

（4）使用方式与剂量：蒙脱石散通常以口服悬浮液形式使用，根据患儿的年龄和体重调整剂量。推荐剂量为 1 岁以下患儿每次半袋（1.5g），每日 2 ～ 3 次；1 ～ 2 岁患儿每次 1 袋（3g），每日 2 次；2 岁以上患儿每次 1 袋（3g），每日 2 ～ 3 次。使用时将药物溶于适量温水中搅拌均匀，尽快服用。对于较小婴幼儿，可将悬浮液加入配方奶或米糊中服用，以提高依从性。疗程根据病情而定，急性腹泻通常服用 3 ～ 5 日即可明显改善症状，慢性腹泻可延长至 7 日或更久。在治疗过程中应密切观察患儿的症状变化，必要时根据病情调整剂量或联合其他治疗。

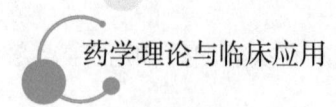

3. 洛哌丁胺

（1）药物分类：洛哌丁胺是一种外周作用的阿片受体激动剂，是常用的抗腹泻药物之一。其主要作用是通过减缓肠道蠕动、延长肠内容物通过时间，从而减少腹泻的频率和水分丢失。洛哌丁胺在儿科小儿腹泻治疗中适用于特定的非感染性腹泻患儿，其显著的止泻效果使其成为控制症状的重要药物之一，但需严格掌握适应证和剂量。

（2）作用机制：洛哌丁胺通过激活肠道平滑肌中的 μ- 阿片受体，抑制乙酰胆碱和前列腺素的释放，从而减弱肠道蠕动和分泌活动。这种作用延长了肠内容物的通过时间，增强了水分和电解质的吸收，从而减少腹泻症状。与中枢阿片类药物不同，洛哌丁胺的作用局限于肠道，不通过血脑屏障，因此在常规剂量下不具有中枢镇痛作用，安全性较高。此外，洛哌丁胺还通过增强肠道括约肌张力，减少直肠紧急排空的频率，从而进一步缓解腹泻症状。

（3）适应证：洛哌丁胺主要用于非感染性腹泻，如饮食失调、功能性腹泻或某些轻中度慢性腹泻的症状控制。在急性腹泻中，仅适用于明确非感染性病因的患儿，如轻度旅行者腹泻或特定食物不耐受引起的腹泻。洛哌丁胺在细菌性腹泻或病毒性腹泻中的应用受到限制，因为其减缓肠道蠕动可能导致病原体滞留，延缓清除过程。在抗生素相关性腹泻中，如无明确感染证据，洛哌丁胺可作为辅助治疗以改善患儿的生活质量。在明确感染已被控制的情况下，洛哌丁胺也可短期使用以缓解残余症状。

（4）使用方式与剂量：洛哌丁胺的使用方式通常为口服，剂量需根据患儿的年龄、体重和症状严重程度个体化调整。推荐剂量为 0.08 ～ 0.24mg/（kg·d），分 2 ～ 3 次服用，每次用量不超过 2mg，总剂量不超过 6mg/d。初始剂量可以略高以迅速控制症状，随后根据症状缓解程度调整为维持剂量。在短期应用中，一般 3 日内可见明显疗效，超过 5 日未显著改善需停药并进一步评估病因。洛哌丁胺宜在餐后服用以增强吸收效果，但需避免与高脂肪饮食同时服用以减少不良反应。

第二十二节　周期性呕吐综合征

周期性呕吐综合征（CVS）是一种儿科功能性胃肠道疾病，其特征是反复发作的严重恶心、呕吐及与其相关的虚弱症状，发作间期通常完全无症状。尽管确切病因尚未完全明确，CVS 被认为与中枢神经系统、胃肠动力障碍及神经递质不平衡相关。该疾病在儿童中更为常见，往往在幼儿或学龄前期首次发作，可能与偏头痛存在一定的相关性。

1. 止吐药物

（1）药物分类：止吐药物是一类通过抑制中枢或外周神经系统中与呕吐反射相关的通路，缓解恶心和呕吐的药物。在儿科周期性呕吐综合征（CVS）的治疗中，止吐药物是发作期管理的核心药物之一。根据作用机制的不同，常用止吐药物包括 5-HT3 受体拮抗剂（如奥氮平）、胃动力药（如甲氧氯普胺），以及针对伴发焦虑或精神症状的药物（如劳拉西泮）。这些药物通过直接或间接干预呕吐反射弧，可有效缓解周期性呕吐的急性发作症状，改善患儿的生活质量。

（2）作用机制：止吐药物通过多种作用机制缓解周期性呕吐综合征的症状。5-HT3受体拮抗剂（如奥氮平）主要通过抑制呕吐中枢的5-羟色胺受体，减少恶心和呕吐信号的传递，适用于发作期间剧烈呕吐或伴有恶心的患儿。胃动力药（如甲氧氯普胺）通过增强胃肠道平滑肌的收缩，促进胃内容物的排空，从而减少胃扩张对呕吐中枢的刺激，尤其适用于胃排空延迟的患儿。劳拉西泮作为一种镇静药物，通过作用于γ-氨基丁酸（GABA）受体，减轻患儿的焦虑和精神紧张，同时对呕吐中枢具有间接的抑制作用。上述药物的综合作用能够显著减轻发作期症状，缩短发作持续时间。

（3）适应证：止吐药物适用于周期性呕吐综合征急性发作期的患儿，特别是在频繁呕吐、恶心严重或伴随精神紧张的情况下。此外，对于病因不明的反复呕吐或合并胃动力障碍的患儿，止吐药物也是重要的对症治疗手段。奥氮平适合用于伴有剧烈恶心和频繁呕吐的患儿，尤其在其他药物效果不佳的情况下表现出良好的疗效。甲氧氯普胺适用于胃肠动力不足或胃排空延迟的患儿，能够显著改善胃部症状并减少呕吐频率。劳拉西泮则特别适合用于发作期间伴有明显焦虑或精神症状的患儿。

（4）使用方式与剂量：止吐药物的使用方式和剂量需根据患儿的年龄、体重和症状严重程度进行个体化调整。奥氮平的推荐剂量为每日 0.1～0.2mg/kg，分次口服或肌内注射，适用于发作期短期使用；甲氧氯普胺的剂量为每次 0.1mg/kg，每日 3 次口服或静脉注射，用于胃动力障碍相关的呕吐症状；劳拉西泮的剂量为每次 0.05～0.1mg/kg，每日 1～2 次口服或舌下含服，适用于伴发精神症状的患儿。在实际治疗中，应根据患儿的耐受性和症状变化动态调整剂量，并密切观察治疗效果和不良反应。

2. 阿米替林

（1）药物分类：阿米替林是一种三环类抗抑郁药（TCA），因其调节神经递质功能和对中枢神经系统的镇静作用，被广泛用于儿科周期性呕吐综合征（CVS）的长期预防治疗。阿米替林不仅能够缓解患儿的精神紧张和焦虑，还通过稳定神经系统功能减少呕吐发作频率和严重程度，特别适用于发作频繁或合并偏头痛症状的患儿。

（2）作用机制：阿米替林通过多重机制在 CVS 的治疗中发挥作用。首先，它能够抑制突触前膜对去甲肾上腺素和 5-羟色胺的重吸收，从而增加突触间隙中这些神经递质的浓度，调节神经系统的兴奋性，缓解因递质失衡引发的周期性呕吐症状。其次，阿米替林还具有抗胆碱能作用，通过抑制迷走神经反射，减少胃肠道的过度蠕动和胃排空延迟，从而改善消化系统功能。此外，其轻度镇静作用可以缓解患儿的焦虑情绪，改善睡眠质量，从而间接降低发作诱因的影响。这些综合作用使阿米替林成为 CVS 长期管理中的重要药物之一。

（3）适应证：阿米替林主要用于周期性呕吐综合征的长期预防，特别是适用于发作频率高、症状严重或与偏头痛相关的患儿。对于伴随明显焦虑情绪、睡眠障碍或消化功能紊乱的患儿，阿米替林可以有效减轻症状并改善生活质量。阿米替林还可用于因心理压力或神经系统异常引起的功能性胃肠道疾病，是 CVS 中常见合并症的理想治疗药物。

（4）使用方式与剂量：阿米替林的用药方式通常为口服，根据患儿的年龄、体重及症状严重程度调整剂量。推荐起始剂量为每日 0.1～0.2mg/kg，睡前服用，以减少日间

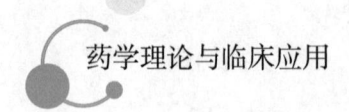

嗜睡等不良反应。治疗开始时宜采用较低剂量，逐渐增加至每日 0.5 ～ 2mg/kg，根据症状控制情况调整至最小有效剂量。阿米替林通常需长期使用，疗程至少持续 6 ～ 12 个月，且减药时需逐渐减少剂量以避免症状反弹。用药期间需定期监测患儿的心电图及肝肾功能，以确保治疗的安全性。

3. 补液与电解质调节药物

（1）药物分类：补液与电解质调节药物是治疗周期性呕吐综合征（CVS）发作期的重要支持性治疗手段，属于水、电解质平衡调节类药物。这些药物通过补充体液和纠正电解质紊乱，帮助恢复循环血容量、维持细胞内外环境的平衡，减少因反复呕吐引起的脱水和代谢紊乱。根据给药途径的不同，主要包括口服补液盐（ORS）和静脉补液液体，常用成分包括葡萄糖、钠、钾和碳酸氢盐。

（2）作用机制：补液与电解质调节药物通过补充失去的水分和电解质，维持机体的正常生理功能。在轻中度脱水的患儿中，口服补液盐是首选，其通过提供等渗液体和葡萄糖，促进肠道钠的吸收，恢复血浆渗透压并纠正脱水。在严重脱水或无法口服的情况下，静脉补液迅速补充血容量，纠正电解质紊乱，同时缓解因代谢性酸中毒引起的临床症状。碳酸氢盐能够缓冲过多的乳酸，纠正酸中毒；氯化钾补充丢失的钾离子，预防低钾血症及相关并发症；葡萄糖则为机体提供能量储备，同时改善脱水引起的细胞功能障碍。通过这些机制，补液与电解质调节药物能够有效控制因周期性呕吐综合征引起的全身症状，改善患儿的总体状态。

（3）适应证：补液与电解质调节药物主要适用于周期性呕吐综合征发作期因反复呕吐引起的脱水、电解质紊乱及代谢性酸中毒的患儿。轻中度脱水患儿可通过口服补液盐进行液体和电解质的补充，而严重脱水或伴有休克、意识障碍、持续呕吐等表现的患儿需要静脉补液治疗。此外，这些药物也适用于因呕吐导致的低钾血症、低钠血症或代谢性酸中毒等症状的纠正。在发作期缓解症状后，补液与电解质调节药物也可辅助恢复体液平衡并预防症状反复。

（4）使用方式与剂量：补液与电解质调节药物的使用方式和剂量需根据患儿的脱水程度、电解质水平和体重个体化调整。对于轻中度脱水患儿，口服补液盐（ORS）是首选，推荐剂量为每次 10 ～ 20mL/kg，每小时分次服用，少量多次以减少呕吐的风险。严重脱水或无法口服的患儿需静脉补液，首选乳酸林格液或生理盐水，初始补液量为每小时20mL/kg，随后根据血压、尿量及电解质水平调整速度和成分。若存在明显的代谢性酸中毒，可加入碳酸氢钠，剂量为每次 1 ～ 2mEq/kg；低钾血症患儿需静脉补充氯化钾，剂量为每小时 0.5 ～ 1mEq/kg，最大速度不超过 10mEq/h。治疗过程中应动态监测患儿的电解质水平、血气分析及临床症状，根据结果调整补液方案，确保治疗安全有效。

第二十三节　胃食管反流病

胃食管反流病（GERD）是指胃内容物反流入食管引起的一系列症状或并发症，是儿童时期常见的消化系统疾病之一。该疾病通常由胃食管反流（GER）发展而来，GER 是

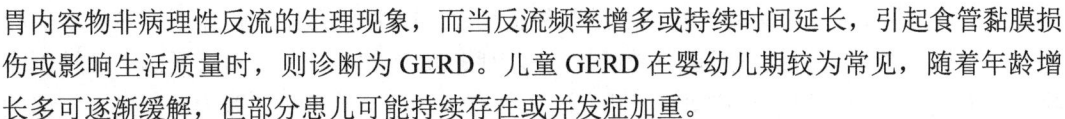

胃内容物非病理性反流的生理现象，而当反流频率增多或持续时间延长，引起食管黏膜损伤或影响生活质量时，则诊断为 GERD。儿童 GERD 在婴幼儿期较为常见，随着年龄增长多可逐渐缓解，但部分患儿可能持续存在或并发症加重。

1. 抑酸药物

（1）药物分类：抑酸药物是治疗儿科胃食管反流病（GERD）的核心药物，主要通过减少胃酸分泌，降低胃内容物的酸性，保护食管黏膜免受胃酸侵蚀，从而缓解反流症状、促进食管炎的愈合并减少并发症的发生。根据作用机制不同，抑酸药物主要分为质子泵抑制剂（PPI）和 H_2 受体拮抗剂（H_2RA）。PPI 是目前最有效的抑酸药物，通过直接抑制胃壁细胞的质子泵活性，显著降低胃酸分泌；H_2RA 通过阻断组胺与胃壁细胞 H_2 受体的结合，抑制胃酸分泌，是轻中度 GERD 的有效治疗药物。

（2）作用机制：抑酸药物通过不同途径减少胃酸的分泌和酸性内容物对食管的刺激。PPI 通过不可逆抑制胃壁细胞上的 H^+、K^+-ATP 酶（质子泵），阻断胃酸分泌的最后环节，其抑酸效果强且持久，能够显著改善中重度 GERD 患儿的症状并促进食管炎的愈合。常用的 PPI 包括奥美拉唑、兰索拉唑和泮托拉唑，其作用时间长，需每日使用 1 次或 2 次。H_2RA 如雷尼替丁和法莫替丁则通过竞争性抑制组胺 H_2 受体，减少刺激胃壁细胞的酸分泌信号，适用于轻中度 GERD 的症状缓解。这两类药物的联合作用还能够减少夜间胃酸分泌高峰，对严重反流或治疗效果不佳的患儿提供额外的益处。

（3）适应证：抑酸药物适用于不同类型和严重程度的 GERD 患儿。PPI 是中重度 GERD 的首选治疗药物，尤其适合伴有食管炎、食管溃疡或长期症状的患儿。H_2RA 适用于轻度 GERD 或对 PPI 不耐受的患儿，以及短期缓解急性症状。此外，抑酸药物在合并呼吸道症状（如慢性咳嗽、喘息）或咽喉症状（如咽炎、喉炎）的 GERD 患儿中也具有重要治疗作用，有助于减少相关症状并改善生活质量。对于食管阻塞或狭窄等并发症的患儿，抑酸药物可作为辅助治疗以减少进一步损伤风险。

（4）使用方式与剂量：抑酸药物的使用需根据患儿的年龄、体重和病情严重程度调整剂量。奥美拉唑作为常用 PPI，推荐剂量为每日 $0.5 \sim 1mg/kg$，分 $1 \sim 2$ 次口服，通常在餐前 30 分钟服用，疗程为 $4 \sim 8$ 周，具体视症状改善情况决定；兰索拉唑和泮托拉唑的剂量和使用方法与奥美拉唑类似。H_2RA（如雷尼替丁）的推荐剂量为每日 $2 \sim 4mg/kg$，分 2 次口服，疗程根据症状缓解情况调整，法莫替丁则以每日 $1 \sim 2mg/kg$ 为常规剂量，分 $1 \sim 2$ 次服用。在治疗过程中，应根据患儿的症状变化和检查结果动态调整用药方案，并密切观察治疗效果。

2. 胃肠动力药物

（1）药物分类：胃肠动力药物是一类通过促进胃肠蠕动、增强胃排空能力及增加下食管括约肌张力，从而减少胃食管反流发生的药物。这类药物在儿科胃食管反流病（GERD）治疗中被广泛应用，特别适用于以呕吐、反酸为主要表现或伴有胃排空延迟的患儿。根据作用机制的不同，常用胃肠动力药物包括多巴胺受体拮抗剂（如多潘立酮、甲氧氯普胺），以及 5-HT4 受体激动剂（如莫沙必利）等。通过增强胃肠动力，这些药物能够改善胃内容物的排空速度，减少反流量，并缓解相关症状。

（2）作用机制：胃肠动力药物通过多种机制在 GERD 治疗中发挥作用。多潘立酮和甲氧氯普胺主要通过拮抗胃肠道平滑肌上的多巴胺 D2 受体，抑制其对胃肠蠕动的抑制作用，从而促进胃排空和小肠蠕动。多潘立酮还具有增加下食管括约肌张力的作用，能够减少胃内容物反流的发生。甲氧氯普胺除了具有类似作用外，还能够通过刺激胃肠道 5-HT4 受体，进一步增强胃动力。莫沙必利作为一种选择性 5-HT4 受体激动剂，能够直接促进胃排空和小肠蠕动，同时避免中枢神经系统的不良反应。通过这些作用机制，胃肠动力药物不仅能够缓解 GERD 的症状，还能间接改善反流相关的并发症。

（3）适应证：胃肠动力药物主要适用于胃食管反流病伴胃排空延迟或以呕吐、反酸为主要表现的患儿。对于反流导致的慢性咳嗽、哮喘或反复性吸入性肺炎等症状的患儿，这类药物也有显著的辅助治疗作用。多潘立酮和甲氧氯普胺适合短期用于缓解急性症状，如频繁呕吐或胃胀不适，而莫沙必利更适合用于长期管理以改善胃排空功能。对于中重度 GERD 或伴有食管炎的患儿，胃肠动力药物常与抑酸药物联合使用以增强疗效。此外，对于某些合并胃肠功能障碍的患儿，如功能性消化不良或胃轻瘫，胃肠动力药物也是重要的治疗手段。

（4）使用方式与剂量：胃肠动力药物的使用需根据患儿的年龄、体重和病情严重程度个体化调整剂量。多潘立酮的推荐剂量为每次 0.2～0.4mg/kg，每日 3 次，餐前 15～30 分钟口服，疗程根据症状改善情况决定；甲氧氯普胺的常用剂量为每次 0.1mg/kg，每日 3 次，短期使用不超过 5 日，以减少锥体外系反应的风险；莫沙必利的推荐剂量为每次 2.5mg，每日 3 次，口服，疗程可根据需要延长至数周。在治疗过程中，应根据患儿的症状变化和检查结果动态调整剂量，并密切观察不良反应。

3. 硫糖铝

（1）药物分类：硫糖铝是一种胃肠道黏膜保护剂，在儿科胃食管反流病（GERD）的治疗中广泛应用。其主要通过在胃酸作用下形成保护性屏障覆盖受损黏膜，减少胃酸对食管和胃黏膜的侵蚀，从而促进黏膜愈合和改善相关症状。硫糖铝作为非系统性药物，其全身吸收极少，具有较高的安全性，是治疗 GERD 伴食管炎、溃疡或糜烂的重要辅助药物之一。

（2）作用机制：硫糖铝在酸性环境中可解离形成硫酸蔗糖和氢氧化铝，其中硫酸蔗糖能与受损的黏膜蛋白结合，形成稳定的保护膜覆盖于溃疡或糜烂表面。这一保护膜具有物理屏障作用，能够隔离胃酸、胃蛋白酶和胆汁等对黏膜的进一步侵害。此外，硫糖铝还能刺激内源性前列腺素的分泌，增强黏液和碳酸氢盐的分泌，从而改善胃黏膜血流和黏膜防御功能，进一步促进损伤部位的愈合。其氢氧化铝成分还具有中和胃酸的作用，对缓解急性反酸症状具有一定效果。这些综合作用使硫糖铝成为治疗 GERD 相关黏膜损伤的理想选择。

（3）适应证：硫糖铝适用于胃食管反流病伴食管炎、胃溃疡、十二指肠溃疡或糜烂性胃炎的患儿，可显著改善因黏膜受损引起的胸骨后烧灼感、吞咽困难和疼痛等症状。此外，对于反流导致的咽喉炎、慢性咳嗽或吸入性肺炎等症状复杂的病例，硫糖铝也具有一定的辅助治疗价值。在 GERD 术后或长期病程的管理中，硫糖铝可用于预防黏膜损伤的复发，

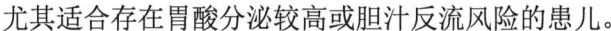

尤其适合存在胃酸分泌较高或胆汁反流风险的患儿。

（4）使用方式与剂量：硫糖铝通常以口服悬浮液或片剂形式使用，剂量需根据患儿的年龄、体重及病情个体化调整。推荐剂量为每日 40 ～ 80mg/kg，分 3 ～ 4 次口服，通常在餐前 1 小时和睡前空腹服用，以确保药物在胃肠道形成有效保护膜。对于症状较重或伴溃疡的患儿，可适当增加剂量或延长疗程，通常疗程为 4 ～ 8 周，根据症状缓解情况决定是否继续维持治疗。为避免影响其他药物的吸收，硫糖铝应与其他药物间隔至少 2 小时使用。此外，家长需仔细遵循医嘱，确保患儿按时按量服药，避免漏服或过量。

第二十四节　新生儿鹅口疮

新生儿鹅口疮是一种由白假丝酵母菌感染引起的口腔黏膜病变，是新生儿期常见的真菌感染性疾病。由于新生儿的免疫系统尚未发育完善，且口腔环境湿润，易为假丝酵母菌的生长提供有利条件，因此容易发生鹅口疮。疾病多见于早产儿、低体重儿或使用抗生素、激素等抑制免疫药物的婴儿。

1. 局部抗真菌药物

（1）药物分类：局部抗真菌药物是治疗新生儿鹅口疮的首选药物，通过直接作用于口腔黏膜病变区域的假丝酵母菌感染，抑制或杀灭病原体，改善局部炎症反应。这类药物以制霉菌素悬液和咪康唑凝胶最为常用，二者均具有良好的抗真菌活性和较高的安全性，是新生儿时期治疗鹅口疮的重要药物。局部抗真菌药物因其局部作用、不易被全身吸收而具有较低的不良反应风险，非常适合新生儿的使用需求。

（2）作用机制：制霉菌素悬液通过与真菌细胞膜中的麦角甾醇结合，破坏细胞膜的完整性，使细胞内容物外漏，从而杀灭假丝酵母菌。制霉菌素具有选择性作用，对口腔白假丝酵母菌感染疗效显著。咪康唑凝胶则通过抑制真菌细胞膜中麦角甾醇的合成，干扰真菌细胞膜的稳定性，从而抑制假丝酵母菌的生长和繁殖。咪康唑还具有一定的抗菌活性，能够抑制合并细菌感染的病变区域，进一步减少炎症反应。这两种药物通过作用于感染区域，快速改善鹅口疮的症状，促进患儿口腔黏膜的恢复。

（3）适应证：局部抗真菌药物主要用于新生儿轻中度鹅口疮的治疗，是病情初期和局限性病变的首选用药。制霉菌素适用于鹅口疮患儿口腔内分布稀疏或局部轻度感染的白假丝酵母菌病变。咪康唑凝胶适用于白斑分布较广或症状较明显的患儿，特别是伴有轻度口腔黏膜红肿和炎症的患儿。两种药物均可作为一线治疗使用，适合绝大多数局限性鹅口疮患儿。此外，对于反复发作或合并轻度乳头感染的母婴，也可使用局部抗真菌药物进行联合治疗。

（4）使用方式与剂量：局部抗真菌药物需通过直接接触患处发挥作用，因此使用时应注意操作方法和药物剂量的控制。制霉菌素悬液的推荐用法为每次滴 3 ～ 5 滴于患儿口腔内，用消毒棉签涂抹于白斑区域，每日 2 ～ 3 次，疗程通常为 5 ～ 7 日，直至白斑完全消失并再持续使用 2 日以防复发。咪康唑凝胶的推荐剂量为每次取少量涂抹于白斑处，每日 2 次，连续使用 5 ～ 7 日，使用时避免直接吞咽以防不良反应。家长在操作过程中需确

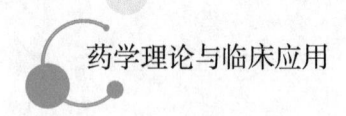

保患儿口腔清洁，药物均匀覆盖于病变区域，并在喂奶后进行涂药以延长药物作用时间。

2. 全身抗真菌药物

（1）药物分类：全身抗真菌药物是治疗新生儿鹅口疮的关键药物之一，尤其适用于局部治疗无效或感染扩散至咽部、全身的严重患儿。这类药物通过全身作用有效控制白假丝酵母菌的生长和繁殖，具有强大的抗真菌活性。常用全身抗真菌药物包括氟康唑和伊曲康唑，二者均属于三唑类抗真菌药物，通过干扰真菌细胞膜的合成，达到抑菌或杀菌的效果。全身抗真菌药物因其作用广泛且疗效显著，是治疗复杂性鹅口疮的重要选择。

（2）作用机制：全身抗真菌药物通过多重机制控制白假丝酵母菌感染。氟康唑通过选择性抑制真菌细胞内的 $14\alpha-$ 脱甲基酶，阻断麦角甾醇的合成，破坏真菌细胞膜的结构和功能，从而抑制真菌的生长和繁殖。氟康唑具有良好的组织穿透性，能够快速在全身范围内分布，尤其是在感染部位积聚浓度高，适合治疗全身性假丝酵母菌感染。伊曲康唑与氟康唑作用机制相似，但对某些氟康唑耐药菌株也有效，适用于复杂或难治性鹅口疮病例。全身抗真菌药物的系统性作用使其能够快速控制广泛感染，同时降低病情进一步扩散的风险。

（3）适应证：全身抗真菌药物主要适用于新生儿鹅口疮病情较重或局部治疗效果不佳的患儿，尤其是在感染扩散至咽部、食管或伴有全身症状（如发热、精神萎靡）的患儿中。此外，对于免疫功能低下的患儿，如早产儿、低体重儿或接受免疫抑制治疗的患儿，全身抗真菌药物是预防感染加重和治疗的重要手段。氟康唑是治疗鹅口疮的常用全身抗真菌药物，适合初次全身治疗；伊曲康唑则常用于氟康唑疗效不佳或菌株耐药的患儿。

（4）使用方式与剂量：全身抗真菌药物需根据患儿的体重、病情严重程度和感染部位个体化调整剂量。氟康唑的推荐剂量为 6mg/（kg·d），首次剂量可加倍至 12mg/kg，随后每日 1 次口服或静脉滴注，疗程通常为 7～14 日，具体视病情而定。对于严重病例或感染扩散者，疗程可适当延长至 3 周以上，直至症状完全缓解。伊曲康唑的推荐剂量为 5mg/（kg·d），分次服用，疗程同样根据病情调整。在治疗过程中，应定期监测患儿的真菌学检查和临床症状变化，根据疗效评估药物的剂量和疗程，并及时调整治疗方案。

3. 口腔护理药物

（1）药物分类：口腔护理药物是治疗新生儿鹅口疮的重要辅助用药，通过清洁患儿口腔、改变局部环境及降低口腔内白假丝酵母菌的负荷，从而有效改善症状并促进黏膜愈合。这类药物包括碳酸氢钠溶液、生理盐水等，主要作用在患儿口腔局部，帮助清除假丝酵母菌代谢产物和减少炎症反应。口腔护理药物通常安全性高、使用简单，适合与抗真菌药物联合应用以增强治疗效果并减少复发。

（2）作用机制：口腔护理药物通过多种机制改善新生儿鹅口疮的病情。2% 碳酸氢钠溶液通过改变口腔的 pH，抑制白假丝酵母菌的生长和繁殖，同时具有一定的清洁作用，能够清除病变区域的代谢产物和食物残渣，从而减轻局部刺激。碳酸氢钠还能够中和口腔中的酸性环境，减少胃酸反流对口腔黏膜的侵蚀，特别适用于伴有胃食管反流的患儿。生理盐水作为等渗溶液，通过机械作用清除口腔表面的白斑和细菌，同时湿润口腔黏膜，促进局部血液循环和组织修复。结合局部抗真菌药物使用，口腔护理药物能够为药物作用提供更洁净的环境，进一步提高治疗效果。

（3）适应证：口腔护理药物适用于新生儿鹅口疮的辅助治疗，尤其适合轻中度鹅口疮或伴有口腔黏膜轻度红肿、炎症的患儿。2% 碳酸氢钠溶液适合用于白假丝酵母菌感染的清洁护理，可用于喂奶后清除口腔内的病变区域和代谢产物，降低假丝酵母菌的负荷。生理盐水则适用于清洁患儿口腔，去除食物残渣、药物残留或病理性分泌物，为后续药物涂抹提供干净的局部环境。此外，口腔护理药物还适用于鹅口疮的预防性护理，特别是在长期使用抗生素或存在免疫抑制的患儿中。

（4）使用方式与剂量：口腔护理药物的使用需严格按照医嘱进行，以确保清洁效果并避免不必要的损伤。2% 碳酸氢钠溶液的使用方法为每日 2～3 次，用消毒棉签蘸取溶液轻轻擦拭患儿口腔内的白斑区域，每次喂奶后使用效果更佳。操作时需注意轻柔，避免过度擦拭造成黏膜破损。生理盐水的使用方法为每日用棉签蘸取适量溶液擦拭患儿的舌头、牙龈和颊部内侧，尤其是在涂抹抗真菌药物之前进行清洁，以确保药物能够充分接触病变部位。对于症状较重或范围较广的患儿，可适当增加护理频率，每次护理时确保覆盖所有病变区域。

第四十三章　药剂常用技术

第一节　乳化技术

乳化技术在制药、化妆品和食品等行业中占据着至关重要的地位。它能够将原本互不相溶的两种液体，通过特定的手段分散成稳定的混合物，为各类产品的制备提供了关键方法。在药剂学领域，乳化技术更是被广泛应用于乳剂、乳膏等制剂形式的制备，对于提高药物的稳定性、生物利用度及改善患者的用药体验具有重要意义。

一、乳化的基本原理

乳化的核心目的在于将一种液体分散为另一种液体中的细小液滴，进而形成油包水型乳剂（O/W）或水包油型乳剂（W/O）。在这个过程中，乳化剂发挥着关键作用。乳液能够保持稳定而不发生相分离，主要得益于乳化剂的存在。乳化剂能够降低油水界面的表面张力，使得原本相互排斥的两种液体能够更好地相互作用。通过降低表面张力，乳化剂使得分散相形成的液滴能够稳定存在于连续相中。例如，在油包水型乳剂中，油相为连续相，水相以细小液滴的形式分散在油相中，乳化剂在油水界面形成一层保护膜，防止液滴聚集和相分离。同样，在水包油型乳剂中，乳化剂也起到类似的稳定作用。

二、乳化剂的作用

乳化剂无疑是乳化技术中的核心要素。它在乳化过程中起到稳定乳液、防止相分离的关键作用。乳化剂的亲水－亲油平衡（HLB）值是选择合适乳化剂的重要依据。HLB 值反映了乳化剂的亲水性和亲油性的相对强弱。HLB 值较高的乳化剂具有较强的亲水性，更倾向于形成油包水型（O/W）乳剂。这类乳化剂能够使水相更好地分散在油相中，形成稳定的乳液。相反，HLB 值较低的乳化剂亲油性较强，更适合制备水包油型（W/O）乳剂。在实际应用中，常用的乳化剂种类繁多。表面活性剂如聚山梨醇酯、吐温类是常见的乳化剂，它们具有良好的乳化性能，能够在油水界面形成稳定的膜结构。天然乳化剂如卵磷脂、阿拉伯胶也被广泛应用，它们具有良好的生物相容性和安全性。此外，合成乳化剂如司盘类也在特定的应用场景中发挥着重要作用。这些乳化剂通过调节油水界面的性质，使乳液能够在不同的条件下保持稳定。

三、乳化技术的常用方法

1. 机械搅拌法

机械搅拌法是乳化制剂中最为常见的制备方法之一。通过机械搅拌设备，如乳化机、

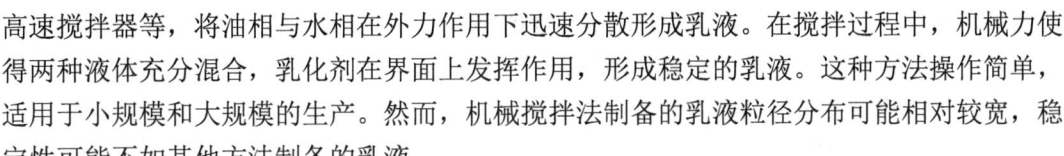

高速搅拌器等，将油相与水相在外力作用下迅速分散形成乳液。在搅拌过程中，机械力使得两种液体充分混合，乳化剂在界面上发挥作用，形成稳定的乳液。这种方法操作简单，适用于小规模和大规模的生产。然而，机械搅拌法制备的乳液粒径分布可能相对较宽，稳定性可能不如其他方法制备的乳液。

2. 均质化法

均质化法通过均质机将液滴细化到微米级别，常用于制备高稳定性的乳剂。均质机能够产生强大的剪切力和压力，将液滴破碎成非常细小的颗粒，从而提高乳液的稳定性。这种方法特别适合大规模生产，能够制备出粒径均匀、稳定性高的乳液。但是，均质化法需要专业的设备和较高的能量消耗。

3. 超声乳化法

超声乳化法利用超声波的空化作用将油相与水相迅速分散，制备粒径更小、更均匀的乳液。超声波在液体中产生的空化泡在破裂时释放出巨大的能量，能够将液滴破碎成极小的尺寸。这种方法具有操作简便、粒径控制精确等优点。然而，超声乳化法的能量效率相对较低，可能需要较长的处理时间。

4. 相转变法

相转变法通过调节温度或加入第三组分，使乳液在不同的相态之间相互转变，例如，通过加热或冷却形成稳定的乳剂。这种方法可以根据不同的需求制备出特定类型的乳剂。但是，相转变法的操作相对复杂，需要精确控制温度和其他条件。

第二节　原位凝胶技术

原位凝胶技术作为现代药剂学中用于药物递送的一种制剂技术，有别于传统凝胶，其指的是药物在体外呈溶液状态，当进入体内或局部应用部位后，受外界刺激（如温度、pH、离子浓度等）作用会形成凝胶，如此便能延长药物在靶部位的滞留时间，达成药物的持续释放，提高药物的生物利用度。原位凝胶是一种特定的药物载体系统，给药时为溶液或液体状态，可借由体内或体外的刺激（如温度、pH、离子强度等），在特定部位产生物理或化学变化而形成凝胶，这种技术能使药物载体在体内靶向部位形成凝胶，进而控制药物的释放速率，延长药物的作用时间。

一、原位凝胶技术的基本原理

原位凝胶技术的基本原理是利用环境的变化（如温度、pH、离子浓度等）触发药物溶液转变为凝胶状态。这种转变可以通过以下三种机制实现。

1. 温度诱导凝胶化

在这一机制中，特定的高分子材料发挥着关键作用，以聚氧化乙烯／聚氧化丙烯共聚物为例。在低温环境下，该共聚物呈现液体状态。然而，当环境温度升高至接近人体体温时，其物理状态会发生显著的溶胶－凝胶转变。这种转变过程涉及分子间的相互作用，共聚物分子通过自身的结构重排，形成一种三维网络结构。在这个网络结构中，药物分子被

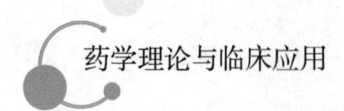

有效地包裹起来。这种温度响应特性使得药物能够以液体形式进行储存和运输，方便操作，而在进入人体后，由于体温的触发，能够在特定部位形成凝胶，实现药物的定位释放，提高药物的局部作用效果，同时减少全身不良反应。

2. pH 诱导凝胶化

对于一些对 pH 环境敏感的聚合物材料，pH 诱导凝胶化是其发挥作用的主要机制。当这些聚合物材料进入到特定的 pH 范围时，如口服药物经过胃部酸性环境或在肠道的不同 pH 环境下，会发生聚合物的溶胀或凝胶化。在这个过程中，聚合物分子链上的官能团会因 pH 的变化而发生质子化或去质子化反应，导致分子链间的相互作用发生改变，从而形成稳定的凝胶结构。这种机制在口服药物和眼部制剂中应用广泛。例如，在眼部制剂中，通过 pH 诱导凝胶化可以使药物在眼部特定的 pH 环境下形成凝胶，延长药物在眼表的停留时间，提高药物的生物利用度。

3. 离子诱导凝胶化

某些聚合物具有对特定离子敏感的特性，其中钙离子是较为常见的诱导离子。这些聚合物能够与钙离子发生交联作用。当药物溶液中的聚合物遇到钙离子时，离子与聚合物之间的相互作用会促使液体状态的药物溶液迅速凝固成凝胶。这种凝胶化方式为药物的局部递送提供了一种有效途径，能够使药物在含有特定离子的环境中实现定点释放，增强药物的治疗效果。

二、原位凝胶技术的常用方法

原位凝胶技术根据触发凝胶化的不同机制可分为以下四种主要方法。

1. 温度诱导型原位凝胶

（1）基本原理：温度诱导型原位凝胶系统在药物制剂领域中展现出独特的优势。其核心原理在于利用高分子材料对温度的敏感性来实现溶胶－凝胶的转变。在室温或低温状态下，这些材料呈现为液体形态，具有良好的流动性，便于加工和使用。其中，聚合物如 Poloxamer407（聚氧化乙烯／聚氧化丙烯共聚物）是这类系统中常用的材料之一。Poloxamer407 具有独特的分子结构，其由亲水性的聚氧化乙烯链段和疏水性的聚氧化丙烯链段组成。在低温下，亲水性链段与水分子相互作用，使得整个体系呈现为可流动的液体状态。而当温度升高至体温时，疏水性的聚氧化丙烯链段开始发挥作用，分子间的相互作用力增强，导致体系发生溶胶－凝胶转变，形成稳定的凝胶结构。这种凝胶结构能够在体内长时间滞留，为药物的释放提供了一个稳定的平台。

（2）应用：温度诱导型原位凝胶在多个领域有着广泛的应用。在眼用制剂方面，由于眼部结构的特殊性，需要药物能够在眼部长时间停留以发挥最佳的治疗效果。温度诱导的原位凝胶能够在滴眼后与眼球表面温度相互作用形成凝胶，延长药物的滞留时间，提高药物在眼部的生物利用度。例如，对于治疗眼部炎症或青光眼的药物，使用温度诱导型原位凝胶制剂可以减少给药次数，提高患者的依从性。在鼻用制剂中，原位凝胶可以与鼻腔内的温度相互作用，形成凝胶状物质，从而延长药物在鼻腔内的停留时间，增强药物的吸收效果。对于治疗鼻炎或鼻窦炎的药物，这种制剂形式可以提高药物的局部浓度，增强治疗效果。此外，在注射剂领域，温度诱导型原位凝胶也有重要的应用价值。注射后，凝胶在体内形成，可以实现药物的缓慢释放，延长药物的作用时间，减少给药次数。

（3）举例：以使用 Poloxamer407 作为基质制备的眼用原位凝胶为例。当这种眼用原位凝胶滴入眼中时，其在眼球表面的温度作用下迅速发生溶胶－凝胶转变。凝胶的形成使得药物能够在眼部停留更长时间，减少了药物的流失和清除速度。同时，凝胶还可以作为药物的储存库，缓慢释放药物，持续发挥治疗作用。这种制剂形式不仅提高了药物的生物利用度，还减少了药物对眼部的刺激，为眼部疾病的治疗提供了一种有效的手段。此外，通过调整 Poloxamer407 的浓度和其他辅料的比例，可以控制凝胶的形成速度和药物释放速率，以满足不同疾病和患者的需求。

2. pH 诱导型原位凝胶

（1）基本原理：pH 诱导型原位凝胶的原理基于对 pH 敏感的聚合物的特性。这些聚合物在特定的 pH 条件下会发生溶胀或凝胶化反应，从而形成三维网络结构。常见的材料如聚丙烯酸（Carbopol）和壳聚糖在不同的 pH 环境中表现出不同的性质。在溶液状态下，这些聚合物的分子结构较为松散，能够在体内顺利运输。然而，当遇到特定 pH 条件时，如胃酸或肠液的 pH，聚合物分子中的酸性或碱性基团会发生离子化，导致分子间的相互作用力增强，从而引发溶胀或凝胶化反应。这种反应使得聚合物从溶液状态转变为凝胶状态，形成稳定的三维网络结构，能够包裹药物并实现药物的缓释。

（2）应用：pH 诱导型原位凝胶在口服给药系统、局部涂抹剂和阴道药物等制剂中具有广泛的应用前景。在口服给药系统中，药物可以通过胃或肠道的特定 pH 环境触发凝胶化，延长药物在胃肠道的滞留时间，提高药物的吸收效果。例如，对于需要在特定部位释放的药物，如治疗胃部疾病的药物，可以利用胃内的酸性环境使凝胶化，使药物在胃中缓慢释放，增强治疗效果。在局部涂抹剂中，pH 诱导型原位凝胶可以根据皮肤或黏膜的 pH 变化形成凝胶，实现药物的局部缓释，减少药物的流失和不良反应。对于阴道药物，凝胶可以在阴道的酸性环境中形成，延长药物在阴道内的停留时间，提高药物的局部治疗效果。

（3）举例：使用 Carbopol 制备的胃内原位凝胶是 pH 诱导型原位凝胶的一个典型例子。当药物溶液进入酸性胃环境时，Carbopol 中的酸性基团发生离子化，导致分子间的相互作用力增强，发生凝胶化反应，形成凝胶。这种凝胶能够在胃中长时间停留，缓慢释放药物，从而延长药物在胃中的滞留时间。对于治疗胃溃疡或胃炎的药物，这种制剂形式可以提高药物在胃部的局部浓度，增强治疗效果。同时，通过调整 Carbopol 的浓度和其他辅料的比例，可以控制凝胶的形成速度和药物释放速率，以适应不同的疾病和患者需求。

3. 离子诱导型原位凝胶

（1）基本原理：离子诱导型原位凝胶的基本原理是利用特定的离子触发凝胶化反应。在这种体系中，常用的材料如海藻酸钠具有对特定离子敏感的特性。海藻酸钠是一种天然多糖，其分子结构中含有大量的羧基。当遇到钙离子等特定离子时，海藻酸钠分子中的羧基会与钙离子发生交联反应，导致液体转变为凝胶。这种交联反应形成的凝胶具有三维网

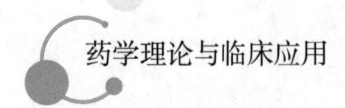

络结构，能够包裹药物并实现药物的控制释放。离子诱导型原位凝胶的形成速度和凝胶强度可以通过调整离子的浓度和种类来控制。

（2）应用：离子诱导型原位凝胶主要应用于眼用制剂、局部制剂以及注射制剂等领域。在眼用制剂中，利用海藻酸钠与泪液中的钙离子反应形成凝胶，可以延长药物的局部作用时间，提高药物在眼部的生物利用度。对于治疗眼部疾病的药物，这种制剂形式可以减少给药次数，降低药物的不良反应。在局部制剂中，离子诱导型原位凝胶可以根据局部组织中的离子浓度形成凝胶，实现药物的局部缓释，提高药物的治疗效果。例如，在皮肤伤口敷料中，可以使用离子诱导型原位凝胶来包裹药物，促进伤口愈合。在注射制剂中，离子诱导型原位凝胶可以在体内特定部位与离子相互作用形成凝胶，实现药物的靶向释放。

（3）举例：在眼用制剂中，利用海藻酸钠与泪液中的钙离子反应形成凝胶是离子诱导型原位凝胶的一个重要应用。当含有海藻酸钠的药物溶液滴入眼中时，海藻酸钠与泪液中的钙离子发生交联反应，迅速形成凝胶。这种凝胶能够在眼部停留较长时间，缓慢释放药物，持续发挥治疗作用。同时，凝胶还可以保护眼部组织，减少药物对眼部的刺激。此外，通过调整海藻酸钠的浓度和钙离子的浓度，可以控制凝胶的形成速度和药物释放速率，以满足不同眼部疾病的治疗需求。

4. 溶剂交换型原位凝胶

（1）基本原理：溶剂交换型原位凝胶的基本原理是通过溶剂的交换来触发凝胶化。这种技术依赖于溶剂从外部环境中吸收或与体液中的溶剂交换，导致溶液的性质发生变化，从而形成凝胶状态。在制备溶剂交换型原位凝胶时，通常使用一种在特定溶剂中可溶解的聚合物，当这种聚合物溶液与另一种溶剂接触时，由于溶剂的交换，聚合物的溶解度发生变化，从而引发凝胶化反应。例如，部分聚合物在有机溶剂中可溶解，但当与水接触时，由于水的加入导致溶剂性质发生变化，聚合物分子间的相互作用力增强，形成凝胶。

（2）应用：溶剂交换型原位凝胶常用于局部或体腔注射制剂中，如眼用凝胶或注射用凝胶制剂。在眼部给药中，药物溶液与泪液中的水分相互作用，形成凝胶，延长药物在眼部的停留时间，提高药物的生物利用度。在体腔注射制剂中，溶剂交换型原位凝胶可以在体内特定部位形成凝胶，实现药物的局部缓释，减少药物的全身不良反应。此外，溶剂交换型原位凝胶还可以用于制备特殊的药物输送系统，如微球或纳米粒的载体，通过控制溶剂的交换速度来实现药物的控释。

（3）举例：在眼部给药中，溶剂交换型原位凝胶可以通过药物溶液与泪液中的水分相互作用形成凝胶。例如，一种含有聚合物的药物溶液在滴入眼中后，与泪液中的水分发生溶剂交换，聚合物分子间的相互作用力增强，形成凝胶。这种凝胶能够在眼部停留较长时间，缓慢释放药物，持续发挥治疗作用。同时，凝胶还可以保护眼部组织，减少药物对眼部的刺激。通过调整聚合物的种类和浓度，可以控制凝胶的形成速度和药物释放速率，以满足不同眼部疾病的治疗需求。

第三节　液固压缩技术

液固压缩技术是一种用于将难溶性药物转化为固体口服剂型（如片剂或胶囊）的制剂技术。通过这种技术，药物以溶解或悬浮在非挥发性液体载体中的形式被吸附在一种固体载体（如粉末或颗粒）上，再通过压缩成型制成固体剂型。这种方法能够提高难溶性药物的溶解度和生物利用度。

一、基本原理

液固压缩技术的基本原理是利用液体介质将药物溶解或悬浮在其中，然后通过高比表面积的固体载体（如微晶纤维素、二氧化硅）将该液体吸附，使药物与液体载体结合并转化为自由流动的粉末或颗粒状物质。这些粉末或颗粒可以进一步压缩成片剂或装填入胶囊，形成稳定的固体剂型。

1. 吸附作用

在药物制剂过程中，药物首先溶解或悬浮于非挥发性液体载体中。此时，通过液固相互作用机制，药物能够被固体载体如微晶纤维素或硅胶有效地吸附。这种吸附作用主要源于固体载体的特殊结构和表面性质，能够与药物分子形成物理或化学结合，从而实现药物在固体载体上的稳定负载。

2. 固化和压缩

当药物被载体吸附后，液态药物被载体固化。经过这一过程，药物体系具备了足够的流动性和压缩性，为后续的加工处理提供了便利。可以通过常规压片工艺将其进行压缩成型，使得药物能够以片剂等固体剂型呈现，方便患者使用和储存。

3. 提高溶解度和生物利用度

由于药物在固态下保持着一种类似"液态"的状态，这使得药物的溶出速度显著增加。药物的快速溶出能够提高其溶解度，进而在体内能够更有效地被吸收和利用，从而提高生物利用度。这对于提高药物的治疗效果具有重要意义，能够确保药物在体内发挥更好的药效作用。

二、常用方法

1. 液态药物载体的选择

液固压缩技术作为一种独特的药物制剂方法，其首要关键在于液态药物载体的合理选择。

对于液态载体而言，非挥发性是一个重要特性。这确保了在制剂过程中以及后续的储存和使用阶段，载体不会因挥发而导致药物浓度变化或制剂稳定性受损。同时，载体必须无毒，以保障患者的安全。此外，具有一定溶解能力的溶剂才能更好地发挥其作为药物载体的作用。

亲水性溶剂如丙二醇、聚乙二醇、甘油等，在药物制剂中有着广泛的应用。这些溶剂适用于水溶性药物的载体。丙二醇具有良好的溶解性和稳定性，能够与多种水溶性药物相

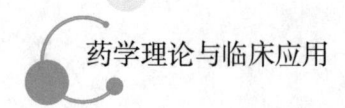

容。聚乙二醇则具有不同分子量的产品可供选择，可根据药物的特性和制剂要求进行调整。甘油除了作为溶剂外，还具有一定的保湿作用，对于某些对湿度敏感的药物可能具有额外的保护作用。

疏水性溶剂如植物油、矿物油则适用于脂溶性药物。植物油通常来源于天然植物，具有较好的生物相容性。矿物油则具有稳定的化学性质和较低的成本。在选择载体时，需要充分考虑药物的理化性质及目标制剂的溶解要求。例如，对于易溶于亲水性溶剂的药物，应选择亲水性载体以确保药物的充分溶解和稳定。而对于脂溶性药物，疏水性载体则能更好地满足其溶解和释放需求。

2. 载体与助流剂的选择

为了将液态药物成功转化为自由流动的固体状态，需要精心选择不同类型的载体与助流剂。

固体载体如微晶纤维素、乳糖在液固压缩技术中起着关键作用。微晶纤维素具有高孔隙率和良好的吸附能力，能够有效地将液体药物吸附在其内部结构中，从而将液态药物转化为固态。乳糖则具有良好的可压性和稳定性，适合用于制备片剂等固体剂型。这些固体载体不仅能够实现药物的固态转化，还能为药物提供一定的物理稳定性和保护作用。

助流剂如气相二氧化硅在制剂过程中也不可或缺。助流剂的主要作用是增加粉末的流动性，并在液体被吸附后赋予粉末良好的压缩性。气相二氧化硅具有高比表面积和特殊的表面性质，能够减少粉末颗粒之间的摩擦力，提高粉末的流动性。同时，在压缩过程中，它能够均匀分布在粉末中，改善粉末的压缩性能，确保制剂的质量和稳定性。

3. 液固比的确定

液固比是液体药物和固体载体之间的质量比，其选择对于液固体系的流动性和压缩性至关重要。

在确定液固比时，需要考虑载体与液体的吸附平衡。通常，通过实验来确定最合适的液固比，以确保药物被完全吸附，同时粉末保持足够的流动性。如果液固比过高，可能导致粉末过于潮湿，流动性差，难以进行后续的压片或装填操作。而液固比过低，则可能无法充分吸附药物，影响制剂的含量均匀性和疗效。

此外，流动性和压缩性的调整也是确定液固比的重要考虑因素。在吸附后的粉末混合物中，如果流动性不佳，可以通过加入助流剂来调节流动性和压缩性。助流剂的加入量也需要根据液固比和粉末的实际情况进行调整，以达到最佳的制剂效果。

4. 制备步骤

液固压缩技术的制备步骤包括以下四个关键环节。

（1）溶解或分散药物：首先，将药物溶解或悬浮在非挥发性液体载体中。这一步骤需要根据药物的性质选择合适的溶解方法和载体。对于易溶性药物，可以直接溶解在载体中；对于难溶性药物，则可能需要采用悬浮或其他特殊的溶解技术。

（2）吸附在固体载体上：将溶解或悬浮的药物加入固体载体（如微晶纤维素）中，通过搅拌、混合等方式使液体均匀吸附到载体上。这一过程需要确保药物在载体上的均匀分布，以保证制剂的含量均匀性。

（3）混合：加入助流剂（如二氧化硅）进行混合，确保流动性和压缩性合适。混合过程需要充分搅拌，使助流剂均匀分布在粉末中，发挥其改善流动性和压缩性的作用。

（4）压片或装填：将吸附后的粉末直接进行压片或装填胶囊。对于压片法，需要选择合适的压片机和工艺参数，以确保片剂的硬度、含量均匀性和释放性能达到要求。对于胶囊法，需要将粉末准确地装填入硬胶囊中，确保胶囊的密封性和稳定性。

5. 制剂成型

（1）压片法：将吸附有液体药物的固体载体通过直接压片技术制备成片剂。这需要一定的压缩性和流动性，以确保片剂硬度和释放性能达到要求。在压片过程中，需要控制压力、速度等参数，以避免片剂出现裂片、分层等质量问题。同时，还需要考虑药物的释放特性，选择合适的辅料和工艺，以实现药物的控释或缓释。

（2）胶囊法：吸附有液体药物的粉末混合物可以装填入硬胶囊中，形成胶囊剂型。胶囊法具有操作简单、成本低等优点。在装填过程中，需要确保粉末的流动性和均匀性，以保证胶囊的含量准确和质量稳定。

第四十四章　药品调剂

第一节　药品调剂工作制度

药品调剂工作制度是确保药房运作高效、药品供应准确、安全的重要管理制度。药品调剂工作不仅需要专业知识，还需要严格遵守相关的法律法规和制度要求，以确保患者得到安全有效的药物治疗。以下是具体和详细的药品调剂工作制度，涵盖了从调剂准备、执行到监管的各个方面。

一、药品调剂人员要求

1. 执业资格

药品调剂工作是一项专业性极强且关系到患者用药安全的重要任务，因此必须由具有合法执业资格的药师来承担，或者由经过严格培训并获得相应资质的药学技术人员进行。这是确保药品调剂准确、合理、安全的基础保障。只有具备专业知识和技能的人员，才能准确识别药品、掌握正确的调配方法和剂量，为患者提供可靠的药品服务。

2. 继续教育

药师作为药品使用的专业指导者，应定期参加继续教育活动。在医药领域，知识不断更新迭代，尤其是在药物的相互作用、不良反应及合理用药指导等关键方面。通过继续教育，药师能够及时了解最新的药物研究成果和临床实践经验，提升自己的专业水平，为患者提供更加精准、科学的用药建议。

3. 职业道德

药师必须严格遵守职业道德规范。在工作中保持客观、公正和严谨的态度，确保药品调剂过程的准确性和可靠性。同时，要充分尊重患者的隐私和安全，严格保护患者的个人信息和用药情况。严禁个人滥用药物，树立良好的职业形象，为患者的健康和安全负责。

二、处方审核制度

1. 合法性审核

处方的合法性至关重要。只有具备处方权的医生才有资格开具处方，这要求医生签名清晰可辨且执业医师注册号有效。这一环节确保了开具处方的主体符合规定。同时，处方还必须严格遵循国家药品管理法律法规。这些法律法规对药品的开具、使用、调配等进行了全面规范，保障了医疗行为在法律框架内进行，防止出现非法用药和调配等情况，维护了患者用药的合法性和安全性。

2. 合理性审核

药师在处方审核过程中承担着合理性把关的重要职责。他们需要综合考虑患者的年龄、性别、体重、疾病等多方面因素来评估处方药品的适用性。在这一过程中，重点审查药品剂量是否恰当，避免因剂量过大或过小影响治疗效果或产生不良反应。同时，要严格排查配伍禁忌、用药禁忌及药物相互作用等问题。对于那些超出常规或超剂量的处方，药师必须及时与医生沟通联系，对处方内容进行核实，确保处方用药的合理性，保障患者的用药安全和治疗效果。

3. 处方书写要求

处方书写应当清晰、完整，这是确保用药准确的前提。药品名称、规格、剂量、用法、疗程等信息必须准确无误。药师有责任检查处方书写是否符合相关规定，对于不符合规定的书写，如字迹潦草、信息遗漏等，必要时应要求医生重新书写。这样才能保证处方传递的信息准确，避免因书写问题导致的用药错误。

三、调剂流程规范

1. 药品的摆放与管理

（1）分类摆放：药品的分类摆放是保障药品管理有序性的基石。从药品类别角度而言，内服药、外用药、控制药品等有着本质的差异。内服药主要通过口服途径进入人体内部发挥药效，而外用药通常用于皮肤、黏膜等体表部位。如果两者混淆，可能会引发严重的健康风险，如误将外用药内服，可能会对胃肠道等内部器官造成损害。控制药品，例如某些激素类药物，因其特殊的药理性质和潜在的不良反应，需要单独分类存放，方便对其使用情况进行密切监管。

从药品存储条件来讲，不同药品对环境的要求各异。一些药品对光线敏感，如硝酸甘油等，光照可能会导致其分解，所以必须存放在避光的地方，棕色玻璃瓶等遮光容器就是很好的选择。对于需要低温保存的药品，如部分疫苗和生物制品，特定的冷藏设备能够提供稳定适宜的低温环境，维持药品的活性成分稳定。这种严格按照存储条件分类摆放的方式，能够有效防止药品变质，确保其质量和药效。

特殊管理药品，特别是麻醉药品和精神药品，它们的特殊性决定了其存放的高要求。这些药品存放在专用的药柜或保险柜内，不仅是为了防盗，更是为了严格限制接触人群。因为这些药品一旦被滥用，会对个人健康和社会安全造成极大危害。相关的管理制度要求，只有经过授权的专业人员才能接触和使用这些药品，并且每次使用都要有详细的记录，包括使用时间、使用人员、使用目的、使用剂量等诸多信息，形成完整的追溯链条，从源头上杜绝非法使用的可能性。

（2）标识清楚：药品标识是药品信息传递的重要载体。药品的名称是识别药品的首要信息，准确无误的名称能够让药师快速定位所需药品。规格信息明确了药品的剂量、剂型等详细情况，如片剂的每片含量、注射剂的每支容量等。批号是药品生产的批次编号，通过它可以追溯药品的生产过程，包括原材料来源、生产时间、生产工艺等关键信息。有效期则是药品质量保证的时间界限，超过有效期的药品质量无法保证，甚至可能产生有害物质。生产厂家信息也是药品标识的重要组成部分，知名可靠的生产厂家通常在药品质量把控上更为严格。

药品标签与药品真实信息相符是不容违背的原则。任何微小的差异都可能导致调剂错误。在药品的流通和使用过程中，标签可能会因为各种原因出现磨损、模糊等情况。一旦发现这种情况，必须立即采取措施，如更换标签或者重新标识药品。这就要求药品管理部门建立完善的标签检查机制，定期对药品标签进行检查，确保每一个药品标签都清晰、准确、完整地反映药品的真实信息。

2. 调剂操作

（1）药品核对：在依据处方调配药品的过程中，药师所承担的责任重大，必须一丝不苟地按照处方要求进行操作。药品的名称核对是最基本也是最关键的一步，相似名称的药品很容易混淆，如地巴唑和他巴唑，虽然只有一字之差，但药理作用和用途却大不相同。剂量的准确性直接关系到治疗效果，过量可能会引发药物中毒，不足则可能达不到预期的治疗效果。规格和剂型的核对同样重要，不同规格的同种药品，其有效成分含量不同；不同剂型的药品，如片剂、胶囊剂、注射剂等，其给药途径和吸收速度也存在差异。数量的核对也不容忽视，确保调配的药品数量与处方要求一致，是保障患者治疗过程顺利进行的必要条件。

在药品取出阶段执行"三查七对"制度是一种严谨有效的保障措施。调剂前的检查是把关的第一步，药师要仔细对照处方，核对药品的每一个关键信息，如名称是否正确、规格是否相符、数量是否准确等。在调剂过程中，再次核对能够及时发现可能出现的差错，如药品拿错、数量多拿或少拿等情况。调剂后的核对则是最后一道防线，对已经调配好的药品进行全面检查，确保没有任何遗漏或错误。这其中，对有效期的检查尤为重要，过期药品绝不能用于患者治疗。同时，用法、剂量、患者信息、医嘱等方面的核对，能够保证药品的使用方式符合患者的具体病情和身体状况。

（2）双人核对制度：对于特殊药品（如麻醉药、精神药品）和注射剂调剂而言，双人核对制度是确保安全准确的重要防线。在这一过程中，一人负责调剂操作，其操作需要严格按照规范进行。而另一人则充当监督和核对的角色，对调剂的药品进行全方位的检查。在核对药品名称时，要检查是否是处方指定的药品，防止因名称相似而误取。剂量和规格的核对要精确到每一个细节，确保符合处方要求。有效期的检查同样不能忽视，过期的特殊药品和注射剂可能会引发严重的不良反应。此外，还要检查药品的外观是否正常，包装是否完好无损。通过两人的协同工作，能够最大程度地减少调剂错误的发生概率，为患者的用药安全提供坚实的保障。

（3）药品包装：药品调剂后的包装环节也不容忽视。药品包装的选择要充分考虑剂型和用量这两个关键因素。对于固体剂型，如片剂和胶囊剂，如果用量较少，可以选择小型的密封药袋进行包装，方便患者携带和使用；若用量较大，则可以使用合适大小的药瓶进行包装，同时药瓶的材质要能够保证良好的密封性，防止药品受潮、氧化等情况发生。对于液体剂型，如糖浆剂和注射剂，瓶子的密封性至关重要。特别是注射剂，其包装不仅要保证药品在储存和运输过程中的稳定性，还要考虑到使用的便利性和安全性。

药品包装的质量直接影响药品的安全和稳定。良好的包装能够为药品提供一个相对稳定的内部环境，防止外界因素对药品质量的干扰。例如，一些容易挥发的药品，需要包装能够有效防止其成分的散失；对于对湿度敏感的药品，包装要具备防潮功能。因此，在药品包装过程中，要选用质量合格、符合药品特性的包装材料，并且包装操作要严格按照规范进行，确保包装的完整性和密封性。

（4）标签与用法：每次调剂的药品附上标签是对患者负责的重要体现。标签上的患者姓名能够确保药品准确无误地被对应的患者使用，避免药品的误用。药品名称要完整准确，包括通用名和商品名，方便患者识别。剂量信息要明确清晰，让患者清楚每次应该服用多少药品。用法的标注要详细，如口服、外用、注射等不同的给药途径，以及具体的使用方式，如饭前还是饭后服用、外用的涂抹次数等。用量方面，除了单次用量，还应标注每日用量和疗程用量等信息，让患者对整个用药过程有清晰的了解。

有效期的标注能够提醒患者及时使用药品，避免使用过期药品带来的风险。注意事项部分则涵盖了可能影响药品使用效果或者可能引发不良反应的重要信息，如某些药品不能与其他特定药物同时使用、可能出现的不良反应等。通过这种详细的标签信息，患者能够全面了解药品的正确使用方法，提高用药的依从性和安全性，从而更好地发挥药品的治疗作用。

第二节　处方调剂程序

处方调剂程序是药师根据医生开具的处方，结合患者的具体情况，调配和发放药品的全过程。一个具体、详细、规范的调剂程序是确保药品使用安全、有效的关键。

一、接收处方

1. 书面处方

接收医生开具的纸质处方是处方调剂的第一步。药师必须仔细检查处方上的各项信息是否完整、清晰。患者姓名、年龄、性别等基本信息有助于药师了解患者的特定情况，为后续的处方审核提供背景依据。诊断信息对于确定药物的适用性至关重要，它直接关系到所调配药品是否符合患者的病情需求。药品名称、剂量、剂型、用法用量等详细内容则明确了药师调配药品的具体要求。处方日期和医生签名是处方合法性的重要标志，确保处方是在有效时间内由具有处方权的医生开具。

2. 电子处方

随着信息技术的发展，电子处方在医疗系统中日益普及。对于电子处方，药师应从医院信息管理系统（HIS）或药房管理系统中准确提取处方信息。在提取过程中，要确保系统内处方与病历信息匹配，这可以通过核对患者的基本信息、诊断结果及用药历史等方式实现。只有当处方信息与病历信息相互印证时，才能保证电子处方的准确性和可靠性。

3. 处方有效性

确认处方的合法性是接收处方环节的重要任务。首先，要核实医生是否具有处方权。只有经过合法授权的医生才能开具有效的处方。处方签名和日期的合规性也是判断处方有效性的关键因素。签名必须清晰可辨，日期应在规定的有效期内。避免接收超出有效期的

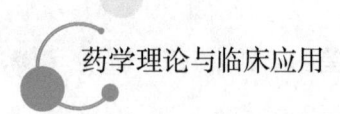

处方，因为过期处方可能存在用药风险，且不符合医疗规范。

二、处方审核

1. 药物适用性审核

药师对处方的药物适用性进行审核是保障患者用药安全的重要环节。首先，要确保药物与患者的诊断相符。这需要药师具备扎实的医学知识和丰富的临床经验，能够准确判断不同疾病所需的药物治疗方案。药物的适应证和禁忌证必须符合患者的实际情况。对于有特定疾病史、变态反应史或特殊生理状态（如孕妇、儿童、老人、肝肾功能不全患者等）的患者，更要严格审查药物的适用性，避免因用药不当而导致不良后果。

2. 剂量和用法审核

每种药品的剂量、频率和疗程的合理性对于治疗效果和患者安全至关重要。药师需要根据患者的年龄、体重、病情严重程度等因素进行综合考虑。尤其针对儿童、老人、孕妇、肝肾功能不全患者等特殊人群，由于他们的生理特点和代谢能力与普通人群不同，对药物的耐受性和反应也有所差异，因此必须确保剂量安全。检查药品用法时，要确保其与药物的剂型和药效学特性相符。例如，口服药物应根据其吸收特点和作用部位选择合适的服用时间和方式；外用药物要注意使用部位和方法，避免误用；注射药物则需严格遵守无菌操作规范和注射部位的选择要求。

3. 药物相互作用

处方中的药物相互作用检查是处方审核的关键内容之一。当处方包含多种药物时，药物之间可能发生相互作用，影响药效或增加不良反应的风险。药师需要运用专业知识和药物相互作用数据库，对处方中的药物进行全面排查。可能的相互作用包括药物之间的协同作用、拮抗作用、药代动力学相互影响等。例如，某些药物联合使用可能会导致药效增强或减弱，有些药物可能会影响其他药物的吸收、分布、代谢或排泄。对于可能存在严重相互作用的处方，药师应及时与医生沟通，调整用药方案。

4. 重复用药和禁忌证检查

确保处方中不包含相同或类似疗效的药物，避免重复用药是处方审核的重要任务之一。重复用药不仅可能增加药物不良反应的风险，还可能导致药物资源的浪费。药师需要仔细核对处方中的药品成分和作用机制，排查是否存在重复用药的情况。同时，要检查患者是否有某种药物的变态反应史或禁忌证。变态反应史是患者对特定药物产生不良反应的重要提示，药师必须严格避免为有变态反应史的患者调配可能引起变态反应的药物。禁忌证则是根据患者的病情、生理状态或其他特殊情况，某些药物绝对不能使用的情况。例如，孕妇禁用某些可能对胎儿造成危害的药物，肝肾功能不全患者应避免使用对肝或肾有严重损害的药物。

5. 特殊药物审核

对于麻醉药品、精神药品等特殊药品，药师应严格审查处方内容，确保符合相关法规的规定。这些特殊药品具有较高的风险性和严格的管理要求，必须严格控制其使用范围和剂量。必要时进行双人审核，以增加审核的准确性和安全性。双人审核可以相互监督、相

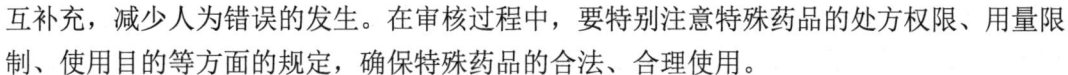

互补充，减少人为错误的发生。在审核过程中，要特别注意特殊药品的处方权限、用量限制、使用目的等方面的规定，确保特殊药品的合法、合理使用。

三、与医生沟通

1. 处方问题确认

如果药师在处方审核过程中发现问题，如剂量过大、用药不合理、处方信息不全等情况，应主动与开具处方的医生沟通。这是保障患者用药安全的重要环节，也是药师履行职责的体现。药师要以专业的态度和清晰的语言向医生说明问题的具体情况，核实处方的内容。通过与医生的沟通，可以及时解决处方中的疑问，避免调剂错误，确保患者得到正确的治疗。

2. 修改或重新开具处方

在与医生确认后，如有必要，要求医生修改或重新开具处方。药师不得擅自修改处方内容，因为处方的修改必须由具有处方权的医生进行。医生在了解问题后，会根据患者的实际情况对处方进行调整。药师应积极配合医生的修改工作，确保新的处方符合患者的治疗需求和医疗规范。同时，药师要及时将修改后的处方进行重新审核，确保无误后再进行药品调配。

第三节　门诊调剂室的调剂工作

门诊调剂室的调剂工作是医院药房的重要组成部分，负责将医生开具的处方药品准确、安全、高效地调配并发放给门诊患者。门诊调剂室的工作流程必须严格遵守规范，确保每一位患者能够正确用药，并避免因调剂错误带来的安全隐患。以下是门诊调剂室调剂工作的具体流程和要求。

一、调剂人员要求

1. 专业资质

药品调剂工作是一项专业性极强的任务，对调剂人员的专业资质有着严格要求。只有具有合法执业资格的药师或经过专业培训的药学技术人员才能负责此项工作。这是因为他们经过系统的专业教育和严格的考核，具备扎实的药学知识和丰富的实践经验。调剂人员需熟悉各类药品的药理作用，了解药物在人体内的作用机制，以便准确判断药物的治疗效果和可能产生的不良反应。同时，他们还应熟知药品的使用方法，包括正确的给药途径、剂量和用药时间等，确保患者能够正确使用药物。此外，掌握药品的适应证是关键，只有将合适的药物用于相应的病症，才能发挥最佳的治疗效果。而了解药品的不良反应和相互作用更是不可或缺，这有助于在调剂过程中及时发现潜在的风险，为患者提供更加安全有效的用药方案。

2. 继续教育

随着医药领域的不断发展，新药物不断涌现，药物治疗知识和调剂技能也在不断更新。

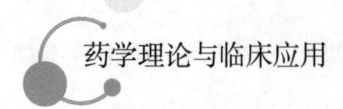

因此，调剂人员需要定期参加专业知识的继续教育。继续教育的内容涵盖广泛，对于新药，调剂人员需要及时了解其特性、适应证、用法用量及可能的不良反应等，以便在调剂过程中为患者提供准确的用药指导。对于特殊药物，如麻醉药品、精神药品等，调剂人员需深入学习相关法规和管理要求，确保严格按照规定进行调剂。此外，常见药物的相互作用也是继续教育的重点之一，因为多种药物同时使用时可能产生复杂的相互作用，影响药物的疗效和安全性。通过继续教育，调剂人员能够不断提升自己的专业水平，更好地为患者服务。

3. 职业道德

调剂人员应始终遵守职业道德规范，确保调剂工作严谨、公正。在工作中，他们必须以高度的责任心对待每一个处方，认真审核每一种药品，确保调剂的准确性和安全性。严谨的工作态度要求调剂人员严格按照操作规程进行调剂，不得有丝毫马虎和懈怠。公正则意味着调剂人员要平等对待每一位患者，不因其身份、地位等因素而区别对待。同时，调剂人员对患者用药安全高度负责，他们要充分考虑患者的特殊情况，如年龄、性别、疾病史、变态反应史等，为患者提供个性化的用药建议。在发现处方存在问题时，要及时与医生沟通，确保患者得到最合理的治疗方案。

二、处方审核

1. 合法性审核

药师在处方调剂过程中，对处方合法性的审核是至关重要的第一步。处方必须由具有合法处方权的医生开具，这是确保用药安全的基本前提。医生的签名应当符合规定，清晰可辨，以明确责任主体。同时，处方日期需在有效期内，过期的处方可能因患者病情变化或药物信息更新而不再适用。通过严格审查处方的合法性，可以避免非法处方的流转，保障医疗行为在法律框架内进行。

2. 合理性审核

合理性审核涵盖了处方中的多个关键要素。药品种类的选择应与患者的病情紧密相符，不同的疾病需要特定的药物治疗方案。剂量的确定要精准恰当，过高的剂量可能导致不良反应增加，过低则可能影响治疗效果。使用方法应明确清晰，包括口服、外用、注射等不同途径的正确使用方式。疗程的设置要合理，既不能过长造成药物积累和耐药性，也不能过短影响疾病的彻底治疗。对于儿童、老年人、孕妇等特殊人群，由于他们的生理特点不同，用药须更加谨慎。儿童的身体发育尚未成熟，对药物的代谢和耐受能力与成人有差异；老年人的身体机能逐渐衰退，可能存在多种慢性疾病，药物相互作用的风险较高；孕妇则要考虑药物对胎儿的影响，避免使用可能导致胎儿畸形或其他不良后果的药物。

3. 药物相互作用审核

药物相互作用是处方审核中的重要环节。检查处方中药物之间是否存在潜在的相互作用或配伍禁忌，对于保障患者安全至关重要。特别是对于多药合用的患者，不同药物之间可能发生复杂的相互作用，影响药效或增加不良反应的风险。药师需要运用专业知识和药物相互作用数据库，对处方中的药物组合进行全面分析，确保药物的安全性。

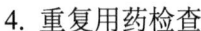

4. 重复用药检查

防止重复用药是提高用药合理性的重要措施。处方中应避免出现重复用药或疗效相似的药物，减少不必要的药物使用。重复用药不仅可能增加患者的经济负担，还可能导致药物不良反应的叠加。药师需要仔细核对处方中的药品成分和作用机制，排查是否存在重复用药的情况。

5. 特殊药品审核

对于麻醉药品、精神药品、毒性药物和其他特殊管理的药物，严格按照相关法规审核处方是确保使用合规的关键。这些特殊药品具有较高的风险性和严格的管理要求，必须严格控制其使用范围、剂量和使用期限。药师要确保处方符合特殊药品管理法规，防止滥用和误用，保障患者的合法权益和用药安全。

三、调剂流程

1. 药品取用

（1）分类摆放药品：调剂室的药品应按照剂型、药品作用类别或药品管理类别合理分类存放，特殊药品应单独存放，并设有专柜管理。

（2）药品查找：调剂人员应根据处方准确查找药品，并遵循"先进先出"的原则，优先使用即将过期的药品，确保药品质量合格且在有效期内。

（3）三查七对：在调配药品过程中，调剂人员应严格执行"三查七对"制度：三查为调剂前、调剂中、调剂后均应检查药品的名称、规格、剂量、数量等是否与处方一致。七对为对药品的名称、剂量、剂型、规格、数量、患者姓名、用法用量进行核对，确保药品调配无误。

2. 药品分配

（1）药品分配与称量：对于散剂、颗粒剂或液体药物，调剂人员应按照处方要求准确称量药物剂量，确保每次调配的药品剂量符合处方规定。

（2）注射剂和特殊药品：对注射剂、麻醉药品、精神药品等特殊药品，应有双人核对制度，由两名药师分别负责调配和复核，确保安全调配。

3. 药品包装与标识

（1）药品包装：药品调配完成后，调剂人员应根据药品的剂型选择合适的包装材料，如药袋、药瓶等。包装应密封良好，避免污染和药品变质。

（2）药品标签：每个药品包装上应贴有标签，标签内容应包括：患者姓名、药品名称、剂量、用法用量、服用时间（如每日几次、每次多少）、特殊注意事项（如"饭后服用"或"避免与其他药物同服"）、药房的联系方式和用药指导电话。

4. 用药指导

（1）解释药物的作用和用法：调剂人员应向患者解释药物的作用、服用方法和注意事项，确保患者了解正确的用药方式。对于口服药物，应告知患者是饭前服用、饭后服用还是空腹服用；对于外用药物，应详细解释如何正确涂抹或使用。

（2）不良反应说明：告知患者药物的可能不良反应及如何应对，例如，何时需要立

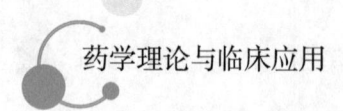

即停止服药并就医。同时要提醒患者观察自己的用药反应。

（3）药物储存和使用期限：向患者说明药物的储存条件（如是否需要避光或冷藏）和药品的使用期限，防止药品失效或变质。

（4）特殊人群的用药指导：对于儿童、老年人、孕妇等特殊人群，药师应特别强调用药剂量、方法和安全注意事项，确保这些群体用药安全。

第四节　住院调剂室的调剂工作

一、处方审核

住院调剂室药师的首要任务是严格审核住院医生开具的处方。这一审核过程不仅仅是形式上的核对，而是对处方合理性和安全性的全面评估。药师必须确保处方中所列药品的适应证、剂量、给药途径、给药频次及疗程与患者的临床诊断相符。特别是在住院患者中，药师需对长期使用药物的患者保持警觉，防止药物过量、重复用药等潜在问题。例如，对于长期住院的慢性病患者，药物使用可能随着病情的变化而调整，药师应密切关注这些变化，确保处方药物与患者当前病情的适配性。

此外，药师应特别注意药物的相互作用。药物之间的相互作用可能对疗效和患者安全产生重大影响，因此药师需依靠专业知识和药学系统软件，仔细检查处方中药物的组合，避免潜在的不良反应或疗效降低的风险。

住院患者群体往往复杂多样，药师需特别注意一些特殊患者群体的药物使用情况，如肝肾功能不全、老年患者、孕妇等。这些患者的生理代谢状况可能不同于普通人群，药物的剂量、频次及给药方式需要特别调节。例如，肝肾功能不全的患者可能需要减量用药，而对于孕妇用药，药师需特别审查处方是否存在胎儿毒性或其他可能影响胎儿发育的因素。

二、药品调配与复核

在药品调配过程中，住院调剂室的药师必须严格按照处方的内容进行操作，确保调配的每一个步骤准确无误。由于住院患者的病情可能较为复杂，药物使用的多样性和剂量的精准性要求药师在调配时高度细心，避免任何可能的失误。

药品调配前，药师应根据处方再次核对药品的名称、规格、剂量、剂型、数量等信息，确保与处方内容完全一致。特别是对于注射剂、外用药等特殊剂型，药师需确认药物是否符合患者的需求，并且正确配置。药品调配过程中，药师应严格遵守"三查七对"原则。所谓"三查"，是指在调配药品的过程中，药师在取药前、调配中和调配后均需核对药品的关键信息，确保没有差错。而"七对"则包括对药品名称、剂型、规格、数量、患者姓名、用法用量、有效期的核对，这一步骤确保调配的每一个细节都符合处方要求。

对于麻醉药品、精神药品、毒性药品等高风险药物，住院调剂室的调配流程更加严格，要求双人调配和双人复核。两名药师分别调配和复核药品，以确保每个步骤无误。调配过程中的每一个步骤均需详细记录，保证药品的可追溯性，以应对任何可能出现的问题。

三、药品发放与患者用药指导

药品调配完成后，药师需将药品按照医嘱发放到各个病房或患者手中。住院患者可能需要根据病情变化频繁调整药物，因此药品的发放必须及时准确，确保患者能够按时用药。药师在发药过程中不仅是发放药品，还需要向病房护士或患者本人提供详细的药物使用指导，尤其是对于多药联合治疗或有特殊使用要求的药物。

药师应向护士或患者详细解释每一种药物的作用机制、服药时间、用药方法和注意事项，确保用药的合理性。例如，对于需要空腹服用的药物，应强调服药时间的特殊要求；对于可能引发不良反应的药物，药师应提前告知患者，并指导如何应对不良反应。对于特殊患者，如老年人、儿童或孕妇，药师应特别注意这些群体在药物使用上的差异，确保其用药安全。例如，老年患者通常存在多种基础疾病，药物代谢较慢，药师需特别说明剂量调整及可能的药物相互作用。

对于长期住院患者或病情复杂的患者，药师还需提供用药监护和随访服务，监控药物的疗效和不良反应，并在需要时及时调整药物方案。

四、特殊药品的管理

住院调剂室中麻醉药品、精神药品、毒性药品等特殊药品的管理是调剂工作中的重要内容。这类药品由于其药理特性及管理法规的严格要求，必须在调配和使用过程中高度谨慎，确保药品的安全性和合法性。

特殊药品的存储和管理通常设有专门的药品柜，药柜需要符合相关法规要求，具备良好的安全措施，防止药品被盗或滥用。药品的领取、使用和退回等过程均须专人负责，进行详细记录和管理。

在调配和发放这类药品时，调剂室药师必须实行双人核对制度，确保药品在调配、发放等每一个环节都经过严格的核查。例如，麻醉药品和精神药品的处方需要医生签名确认，并且必须附带详细的用药说明，药师在调配和发药时需详细检查处方是否合规，确保用药剂量和频次在合理范围内。此外，药师需记录每一笔调配和发放的详细信息，包括患者信息、用药剂量、发药时间等，以备后续监管和审查。

特殊药品的管理还包括定期盘点和药品使用记录的保存。调剂室应定期对麻醉药品和精神药品进行库存清点，确保账目与实际药品数量相符。任何差异都需立即报告并处理，确保药品的安全使用。

第四十五章 药剂科数字化转型研究

药剂科的数字化转型是指利用信息技术将药品管理、药学服务和运营流程数字化，以提高药剂科的效率、准确性和服务水平。其核心是通过智能化、信息化和自动化手段，优化传统的药品管理和服务流程，实现药品供应链的全程追踪、用药安全管理、智能配药和个性化患者服务。下面是药剂科数字化转型的五个主要方面。

一、药品管理数字化

（一）药品追溯系统

药品追溯系统在现代医药管理中具有至关重要的地位。利用物联网（IoT）和区块链技术建立的药品追溯系统，能够实现药品从采购、存储、运输到患者使用的全过程追踪。在采购环节，通过对供应商信息的记录和追溯，可以确保药品来源的合法性和可靠性。存储过程中，实时监测药品的环境条件，如温度、湿度等，保证药品的质量不受影响。运输阶段，利用物联网技术对药品的位置和状态进行跟踪，确保药品在运输过程中的安全。而当药品到达患者手中时，患者也可以通过追溯系统查询药品的详细信息，增强对药品的信任度。

区块链技术在药品追溯系统中发挥着独特的作用。区块链的去中心化、不可篡改等特性，保证了药品追溯信息的真实性和安全性。每一个药品的交易和流转信息都被记录在区块链上，形成一个完整的链条，任何试图篡改信息的行为都将被轻易发现。这样一来，药品质量和来源可追溯性得到了极大的保障，一旦出现药品质量问题，可以迅速追溯到问题环节，采取相应的措施，降低风险，保护患者的生命健康。

（二）库存管理自动化

库存管理自动化是提高药品管理效率的关键手段。结合 RFID 标签、条形码技术等，可以实现药品的实时库存管理。RFID 标签和条形码能够快速准确地识别药品信息，通过与库存管理系统的连接，实时更新库存数据。当药品入库时，系统自动识别并记录药品的数量、批次等信息；出库时，同样能够及时更新库存数量。

库存管理自动化还能够自动识别库存不足的情况并生成采购订单。通过设定库存警戒线，当库存数量低于警戒线时，系统自动发出警报，并根据预设的采购规则生成采购订单。这样可以避免药品短缺的情况发生，确保医院、药店等机构能够及时为患者提供所需药品。同时，库存管理自动化也有助于降低药品过期的风险。系统可以对药品的有效期进行监控，提前预警即将过期的药品，以便及时采取处理措施，如优先使用、退货等，减少药品浪费。

二、智能配药系统

（一）机器人辅助配药

在现代医疗体系中，机器人辅助配药的引入具有重大意义。自动配药机器人利用先进的技术，能够实现药品的智能识别、自动分配和精准计量。首先，通过图像识别技术和条形码扫描等手段，机器人可以准确地识别不同种类的药品，避免了人工识别可能出现的错误。在药品分配过程中，机器人能够根据预设的程序和处方要求，自动进行药品的分配，确保每一份药品的准确性和一致性。精准计量是机器人的另一大优势，它可以精确地控制药品的剂量，提高配药的精度。

机器人辅助配药极大地提高了药剂师的工作效率。传统的人工配药过程繁琐且耗时，药剂师需要花费大量的时间进行药品的识别、称量和分配。而机器人可以快速、准确地完成这些任务，使药剂师能够将更多的时间和精力投入到其他重要的工作中，如为患者提供用药咨询和指导等。同时，减少人工操作也降低了可能带来的错误风险。人工配药过程中，由于疲劳、注意力不集中等因素，可能会出现药品错配、剂量错误等问题，而机器人的精确性和稳定性可以有效地避免这些错误的发生，提高医疗服务的质量和安全性。

（二）电子处方系统

电子处方系统的应用为医疗服务带来了诸多便利。医生开具的电子处方可以直接传输至药剂科，实现了信息的快速传递和共享。系统自动审核药物间的相互作用及禁忌，这是电子处方系统的一个重要功能。在传统的纸质处方时代，医生和药剂师主要依靠记忆和参考书籍来判断药物之间的相互作用和禁忌，容易出现遗漏和错误。而电子处方系统可以通过数据库查询和智能算法，快速、准确地审核处方中的药物组合，及时发现潜在的问题，并向医生发出警示，减少用药错误的发生。

电子处方系统还具有可追溯性和便于管理的优点。每一份电子处方都被记录在系统中，可以随时查询和追溯，方便医疗管理部门进行质量控制和监管。同时，电子处方系统也有助于提高医疗服务的效率和便捷性，患者可以通过电子设备查询自己的处方信息，了解用药方法和注意事项，提高患者的依从性和治疗效果。

三、患者个性化用药管理

（一）个性化药学服务平台

在现代医疗体系中，个性化药学服务平台的建立具有重大意义。药剂师通过数字平台能够为患者提供更加精准和个性化的用药指导。数字平台可以整合患者的病历信息、实验室检查结果及药物治疗史等多方面的数据，药剂师利用这些丰富的信息资源，能够深入了解患者的病情和身体状况，从而为其制定出最适合的用药方案。

记录患者的用药史是个性化药学服务平台的重要功能之一。通过详细记录患者使用过的药物、剂量、用药时间及不良反应等信息，药剂师可以更好地掌握患者对不同药物的反应情况，为后续的治疗提供参考。同时，患者的健康反馈也至关重要。患者可以在平台上

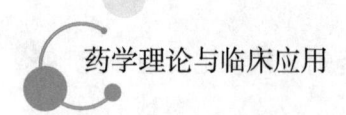

反馈用药后的感受、症状变化等情况，药剂师根据这些反馈信息，能够及时发现问题并进行调整。实时调整用药方案是个性化药学服务平台的核心优势。随着患者病情的变化和治疗的进展，用药方案可能需要不断调整。药剂师借助数字平台，可以随时跟踪患者的情况，及时对用药方案进行优化，确保药物治疗的有效性和安全性。

（二）用药随访与监测

利用智能穿戴设备收集患者的健康数据为用药随访与监测提供了新的手段。心率、血压等健康数据是反映患者身体状况的重要指标。通过智能穿戴设备持续收集这些数据，并与用药效果进行结合分析，可以帮助药剂师更加全面地了解患者的治疗情况。例如，如果患者在使用某种降压药物后，血压仍然不稳定，药剂师可以结合心率等其他数据，分析药物的疗效和可能存在的问题。

用药随访与监测有助于药剂师根据患者情况动态调整用药。在治疗过程中，患者的身体状况可能会发生变化，药物的疗效和不良反应也可能随之改变。通过持续的随访和监测，药剂师可以及时发现这些变化，并根据患者的具体情况调整用药方案。例如，如果患者出现了新的并发症或者药物不良反应，药剂师可以及时调整药物种类或剂量，以确保治疗的安全性和有效性。同时，用药随访与监测也可以提高患者的依从性和治疗效果，让患者感受到更加贴心和专业的医疗服务。

四、药物信息和决策支持系统

（一）药物知识库

建立数字化的药物知识库是现代医疗体系中的重要举措。药物知识库作为一个集中存储药物信息的平台，为药剂师提供了便捷、高效的查询工具。其中包含丰富的药物信息，涵盖了药物的化学成分、药理作用、适应证、用法用量、不良反应等各个方面。药剂师可以通过查询药物知识库，快速获取所需的药物信息，确保在为患者提供用药建议时具备科学依据。

禁忌和配伍知识在药物治疗中至关重要。药物知识库详细记录了各种药物之间的禁忌和配伍情况，帮助药剂师避免因不恰当的药物组合而导致的不良后果。例如，某些药物同时使用可能会产生相互作用，降低药效或增加不良反应的风险。通过查询药物知识库，药剂师可以准确了解这些信息，为患者制定安全合理的用药方案。

为患者提供科学的用药建议是药物知识库的重要目标之一。药剂师利用药物知识库中的信息，结合患者的具体病情和身体状况，可以向患者详细解释药物的作用、用法、注意事项等，提高患者对药物治疗的理解和依从性。同时，药物知识库也可以作为患者自我学习的资源，帮助患者更好地了解自己所使用的药物，增强自我保健意识。

（二）临床决策支持系统

临床决策支持系统在现代医疗中发挥着越来越重要的作用。通过机器学习和大数据分析，该系统能够结合大量临床数据，为药剂师和医生提供更精准的用药方案建议。机器学习算法可以从庞大的临床数据中挖掘出有价值的信息和模式，识别出不同患者群体的特点和治疗反应，为个性化治疗提供依据。

大数据分析则可以整合来自不同来源的临床数据，包括电子病历、药物监测数据、临床研究结果等。通过对这些数据的分析，临床决策支持系统可以发现药物治疗的趋势和规律，为药剂师和医生提供决策参考。例如，系统可以根据患者的诊断结果、病史、实验室检查数据等因素，推荐最适合的药物治疗方案，同时预测可能出现的不良反应和治疗效果。

临床决策支持系统的精准性和及时性有助于提高医疗质量和效率。在面对复杂的临床情况时，药剂师和医生可以借助该系统快速获取专业的建议，减少决策的不确定性和错误。同时，系统还可以不断学习和更新，随着新的临床数据的积累和医学知识的发展，不断优化用药方案建议，为患者提供更好的医疗服务。

五、患者教育和远程服务

（一）数字化健康教育平台

数字化健康教育平台在现代医疗中扮演着重要的角色。该平台致力于向患者提供全面的用药教育和管理支持，对于提高患者的用药依从性具有关键意义。在药物作用方面，平台通过清晰易懂的文字、图像和视频等多种形式，详细介绍各类药物的主要功效，使患者能够准确理解所服药物对自身疾病的治疗作用。例如，对于高血压患者，平台可以解释降压药物如何作用于心血管系统，降低血压水平，从而帮助患者认识到按时服药的重要性。

关于注意事项，平台会明确告知患者在用药过程中需要特别关注的问题。这可能包括特定药物的服用时间、与食物的相互作用及可能影响药效的生活习惯等。例如，某些药物需要在空腹时服用，而另一些则应在饭后服用；某些药物可能与特定的食物产生不良反应，患者需避免同时食用。通过了解这些注意事项，患者可以更好地配合治疗，减少因不当用药而导致的治疗失败风险。

潜在不良反应是患者在用药过程中常常担忧的问题。数字化健康教育平台会如实介绍药物可能出现的不良反应，包括常见不良反应和罕见但严重的不良反应。同时，平台还会提供应对不良反应的方法和建议，如出现轻微不良反应时可采取的自我护理措施，以及在出现严重不良反应时应立即就医的警示。这样，患者在用药过程中有了充分的心理准备，能够更加从容地应对可能出现的情况，提高对治疗的信心和依从性。

（二）远程药学咨询

远程药学咨询为患者提供了便捷、高效的用药服务，极大地提升了患者的用药体验和安全性。通过视频、语音或在线平台，患者可以随时随地与药剂师进行沟通，无须亲自前往医院或药店，节省了时间和精力。在远程咨询过程中，药剂师可以根据患者提供的病情信息和用药情况，详细解答患者的用药疑问。

例如，患者可能对某种药物的用法用量存在疑惑，或者在服用多种药物时担心药物之间的相互作用。药剂师可以通过远程咨询，为患者提供准确的解答和专业的建议，帮助患者正确使用药物，避免因用药不当而产生不良后果。此外，远程药学咨询还可以对患者进行用药监测和随访。药剂师可以定期与患者进行沟通，了解患者的用药效果和不良反应情况，及时调整用药方案，确保治疗的安全性和有效性。

参考文献

[1] 时慧 . 药学理论与药物临床应用 [M]. 北京：中国纺织出版社 ,2020.12.

[2] 王健 . 临床药学理论与实践应用 [M]. 长春：吉林科学技术出版社 ,2023.03.

[3] 苑兆乐 . 临床药学理论与实践应用 [M]. 长春：吉林科学技术出版社 ,2020.08.

[4] 张秀峰，刘海忠，付春燕，等 . 药学基础理论与临床药物应用第 1 版 [M]. 北京：科学技术文献出版社 ,2021.12.

[5] 刘春霞，秦咏，赵雷，等 . 临床药学理论与合理用药 [M]. 武汉：湖北科学技术出版社 ,2022.03.

[6] 梁幸鹏 . 新编临床药学理论与实践 [M]. 天津：天津科学技术出版社 ,2020.02.

[7] 付蔷 . 临床药学理论要点及应用 [M]. 北京：科学技术文献出版社 ,2022.

[8] 李洪霞 . 实用药学理论与实践 [M]. 世界图书出版西安有限公司 ,2020.09.

[9] 马琳，孙敏，朱国庆 . 临床药学理论与实践 [M]. 北京：中国纺织出版社 ,2017.08.

[10] 娄小娥 . 临床药学理论与实践研究 [M]. 中国原子能出版社 ,2016.09.

[11] 陈永法 . 高等医药院校药学专业教材药学服务理论与实务 [M]. 南京：东南大学出版社 ,2017.09.

[12] 张延君 . 临床药学理论与实践 [M]. 哈尔滨：黑龙江科学技术出版社 ,2018.01.

[13] 马海红 . 儿科药学理论与实践 [M]. 北京：科学技术文献出版社 ,2019.07.

[14] 张海平，陈红，王芸 . 新编药学理论与临床 [M]. 长春：吉林科学技术出版社 ,2017.05.

[15] 吴永佩，蔡卫民，吕迁洲，等 . 临床药学理论与实践 [M]. 北京: 人民卫生出版社 ,2012.03.

[16] 邵蓉 . 全国高等医药院校药学类第四轮规划教材中国药事法理论与实务第 2 版 [M]. 北京：中国医药科技出版社 ,2015.12.

[17] 尚勇 . 现代实用药学理论与实践技术 [M]. 北京：科学技术文献出版社 ,2016.06.